Pathologie médicale et pratique infirmière

Pathologie médicale et pratique infirmière

2

▷ Molinier

Sous la direction de
Jacques Massol
Jeannine Druot
Michel Gerson

Endocrinologie
Nutrition
Gastro-entérologie
Hépatologie
Néphro-urologie
Pédiatrie néonatale
Pédiatrie du nourrisson et du jeune enfant

Editions Lamarre
1, avenue Edouard-Belin
92500 Rueil-Malmaison

Sous la direction de :
Jacques Massol
Jeannine Druot
Michel Gerson

Liste des auteurs ayant collaboré à cette édition :

Médecins

Jacques Bouillié – Pédiatrie néonatale, pédiatrie du nourrisson et du jeune enfant
Eric Chabannes – Urologie
Gilles Chaîne – Ophtalmologie
Pascal Chaîne – Neurologie
Marie-Aude Coulon – Cancérologie
Jacques Crouzet – Orthopédie-Rhumatologie
Patrice Dosquet – Néphrologie
Philippe Dubois – Gynécologie, obstétrique
Jean-Luc Dubois-Rande – Cardiologie
Christophe Fruchart – Hématologie
Michel Gerson – Endocrinologie, nutrition
Philippe Humbert – Dermatologie
Olivier Kourilsky – Urologie
Marc Leandris – Stomatologie
Jacques Massol – Gynécologie, psychiatrie
Marie-Caroline Meyohas – Maladies infectieuses et parasitaires
Jean-François Morère – Cancérologie
Jean Quieffin – Pneumologie
Jean-Patrick Schaal – Obstétrique
Caroline Schwartz – Relecture scientifique
Vladimir Strunski – ORL
Thierry Vallot – Gastro-entérologie, hépatologie
Jean-Marie Vanelle – Psychiatrie

Enseignants en IFSI du CHU de Besançon

Françoise Arnoux-Cheviet – Dermatologie, hématologie
Christine Balland – Maladies infectieuses et parasitaires
Eric Bouvet – Psychiatrie
Jeannine Buffet – Pneumologie
Myriam Gauzente – Orthopédie-Rhumatologie
Nadine Grenaud – Neurologique
Michèle Guiot Bonjour – Cardiologie
Sylvie Hallé – Endocrinologie, nutrition (IFSI du Havre)
Joëlle Mazzucotelli – Gastro-entérologie, hépatologie
Nicole Touron – ORL, stomatologie, ophtalmologie
Alain Touyard – Néphro-urologie
Edith Trocme – Pédiatrie néonatale, pédiatrie du nourrisson et du jeune enfant, gynécologie, obstétrique

ISBN 2-85030-397-6

Table des matières

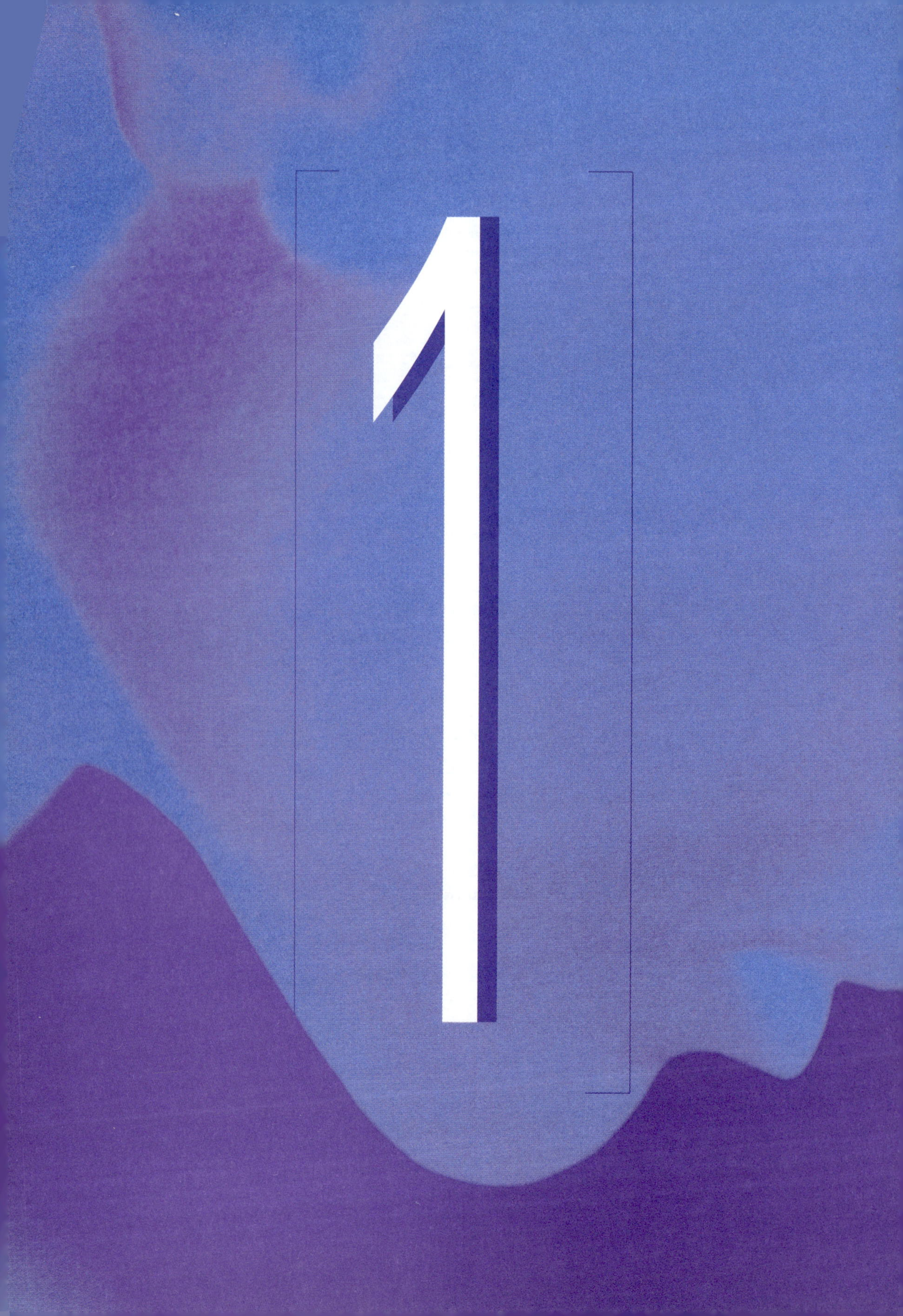

1

Endocrinologie

M. Gerson
S. Hallé

1 Introduction

Les glandes endocrines élaborent des substances, **les hormones,** qui sont sécrétées par voie sanguine et agissent à distance sur des **organes cibles**, par l'intermédiaire de **récepteurs** *(Schéma 1).*

Ce système endocrinien permet à l'organisme de s'adapter aux besoins de son fonctionnement : il joue un rôle de **régulation.**

Les glandes endocrines étudiées dans ce chapitre sont l'hypophyse, la thyroïde, les surrénales et le testicule endocrine.

Les parathyroïdes sont étudiées dans la partie « Rhumatologie ».

L'ovaire et le testicule exocrine sont étudiés dans la partie « Gynécologie » (tome 3).

Le pancréas endocrine est étudié dans la partie « Nutrition » (voir chap. « Diabète sucré », p. 47, et chap. « Hypoglycémie » p. 72).

Schéma 1 : Mode d'action des hormones.

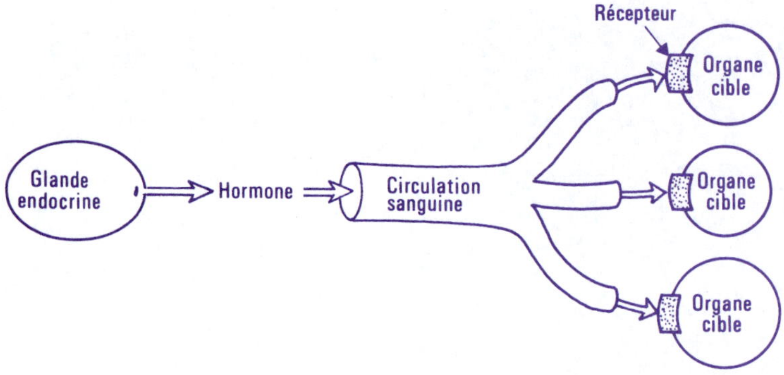

Hypophyse 2

L'hypophyse est le « chef d'orchestre » du système endocrinien. Elle exerce un contrôle permanent sur d'autres sécrétions hormonales (surrénales, thyroïde, gonades) et a, en outre, un rôle sur la croissance.
En pathologie, on observe le plus souvent des adénomes bénins, plus rarement une insuffisance hypophysaire par atrophie de la glande.

Rappel anatomique

Appendue à l'hypothalamus, l'hypophyse est située dans la selle turcique, petite loge creusée dans l'os sphénoïde, en arrière des cavités nasales *(Schéma 1)*. Elle est proche du chiasma optique et latéralement bordée par les sinus caverneux et les carotides internes. L'hypophyse est en fait formée de deux glandes accolées : l'antéhypophyse et la post-hypophyse; elle est reliée à l'hypothalamus par la tige pituitaire *(Schéma 2)*.

Schéma 1 : Selle turcique (coupe de profil).

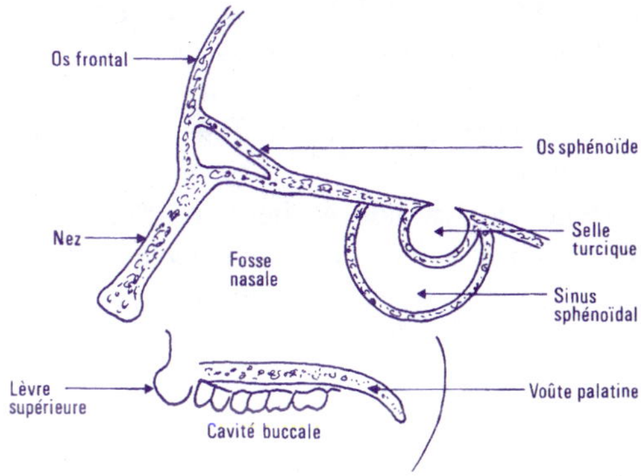

Schéma 2 : Hypophyse et tige pituitaire.

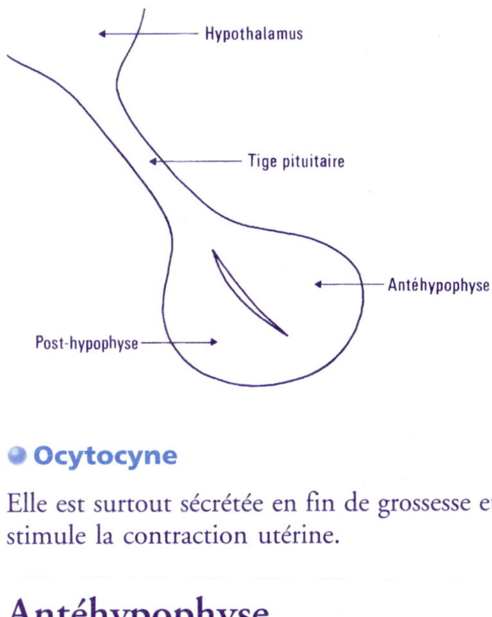

Rappel physiologique

Post-hypophyse

Elle sert d'organe de stockage à deux hormones, qui sont en fait sécrétées par l'hypothalamus et gagnent la post-hypophyse par la tige pituitaire.

Hormone antidiurétique (HAD)

Elle assure la réabsorption d'eau à partir de l'urine présente dans les tubes collecteurs des reins. Elle tend donc à augmenter le volume sanguin, ou volémie, qui module sa sécrétion.

Ocytocyne

Elle est surtout sécrétée en fin de grossesse et stimule la contraction utérine.

Antéhypophyse

Elle sécrète six hormones différentes, chacune étant soumise à une régulation particulière.

Hormone de croissance (GH, de l'anglais *Growth Hormone*)

Elle permet une croissance normale en agissant sur les cartilages, les muscles, la division cellulaire. Elle est sécrétée tout au long de la

vie, sous forme de petits pics sécrétoires. Ces pics sont plus fréquents pendant le sommeil et surtout pendant la période pubertaire. L'hormone de croissance peut avoir une action diabétogène. Elle peut aussi augmenter le débit cardiaque et la pression artérielle.
Elle agit soit par l'intermédiaire de facteurs de croissance sécrétés par le foie (IFG_1), soit directement.
La régulation de l'hormone de croissance est très complexe, dépendant de l'état nutritionnel du patient, de facteurs sécrétés par l'hypothalamus et le foie.

Prolactine (PRL)

Son rôle est de stimuler la lactation après l'accouchement. Sa régulation est complexe. La prolactine est normalement inhibée par des facteurs venant de l'hypothalamus. Cette inhibition serait « levée » en fin de grossesse. En pathologie, on peut observer des hyperprolactinémies secondaires à des adénomes hypophysaires mais aussi à des médicaments.

Corticotrophine (ACTH)

Cette hormone stimule la sécrétion de cortisol par les corticosurrénales. Le cortisol, en retour, freine la sécrétion d'ACTH : on retrouvera ce mécanisme de rétrocontrôle négatif pour les différentes stimulines hypophysaires *(Schémas 3 et 4)*.

Schéma 3 : Mécanisme de rétrocontrôle (ou *feed back*) négatif.

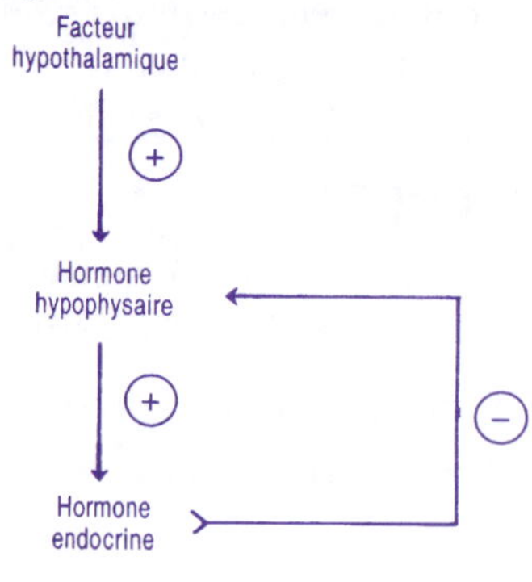

La sécrétion d'ACTH, et donc de cortisol, est cyclique avec un maximum à 8 heures, un minimum à minuit.

Thyréostimuline (TSH)

Cette hormone stimule la sécrétion thyroïdienne de thyroxine (T4) et de tri-iodothyronine (T3) ; en retour, T4 et T3 exercent un frein sur TSH : c'est un nouvel exemple de rétrocontrôle négatif. TSH est en outre stimulée par un facteur hypothalamique : la thyréolibérine (TRH) *(Schémas 3 et 4)*.

Gonadostimulines (FSH et LH)

Elles sont sécrétées par les mêmes cellules hypophysaires (cellules gonadotropes).
Elles contrôlent les sécrétions des gonades.

Chez la femme

FSH permet la maturation du follicule, LH permet l'ovulation et la formation de corps jaune. FSH et LH sont en permanence stimulées par un facteur hypothalamique, la gonadolibérine (GnRH ou LRH ou LH-RH). La sécrétion de GnRH – LH-RH est pulsatile (un pic survient toutes les deux heures) : elle est indispensable pour obtenir le pic préovulatoire de LH et donc l'ovulation. La régulation de la sécrétion de FSH et LH est en outre assurée par les œstrogènes produits par l'ovaire : cette régulation, très complexe, varie selon les phases du cycle menstruel *(Schéma 5)*.

Chez l'homme

FSH stimule la spermatogenèse, LH stimule les cellules testiculaires endocrines (cellules de Leydig), qui sécrètent la testostérone. En retour, la testostérone freine la sécrétion de LH. On pense également que le tube séminifère élabore une hormone, l'inhibine, qui freine en retour la sécrétion de FSH. Ce double rétrocontrôle est résumé sur le *schéma 6*.

Schéma 4 : Principales sécrétions hormonales et leurs interrelations.

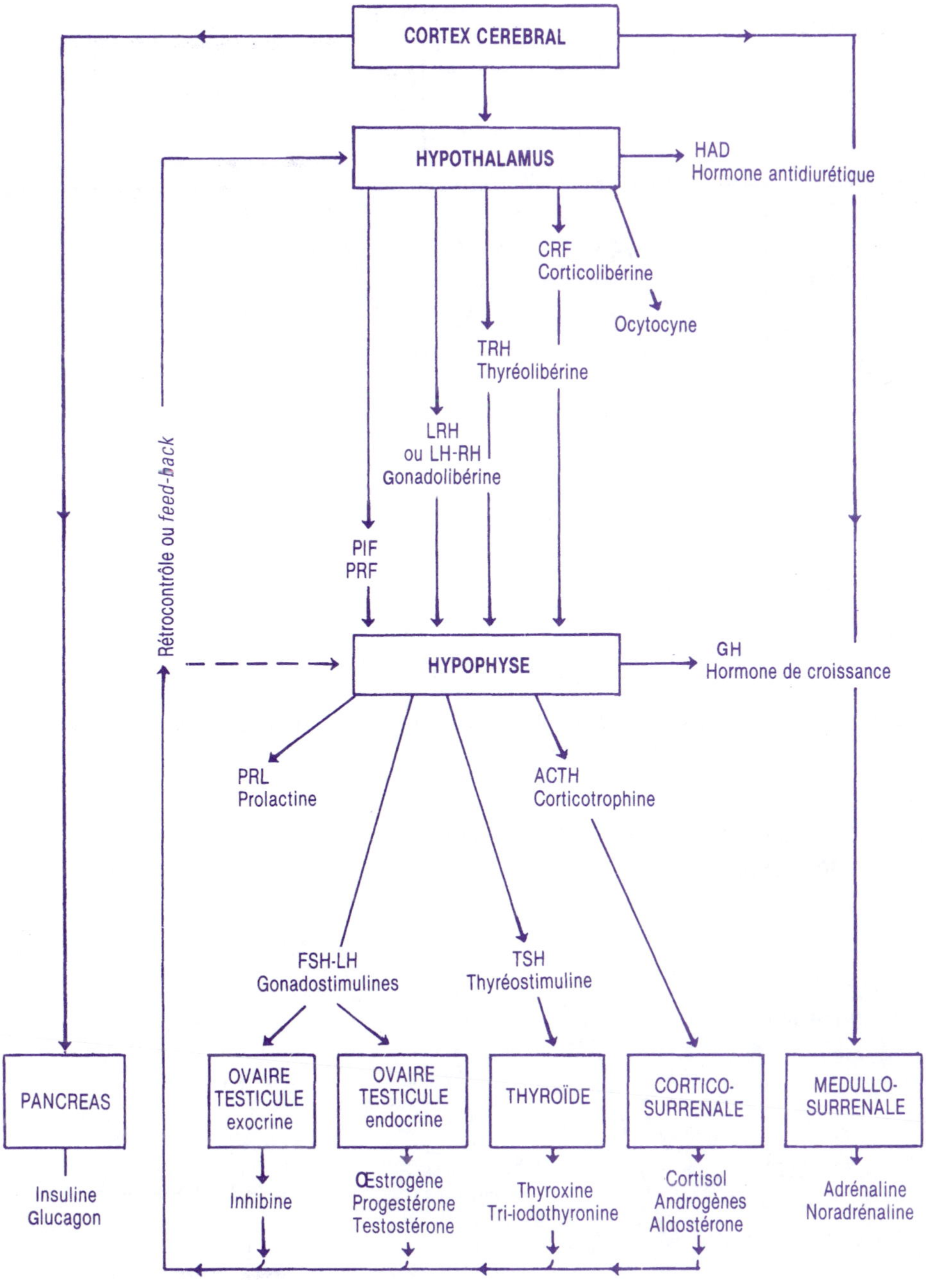

Schéma 5 : Régulation de FSH et LH chez la femme.

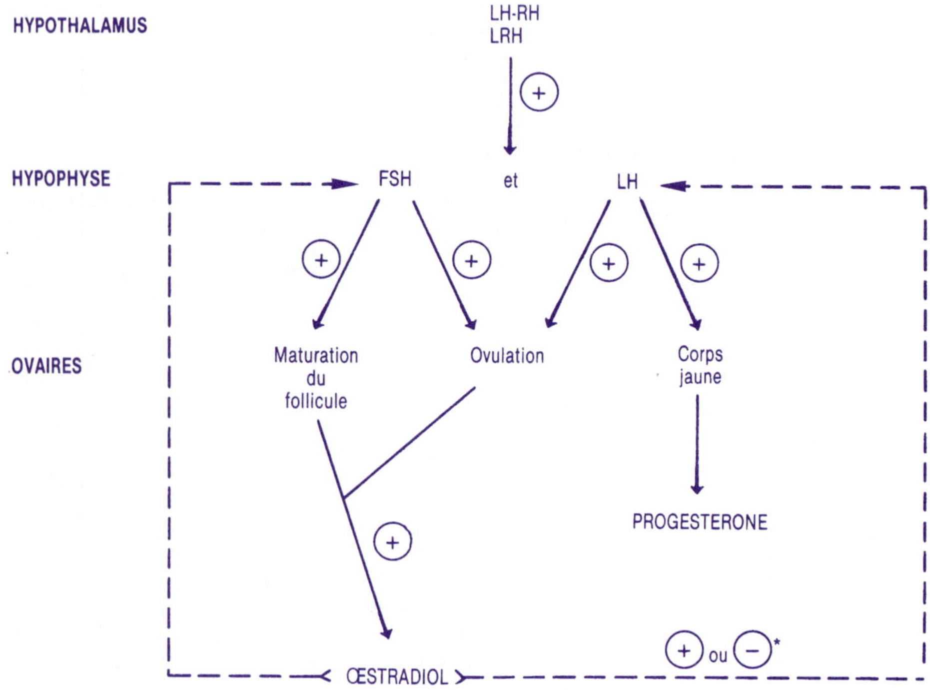

* Le rétrocontrôle d'œstradiol sur LH varie selon la phase du cycle (positif en première phase, puis négatif en deuxième phase).

Schéma 6 : Régulation de FSH et LH chez l'homme.

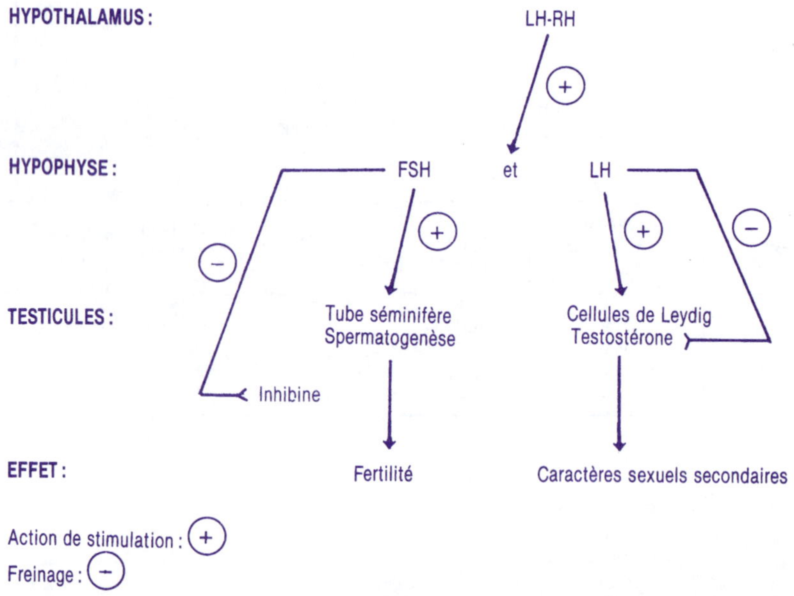

Dosage et tests d'exploration

Toutes ces hormones peuvent être dosées dans le plasma à l'état basal, le prélèvement de 10 ml de sang étant effectué sur tube EDTA[1] et conservé à 4 °C.
Des tests permettent l'exploration dynamique d'une sécrétion hormonale donnée, soit en la stimulant soit en la freinant, donnant la possibilité de confirmer ou de révéler des dysfonctionnements peu appréciables par le dosage basal. Tous ces tests nécessitent beaucoup de minutie (horaire des prélèvements, recueil des prélèvements, transport et étiquetage des tubes...). Certains peuvent être dangereux et nécessitent une surveillance du patient tout au long du test.

Hormone de croissance

Test à l'arginine

Perfusion en 30 min de 25 g d'arginine pure.
Recueil aux temps 0, 15, 30, 60, 90 et 120 min pour mesure de la glycémie (tube sur fluorure) et de l'hormone de croissance (tubes EDTA conservés à + 4 °C).

Test à la bromocriptine (Parlodel®)

Prise d'un comprimé à 2,5 mg de Parlodel® au temps 0.
Mesure de GH (tube EDTA) aux temps 0 et 10 min, parfois à la 6e heure.
Possibilités de nausées, de chute tensionnelle après la prise de Parlodel®.

Test de l'hypoglycémie insulinique

Au temps 0, injection de 0,1 unité d'insuline ordinaire par kilogramme de poids, en intraveineux direct (diluer l'insuline dans 5 ml de soluté physiologique).
Recueil aux temps 0, 15, 30, 60, 90, 120 min pour mesure de la glycémie (tube fluorure) et de GH (tube EDTA, conservé à 4 °C).
Test dangereux, avec risque d'hypoglycémie, surtout pendant la première heure. Tenir prête une seringue contenant deux ampoules de soluté glucosé à 30 % et une ampoule de glucagon. Interrompre le test si des troubles de la conscience apparaissent. Ce test nécessite une présence constante.
Au cours de ce test, on peut aussi doser, aux mêmes temps, ACTH, cortisol et prolactine.

Test au glucagon

Ce test permet d'explorer simultanément GH, ACTH et cortisol.
Au temps 0, injection de 2 mg de glucagon en intramusculaire.
Recueil aux temps 90, 120, 150, 180 min avec mesure de GH, ACTH, cortisol (tubes EDTA conservés à 4 °C : 1 tube par hormone).
Ce test est sans danger.

Autres tests explorant l'hormone de croissance

Test à l'ornithine, test à la L-Dopa.
Il est possible, grâce à des appareils spéciaux, d'effectuer un recueil sur les 24 heures (avec un prélèvement sanguin automatique toutes les 20 minutes).
Le taux plasmatique de la somatomédine C (IGF-I) est le reflet indirect, mais très fiable, de la sécrétion de GH.

Prolactine

Test au TRH

C'est le plus utilisé.
Injection au temps 0, de 200 µg IV de TRH (Stimu-TSH ou thyréolibérine).

---

1. EDTA : acide éthylène-diamine-tétra acétique, utilisé comme chélateur.

Recueils aux temps 0, 30, 60, 90 et 120 min pour mesure de prolactine (tube EDTA, conservé à 4 °C).
Ce test est sans danger. Parfois, cependant, l'injection de TRH induit une sensation de malaise, de tête vide.
Ce test est très souvent couplé avec un dosage simultané, aux mêmes temps, de TSH (recueil sur tube EDTA).

Autres tests

Ils sont plus rarement pratiqués :
- test au Parlodel®;
- test d'hypoglycémie insulinique, déjà décrit (voir « Hormone de croissance », p. 9).

FSH et LH

Il s'agit du test au LHRH.
Injection au temps 0, de 100 µg IV de LHRH (GnRH, gonadolibérine, Stimu-LH).
Recueils aux temps 0, 30, 60, 90, 120 min, sur tube EDTA conservé à 4 °C, pour mesure de FSH et LH (un seul tube pour les deux hormones).
Ce test est sans danger.
La date des dernières règles doit toujours être connue et notée.
Ce test est souvent couplé à un dosage de base d'œstradiol plasmatique, parfois de progestérone plasmatique.

ACTH

Le test au glucagon et le test d'hypoglycémie insulinique ont déjà été cités (voir « Hormone de croissance », p. 9).
Les autres tests sont :
- test à la vasopressine;
- stimulation par le CRF (facteur hypothalamique de stimulation);
- test à la métopinone (voir « Exploration biologique », p. 27).

TSH

Il s'agit de test du TRH qui a déjà été cité (voir p. 9).

Combinaison de plusieurs tests

Plusieurs des tests cités peuvent être effectués simultanément : test au TRH et test au LRH sont souvent couplés. Le test au glucagon peut aussi être fait simultanément.
On peut, chez certains patients, réaliser une stimulation antéhypophysaire globale (LHRH, TRH, glucagon ou arginine), avec recueil simultané des six hormones de l'antéhypophyse *(Tab. 1)*. Cela demande bien sûr beaucoup de minutie et, en pratique, un infirmier « en permanence » pendant 3 heures.

Tab. 1 : Principales actions des hormones antéhypophysaires.

Hormones anté-hypophysaires	FSH et LH		GH	ACTH	Prolactine	TSH
Organes cibles	Gonades		Os, muscles	Cortex surrénalien	Glandes mammaires	Thyroïde
Actions	Homme Sécrétion de testostérone Spermatogenèse	Femme Maturation du follicule ovarien Ovulation Corps jaune	Croissance staturo-pondérale	Sécrétion de cortisol	Lactation	Sécrétion de T4 et T3

FSH : folliculotropine; LH : lutéotropine; GH : hormone de croissance; ACTH : corticotropine; TSH : thyrotropine; T4 : thyroxine; T3 : tri-iodothyronine.

Exploration de l'hormone antidiurétique

La restriction hydrique est le test le plus souvent utilisé :

- absence de toute prise de boisson de 8 heures à 12 heures;
- recueil, chaque heure, de 8 à 12 heures, des urines (volume, densité, ionogramme, osmolarité) et du plasma (ionogramme, osmolarité, hormone antidiurétique);
- pouls, tension, poids doivent être surveillés toutes les heures, et l'épreuve interrompue en cas de malaise, de chute tensionnelle, de perte de poids dépassant 5 kg chez l'adulte (ou 5 % du poids total chez l'enfant).

D'autres tests sont :

- la charge sodée par voie veineuse;
- l'injection d'analogue de la vasopressine.

Remarque : l'étude des rythmes de sécrétion hormonale, cycle de l'ACTH, pics sécrétoires de LHRH..., est en plein développement.

Pathologie

Généralités

La pathologie hypophysaire de loin la plus fréquente est l'adénome. Cet adénome sécrète parfois en excès une des hormones de l'antéhypophyse. Les signes observés vont donc dépendre :

- de l'hypersécrétion de l'hormone produite par l'adénome;
- du volume de l'adénome (qui peut comprimer des structures de voisinage, chiasma optique en particulier);
- du fonctionnement de l'hypophyse normale, parfois comprimée par l'adénome.

Plus rare est l'insuffisance antéhypophysaire liée à une ischémie de l'ensemble de la glande (syndrome de Sheehan).

La pathologie concernant la post-hypophyse est rare : absence de sécrétion d'hormone antidiurétique (HAD), responsable d'un diabète insipide.

Nous envisagerons successivement ces affections en insistant sur les plus fréquentes d'entre elles : adénome à prolactine et acromégalie. Les adénomes à ACTH seront étudiés dans le chapitre « Surrénales » (voir p. 24).

Acromégalie

Elle est liée à l'hypersécrétion d'hormone de croissance (GH) par un adénome hypophysaire. Cette maladie est plus fréquente chez la femme. Elle représente environ 10 % de l'ensemble des adénomes hypophysaires.

Signes cliniques

Il existe un **syndrome dysmorphique**, parfois très intense, mais d'installation progressive et donc souvent méconnu du patient et même de son entourage :

- les extrémités (mains, pieds) sont élargies justifiant le terme d'acromégalie (grosses extrémités), le visage est épaissi et infiltré. Cet épaississement porte sur tous les tissus (os, peau, muscle). Le visage peut devenir monstrueux : nez très élargi, lèvres épaisses, prognathisme;
- la peau est épaisse, grasse, avec des sueurs abondantes;
- cette dysmorphie oblige les patients à changer de chaussures, de bagues, voire de chapeau : mieux vaut tout de même faire le diagnostic avant ces signes trop tardifs;
- les formes très sévères peuvent se compliquer de cyphose dorsale, de tassements vertébraux, d'arthrose de hanche.

Les troubles métaboliques sont dominés par :

- le diabète longtemps modéré et réversible;
- l'hypertension artérielle, difficile à traiter et pouvant aboutir à une insuffisance cardiaque grave;

• plus accessoires, des troubles du métabolisme phosphocalcique (liés à l'action de l'hormone de croissance sur l'os et le rein) avec hypercalciurie, hyperphosphorémie.

Diagnostic

Le diagnostic doit être confirmé par les **dosages de GH**, à l'état basal et au cours d'un test : le meilleur test dans ce cas est l'hyperglycémie provoquée *per os* (HGPO), avec dosages simultanés de la glycémie et de GH. Chez le sujet normal, la GH est freinée par le glucose. Dans l'acromégalie, elle ne l'est pas. Elle peut au contraire être stimulée. L'IGF-I plasmatique est augmentée.
Les radiographies permettent de préciser le volume de la selle turcique, ses déformations. Le plancher est souvent épaissi.
Le scanner et l'IRM hypophysaires permettent d'évaluer le volume et l'expansion de l'adénome.

Traitement

Le traitement de l'acromégalie est chirurgical. La voie d'abord est trans-sphénoïdale : le chirurgien passe par une fosse nasale, aborde le sinus sphénoïdal, puis le plancher de la selle turcique *(Schéma 1)*. Il réalise soit l'ablation de l'adénome seul (adénomectomie sélective), soit une hypophysectomie partielle ou totale. Ce traitement permet rarement une guérison complète, et la survenue habituelle de récidives (parfois très tardives) conduit à utiliser ensuite d'autres traitements :
• irradiation hypophysaire;
• bromocriptine (Parlodel®), d'efficacité inconstante;
• analogues de la somatostatine (Sandostatine®, Somatuline LP®).
L'acromégalie reste une affection grave, surtout par ses complications cardio-vasculaires, à tendance récidivante malgré des progrès thérapeutiques récents (adénomectomie sélective, bromocriptine, analogues de la somatostatine).

Adénome à prolactine ou prolactinome

Ce sont les plus fréquents des adénomes (40 %). Leur prédominance féminine est très nette.

Signes cliniques

La traduction clinique la plus évocatrice est l'association d'une galactorrhée et d'une aménorrhée secondaire.
Parfois, il s'agit d'une aménorrhée, sans galactorrhée, ou d'une stérilité : la recherche d'un prolactinome fait maintenant partie de l'enquête étiologique de toute stérilité inexpliquée.
Rarement, le prolactinome est révélé par des signes liés à l'extension de l'adénome : troubles visuels, céphalées, insuffisance hypophysaire. Une étude du champ visuel et du fond d'œil est systématique.

Diagnostic

Le dosage basal de la prolactine est l'examen essentiel : normalement, la PRL est inférieure à 20 ng/l. Elle est augmentée dans les adénomes, parfois à des taux supérieurs à 10 000 ng/l. Dans les cas de diagnostic difficile (petit adénome), on complète souvent le dosage basal par un test à la TRH.
Le diagnostic d'adénome repose sur le scanner et l'IRM de la selle turcique.
Il existe des causes possibles d'hyperprolactinémie, en dehors des adénomes, citons :
• les prises médicamenteuses de neuroleptiques, antidépresseurs, anxiolytiques, agents antiémétiques (Primpéran®, Vogalène®);
• l'insuffisance rénale chronique; l'hypothyroïdie;
• si on ne trouve ni adénome, ni autre cause, on parle d'hyperprolactinémie fonctionnelle;
• les œstroprogestatifs ne provoquent pas d'adénome à prolactine. Ils peuvent cependant démasquer un prolactinome jusque-là méconnu; c'est là l'explication de certaines « aménorrhées post-pilule », qui doivent tou-

jours faire rechercher une hyperprolactinémie.

Traitement des adénomes à prolactine

Deux méthodes sont possibles :
- l'exérèse chirurgicale, par voie basse (transsphénoïdale) ;
- un traitement médical par la bromocriptine (Parlodel®) ou un autre agoniste de la dopamine comme le quinagolide (Norprolac®), qui doit être très prolongé parfois même définitif.

Autres adénomes et tumeurs

L'adénome à ACTH entraîne un hypercorticisme : c'est la maladie de Cushing, décrite dans le chapitre consacré aux surrénales.
Les adénomes à TSH, FSH ou LH sont exceptionnels.
Certains adénomes sont dits non sécrétants : aucune sécrétion hormonale ne peut en effet y être mise en évidence. Ils se révèlent soit par des signes liés au volume de l'adénome (céphalées, troubles visuels, hypertension intracrânienne), soit par une insuffisance antéhypophysaire liée à la destruction du tissu hypophysaire normal, par la compression de l'adénome.
Les **craniopharyngiomes** sont des tumeurs bénignes, siégeant dans la région suprasellaire. Ils se révèlent habituellement dans l'enfance ou l'adolescence par un retard de croissance, un impubérisme, un syndrome polyuropolydipsique (diabète insipide). Leur exérèse chirurgicale est possible mais difficile, et des récidives sont fréquentes, mais très lentes.

Insuffisance antéhypophysaire

Elle peut être liée à une ischémie progressive de la glande au décours d'un épisode hémorragique pendant la grossesse ou le post-partum immédiat. On l'appelle alors syndrome de Sheehan.

Signes cliniques

Ils sont liés à la mise au repos des glandes normalement contrôlées par l'hypophyse (thyroïde, surrénales, gonades). Il existe toujours une pâleur très intense, avec peau fine, dépilée, cheveux fins et fragiles.
L'insuffisance thyroïdienne entraîne une frilosité, une constipation, une bradycardie.
L'insuffisance surrénale explique l'asthénie, les chiffres bas de la pression artérielle avec possibilité de collapsus, de troubles digestifs.
L'insuffisance gonadique entraîne chez la femme une aménorrhée avec stérilité.

Examens complémentaires

Ils confirment facilement le diagnostic :
- les hormones hypophysaires sont effondrées et non stimulées au cours des tests dynamiques ;
- les hormones « périphériques » sont basses : hormones thyroïdiennes (T3 et T4), cortisol, œstrogènes, androgènes ;
- la selle turcique apparaît normale sur les clichés.

Traitement

Il est **substitutif** et doit être poursuivi toute la vie. Il associe :
- de l'hydrocortisone : 20 à 30 mg *per os* par jour, répartis en deux ou trois prises ;
- des hormones thyroïdiennes ;
- des œstroprogestatifs, administrés de façon séquentielle.

Diabète insipide

Le diabète insipide est un syndrome polyuropolydipsique, provoqué par une carence, partielle ou totale, en hormone antidiurétique.

Signes cliniques

La **traduction clinique** est simple : polyurie et polydypsie résument en effet les symptômes. La soif est impérieuse, réveille ces patients qui boivent habituellement 4 à 5 litres de liquide par 24 heures, parfois plus.

Diagnostic

Le **diagnostic biologique** repose sur l'épreuve de restriction hydrique, éventuellement complétée par d'autres tests : à l'état basal, en effet, les apports hydriques compensent les pertes urinaires, et les constantes biologiques (ionogramme, volume sanguin) sont normales. Lors d'une restriction hydrique, la diurèse reste abondante, les urines sont peu concentrées et leur osmolarité reste basse, toujours inférieure à celle du plasma. L'hormone antidiurétique est diminuée et n'est donc pas stimulée par la restriction hydrique.

Etiologie

Les **causes** des diabètes insipides sont diverses :

- certains surviennent au décours d'une intervention neurochirurgicale ou d'un traumatisme crânien ; beaucoup sont transitoires ;
- ils peuvent révéler une tumeur intracrânienne (craniopharyngiome, gliome...) ; c'est pourquoi tout diabète insipide inexpliqué doit faire pratiquer une imagerie cérébrale par IRM ou scanner ;
- certaines maladies systémiques s'accompagnent d'un diabète insipide (sarcoïdose, vascularites) ;
- la majorité des diabètes insipides sont primitifs, sans cause retrouvée.

Traitement

Le **traitement** fait appel à un analogue synthétique de l'hormone antidiurétique, administré par voie nasale sous forme de sprays et depuis peu sous forme de comprimés (Minirin®).

Rappel anatomique – Histologie

La glande thyroïde est située dans la région cervicale antérieure, en avant de la trachée. Elle est formée de deux lobes reliés par une partie médiane étroite appelée l'isthme. Elle pèse de 20 à 30 grammes *(Schéma 1).*

Schéma 1 : Anatomie de la glande thyroïde.

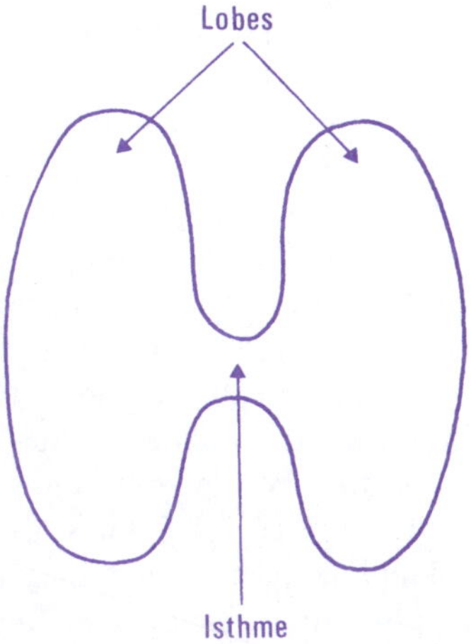

Il importe de retenir : la richesse de sa vascularisation, la proximité des nerfs récurrents et des glandes parathyroïdes, situés en arrière de la face postérieure des deux lobes.

Le tissu thyroïdien est formé de vésicules. Chacune d'entre elles est entourée d'une membrane, sur laquelle repose une couche de cellules appelées les thyréocytes. Au centre de chaque vésicule se trouve une substance appelée colloïde, qui contient une protéine servant de stockage aux hormones thyroïdiennes : c'est la thyroglobuline *(Schéma 2).*

Schéma 2 : Histologie de la thyroïde.

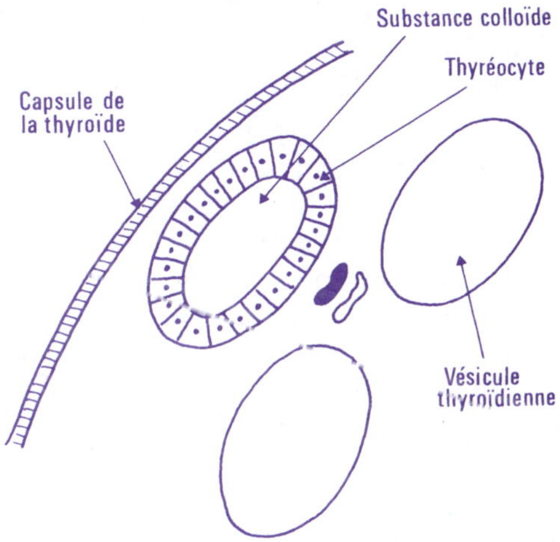

Rappel physiologique

La thyroïde élabore deux hormones : la thyroxine (T4) et la tri-iodothyronine (T3).

La synthèse de ces hormones a lieu dans les vésicules : la thyroïde capte l'iode circulant dans le plasma, puis cet iode est fixé sur des précurseurs de T4 et de T3. T4 (formée avec 4 atomes d'iode) et T3 (formée avec 3 atomes d'iode) sont stockées dans la substance colloïde.

Après leur synthèse, T4 et T3 passent dans le plasma, où elles circulent sous deux formes : une forme liée à une protéine porteuse (appelée TBG) qui n'a pas d'activité biologique; une forme libre, représentant la forme active de T4 et de T3.

L'action des hormones thyroïdiennes est complexe et s'exerce sur de multiples organes : cœur, système nerveux, muscle... Elles sont indispensables à la croissance du nouveau-né et de l'enfant. Elles favorisent le catabolisme de certains métabolites (calcium, lipides, protéines).

La régulation de la sécrétion de T4 et de T3 se fait par l'intermédiaire de la thyréostimuline, appelée TSH, d'origine hypophysaire.

La TSH stimule la captation d'iode, puis la synthèse et la libération de T4 et de T3. A l'inverse, T4 et T3 freinent la sécrétion de TSH. Cette autorégulation (rétrocontrôle) permet de maintenir un taux plasmatique constant de T3 et T4, adapté aux besoins énergétiques de l'organisme. La TSH est aussi soumise au contrôle d'un facteur hypothalamique appelé TRH (thyréolibérine).

Exploration fonctionnelle de la thyroïde

Dosage des hormones circulantes

On dose en routine la TSH ultrasensible (TSH us) et les fractions libres de T4 et T3 (T4 libre, T3 libre).

Test au TRH

On injecte, au temps 0,200 µg de TRH (Stimu-TSH, thyréolibérine) en intraveineux direct.

On prélève sur tube EDTA au temps 0 (avant injection du TRH), puis à 30, 60, 90 et 120 minutes pour mesure de la TSH us plasmatique.

Chez le sujet normal, la TSH est stimulée par la TRH.

Exploration isotopique

L'iode radioactif se fixe dans la thyroïde, est transformé en hormone, puis sécrété dans la circulation.

On utilise des isotopes de l'iode (iode 131 et surtout iode 123) ou le technétium, dont on peut suivre le devenir dans l'organisme grâce à une caméra spéciale qui mesure la radioactivité émise par ces isotopes.

Le protocole classique utilisait l'iode 131 avec mesure de la radioactivité aux 3e, 6e, 24e et 48e heures.

Actuellement, on utilise l'iode 123 ou le technétium.

Quel que soit l'isotope utilisé, des conditions de validité de l'épreuve doivent être respectées : absence de traitement par hormones thyroïdiennes, absence de saturation iodée, c'est-à-dire d'une surcharge en iode présente avant l'administration de l'isotope marqué. Les causes de saturation iodée sont multiples et doivent absolument être recherchées : médicaments contenant de l'iode (Cordarone®, Amplivix®...), opacifiants iodés utilisés en radiologie (la durée de la saturation iodée peut être prolongée : 3 à 6 mois après une cholécystographie orale, 1 mois environ après une urographie intraveineuse, une angiographie, un scanner, plusieurs années après une lymphographie ou une myélographie au lipiodol).

Les conditions de validité d'une exploration de la thyroïde par l'iode radioactif sont importantes à connaître :

- **arrêt du traitement :**
  - par thyroxine (T4) ou extraits thyroïdiens depuis 1 mois ;
  - par T3 depuis 15 jours ;
- **pas de surcharge iodée** apportée sous différentes formes :
  - médicaments iodés, à arrêter plusieurs mois avant (Cordarone®, Amplivix®) ;
  - explorations radiologiques utilisant des opacifiants iodés :

- UIV, angiographie, scanner, pour lesquels on respecte si possible le délai d'un mois;
- cholécystographie, cholangiographie qui peuvent gêner l'interprétation pendant plusieurs mois;
- lymphographie, myélographie qui peuvent gêner l'interprétation pendant plusieurs années.

Cependant, la scintigraphie peut toujours être tentée en cas de saturation isolée. Elle a sa place dans le diagnostic des hyperthyroïdies induites par la Cordarone®.

La grossesse est une contre-indication absolue à l'utilisation des isotopes radioactifs.

L'intérêt de l'exploration est double car elle permet d'évaluer :

- le taux de captation d'iode par la thyroïde;
- la répartition de l'iode au sein de la glande : on obtient ainsi une image de la thyroïde, c'est la scintigraphie ou cartographie.

La captation de l'iode 131 est de 40 % environ à la 24e heure, puis elle reste en plateau *(Schéma 3)*. Cette captation est augmentée en cas d'hyperthyroïdie, elle est diminuée ou nulle en cas d'hypothyroïdie ou d'euthyroïdie.

Schéma 3 : Fixation de l'iode marqué par la thyroïde.

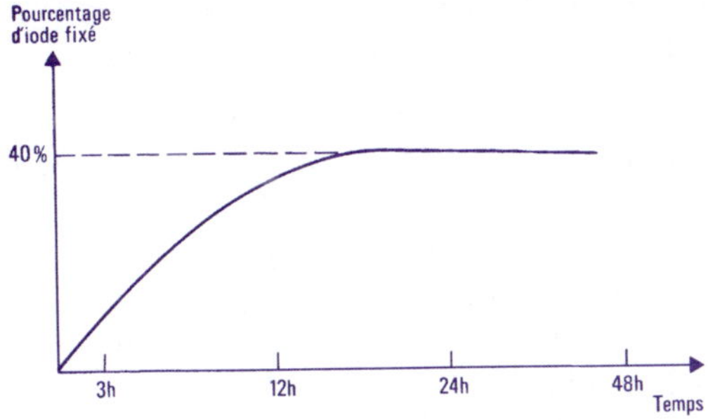

La scintigraphie (cartographie) montre une image de la thyroïde en forme de papillon, avec répartition régulière et homogène de l'isotope. En pathologie, on peut observer des zones hyperfixantes (dites « chaudes ») ou, à l'inverse, des zones hypofixantes (dites « froides »).

Echographie thyroïdienne

Elle est de réalisation simple et rapide. Elle permet de préciser le volume, la morphologie de la glande, la présence éventuelle de nodules, de rechercher une thyroïde de siège anormal (thyroïde ectopique).

L'échographie permet de confirmer le diagnostic de nodules thyroïdiens et éventuellement de guider leur ponction.

Recherche d'anticorps antithyroïdiens

La recherche d'anticorps antithyroïdiens (anticorps anti-TPO) dans le plasma est utile pour le diagnostic de certaines thyroïdites (thyroïdite de Hashimoto).

Hyperthyroïdie

Elle est définie par une élévation durable des hormones thyroïdiennes : thyroxine (T4) et tri-iodothyronine (T3).

Ce syndrome hyperthyroïdien se voit dans plusieurs affections :

- la maladie de Basedow;
- l'adénome toxique;
- la thyrotoxicose factice;
- la thyrotoxicose induite par l'iode;
- certaines thyroïdites subaiguës.

Maladie de Basedow

C'est la forme la plus fréquente d'hyperthyroïdie, marquée par l'association de signes thyroïdiens et de signes extrathyroïdiens, en particulier oculaires.

Elle touche surtout la femme. C'est une affection immunologique avec prédisposition héréditaire.

La triade hyperthyroïdie (signes oculaires) goitre vasculaire affirme la maladie de Basedow.

Syndrome hyperthyroïdien

Tachycardie

Elle est constante, permanente, s'exagérant au moindre effort, aux émotions. C'est le signe majeur de l'hyperthyroïdie. Un éréthisme cardiovasculaire s'y associe, marqué par des bruits du cœur intenses, des artères périphériques hyperpulsatiles (bien visibles au cou et au poignet).

Amaigrissement

Il est constant (se chiffrant parfois par une dizaine de kilos en quelques semaines). Sa survenue peut passer inaperçue : l'appétit étant souvent conservé.

Diarrhée

Elle est fréquente. On observe parfois la disparition d'une constipation antérieure.

Tremblement

Il s'agit d'une trémulation fine s'exagérant aux émotions, bien visible quand les bras sont tendus, doigts écartés portant une feuille de papier.

Troubles psychiques

Les hyperthyroïdiens sont émotifs, irritables, survoltés, trop loquaces; d'autres sont dépressifs. Tous sont anxieux et très souvent insomniaques.

Thermophobie

Elle est très évocatrice et très fréquente : les patients ont toujours trop chaud, ouvrent les fenêtres, ferment le chauffage. La peau est chaude, les mains sont moites.

Asthénie

A l'effort, elle est parfois très intense. Elle touche surtout les muscles des racines des membres (difficultés à monter les escaliers). Le signe du tabouret objective cette amyotrophie : le sujet ne peut se relever d'un siège bas, sans l'aide des mains.

Signes oculaires

Ils sont responsables du regard « tragique » si caractéristique de la maladie de Basedow. Ils comportent :

- la rétraction de la paupière supérieure, responsable de l'élargissement de la fente palpébrale, découvrant complètement le cercle iridien;
- l'œdème des paupières;
- l'exophtalmie, le plus souvent bilatérale et symétrique. Il s'agit d'une protrusion du globe oculaire à mesurer par l'exophtalmomètre. Elle est souvent bénigne, mais peut parfois se compliquer d'une kératite ou d'une paralysie oculomotrice.

Goitre

Il est diffus, homogène et surtout vasculaire (il est frémissant à la palpation, il souffle à l'auscultation).

Evolution

Complications cardiaques (cardiothyréose)

Elles sont le risque évolutif majeur de l'hyperthroïdie avec troubles du rythme, surtout fibrillation auriculaire, insuffisance cardiaque (avec débit cardiaque élevé), survenant d'autant plus rapidement que le patient est âgé et qu'il existe une cardiopathie sous-jacente (HTA, valvulopathie, cardiopathie ischémique).

Complications oculaires

Elles sont particulières à la maladie de Basedow : l'exophtalmie peut être considérable et provoquer des paralysies oculomotrices, des lésions cornéennes, érosives, à traiter en urgence. Le traitement de ces exophtalmies graves est difficile et décevant.

Crise aiguë thyrotoxique

Elle est rapidement mortelle, en l'absence de traitement. Elle est favorisée par l'arrêt brutal des antithyroïdiens de synthèse, un traitement trop radical (thyroïdectomie ou iode radioactif chez un patient non préparé), une interférence médicamenteuse.
Elle se traduit habituellement par l'apparition brutale :

- d'une fièvre élevée ;
- d'une tachycardie extrême avec évolution vers une insuffisance cardiaque grave ;
- d'une diarrhée profuse ;
- d'une myopathie responsable de troubles de la déglutition, avec fausses routes et pneumopathies infectieuses, par atteinte de la musculature pharyngolaryngée.

Diagnostic

La certitude est apportée par les dosages hormonaux : T3 libre et T4 libre sont augmentées. La TSH est effondrée.
L'exploration isotopique n'est pas indispensable. Elle montrerait une captation élevée et précoce avec fuite trop rapide de l'iode. La scintigraphie montre une thyroïde augmentée de volume, mais gardant sa forme normale (papillon) et fixant l'isotope de façon homogène.

Traitement

Antithyroïdiens de synthèse

On utilise surtout le carbimazole (Néomercazole®), plus rarement le propylthio-uracile (PTU). La posologie, élevée au début du traitement (2 à 3 comprimés de Néomercazole® 20 mg par jour), est ensuite progressivement diminuée. La durée du traitement, très variable selon les patients, est en moyenne de 18 mois.
Les effets secondaires sont rares : allergie cutanée, photosensibilisation (ce qui doit faire déconseiller aux patients traités une exposition solaire prolongée), agranulocytose (chute des leucocytes) qui justifie une surveillance régulière par hémogramme en début du traitement et l'arrêt de celui-ci en cas d'angine, d'ulcérations buccales, de fièvre inexpliquée.

Bêta-bloquants

Ils agissent sur les symptômes cardio-vasculaires (tachycardie, palpitations), à un degré moindre sur les sueurs, la thermophobie, le tremblement.

Iode radioactif

Il doit être utilisé à fortes doses (5 à 20 μ Ci), l'administration est simple (1 à 2 doses). L'effet survient progressivement en 4 à 6 semaines.
L'inconvénient majeur est le risque d'hypothyroïdie secondaire, dont la fréquence augmente au cours des années : 25 à 55 % au bout de 10 ans.

Chirurgie

L'intervention pratiquée est une thyroïdectomie bilatérale subtotale. La partie postérieure des deux lobes thyroïdiens est laissée en place.
Une bonne préparation du malade avant l'intervention est indispensable : le malade doit être traité par antithyroïdiens de synthèse et bêta-bloquants.
Les suites postopératoires sont simples.
Les complications postopératoires comportent la crise aiguë thyrotoxique, devenue exceptionnelle depuis la préparation médicale préopératoire du malade, l'hypocalcémie par hypoparathyroïdie dans les jours qui suivent l'intervention, la paralysie des cordes vocales par atteinte du nerf récurrent.
A long terme, deux séquelles sont possibles : une hypoparathyroïdie, souvent fruste, se traduisant uniquement par des paresthésies, avec, biologiquement, existence d'une hypocalcémie. Une hypothyroïdie, observée dans 10 à 20 % des cas, se démasque vite (contrairement à celle survenant après iode 131) et se traite par hormonothérapie substitutive.

Conduite du traitement

On commence par le traitement médical : antithyroïdiens de synthèse pendant en moyenne 18 mois, associés dans certains cas aux bêta-bloquants.
En cas d'échec du traitement médical, on se tournera plutôt vers la chirurgie pour le sujet jeune et vers l'iode radioactif chez le sujet âgé.

Autres hyperthyroïdies

Adénome toxique

Il s'agit d'un nodule thyroïdien autonome, qui sécrète un excès de T3 et T4.
Les signes cliniques et biologiques sont ceux de l'hyperthyroïdie déjà vus dans la maladie de Basedow, mais il n'y a ni signe oculaire – sauf une rétraction de la paupière supérieure – ni goitre vasculaire. Le nodule est le plus souvent palpable. La cartographie montre une fixation localisée au nodule, le reste du parenchyme n'est pas visible (« éteint »).
L'exérèse chirurgicale du nodule guérit le malade, sans séquelle.

Goitre multinodulaire toxique

Il est caractérisé par la présence d'un ou de plusieurs nodules toxiques au sein d'un goitre nodulaire (voir « Goitre nodulaire », p. 22).
Le traitement est le plus souvent chirurgical.

Thyrotoxicose factice

Elle est due à la prise clandestine d'hormones thyroïdiennes.

Thyrotoxicose induite par l'iode

Chez certains sujets apparaît une hyperthyroïdie lors de la prise de médicaments contenant de l'iode (Cordarone®, Amplivix®), ou après des examens utilisant des produits de contraste iodés (UIV, scanner...).

Thyroïdite subaiguë

Elle s'accompagne à son début d'une hyperthyroïdie modérée : il existe un goitre, douloureux, avec fièvre, et un syndrome inflammatoire biologique. La captation de l'isotope est nulle (cartographie « blanche »).
L'évolution est toujours favorable, sans séquelle.

Hypothyroïdie

Elle est définie par une carence en tri-iodothyronine (T3) et en thyroxine (T4), s'observant dans plusieurs affections : **le myxœdème de l'adulte** (par atrophie thyroïdienne), **les thyroïdites chroniques** (par fibrose progressive auto-immune), et, plus rarement, **les troubles de l'hormonosynthèse**, habituellement dans l'enfance.
A ces **hypothyroïdies spontanées**, fréquentes, se sont ajoutées les hypothyroïdies post-thérapeutiques (en particulier après chirurgie ou iode radioactif).

Myxœdème

Signes cliniques

Il s'observe le plus souvent chez la femme après la ménopause.
La maladie s'installe de façon progressive, souvent insidieuse, ce qui explique que le diagnostic est parfois longtemps méconnu.
Les modifications morphologiques frappent dès l'abord. L'infiltration cutanée et muqueuse (c'est le myxœdème), diffuse, est responsable d'une prise de poids surtout visible au niveau du visage : la face est infiltrée « en pleine lune », la langue grosse (macroglossie), la voix est rauque, monocorde, les doigts sont boudinés.
Les modifications cutanées et phanériennes se traduisent par un aspect particulier de la peau, qui est sèche, avec disparition de la transpiration, pâle, cireuse. Les cheveux sont secs et parfois raréfiés, les sourcils clairsemés, les poils moins fournis.

Le tableau se complète par :

- un ralentissement psychomoteur : les patients sont peu actifs, adynamiques. Ils s'expriment non seulement d'une voix rauque, mais aussi monotone, ralentie ;
- ils sont frileux, abondamment vêtus même en été. L'intelligence et la mémoire sont conservées ;
- des signes cardio-vasculaires : bradycardie, cardiomégalie à la radio (par épanchement péricardique bien visible à l'échographie), à l'électrocardiogramme : ondes T plates ;
- des signes musculaires : enraidissement, difficulté de contraction musculaire (avec un réflexogramme achilléen ralenti). Les enzymes musculaires (CPK, aldoalse) sont augmentées.

On peut encore trouver :

- une anémie ;
- des troubles psychiques avec une certaine note dépressive.

Signalons la possibilité de coma myxœdémateux, très rare, mais très grave, survenant chez des personnes âgées. Il se traduit par une hypothermie inférieure à 35 °C, une bradycardie et une bradypnée.

Diagnostic

Il est affirmé par **les explorations hormonales** :

- la TSH est élevée par perte du rétrocontrôle négatif (sauf dans l'insuffisance thyroïdienne par insuffisance hypophysaire)
- T3 libre et T4 libre sont en règle générale abaissées.

Le myxœdème se situe dans un contexte immunologique : dans 90 % des cas, il existe des anticorps antithyroïdiens.

Traitement

C'est un traitement substitutif, qui devra être pris quotidiennement et jamais interrompu. Plusieurs produits sont disponibles :

- Thyroxine® sous forme de gouttes ou de comprimés ;
- Lévothyrox® sous forme de comprimés.

Le traitement doit être entrepris prudemment, en utilisant une posologie progressivement croissante.

La surveillance du traitement est clinique (rythme cardiaque, sensation de « bien-être » du patient, poids), électrocardiographique et biologique (dosage de T3, T4 libres et TSH).

L'association de bêta-bloquants est parfois préconisée lorsqu'il existe une insuffisance coronarienne associée.

Le coma myxœdémateux justifie un traitement en service de soins intensifs : ventilation assistée, nutrition entérale, administration de T4 par voie intraveineuse sont en effet indispensables. Le pronostic reste très grave (plus de 50 % de mortalité).

Thyroïdite chronique de Hashimoto

Cette affection touche plus souvent la femme avant la ménopause.

Cliniquement, il existe un goitre, diffus, dur, avec infiltration lymphocytaire, qui s'accompagne de signes d'hypothyroïdie dont l'installation est insidieuse.

En scintigraphie, on observe une fixation faible et hétérogène.

Les dosages hormonaux montrent généralement des valeurs basses de T4 et T3 libres. La TSH est augmentée.

Il existe, dans le sérum, des anticorps antithyroïdiens à des taux plus élevés que dans le myxœdème.

La maladie de Hashimoto peut s'associer à d'autres maladies dites auto-immunes (lupus, anémie de Biermer).

Goitres

Ils sont définis comme une augmentation de volume de la thyroïde, de nature bénigne, ne s'accompagnant pas d'hypo- ou d'hyperthy-

roïdie, ni de signes inflammatoires ou infectieux.
Cette définition exclut donc les cancers, les thyroïdites, les hyperthyroïdies (adénome toxique).
Dans ce cadre entrent les goitres endémiques, les goitres sporadiques (ou goitres simples) et les goitres nodulaires (un ou plusieurs nodules).

Goitres endémiques

Ils s'observent dans certaines régions où il existe une carence alimentaire chronique en iode. Pour pouvoir parler de goitre endémique, il faut que 15 % au moins des habitants soient porteurs d'un goitre.

Goitres sporadiques

Ils sont diffus, symétriques, bien tolérés.
On retrouve parfois des antécédents d'irradiation cervicale, ou de prise d'antithyroïdiens de synthèse.
Leur bonne tolérance explique l'abstention thérapeutique habituelle. Une surveillance annuelle est suffisante.

Goitres nodulaires

Dépistés par l'examen clinique (palpation d'un ou plusieurs nodules thyroïdiens), ils sont explorés par échographie et scintigraphie :

- les nodules fixants (« chauds ») sont bénins et justifient une simple surveillance clinique et biologique ;
- les nodules hypofixants (« froids ») peuvent être soit des adénomes bénins, soit des kystes, soit des cancers. Cette dernière éventualité, bien que rare (moins de 20 % des nodules froids), justifie la poursuite des investigations.

Une cytoponction, effectuée souvent sous contrôle échographique, donne des arguments en faveur de la nature, bénigne ou maligne, du nodule.
Si la cytoponction oriente vers une pathologie maligne ou si elle n'est pas contributive, l'exérèse chirurgicale du ou des nodules sera envisagée.

Cancers thyroïdiens

Il en existe trois types, d'histologie et de pronostic très différents.

Cancers bien différenciés

Leur traduction clinique habituelle est un nodule, froid en scintigraphie, solide en échographie. Ce nodule peut s'accompagner d'adénopathies cervicales. Les troubles de compression (dysphonie, dysphagie) sont rares et tardifs.
Leur traitement est chirurgical (thyroïdectomie totale), parfois complété par l'administration d'iode radioactif.
La présence dans le sérum d'un taux élevé de thyroglobuline est un « marqueur » de ces cancers et permet d'en suivre l'évolution.
Le pronostic est bon, même lorsque existent des adénopathies cervicales. Chimiothérapie et radiothérapie conventionnelle présentent peu d'intérêt.

Cancers indifférenciés (anaplasiques)

Leur évolution clinique est tout autre : masse cervicale augmentant rapidement de volume et comprimant les organes de voisinage (trachée, récurrents).
Le pronostic est catastrophique, les tentatives de chimiothérapie et d'irradiation cervicale sont peu ou pas efficaces. La survie ne dépasse pas 6 mois.

Cancers médullaires

Ils sont particuliers par la sécrétion d'une substance hormonale, la thyro-calcitonine, qui tend à faire baisser la calcémie. Le diagnostic est posé sur l'augmentation de la calcitonine plasmatique.

L'examen histologique montre qu'il s'agit de tumeurs développées aux dépens de cellules endocrines situées entre les vésicules thyroïdiennes, appelées cellules C.

Le pronostic dépend de la précocité du diagnostic et de l'intervention (thyroïdectomie totale avec curage central).

Il existe des formes familiales, et le cancer médullaire peut alors s'associer à des atteintes d'autres organes endocrines (néoplasie endocrinienne multiple).

Objectifs de soins

Soins à apporter aux personnes atteintes d'une pathologie de la thyroïde :

1) surveiller l'évolution clinique du malade :

- prendre les pulsations au moins deux fois par jour et pendant 1 minute ;
- établir la courbe pondérale en pesant le malade régulièrement et dans les mêmes conditions (même balance...) ;
- noter les troubles oculaires (exophtalmie, picotements...) ;

2) aider le malade sur le plan psychologique :

- le mettre au repos, seul dans une chambre si possible au calme ;
- expliquer la nécessité du repos ;
- éviter les stress ;

3) appliquer le traitement prescrit :

- insister sur l'importance de la prise des médicaments et du respect des posologies ;
- préparer si nécessaire l'intervention ;

4) surveiller l'efficacité du traitement et la modification des signes cliniques.

4 Surrénales

Les glandes surrénales sont situées au-dessus du pôle supérieur de chaque rein. Elles sont formées par l'accolement de deux glandes dont la fonction est différente : corticosurrénale et médullosurrénale.
Les *schémas 1* et *2* représentent de façon simplifiée la disposition anatomique des surrénales.

Schéma 1 : Situation anatomique des glandes surrénales.

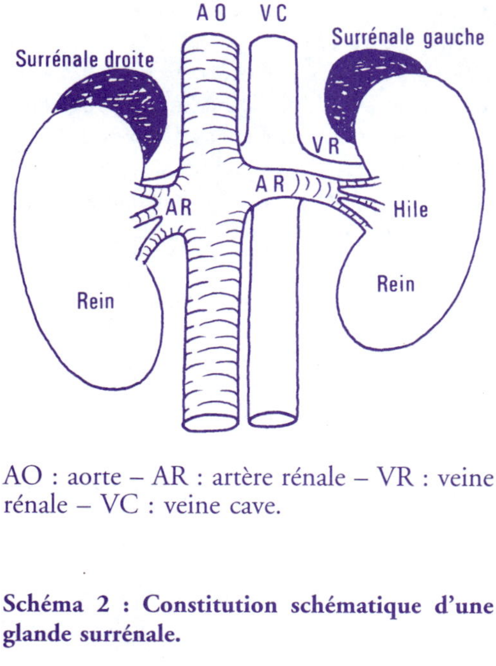

AO : aorte – AR : artère rénale – VR : veine rénale – VC : veine cave.

Schéma 2 : Constitution schématique d'une glande surrénale.

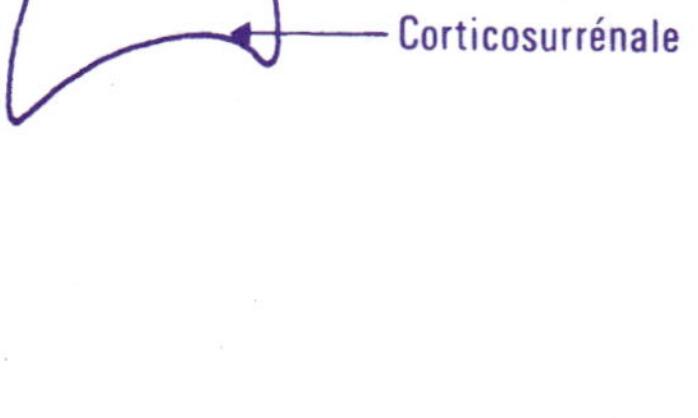

Corticosurrénales

Physiologie

Les corticosurrénales élaborent trois classes d'hormones :
- les glucocorticoïdes ;
- les androgènes ;
- les minéralocorticoïdes.

Toutes ces hormones sont synthétisées à partir du cholestérol : ce sont des stéroïdes.

Glucocorticoïdes

Le produit terminal actif est le **cortisol**. Il est en partie ultérieurement catabolisé en **cortisone**. Une partie du cortisol est cependant éliminée intacte dans les urines : c'est le **cortisol libre urinaire**.
Les actions métaboliques du cortisol sont multiples et complexes :
- il augmente la production hépatique de glucose, c'est une hormone hyperglycémiante ;
- il augmente le catabolisme des protéines en particulier des muscles et du tissu osseux ;
- il mobilise les graisses de réserve et modifie leur répartition dans l'organisme (répartition préférentielle au visage et au tronc) entraînant une augmentation du taux des acides gras libres et du cholestérol dans le sang ;
- il favorise la rétention du sodium et augmente la diurèse hydrique et potassique ;
- il provoque une polyglobulie, une hyperplaquettose, une polynucléose neutrophile, une lymphopénie et une éosinopénie ;
- il a une action anti-inflammatoire et anti-allergique.

La régulation de la sécrétion du cortisol se fait par l'ACTH antéhypophysaire (corticotrophine) et par le CRF hypothalamique (corticolibérine) avec rétrocontrôle négatif *(Shéma 3 et Tab. 1)*.

La sécrétion d'ACTH et de cortisol varie au long du nycthémère *(Schéma 4)* : il existe ainsi un cycle du cortisol avec un pic à 8 heures suivi d'une diminution progressive jusqu'à minuit.

L'ACTH est une hormone très sensible aux stress (émotions, intervention chirurgicale...), qui augmentent sa sécrétion.

Androgènes surrénaliens

Ce sont des androgènes moins puissants que la testostérone. Leur sécrétion commence un peu avant la puberté et est ensuite égale dans les deux sexes.

Il s'agit de la DHA (déhydroépiandrostérone) et de la △ 4-androstènedione : toutes deux peuvent être dosées dans le plasma.

Le rôle physiologique des androgènes surrénaliens est modeste : ils interviennent cependant dans la pilosité dite ambosexuelle (c'est-à-dire commune aux deux sexes : axillaire et pubienne).

Minéralocorticoïdes

Le produit actif est l'aldostérone. Cette hormone stimule la réabsorption d'eau et de sodium dans les tubules distaux des néphrons.

La régulation est très complexe et fait intervenir plusieurs substances : l'ACTH et surtout le système rénine-angiotensine, mis en jeu par les variations de la natrémie et du volume sanguin, et permettant le maintien d'une volémie constante et d'une balance sodée en équilibre. Son fonctionnement est indiqué dans le *schéma 5*.

Tab. 1 : Etiologies des hypercorticismes.

Maladie de Cushing	Hypercorticismes paranéoplasiques	Hypercorticismes tumoraux
Adénome hypophysaire à ACTH ↓ Hyperplasie bilatérale des surrénales	Sécrétion paranéoplasique d'ACTH ↓ Hyperplasie des surrénales	Tumeurs surrénaliennes : – adénome – cancer

Schéma 3 : Régulation de la sécrétion de cortisol.

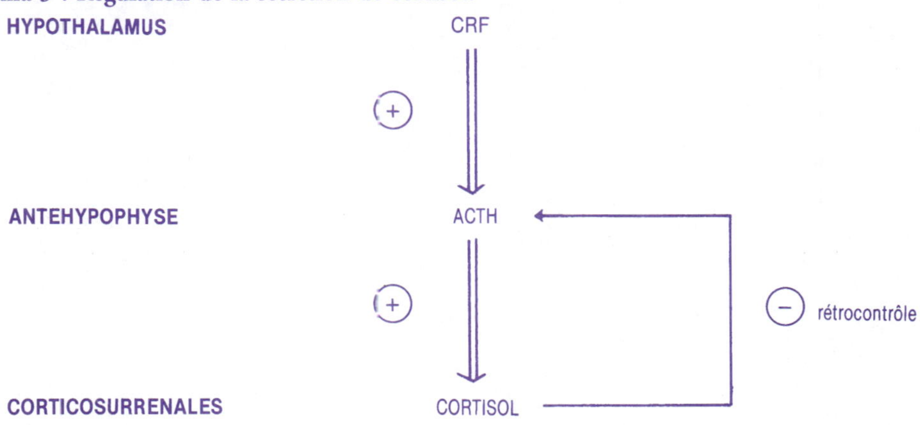

Schéma 4 : Cycle du cortisol.

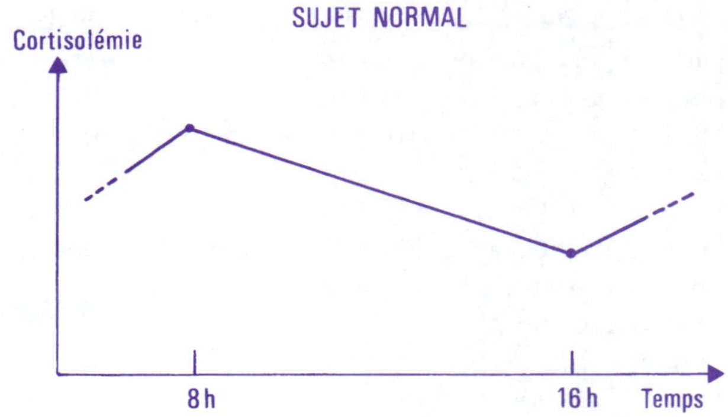

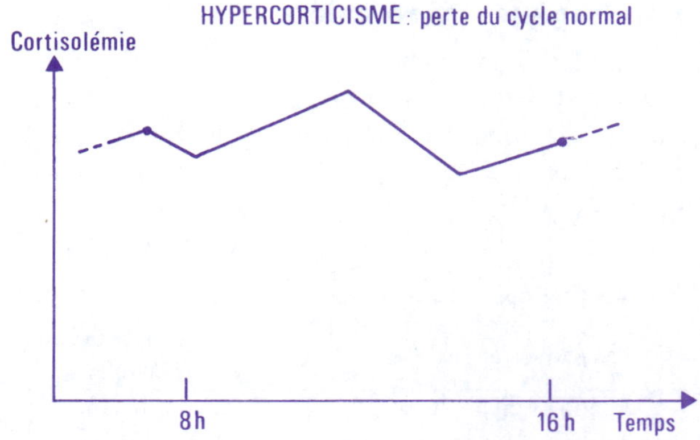

Schéma 5 : Système rénine-angiotensine-aldostérone.

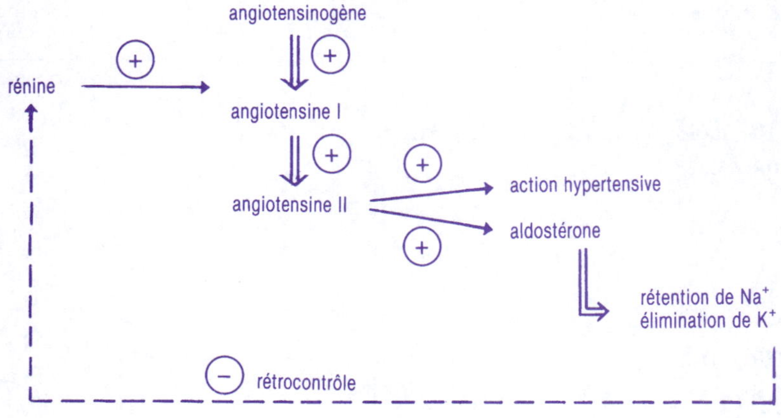

Exploration biologique

Glucocorticoïdes

Dosages de base

Il s'agit des dosages suivants :

- cortisolémie à 8 h et 16 h (cycle du cortisol), parfois à 12 h, 20 h et 0 h. Le dosage s'effectue sur 10 ml de sang recueilli sur tube EDTA. Le résultat peut être faussé par la prise d'œstrogènes (contraceptif oral) ;
- cortisolurie sur les urines des 24 heures (cortisol libre urinaire) en recueillant les urines sur Merseptyl® pour éviter le développement des bactéries ;
- dosage de l'ACTH plasmatique.

Tests dynamiques

Deux types de tests sont utilisés : les tests de stimulation et les tests de freinage ; il est indispensable qu'ils soient effectués dans cet ordre sinon il faut attendre au moins 3 jours après un test de freinage pour stimuler :

- tests de stimulation :

– test au Synacthène® rapide (stimulation surrénale) :

- à 8 h, on injecte en intraveineux 0,25 mg de Synacthène® ordinaire (ACTH de synthèse) ;
- à 8 h, 8 h 30 et 9 h, on mesure la cortisolémie (recueil sur tube EDTA).

Ce test est sans danger. Les dosages doivent être effectués le plus rapidement possible après les prélèvements. Il est important de noter la date et l'heure de prélèvement sur le flacon ;

– test au Synacthène® retard :

- on recueille les urines de 24 heures sur Merseptyl®(urines de la veille de l'examen) de 8 h au jour J-1 à 8 h au jour J ;
- au jour J à 8 h, on prélève 10 ml de sang pour un dosage de cortisol et on injecte 0,50 mg de Synacthène® retard. Une heure après l'injection, à 9 h, puis à 16 h, on refait un prélèvement pour un dosage de cortisolémie.
- au jour J+1, on recueille à nouveau les urines de 24 h (du jour J à 8 h au jour J+1 à 8 h) et on effectue à nouveau une cortisolémie.

Ce test est dangereux en cas d'insuffisance surrénale : il nécessite alors une surveillance, pendant 24 heures, de la tension, du pouls, de l'état clinique (vomissements, douleurs abdominales). En cas de troubles digestifs ou de chute tensionnelle, tenir prête une injection d'hémisuccinate d'hydrocortisone (100 mg) ;

– test à la métopirone (stimulation hypophysaire) :

- les urines de 24 heures sont recueillies sur Merseptyl® du jour J-1, 8 h, au jour J à 8 h ;
- au jour J, le malade absorbe *per os* 30 g par kilogramme de poids de métopirone répartis en 4 prises : 12 h, 18 h, 0 h et 6 h ;
- les urines de 24 heures sont recueillies sur Merseptyl®, afin d'obtenir deux échantillons : du jour J à 8 h au jour J+1 à 8 h ; et du jour J+1 à 8 h au jour J+2 à 8 h. Sur chaque recueil, les 17-céto et 17-OH stéroïdes urinaires sont dosés.

D'autres protocoles sont parfois utilisés (mesure du cortisol et du composé S, métopirone par voie intraveineuse). Certains malaises peuvent apparaître : nausées, vomissements, hypoglycémie : les signaler ;

- tests de freinage : le principe est de freiner la sécrétion d'ACTH et donc de cortisol par l'administration d'un corticoïde : la dexaméthasone (Dectancyl®). Selon la dose utilisée, le freinage est dit rapide, standard ou fort :

– *freinage rapide :* après la prise *per os* à 0 h de 1 mg de Dectancyl® (soit 2 comprimés), un dosage du cortisol plasmatique est effectué à 8 h ;

– *freinage standard :*

- aux 1er et 2e jours, le malade absorbe 0,5 mg de Dectancyl® toutes les 6 heures (soit 2 mg par jour) ;

- ses urines sont recueillies le 2e jour pour mesure des 17-céto, 17-OH stéroïdes et créatininurie;
– *freinage fort :*
- aux 1er et 2e jours, le malade prend 2 mg de Dectancyl® toutes les 6 heures (soit 8 mg par 24 heures);
- ses urines sont recueillies pendant le 2e jour (8 h à 8 h), pour mesure des 17-céto, 17-OH stéroïdes et créatininurie.

Les trois tests de freinage (rapide, standard et fort) peuvent être faits successivement, « dans la foulée » :

- J1 : prise de 1 mg de Dectancyl® à 24 h, en 1 prise;
- J2 : prise de 2 mg de Dectancyl® (0,5 mg toutes les 6 h);
- J3 : prise de 2 mg de Dectancyl® (0,5 mg toutes les 6 h);
- J4 : prise de 8 mg de Dectancyl® (2 mg toutes les 6 h);
- J5 : prise de 8 mg de Dectancyl® (2 mg toutes les 6 h).

La cortisolémie est mesurée à J2, à 8 h; les 17-céto, 17-OH stéroïdes urinaires et la créatininurie sur les urines de J3 (8 h à 8 h) et J5 (8 h à 8 h).

Ces tests sont théoriquement réalisables sans hospitalisation, mais celle-ci est souvent souhaitable pour s'assurer que la prise des comprimés de Dectancyl® et les recueils urinaires sont correctement effectués.

Remarque : les tests dynamiques explorant l'ACTH ont déjà été décrits dans le chapitre consacré à l'exploration de l'antéhypophyse; il s'agit du test au glucagon, du test à l'arginine vasopressine, du test au CRF (*corticotropin releasing factor*), du test d'hypoglycémie insulinique.

Parmi ces tests, le plus intéressant est le test au CRF.

Androgènes surrénaliens

Dans le plasma, on peut doser :

- la DHA (déhydroépiandrostérone);
- la △ 4-androstènedione;
- dans certains cas, on dose les précurseurs de ces androgènes (17-hydroxyprogestérone).

Minéralocorticoïdes

Le reflet le plus simple de la sécrétion d'aldostérone est fourni par l'étude des ionogrammes plasmatiques et urinaires : l'aldostérone, en effet, agit en diminuant la kaliurie (kaliurèse) et augmente la kaliémie.

Cependant, de nombreux autres facteurs peuvent modifier la kaliémie (régime alimentaire, médicaments, autres hormones).

L'étude plus fine de l'aldostérone nécessite des dosages plus complexes permettant d'évaluer l'activité rénine plasmatique et l'aldostérone plasmatique, en position couchée puis en orthostatisme.

Pour être interprétables, ces dosages doivent être effectués chez un patient ayant un régime normosodé, ne prenant pas de médicaments (diurétiques, laxatifs), n'ayant pas de troubles digestifs (diarrhée).

Dans certains cas, il est intéressant de doser les métabolites urinaires de l'aldostérone (aldostéronurie, tétrahydroaldostérone urinaire). La mesure couplée de la créatinine urinaire permet de s'assurer que le recueil des urines des 24 heures a été complet.

Tous ces **dosages sont réalisés au mieux** dans des **services spécialisés** d'exploration fonctionnelle endocrinienne.

Insuffisance surrénale ou maladie d'Addison

C'est une maladie rare, survenant plus souvent chez la femme. Elle est provoquée soit par une tuberculose des corticosurrénales, soit par une fibrose progressive d'origine immunitaire touchant les deux glandes corticosurrénales. Elle s'accompagne d'une diminution des trois classes d'hormones corticosurrénales.

Signes cliniques

En dehors des poussées d'insuffisance surrénale aiguë, ils associent :

- une pigmentation cutanée brunâtre appelée mélanodermie (maladie bronzée). Cette pigmentation est bien visible sur les plis des paumes des mains, le visage, les mamelons. Elle peut aussi apparaître sur les muqueuses buccales sous forme de tâches ardoisées ;
- une asthénie, progressivement croissante dans la journée, très intense, souvent associée à une asthénie psychique et sexuelle ;
- un amaigrissement avec diminution de l'appétit ;
- une hypotension, surtout retrouvée en position debout, avec tachycardie.

Signes biologiques

Il existe une hyponatrémie avec natriurie élevée, une hyperkaliémie avec kaliurie faible liée surtout à la diminution de l'aldostérone.

L'examen essentiel est le dosage du cortisol plasmatique : la cortisolémie est effondrée à 8 heures et 16 heures. Elle n'est pas modifiée au cours du test au Synacthène® rapide (chez le sujet normal, la cortisolémie est stimulée par l'injection de Synacthène®).

Exploration radiologique

Elle apporte peu de renseignements :

- les clichés d'abdomen sans préparation peuvent déceler des calcifications, se projetant au-dessus des reins : elles traduisent l'existence d'une tuberculose surrénale ;
- l'échographie et le scanner ont peu d'intérêt diagnostique.

Insuffisance surrénale aiguë

C'est une poussée évolutive de la maladie d'Addison, souvent déclenchée par une infection, un stress, une prise médicamenteuse (diurétiques). Elle demande un traitement urgent.

Cliniquement, le tableau, très impressionnant, est dominé par l'existence d'un collapsus avec déshydratation massive et troubles digestifs (douleurs abdominales, diarrhée, vomissements). On retrouve bien sûr les autres signes de la maladie d'Addison (mélanodermie, asthénie très intense).

L'insuffisance surrénale aiguë est une grande urgence médicale, et le traitement doit être très précoce. L'évolution spontanée est en effet toujours mortelle.

Traitement

Le traitement de la maladie d'Addison est quotidien et il doit être poursuivi toute la vie. Un oubli un seul jour peut être catastrophique : le patient doit en être informé et porter sur lui une carte mentionnant son traitement.

Ce traitement associe par voie orale :

- **hydrocortisone** : 20 à 40 mg par jour, répartis en 2 ou 3 prises ;
- **fludrocortisone** : 1 comprimé par jour.

Le régime alimentaire doit être normosodé. L'emploi de diurétiques est contre-indiqué, sauf cas particulier.

Les résultats de ce traitement sont excellents : les signes cliniques et biologiques se normalisent. Cependant, la mélanodermie régresse très lentement, parfois incomplètement. Le patient peut mener une vie tout à fait normale.

Ce traitement doit cependant être majoré dans certaines situations : infection surtout, stress. Il faut alors doubler ou tripler les doses d'hydrocortisone : cela doit être fait le jour même, car le patient est en danger ; une insuffisance surrénale aiguë peut en effet s'installer en quelques heures.

Lorsque la prise *per os* des médicaments est impossible (troubles digestifs, intervention chirurgicale), on remplace l'hydrocortisone par un cortisonique injectable (acétate de cortisone, hémisuccinate d'hydrocortisone).

Objectifs de soins

Soins à apporter aux personnes atteintes d'insuffisance surrénale :

1) effectuer les examens biologiques de dépistage de la maladie :
- suivre minutieusement le protocole de l'examen;
- bien noter les heures et dates des prélèvements, avec une encre indélébile;
- conserver les tubes de sang au réfrigérateur;
- les envoyer rapidement au laboratoire;

2) établir une feuille de surveillance au début de la maladie :
- contrôler quotidiennement :
  – la tension artérielle;
  – la courbe urinaire;
  – les pulsations;
  – la température;
- rechercher des signes de déshydratation (pli cutané, sécheresse des muqueuses);
- noter l'existence de troubles digestifs (vomissements, diarrhée);
- peser régulièrement le malade;

3) surveiller la prise du médicament et expliquer le protocole au patient :
- prise du médicament à horaires fixes;
- bien vérifier la posologie;
- insister sur l'importance de ne pas interrompre le traitement, et de ne pas le modifier de sa propre initiative;

4) éduquer le patient :
- lui expliquer la chronicité de la maladie;
- l'alerter sur les retentissements possibles de toute infection, stress, petite intervention;
- lui apprendre les signes de décompensation (asthénie, troubles digestifs) et la nécessité d'un avis médical rapide dans ce cas;
- lui faire porter en permanence une carte indiquant la maladie et le traitement.

Hypercorticismes ou syndromes de Cushing

Ils sont définis par une hyperproduction des trois classes d'hormones (cortisol, minéralocorticoïdes et androgènes).

Les syndromes de Cushing ont plusieurs étiologies résumées dans le *tableau 1* :
- hyperplasie bilatérale des surrénales, provoquée par un adénome hypophysaire sécrétant de l'ACTH : c'est la maladie de Cushing;
- tumeur bénigne ou maligne des surrénales;
- sécrétion par un cancer (pulmonaire le plus souvent) d'une substance stimulant les surrénales : ce sont les syndromes de Cushing paranéoplasiques.

Quelle qu'en soit l'étiologie, ces hypercorticismes ont en commun certains signes cliniques et biologiques, les plus typiques étant observés dans la maladie de Cushing. Cette maladie est plus fréquente chez la femme.

Signes cliniques

Ils associent typiquement :
- une obésité, qui prédomine au visage et au tronc. Il existe une surcharge graisseuse de la face postérieure du cou, formant une bosse (souvent appelée bosse de bison);
- des signes de virilisation avec une hyperpilosité (visage, ligne blanche de l'abdomen); des troubles des règles (stérilité, parfois aménorrhée);
- une hypertension artérielle parfois sévère;
- des douleurs osseuses, surtout rachidiennes, liées à une ostéoporose, parfois à l'origine de tassements vertébraux;
- des troubles cutanés : la peau est fine, fragile, avec tendance ecchymotique. Le visage est rouge (érythrose faciale);
- des troubles musculaires : amyotrophie prédominant aux racines des membres, contrastant avec l'obésité de siège tronculaire.

Signes biologiques

L'exploration hormonale est indispensable pour faire le diagnostic.

Dosages de base

Le cortisol plasmatique est augmenté et sa sécrétion a perdu son caractère cyclique habituel *(Schéma 4)*. Cette perte du cycle nycthéméral est un signe précoce et constant des hypercorticismes.

Le cortisol libre urinaire (cortisolurie des 24 heures) est augmenté et une élévation franche de la cortisolurie est un « bon » signe d'hypercorticisme.

L'ACTH plasmatique est modifié de façon variable selon l'étiologie.

Les androgènes plasmatiques, l'aldostérone plasmatique et urinaire sont modérément augmentés.

Tests dynamiques

Leur but est de montrer que la régulation de la sécrétion de cortisol et d'ACTH est anormale :

- **tests de stimulation** : dans la maladie de Cushing (avec hyperplasie bilatérale des surrénales), il existe une réponse augmentée à la stimulation par la métopirone ou le Synacthène® retard ;
- **tests de freinage** : les hypercorticismes ne sont pas freinés par 1 mg de Dectancyl® (freinage rapide). La réponse aux freinages « standard » (2 mg de Dectancyl®) et aux freinages « forts » (8 mg de Dectancyl®) est variable selon l'étiologie.

Exploration radiologique

Les résultats des tests, basaux et dynamiques, ne sont pas toujours d'interprétation facile et doivent être confrontés aux données des explorations radiologiques.

La visualisation des surrénales se fait par le scanner abdominal.

Dans la maladie de Cushing, les deux glandes surrénales sont hypertrophiées de façon symétrique.

Les adénomes ou les adénocarcinomes de la surrénale sont bien mis en évidence par le scanner, qui permet en outre d'évaluer leur extension et de rechercher des métastases (hépatiques en particulier).

Lorsque l'on suspecte une maladie de Cushing, il faut explorer la selle turcique pour rechercher un adénome hypophysaire à ACTH. Cet adénome est souvent de petite taille et difficile à mettre en évidence.

Les syndromes de Cushing paranéoplasiques doivent, bien sûr, faire rechercher la tumeur maligne primitive, qui est le plus souvent bronchique (radiographie, scanner thoracique).

Traitement

Il diffère totalement selon l'étiologie.

Le *tableau 2* résume les possibilités thérapeutiques dans les différentes variétés d'hypercorticismes.

Tab. 2 : Possibilités thérapeutiques dans les différents hypercorticismes.

Maladie de Cushing	Hypercorticismes paranéoplasiques	Tumeur surrénalienne
Exérèse d'un adénome hypophysaire (microadénomectomie) ± Agents antisurrénaliens (OP'DDD)	Exérèse de la tumeur causale ou chimiothérapie ± Agents antisurrénaliens	Exérèse ± Chimiothérapie ± Agents antisurrénaliens

Syndromes de Cushing paranéoplasiques

Le traitement est celui de la tumeur causale (pulmonaire le plus souvent). Ce traitement (exérèse chirurgicale ou, plus souvent, chimiothérapie) permet de corriger le syndrome d'hypercorticisme.
Le pronostic est cependant très médiocre car il s'agit de tumeurs malignes peu différenciées et qui répondent mal à la chimiothérapie.

Adénomes surrénaliens bénins

Ils sont traités chirurgicalement, leur exérèse permet une guérison complète et durable de l'hypercorticisme.

Cancers surrénaliens

Ils ont un pronostic très sombre : leur exérèse chirurgicale est rarement possible du fait du volume de la tumeur et de son extension, en particulier veineuse. La chirurgie n'est que palliative et doit être complétée par une chimiothérapie (5-fluoro-uracile, streptozotocine) dont les résultats sont médiocres.

Maladie de Cushing

Son traitement s'est modifié depuis quelques années : la tendance actuelle est d'explorer chirurgicalement l'hypophyse pour pratiquer l'ablation de l'adénome à ACTH qui est la lésion causale.
La voie d'abord est trans-sphénoïdale, et le geste chirurgical réalisé est l'ablation élective de l'adénome (adénomectomie sélective). Les résultats sont bons, mais le risque de récidive ultérieure n'est pas négligeable.

Hyperaldostéronismes ou syndrome de Conn

Ils sont liés à l'hyperproduction élective d'aldostérone par la corticosurrénale. Cette hyperproduction est provoquée soit par un adénome, soit par une hyperplasie des deux surrénales. C'est une affection rare. Les signes cliniques se résument à une hypertension artérielle permanente, peu sensible aux traitements hypotenseurs habituels. Sur le plan biologique, il existe presque toujours une hypokaliémie avec, au ionogramme urinaire, une kaliurèse élevée. L'aldostérone plasmatique et urinaire est augmentée, l'activité rénine plasmatique est diminuée.
Ces dosages doivent être effectués en position couchée puis en orthostatisme. Leur interprétation n'est possible que si le patient suivait auparavant un régime normosodé et ne prenait pas de traitement hypotenseur depuis au moins 15 jours. La mise en évidence de l'adénome ou de l'hyperplasie bilatérale se fait par **échographie, scanner et/ou IRM.**
Le traitement est chirurgical lorsqu'il s'agit d'un adénome : le pronostic est bon, avec normalisation de la tension artérielle.
Dans le cas d'une hyperplasie bilatérale, il est médical : on utilise les spironolactones (Aldactone®) qui s'opposent à l'action de l'aldostérone. Ce traitement est efficace, mais doit être indéfini et a des effets secondaires gênants chez l'homme (gynécomastie, impuissance).

Médullosurrénales

Physiologie

Les médullosurrénales sécrètent les catécholamines : adrénaline et noradrénaline, également appelées épinéphrine et norépinéphrine.
Ces hormones sont éliminées dans les urines sous diverses formes : métanéphrines et acide vanylmandélique (VMA) sont les métabolites les plus importants.
La régulation de la sécrétion des catécholamines est mal connue : ces hormones sont sécrétées lors des stress et permettent l'adaptation de l'organisme à des situations d'agression (infection, traumatisme, hypoglycémie...).

Exploration

Exploration hormonale

Elle comporte :

- le dosage plasmatique des catécholamines ;
- le dosage sur les urines des 24 heures de VMA. Pour être interprétable, ce dosage doit être effectué dans des conditions bien définies : absence d'interférence médicamenteuse, régime alimentaire dépourvu de café, thé, chocolat, banane. Prélèvement sur chlore ;
- le dosage des métanéphrines urinaires est plus précis.

Exploration radiologique

La mise en évidence des phéochromocytomes s'effectue par tomodensitométrie (scanner) et IRM.

Certaines scintigraphies sont parfois pratiquées avec des analogues synthétiques des catécholamines, marquées par l'iode (méthoxy - iodo - beuzye - guanidine ou MIBG).

Pathologie

Elle est représentée essentiellement par des tumeurs, presque toujours bénignes, appelées phéochromocytomes. C'est une affection très rare, qu'on recherche cependant assez fréquemment en pratique hospitalière, car elle est une cause curable d'hypertension artérielle.

Symptomatologie

Elle est en effet dominée par une hypertension artérielle, parfois paroxystique et très élevée, parfois permanente.

Les poussées hypertensives peuvent s'accompagner de céphalées, de troubles de conscience, de tachycardie avec pâleur, sueur, sensation de malaise.

Diagnostic

Il repose sur les dosages hormonaux : catécholamines plasmatiques, métanéphrines urinaires et VMA urinaires qui sont très augmentés, en sachant que, dans les cas difficiles, le test à la clonidine peut parfois être utile.

La mise en évidence du **phéochromocytome** est possible par le scanner et l'IRM, mais certains phéochromocytomes sont de très petite taille (moins de 1 cm de diamètre) et peuvent échapper à ces explorations.

Traitement

Il est chirurgical : c'est l'ablation de la tumeur. L'intervention est précédée d'une préparation médicale (traitement par bêta-bloquants) pour éviter des à-coups hypertensifs durant l'opération. Le pronostic ultérieur est favorable avec normalisation de la tension artérielle.

Rappel anatomo-physiologique

L'appareil génital de l'homme est formé des testicules, des voies spermatiques, de la verge et des glandes annexées à l'appareil génital (prostate et vésicules séminales).

Les testicules sont ovoïdes, pèsent environ chacun 20 grammes, mesurent 4 à 5 cm de grand axe. Ils sont localisés dans les bourses. Ils ont subi pendant la vie fœtale une migration à travers le canal inguinal, de la cavité abdominale, où ils ont été formés, jusqu'aux bourses.

Les testicules peuvent s'arrêter parfois au cours de leur migration, réalisant alors une ectopie testiculaire, qui peut être uni- ou bilatérale (testicules intra-abdominaux ou intra-inguinaux).

Les testicules ont deux rôles :

- ce sont des glandes à sécrétion endocrine; ils synthétisent l'hormone mâle : la testostérone;
- ce sont aussi les organes producteurs des spermatozoïdes, assurant la fonction de reproduction.

Testicule endocrine

La testostérone est sécrétée par des cellules appelées cellules de Leydig. Elle agit sur les organes cibles : la prostate, la verge, le scrotum, les vésicules séminales, mais aussi les muscles, les glandes pilosébacées.

Pendant la vie fœtale, la testostérone est sécrétée précocement (de la 8e à la 14e semaine) et permet le développement du pénis, la fermeture du sinus uro-génital, c'est-à-dire la masculinisation des organes génitaux externes.

A la puberté, la testostérone induit :

- une poussée de croissance, puis un blocage irréversible de la croissance par soudure des cartilages de conjugaison;
- un élargissement du thorax;
- un développement du pénis, du scrotum, qui se plisse et se pigmente;
- l'apparition d'une pilosité de type masculin;
- la mue de la voix;
- le développement de la libido.

La sécrétion de la testostérone est sous la dépendance d'une hormone hypophysaire, la LH *(Tab. 1)*, dont la sécrétion dépend elle-même d'une autre hormone, la LH-RH (ou LRH, ou GnRH ou gonadolibérine), sécrétée par l'hypothalamus (*Schéma 4*, chap. « Hypophyse », p. 5).

Tab. 1 : Tableau récapitulatif.

Hormones	Action	Origine
CRF	Facteur stimulant la sécrétion d'ACTH.	
Gonadolibérine GnRH ou LRH ou LH-RH	Facteur stimulant la sécrétion de FSH et LH.	Hypothalamus
TRH : thyréolibérine	Facteur stimulant la sécrétion de TSH.	
PIF	Facteur inhibant la prolactine.	
PRF	Facteur stimulant la prolactine.	
HAD	Hormone antidiurétique (mise en réserve dans la post-hypophyse).	

Hormones	Action	Origine
Ocytocyne	Stimule la contraction utérine en fin de grossesse (mise en réserve dans la post-hypophyse).	
GH : hormone de croissance ou somathormone	Permet une croissance normale.	
ACTH : corticotrophine	Sa sécrétion est stimulée par CRF et agit sur la corticosurrénale pour stimuler la sécrétion de cortisol.	Hypophyse
TSH : thyréostimuline	Stimulée par TRH, agit sur la sécrétion de T3 T4 par la thyroïde.	
PRL : Prolactine	Stimule la lactation après l'accouchement, sécrétion régulée par les facteurs PIF et PRF.	
Gonadostimulines : FSH : folliculostimulante	*Chez la femme*, permet la maturation du follicule. *Chez l'homme*, stimule la spermatogenèse.	
LH : hormone luitéinisante	*Chez la femme*, permet l'ovulation et la formation du corps jaune. *Chez l'homme*, stimule la sécrétion de testostérone par les testicules.	
T4 : Thyroxine T3 : Tri-iodothyronine	Accélère les combustions métaboliques.	Thyroïde
Glucocorticoïde : cortisol	Augmente la production hépatique du glucose. Augmente le catabolisme des protéines. Modifie la répartition des lipides dans l'organisme. Lutte contre l'inflammation.	Corticosurrénales
Androgène	Intervient dans l'apparition des caractères sexuels secondaires.	
Minéralocorticoïde : aldostérone	Epargne le sodium.	
Adrénaline Noradrénaline	Permet l'adaptation de l'organisme aux situations d'agression, élève la pression artérielle, élève la glycémie.	Médullosurrénales
Androgène = testostérone - inhibine	Développe les caractères sexuels secondaires de l'homme. Permet la maturation des spermatozoïdes.	Testicules

Hormones	Action	Origine
Œstrogène	Développe les caractères sexuels secondaires de la femme, prépare l'utérus à recevoir l'ovule.	Ovaire
Progestérone	Prépare l'utérus à recevoir l'ovule fécondé.	
Insuline	Permet la pénétration du sucre dans les cellules et leur mise en réserve.	Cellule β } pancréas
Glucagon	Elève la glycémie.	Cellule α

Schéma 1 : Coupe de testicule.

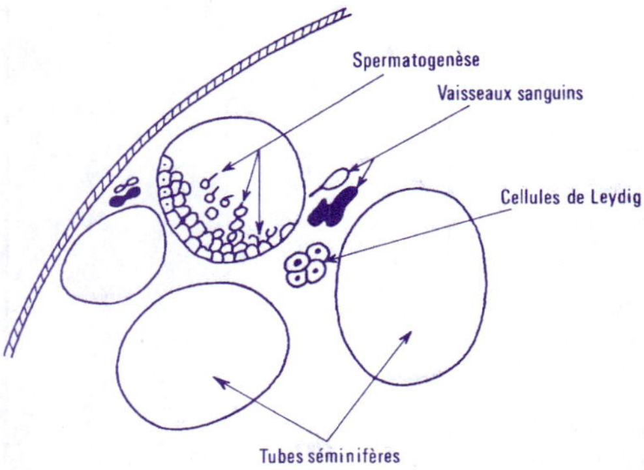

Testicule exocrine

Il est formé par les tubes séminifères *(Schéma 1)*.

Dans ces tubes a lieu la spermatogenèse, qui permet l'élaboration des spermatozoïdes.

La physiologie, l'exploration, la pathologie concernant le testicule exocrine sont étudiées dans la partie « Gynécologie » (tome 3).

La synthèse des spermatozoïdes (ou spermatogenèse) est sous la dépendance de la FSH, également élaborée par les cellules gonadotropes de l'antéhypophyse *(Schéma 2)*.

Schéma 2 : Régulation de la sécrétion de testostérone et de la spermatogenèse.

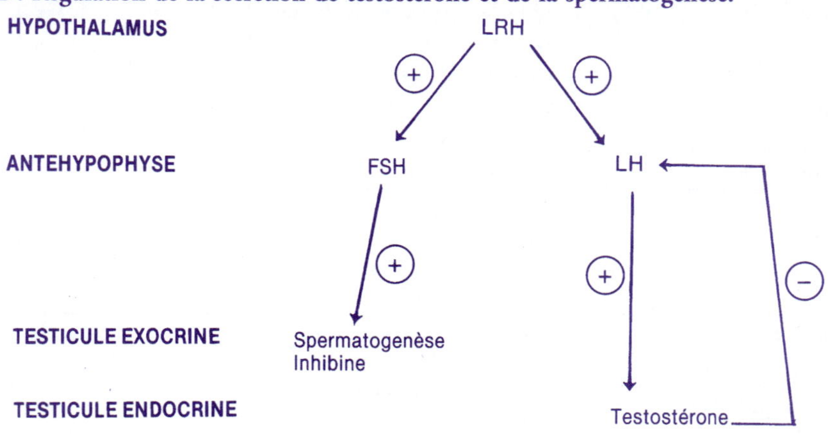

Exploration

Examen clinique

Il apprécie les signes de virilisation et, à l'opposé, dépiste l'absence de sécrétion de testostérone pendant la puberté : le sujet est alors de grande taille, a des muscles graciles, une macroskélie (développement en longueur excessif des bras et jambes), une pilosité et une voix de type infantile.
Il précise l'état des testicules (volume, consistance, siège). On admet que des testicules mesurant moins de 3 cm sont pathologiques.

Examens complémentaires

Testostérone plasmatique

C'est un dosage simple et fidèle. On s'assurera toutefois de l'absence d'injection d'androgène dans les 6 semaines précédentes.

Dosage des gonadotrophines

Le dosage radio-immunologique de FSH et LH plasmatiques est un examen fiable.

Epreuves dynamiques

Test à l'hCG (hormone chorionique gonadotrophique)

Il a pour but d'apprécier la sécrétion de la testostérone après stimulation du testicule par l'hCG (hormone extraite du chorion placentaire dont l'action est voisine de celle de LH).
Protocole :

- injection de 5 000 unités internationales (UI) en IM d'hCG ;
- recueil à la 36e heure et la 48e heure, pour mesurer la testostérone, l'œstradiol et l'œstrone (recueil sur un tube EDTA).

Chez un adulte normal, les chiffres de testostérone (7 ng/ml) s'élèvent en moyenne à 13 ng/ml.

Test à la LH-RH

Il a pour but d'apprécier la réserve hypophysaire en gonadotrophines (FSH et LH).
Protocole :

- injection au temps 0, de 100 γ en IV de LH-RH (ou GnRH, gonadolibérine ou stimuline-LH) ;
- recueil à 0, 30, 60, 90 et 120 min, sur un tube EDTA conservé à 4 °C, pour mesure de FSH et LH (1 seul tube pour les deux hormones).

Une élévation de la LH et de la FSH s'observe dès la 30e minute.

Etude de la fonction exocrine

Elle comporte :

- **un spermogramme**, parfois complété par une biopsie testiculaire ;
- **une étude chromosomique** (test de Barr ; caryotype) (voir partie « Gynécologie », tome 3).

Pathologie

Nous envisagerons successivement l'hypogonadisme et l'impuissance (la stérilité masculine étant traitée dans la partie « Gynécologie », tome 3).

Hypogonadisme

Signes cliniques

Quand l'atteinte gonadique existe avant la puberté, celle-ci ne peut s'accomplir et se réalise alors un impubérisme.
Il associe :

- un infantilisme génital (verge de petite taille, scrotum dépigmenté, testicules atrophiques) ;
- l'absence de caractères sexuels secondaires (pilosité et voix de type infantile) ;

- la persistance de la croissance (par absence de soudure des cartilages des os longs), surtout marquée aux membres inférieurs (macroskélie).

Quand l'insuffisance testiculaire survient à l'âge adulte, l'arrêt de l'activité gonadique se manifeste d'une manière toujours plus discrète, progressive, et se révèle le plus souvent par une stérilité.

Signes biologiques

Sur le plan biologique, la testostérone est basse. La FSH et la LH plasmatiques sont variables en fonction de l'étiologie. Les tests dynamiques précisent l'étiologie.

Etiologie

Les causes de l'hypogonadisme sont nombreuses et classées en fonction de leur origine.

Origine testiculaire

La LH et la FSH sont alors élevées. Les étiologies les plus fréquentes sont :

- le syndrome de Klinefelter : maladie génétique, due à l'existence d'un chromosome X supplémentaire (caryotype XXY) ;
- les formes acquises : après castration, atteinte infectieuse, torsion du testicule, chimiothérapie antinéoplasique ou radiothérapie.

Origine hypophysaire

La LH et la FSH sont basses. Les causes les plus fréquentes sont :

- le panhypopituitarisme (insuffisance antéhypophysaire) qui réalise, chez l'enfant, un nanisme harmonieux. Les explorations hormonales et radiologiques permettent d'en préciser la cause ;
- le déficit isolé en gonadotrophines qui peut être idiopathique, mais aussi associé à une anosmie (perte de l'olfaction), apprécié par l'étude olfactométrique, réalisant le syndrome de De Morsier, ou à une obésité et à une arriération mentale réalisant le syndrome de Laurence-Moon ;
- les retards pubertaires simples, qui sont très fréquents et de bon pronostic, en l'absence de tout traitement.

Impuissance

C'est l'impossibilité d'accomplir jusqu'à son terme l'acte sexuel. On distingue les impuissances organiques, en relation avec une affection neurologique, vasculaire ou endocrinienne, et les impuissances psychogènes (les plus fréquentes), dont le traitement relève avant tout d'une psychothérapie.

Notes

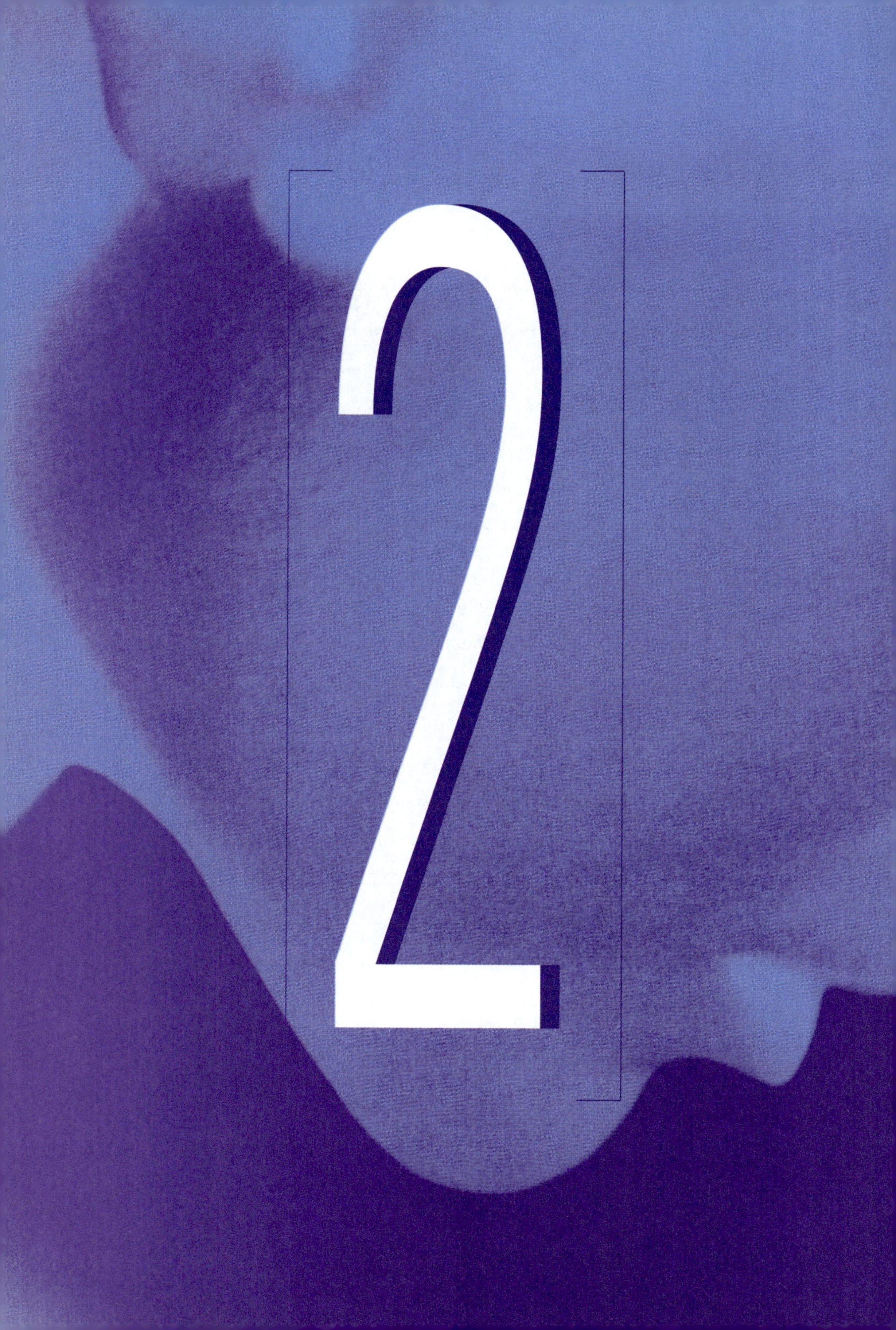

2

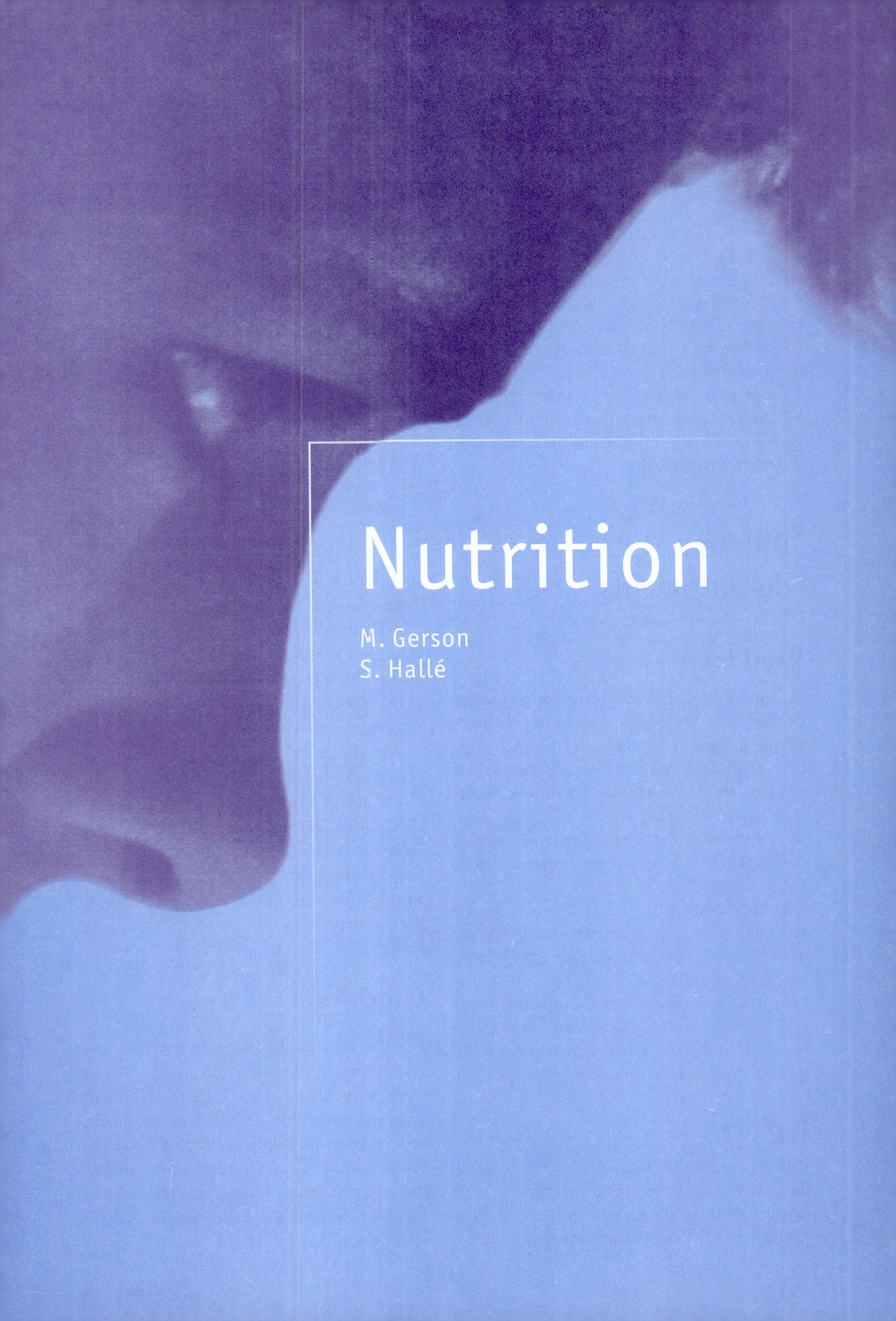

Nutrition

M. Gerson
S. Hallé

1 Equilibre alimentaire

La nutrition est l'ensemble des phénomènes d'échanges entre l'organisme et le milieu extérieur : absorption, assimilation, transformation et utilisation des aliments pour la croissance, l'entretien, la production d'énergie et de chaleur.
L'étude portera, dans un premier temps, sur les aliments permettant l'équilibre des échanges, puis décrira les déséquilibres entraînant différentes pathologies.

Différentes catégories de nutriments

Protides

Ce sont les constituants principaux et indispensables de toute cellule vivante : ils interviennent dans la synthèse des parenchymes, mais aussi dans celle de l'hémoglobine, de la plupart des enzymes, des hormones et des anticorps.
Ils ont une importance fondamentale dans la croissance, la constitution et l'entretien de la masse maigre.
Il existe deux sources de protéines : origine animale (viande, poisson, volaille, lait et ses dérivés, œufs) et origine végétale (pain, pâtes, riz, légumes secs).
Les protéines végétales ne contiennent pas tous les acides aminés essentiels, d'où la nécessité de recourir au moins partiellement à des sources animales de protéines.

Lipides

Les lipides ont un rôle énergétique important, du fait de leur haute valeur calorique. Mais ils sont aussi un aliment de réserve, aux possibilités de stockage pratiquement illimitées : en effet, les lipides absorbés en excès seront convertis et stockés sous forme de graisses de réserve.
Il existe trois catégories de lipides selon la nature des acides gras qu'ils contiennent :

- les acides gras saturés : abondants dans le beurre, le saindoux, le lard, la margarine ordinaire ;
- les acides gras mono-insaturés, abondants dans les graisses végétales, telle l'huile d'arachide, d'olive, et certaines margarines végétales ;
- les acides gras polyinsaturés, abondants dans l'huile de tournesol, de maïs, de noix.

Les acides gras polyinsaturés exercent un effet bénéfique sur la lipidémie. Au contraire, les acides gras saturés favorisent l'athérosclérose. Il faut donc privilégier la consommation des graisses polyinsaturées aux dépens des graisses saturées.
A côté de ces lipides « visibles », il faut tenir compte des lipides dits « invisibles », apportés par d'autres groupes alimentaires dont ils constituent parfois une proportion importante : la charcuterie, le jaune d'œuf, les viandes et fromages gras. Les « graisses invisibles » sont le plus souvent des acides gras saturés et donc athérogènes.

Glucides

Les glucides ou hydrates de carbone sont, comme les lipides, des nutriments énergétiques. Il en existe deux sortes : les glucides d'absorption rapide, directement assimilables, ce sont ceux qui donnent un goût sucré (glucose, fructose, saccharose) ; les glucides d'absorption lente, dont le plus important est l'amidon, contenu dans le riz, les féculents, les céréales.

Les glucides doivent fournir environ 50 % de la ration calorique totale. La proportion des sucres à absorption rapide ne doit pas dépasser un quart de la ration totale de glucides.

Composition des aliments

Aucun aliment n'apporte à lui seul la totalité de ces éléments : glucides, lipides, protides, vitamines et sels minéraux. Une alimentation équilibrée fait donc obligatoirement appel à plusieurs types d'aliments qui se complètent. Nous allons étudier les principaux aliments, regroupés en catégories, selon les nutriments qu'ils apportent.

Viandes, poissons, œufs

Ces aliments ont pour intérêt principal de fournir des protéines : 100 g de viande apportent 18 à 20 g de protéines. Celles-ci ont une excellente « valeur biologique », car elles contiennent tous les acides aminés indispensables à la synthèse de nos propres protéines.

Viande

Elle ne contient pratiquement pas de glucides : la teneur en lipides est variable selon le morceau et l'espèce animale (10 à 15 % de lipides pour le bœuf, 5 à 10 % pour le veau, 20 à 35 % pour le porc). Les viandes apportent du fer mais sont pauvres en calcium.

Poisson

Le poisson est aussi riche en protéines que la viande (18 à 20 g de protéines pour 100 g). Celles-ci sont d'aussi bonne « valeur biologique » que celles de la viande. Par contre, la teneur en lipides des poissons maigres est beaucoup moins importante que celle retrouvée dans les viandes : moins de 5 %. Les poissons gras (thon, sardine, anguille, maquereau, saumon) sont plus riches en lipides : 10 %.

Œuf

Il contient 14 % de protéines, considérées comme les « protéines de référence » par les biochimistes. La teneur en lipides, localisés dans le jaune, est de 12 %. Les œufs sont riches en phosphore et en fer, mais, comme les viandes, pauvres en calcium.

Lait, fromages

L'intérêt nutritionnel est double : ils apportent des protéines d'excellente valeur biologique et surtout du calcium. Ils apportent aussi des lipides, des glucides, ainsi que des vitamines A, D, B2.

Corps gras

Les huiles contiennent 100 % de lipides. Le beurre en contient 80 % ainsi que la margarine. Ce sont des aliments très énergétiques (1 g de lipides libère 9 calories). Certains corps gras ont une teneur intéressante en vitamines liposolubles : ainsi le beurre contient des vitamines A et D ; les huiles de germes de maïs, de tournesol, de soja, sont riches en vitamines E.

Céréales et dérivés

Les céréales ont surtout un rôle énergétique en raison de leur richesse en glucides (70 à 75 %), mais l'apport en protéines est loin d'être négligeable (8 à 14 %). L'apport en vitamines du groupe B, surtout thiamine, est important.

Légumes

Pomme de terre

Elle occupe une place à part parmi les légumes, en raison de sa teneur relativement élevée en glucides (18 à 20 % sous forme d'amidon). C'est donc un apport calorique important, économique, qui peut se substituer en partie aux céréales.

Légumes « verts »

Ils contiennent assez peu de glucides absorbables (4 à 9 %), pratiquement pas de lipides et de protéines. La teneur en cellulose, constituant principal des fibres alimentaires, est variable : elle joue un rôle capital dans le transit intestinal. L'intérêt nutritionnel des légumes est l'apport en minéraux et vitamines : potassium, magnésium, fer, zinc et calcium.

Légumes « secs »

Leur principal intérêt nutritionnel est l'apport en protéines : haricots blancs et rouges, lentilles, pois chiches. Ils apportent 23 % de protéines, mais celles-ci sont déficitaires en plusieurs aminoacides essentiels : ces protéines végétales sont donc de moins « bonne » valeur biologique que les protéines animales. Par ailleurs, les légumineuses ont une teneur élevée en glucides, vitamine B, cellulose.

Fruits

Certains sont riches en glucides : dattes, fruits secs et surtout banane (100 g de banane apportent 90 calories). Les fruits oléagineux (amandes, noix, noisettes) ont une teneur en lipides élevée (60 %).
Comme les légumes verts, les fruits ont une valeur nutritionnelle importante par leur richesse en vitamine C, en carotène, en minéraux et enfin en fibres cellulosiques. Ils ont une teneur moyenne plus élevée en glucides (10 à 15 %) : ce sont des sucres d'absorption rapide (glucose, fructose, saccharose).

Boissons

Les boissons comportent l'eau, les boissons non alcoolisées, les boissons alcoolisées.

Eau

Elle est indispensable à la vie et n'apporte aucune calorie.

Boissons non alcoolisées

On distingue :
- les sodas et limonades qui sont des boissons sucrées (sucre et/ou édulcorant), acidulées, dont la teneur en sucre est élevée (60 à 120 g ‰) ;
- les jus de fruits ou jus de légumes, qui proviennent de la pression de fruits ou de légumes frais non fermentés. Malheureusement, ils sont souvent additionnés de sucre (jus d'agrumes) ou de sel (jus de tomates) ;
- le thé et le café non sucrés, qui ont une valeur nutritive nulle en dehors d'un apport vitaminique B.

Boissons alcoolisées

On distingue :
- le vin : 1 g d'alcool apporte 7 calories. La densité de l'alcool étant 0,8, 1 litre de vin à 10° contient 80 g d'alcool et apporte 580 calories ;
- la bière contient moins d'alcool, la moitié environ, soit 10 g pour une canette d'un quart de litre à 5°, mais elle comporte ses dérivés de l'amidon qui élèvent sa valeur énergétique aux environs de 400 calories par litre pour 40 g d'alcool ;
- le cidre a une teneur relativement faible en alcool. Il contient de la vitamine C et du fructose ;
- les alcools et spiritueux contiennent un titrage d'alcool beaucoup plus élevé que les vins. Un verre de 25 ml d'apéritif pur à 50° contient 10 g d'alcool.

Ration calorique normale

Les différents nutriments n'ont pas la même valeur calorique :

- 1 g de glucides ou de protides apporte 4 calories;
- 1 g de lipides apporte 9 calories.

Les besoins énergétiques varient en fonction du sexe, de l'âge, du poids et de l'activité physique : chez un adulte de poids normal, ils sont de 2 500 calories en moyenne, mais peuvent aller jusqu'à 4 000 ou 5 000 calories chez un travailleur de force. L'alimentation quotidienne idéale doit être composée de :

- 15 % de protéines (soit 60 à 100 g/jour);
- 30 % de lipides (soit 30 à 40 g/jour). Le tiers seulement de l'apport lipidique doit être sous forme de graisses saturées;
- 55 % de glucides (soit 250 à 400 g/jour).

Le tableau de composition *(Tab. 1)* des aliments est nécessaire pour établir pratiquement le mode d'alimentation des personnes, qu'elles soient malades ou en bonne santé.

Nous ne citons ici que les aliments les plus fréquemment consommés.

Notons que certains aliments peuvent fournir le même apport énergétique. Par exemple : 100 g de pain, ou 70 g de biscottes, ou 70 g de riz (pesé avant la cuisson), ou 350 g de pommes de terre (pesées avant cuisson) fournissent 260 à 280 calories.

Du point de vue calorique, on peut donc remplacer 100 g de pain par 70 g de biscottes, etc. Mais l'équivalence ne concerne que la valeur énergétique. Les autres caractères ne sont pas identiques (ainsi, les biscottes apportent beaucoup plus de lipides que les pommes de terre).

Tab. 1 : Composition moyenne des principaux aliments (pour 100 g de partie comestible).

Aliments	Calories	Principes énergétiques			Eléments minéraux		
		Protides (g)	Lipides (g)	Glucides (g)	Calcium (mg)	Fer (mg)	Sodium (mg)
Viandes :							
• beefsteack	170	20	10	0	8	2	72
• porc rôti	370	22	30	0	10	1,5	65
• blanc de poulet sans peau	107	20	3	0	12	1	60
• jambon (moyenne)	286	22	22	0	10	2,5	1 500
Œuf : œufs en moyenne (2)	160	13	12	0	55	2,8	130
Poissons :							
• poisson maigre (en moyenne)	90	16	3	0	20	1	90
• sardines à l'huile	350	20	30	0	380	1,2	300
• maquereau au vin blanc	128	14	8	0	120	0,9	500
Produits laitiers :							
• lait entier	66	3,5	3,5	5	125	0,1	50
• lait écrémé	33	3,5	0	5	130	0,1	50
• fromage blanc 0 %	40	8	0	2	80	0,4	30
• petits suisses	146	10	10	4	110	0,2	50
• glace	191	3	11	20	110	0,1	50
Céréales et dérivés :							
• farine	349	9,5	1,2	75	16	1,2	1
• riz cru	345	7	1	77	10	0,8	4

Aliments	Calories	Principes énergétiques			Eléments minéraux		
		Protides (g)	Lipides (g)	Glucides (g)	Calcium (mg)	Fer (mg)	Sodium (mg)
• pain	248	7	0	55	20	0,8	500
• gâteaux salés	510	5	30	55	0	0	1 500
• tarte	323	2	15	45	0	0	100
Féculents, légumes secs :							
• pomme de terre	88	2	0	20	15	1	2
• légumes secs	345	23	1,5	60	115	7	5
Légumes verts :							
• carottes, betteraves, céleri...	40	2	0	9	50	1,1	40
• choux, haricots verts, poireaux...	28	1	0	6	45	1,2	16
• tomates, endives, concombres...	20	1	0	4	30	0,7	37
Fruits :							
• banane	64	1	0	20	26	0,5	4
• raisin	72	1	0	17	10	0,6	2
• fruits à noyaux (prunes, cerises, abricots)	62	0,5	0	15	12	0,4	3
• poires, pommes	58	0,5	0	14	7	0,3	2,5
• agrumes	42	0,5	0	10	40	0,4	3
Sucre, produits sucrés :							
• sucre	400	0	0	100	0	0	0
• miel, confiture	280	0	0	70	8,5	0,3	10
• chocolat	534	6	30	60	80	4	80
Matières grasses :							
• beurre	756	0	84	0	12	0,18	50
• huile	900	0	100	0	0	0	0
• margarine	756	0	84	0	0	0	270
• crème	298	3	30	4	90	0,1	50

Le diabète sucré est une affection fréquente : il touche plus d'un million et demi de Français. Environ 250 000 sont traités par **insuline.**

La grande majorité des diabètes sont dits primitifs, c'est-à-dire sans cause évidente décelable. On les subdivise en deux catégories : diabète de type I (insulinodépendant) et diabète de type II (non insulinodépendant).

La cause exacte du diabète primitif n'est donc pas connue, mais des facteurs génétiques, viraux et immunitaires jouent un rôle dans sa survenue.

Les diabètes, quel qu'en soit le type, ont en commun :

- une hyperglycémie ;
- la survenue possible de complications vasculaires chroniques ;
- une fragilité accrue aux infections.

Définitions

L'Organisation mondiale de la santé (OMS) a établi en 1979 de nouveaux critères de définition du diabète, soit d'après les chiffres de glycémie à jeun, soit d'après l'hyperglycémie provoquée par voie orale (HGPO) *(Tab. 1)*.

Tab. 1 : Définitions du diabète.

Glycémie à jeun	> 1,26 g/l ou 7 mmol/l à deux reprises au moins.
HGPO	glycémie > 2 g/l ou 11 mmol/l : • au temps 120 • et à un des autres temps (entre t = 0 et t = 120).

Glycémie à jeun

Lorsque la **glycémie à jeun** mesurée sur plasma veineux est supérieure à 1,40 g/l ou 7,8 mmol/l à deux reprises au moins, les patients sont considérés comme diabétiques. Il est alors inutile de pratiquer une HGPO.

En juillet 1997, l'« American Diabetes Association » a proposé d'abaisser ce seuil à 1,26 g/l, soit 7 mmol/l.

Cette définition n'est cependant valable que dans des conditions normales : prélèvement effectué le matin à jeun, absence de prise médicamenteuse interférant avec la glycémie *(Tab. 2)*, pas d'affection médicale aiguë associée, alimentation normale les jours précédant l'examen, absence de stress important *(Tab. 3)*.

Tab. 2 : Principaux médicaments interférant avec la glycorégulation.

Corticoïdes
Synacthène®
Œstrogènes
Diurétiques
Antidépresseurs
Anti-inflammatoires
L-dopa
Neuroleptiques

Hyperglycémie provoquée par voie orale (HGPO)

Le diabète peut aussi être défini d'après les résultats de l'HGPO *(Tab. 1)*.

Tab. 3 : Conditions de validité de l'HGPO.

Absence d'interférence médicamenteuse
Régime alimentaire normal les jours précédents
Absence d'hypokaliémie
Absence d'affection médicale aiguë
Absence de stress
Epreuve effective à 8 h
Absorption complète du glucose

Technique

La technique de cette épreuve doit être rigoureuse : absorption le matin à jeun d'une solution de 75 g de glucose (ou 1 g/kg corporel chez l'enfant) en s'assurant que la totalité du glucose a été ingérée sans vomissement (le glucose a un goût plus écœurant que le sucre). La glycémie est mesurée avant l'absorption du glucose (temps 0), puis toutes les demi-heures pendant 2 heures. Chez la femme enceinte, on effectue également une mesure de la glycémie à la troisième heure. Il est inutile de pratiquer une recherche simultanée de la glycosurie : celle-ci ne reflète que le seuil rénal du glucose et n'a pas de valeur diagnostique. L'HGPO n'est interprétable que si elle est effectuée dans les conditions normales déjà citées et résumées dans les *tableaux 2* et *3*.

Résultats

L'HGPO est normale lorsque la glycémie à jeun est inférieure à 1,15 g/l (6,4 mmol/l) et la glycémie, au temps 120 min, inférieure à 1,40 g/l ou 7,8 mmol/l.
L'HGPO est dite diabétique lorsque la glycémie dépasse 2 g/l (11 mmol/l) au temps 120 et à l'un des autres prélèvements entre les temps 0 et 120.
Lorsque la glycémie est comprise entre 1,40 et 2 g/l, soit 7,8 mmol/l et 11 mmol/l au temps 120, on considère qu'il existe **un trouble de la glycorégulation** mais le patient n'est pas diabétique. On sait en effet que la majorité de ces patients ne deviendront pas diabétiques (moins de 1 sur 10 après 10 ans d'évolution).
Chez la femme enceinte, les critères sont différents : l'HGPO est dite diabétique lorsque deux glycémies au moins dépassent les valeurs suivantes :

- 1,05 g/l (5,8 mmol/l) au temps 0 ;
- 1,90 g/l (10,5 mmol/l) au temps 60 min ;
- 1,65 g/l (9,2 mmol/l) au temps 120 min ;
- 1,45 g/l (8 mmol/l) au temps 180 min.

Population à risque

L'OMS a défini une **population dite « à risque »** : ce sont des sujets non diabétiques mais qui, statistiquement, ont plus de risque de développer plus tard un diabète qu'un sujet de la population générale. Il s'agit en fait de plusieurs catégories qu'on peut schématiser ainsi :

- jumeau vrai d'un patient diabétique ;
- parents au premier degré ;
- mères dont un des enfants pesait plus de 4,5 kg à la naissance ;
- sujets obèses ;
- sujets ayant eu transitoirement une HGPO diabétique qui s'est normalisée : sujets obèses ayant maigri, patientes ayant eu un diabète pendant leur grossesse (diabète gestationnel).

Il faut bien préciser que ces personnes ont seulement un risque plus élevé qu'un sujet dit normal de développer un jour un diabète. Ce risque est difficile à chiffrer et est sans doute faible (hormis le cas de jumeaux vrais). Le fait d'appartenir à une telle population ne justifie pas de traitement particulier et on se limite à une surveillance annuelle par mesure de la glycémie à jeun et postprandiale.

Facteurs étiologiques des diabètes

Ils sont résumés dans le *tableau 4*.

Tab. 4 : Classification des diabètes.

Diabètes secondaires	Affections pancréatiques. Affections endocriniennes. Affections neurodégénératives. Médicaments...
Diabètes primitifs	Type I (insulinodépendant). Type II (non insulinodépendant) : • avec surcharge pondérale ; • sans surcharge pondérale.

Diabètes secondaires

Une minorité de diabètes sont secondaires à une affection ou à une prise de médicaments.

Pathologie pancréatique

On distingue trois causes principales :

- pancréatectomie totale, bien sûr responsable d'une carence insulinique complète. Une pancréatectomie partielle n'induit pas le diabète si le pancréas restant est sain ;
- pancréatite chronique calcifiante, affection touchant surtout les éthyliques après la trentaine ;
- hémochromatose (définie par une surcharge diffuse en fer, touchant en particulier le foie, le pancréas, la peau, le cœur).

Pathologie endocrinienne

On peut observer un diabète :

- au cours des hypercorticismes (syndrome de Cushing) ;
- au cours de l'acromégalie ;
- au cours des phéochromocytomes.

Affections congénitales

Certaines peuvent s'accompagner d'un diabète ; la liste en est très longue et nous ne citerons que les plus connues :

- maladie de Klinefelter (hypogonadisme masculin avec caryotype anormal : XXY) ;
- maladie de Turner (hypogonadisme féminin avec caryotype XO) ;
- myopathies (maladie de Steinert) ;
- affections neurodégénératives (maladie de Friedreich).

Médicaments

Pris de façon prolongée, certains médicaments peuvent induire un diabète qui persiste après l'arrêt du médicament. Il s'agit surtout des corticoïdes (diabète « cortisonique »), de l'ACTH et du Synacthène®. D'autres (diurétiques, neuroleptiques, antidépresseurs, anti-inflammatoires) peuvent modifier la glycorégulation et démasquer ainsi un diabète jusqu'alors méconnu.

Diabètes primitifs

La grande majorité des diabètes n'ont pas de cause évidente et sont dits primitifs. On distingue le diabète de type I (insulinodépendant) autrefois appelé diabète maigre ou diabète juvénile, et le diabète de type II (non insulinodépendant), autrefois appelé diabète gras ou diabète de la maturité.
Les appellations « juvénile », « maigre », « gras », « de la maturité » sont maintenant abandon-

nées car inexactes : par exemple, un sujet de 60 ans peut développer un diabète de type I (qui n'est donc pas juvénile...).
On peut retenir que les diabètes primitifs (types I et II) ont sans doute plusieurs causes et qu'il en existe plusieurs variétés, encore mal définies. En pratique, ces diabètes ont en commun l'existence d'une hyperglycémie et la survenue de complications dégénératives, et cela justifie une même étude clinique.

Diabète de type I

Certains facteurs étiologiques sont maintenant connus.

Facteurs génétiques

Le **jumeau vrai d'un diabétique** de type I a 50 % de risque de présenter à son tour un diabète de ce même type. Une prédisposition génétique existe donc, mais le mode de transmission du diabète n'est pas connu.

Système HLA

L'étude récente des *antigènes tissulaires du système HLA* montre que les porteurs de certains antigènes HLA ont un risque plus élevé de développer un diabète (HLA, B8, HLA DR3, HLA DR4).

Facteurs immunitaires

Chez certains diabétiques, on retrouve des anticorps sériques dirigés contre les cellules pancréatiques sécrétant l'insuline (cellules β). Ces anticorps peuvent être présents avant la survenue du diabète et en sont peut-être la cause.

Facteurs viraux

Dans quelques cas, sans doute très rares, le diabète est favorisé par une affection virale aiguë (virus du groupe Coxsackie).

Diabète de type II

On ne retrouve pas de facteurs immunologiques, pas de lien avec le système HLA, pas de rôle d'un agent viral.
Par contre, la prédisposition génétique existe et est plus marquée : ainsi le jumeau vrai d'un patient porteur d'un diabète de type II a 100 % de risque de devenir diabétique.
Les diabétiques de type II ont souvent une surcharge pondérale, préexistant au diabète. Cette obésité crée une résistance à l'insuline et est à l'origine, au moins en partie, du trouble de la glycorégulation. Dans quelques cas, la simple normalisation du poids entraîne la régression du diabète, sous l'effet du seul régime hypocalorique.
Cependant, il existe des diabètes de type II sans obésité, dont le mécanisme est sans doute différent (anomalie primitive du pancréas).

Circonstances diagnostiques

Le diabète de type I se révèle souvent par un tableau clinique typique, associant un syndrome polyuropolydipsique, un amaigrissement et une asthénie. Ces signes traduisent une hyperglycémie importante.
Le diabète de type II est latent et il est découvert dans des circonstances très variables :

- à l'occasion d'un bilan de santé, comportant une mesure de la glycémie à jeun : bilan préopératoire, bilan avant une contraception hormonale, médecine du travail ;
- devant des infections récidivantes, en particulier cutanées ;
- devant l'existence d'un prurit vulvaire qui peut en être le premier signe ;
- devant une atteinte vasculaire chronique (insuffisance coronarienne, artérite des membres inférieurs) ;
- lors de la recherche d'un facteur de risque, au même titre qu'on recherche une hypercholestérolémie, une hypertension artérielle, un tabagisme...

Il est important de retenir que le diabète de type II est latent (c'est-à-dire qu'il ne donne pas de symptômes et n'est donc pas « ressenti » par les patients).

Complications métaboliques aiguës

La plus fréquente est l'acidocétose diabétique ; le coma hyperosmolaire est plus rare et l'acidose lactique est exceptionnelle.

Acidocétose diabétique

Avant la découverte de l'insuline, c'était le terme évolutif inéluctable des diabètes insulinodépendants (type I). Actuellement, elle s'observe :
- comme mode de révélation d'un diabète de type I, surtout chez l'enfant ;
- dans les diabètes de type I, plus rarement de type II, déséquilibrés par un facteur déclenchant (infectieux presque toujours).

Mécanisme

Il peut se résumer ainsi : l'hyperglycémie, habituellement très importante, entraîne une glycosurie massive avec polyurie. Cette polyurie est responsable d'une déshydratation avec, en l'absence de traitement, évolution vers un tableau de choc avec collapsus. Du fait de la carence insulinique, les cellules ne peuvent utiliser le glucose : d'autres substrats énergétiques sont produits par l'organisme (acides gras, corps cétoniques). Ces substrats sont partiellement utilisés par les cellules, mais s'accumulent aussi dans le sang et passent dans les urines. Cela explique l'existence d'une cétose sanguine et urinaire et d'une acidose métabolique (les corps cétoniques se comportent comme des acides et leur accumulation entraîne une baisse du pH sanguin).

Signes cliniques

Ils sont d'installation progressive (quelques heures ou quelques jours) : il ne s'agit jamais d'un coma d'installation brutale.
La **phase initiale** de l'acidocétose diabétique est marquée par une accentuation du syndrome polyuropolydipsique, une asthénie croissante, un amaigrissement. Il existe très souvent une infection qui a déclenché le déséquilibre du diabète.
L'acidocétose **évoluée** associe :
- des troubles de la conscience (liés à l'acidose) avec obnubilation, somnolence, pouvant évoluer vers un coma profond si le patient n'est pas traité ;
- une hyperventilation (dyspnée de Kussmaül) : la respiration est ample et profonde. Cette dyspnée n'est pas ressentie par le patient. L'haleine a une odeur d'acétone, cela n'étant pas toujours facile à apprécier ;
- des troubles digestifs (liés à la cétose) : douleurs abdominales, nausées, vomissements, qui accentuent la déshydratation ;
- des signes traduisant la déshydratation : tension artérielle basse et pincée, pouls rapide, existence d'un pli cutané, d'une langue sèche. Des douleurs musculaires diffuses sont fréquentes, également liées à la déshydratation.

Examens biologiques

Ils permettent de confirmer le diagnostic et vont guider le traitement :
- l'hyperglycémie est constante, toujours supérieure à 3 g/l ou 16,6 mmol/l, parfois considérable (plus de 10 g/l, ou 55,5 mmol/l) ;
- le pH sanguin est diminué, inférieur à 7,3 (pH normal à 7,4), parfois inférieur à 7 dans les formes sévères ;
- le ionogramme plasmatique montre une augmentation des protides et de l'hématocrite, une baisse du chlore ; la kaliémie est élevée ;
- l'analyse des urines au lit du patient montre une glycosurie et une cétonurie franches ;
- la fonction rénale, variable selon la gravité de l'acidocétose, doit toujours être étudiée

(créatininémie) car elle a une incidence pronostique.

Pronostic

Il est bon : la mortalité est maintenant inférieure à 10 %. Les cas défavorables sont ceux traités avec retard et s'accompagnant d'un collapsus, d'une insuffisance rénale.

Traitement

Hormis le cas des acidocétoses inaugurales (révélant le diabète), un **traitement** correct et précoce d'un déséquilibre du diabète devrait éviter l'évolution vers une acidocétose sévère. L'éducation du patient joue ici un rôle essentiel, nous y reviendrons lors du chapitre consacré au traitement du diabète.

Coma hyperosmolaire

Il s'observe presque toujours chez des sujets âgés, habituellement porteurs d'un diabète non insulinodépendant (diabète de type II). La cause la plus fréquente est une infection : broncho-pulmonaire, cutanée, urinaire... Parfois, le facteur déclenchant est une prise médicamenteuse (diurétiques).
Le coma hyperosmolaire est d'installation très progressive, accompagné d'un déséquilibre du diabète avec déshydratation majeure et tendance au collapsus.
En principe, on n'observe pas de cétose, pas d'acidose et l'hyperglycémie s'accompagne d'une hypernatrémie et d'une hyperosmolarité plasmatique (dépassant 350 mOsm).

Complications dégénératives du diabète

Il est habituel de distinguer :
- la **macroangiopathie,** qui est un athérome non spécifique dont la particularité chez le diabétique est d'être plus précoce et plus diffus : les vaisseaux du cœur (circulation coronaire), des membres inférieurs et, à un degré moindre, les vaisseaux à destination cérébrale (territoires carotidien et vertébrobasilaire) ;
- la **microangiopathie** diabétique : spécifique du diabète, c'est une anomalie de la paroi des petits vaisseaux (épaississement de la membrane basale). Elle est corrélée à l'ancienneté et à l'équilibre du diabète. Trois organes sont menacés : l'œil, le rein, le nerf périphérique.

Ces complications font la gravité du diabète : en effet, un traitement correct permet d'éviter les complications métaboliques aiguës déjà envisagées. Par contre, la prévention des complications chroniques est un objectif très difficile.
En théorie, il faudrait parvenir à une normalisation durable de la glycémie et ce, pendant des années. Il faut également agir sur les facteurs de risque si souvent associés : obésité, hypercholestérolémie, hypertension artérielle, activité physique insuffisante.

L'expérience montre qu'il n'est pas possible de prévenir totalement ces complications : on peut cependant en retarder la survenue, les dépister précocement, parfois proposer un traitement spécifique (par exemple, photocoagulation au laser d'une rétinopathie diabétique).

On s'efforce donc de faire le moins mal possible. Il est souhaitable que le diabétique puisse lui-même adapter son traitement et son régime alimentaire, et dépister d'éventuelles complications : en cela, ce que l'on appelle l'éducation des diabétiques est essentielle ; elle est réalisée au mieux dans des services spécialisés par l'ensemble de l'équipe soignante collaborant avec les patients.

Macroangiopathie diabétique

Ce sont des lésions d'athérome (athérosclérose) réalisant une obstruction progressive des artères de gros et moyen calibre par des dépôts lipidiques et calciques. Morbidité et mortalité du diabétique sont surtout grevées par l'insuffisance coronarienne et l'artérite des membres inférieurs.

Insuffisance coronarienne

Elle ne sera pas détaillée ici. Sa traduction clinique est connue : angine de poitrine, infarctus avec leurs signes électriques, échocardiographiques et éventuellement angiographiques.

Cependant, l'insuffisance coronarienne du diabétique a certaines particularités :

- sa fréquence est égale dans les deux sexes ;
- la douleur (angor, infarctus) est parfois peu intense, ou même absente ;
- l'atteinte des vaisseaux coronariens est habituellement très diffuse et les indications d'un pontage sont rares.

Artérite des membres inférieurs

Elle n'est pas spécifique du diabète. Là encore, elle a cependant certaines particularités :

- survenue plus précoce ;
- lésions anatomiques diffuses et surtout distales, ce qui limite les indications chirurgicales (pontages, endartériectomies) ;
- fréquence égale dans les deux sexes ;
- pronostic sévère, lié au caractère diffus des lésions anatomiques : les complications à type de gangrène, d'infection, sont fréquentes et leur traitement est difficile et décevant. Une amputation est parfois nécessaire. L'indication et le niveau d'amputation, les possibilités de rééducation fonctionnelle (prothèse) doivent toujours être soigneusement évalués par des équipes médicochirurgicales expérimentées.

Microangiopathie

Atteinte oculaire

Elle est la première cause de cécité acquise dans les pays occidentaux.

Rétinopathie diabétique

Elle est dépistée par l'examen du fond d'œil, qui doit être pratiqué au minimum une fois par an chez tout diabétique. L'examen ophtalmologique peut être complété par une angiographie à la fluorescéine.

La rétinopathie est d'abord plane : l'angiographie montre l'existence de microanévrismes, d'exsudats, de zones peu ou pas vascularisées. Elle est dite proliférante lorsque existent des néovaisseaux rétiniens, situés en avant de la surface rétinienne et pouvant se rompre dans le vitré, créant une hémorragie. L'hémorragie du vitré est de mauvais pronostic, bien que parfois accessible à un traitement chirurgical (vitrectomie).

Le traitement par photocoagulation au laser a considérablement amélioré le pronostic de la rétinopathie diabétique. Il doit être précoce (avant le stade de la rétinopathie proliférante).

Plusieurs modalités techniques sont possibles, leur indication étant portée par les ophtalmologistes.
Ce traitement est cependant peu actif sur les atteintes de la macula (œdème, dégénérescence), malgré des progrès techniques constants.

Autres lésions oculaires

Les affections suivantes peuvent être induites ou favorisées par le diabète :
- la cataracte, qu'il est possible d'opérer ;
- les infections cornéennes (kératite) ou conjonctivales, habituellement bénignes si elles sont traitées précocement.

Atteinte rénale

Il s'agit d'une néphropathie de type glomérulaire. Comme la rétinopathie, elle est corrélée à l'ancienneté et à l'équilibre du diabète. Son expression clinique est plus tardive.
Les signes cliniques et biologiques initiaux sont ceux d'un syndrome néphrotique : œdème des membres inférieurs, hématurie microscopique.
Ce syndrome néphrotique évolue vers l'insuffisance rénale chronique et ses conséquences : hypertension artérielle, acidose métabolique. L'hémodialyse et, dans certains cas, la transplantation rénale sont possibles, et le pronostic est globalement plus sévère que celui des insuffisances rénales chroniques d'autres causes.
Le bilan annuel néphrologique comportera au minimum chez tout diabétique :
- un dosage de la créatinine plasmatique ;
- un dosage de la microalbuminurie des 24 heures.

Cette néphropathie glomérulaire diabétique est parfois aggravée par une pathologie associée qu'il faut rechercher au moindre doute par des examens de dépistage complémentaires : une échographie rénale (recherche d'une lithiase, évaluation de la taille des reins), une urographie intraveineuse (recherche d'une lithiase, d'une pyélonéphrite, d'une vessie neurogène, de signes indirects d'adénome prostatique). L'UIV n'est pas contre-indiquée chez le diabétique, mais certaines précautions doivent être respectées : arrêt des biguanides (Glucophage®, Stagid®, Glucinan®) 48 heures avant l'examen, hydratation correcte du patient. Le radiologue doit être prévenu et savoir que le patient est diabétique. La non-observance de ces mesures fait courir le risque d'anurie post-UIV.
La ponction-biopsie rénale n'est pas systématique et n'est indiquée qu'en cas de doute diagnostique avec une pathologie rénale associée.

Atteinte du système nerveux

Elle peut être très précoce, parfois même elle révèle le diabète, ce qui n'est jamais le cas des atteintes rénale ou oculaire. Son mécanisme, encore mal précisé, impliquerait une anomalie des nutriments de la cellule nerveuse (myo-inositol, sorbitol).

Neuropathies périphériques

Elles sont définies par l'atteinte d'un ou plusieurs nerfs périphériques. Leur expression clinique est très diverse :
- neuropathies proximales (cuisses, épaules) : très douloureuses, souvent de survenue précoce, entraînant une amyotrophie importante mais de bon pronostic si le diabète est bien équilibré ;
- mononévrites, touchant un seul nerf : paralysie oculomotrice, cruralgie, sciatalgie. L'étiologie diabétique ne doit être admise qu'après élimination d'une autre cause ;
- polynévrite distale : elle touche surtout les membres inférieurs et les troubles sensitifs sont au premier plan (hypoesthésie au diapason, puis hypoesthésie globale). Cette polynévrite est habituellement tardive et peu invalidante. Cependant, elle peut se compliquer de lésions cutanées appelées maux perforants plantaires. Ce sont des lésions creusantes siégeant à la face plantaire des pieds, aux points d'appui, avec pertes de substance considéra-

bles, à bords nets, indolores. Une surinfection est très fréquente et peut induire des abcès des parties molles, parfois une ostéite. L'évolution des maux perforants est désespérante : des phases de cicatrisation cutanée alternent avec des infections et des destructions du tissu sous-cutané et il est bien rare d'obtenir une guérison durable. Les gestes chirurgicaux doivent être réduits au minimum (mise à plat d'un abcès, curetage d'un foyer d'ostéite). Pourtant, presque toujours, ces maux perforants auraient pu être évités : ils sont en effet provoqués par une mauvaise statique du pied (mauvaise répartition des zones d'appui), des chaussures trop étroites, une hygiène insuffisante, des déformations, habituellement sans gravité mais dangereuses chez le diabétique (hallux valgus, orteils en marteau).

Le diabétique doit être informé de tout cela, les troubles de la statique doivent être corrigés (port d'une semelle). Le bilan annuel doit absolument comporter un examen podologique attentif.

Neuropathies végétatives

Elles sont définies par l'atteinte de l'innervation de certains organes :

- la neuropathie digestive : la gastroparésie est une atteinte gastrique se traduisant par une dilatation postprandiale ressentie comme une sensation de lourdeur après les repas ;
- l'atteinte de l'intestin grêle peut provoquer une diarrhée motrice très intense, paroxystique, alternant avec de longues périodes où le transit est normal. Cette diarrhée ne s'accompagne pas de malabsorption et n'induit pas de dénutrition ;
- l'atteinte uro-génitale s'observe surtout chez l'homme :

– la neuropathie vésicale se traduit par une diminution de la sensation de plénitude de la vessie et ses conséquences : vessie dilatée, dysurie, infection urinaire. Cette neuropathie peut être étudiée par des examens spécialisés : exploration urodynamique, électromyogramme ;

– l'atteinte génitale se traduit par une impuissance, qui survient progressivement. Les hormones sexuelles circulantes sont normales. Avant d'incriminer la neuropathie, il faut s'assurer qu'il n'y a pas d'autre cause. L'impuissance peut être traitée par auto-injection de dérivés de la papavérine ou de prostaglandines ;

- la neuropathie cardiaque est moins bien connue et sans doute moins fréquente. Elle peut se traduire par une tachycardie, par une hypotension orthostatique, par des anomalies du rythme cardiaque.

Complications infectieuses

Aucune n'est spécifique du diabète, mais tout patient diabétique a des défenses diminuées face aux agents infectieux, en particulier bactériens. Cependant, un traitement précoce et bien adapté permet presque toujours une évolution favorable.

Ces complications infectieuses sont surtout cutanées (furonculose, panaris), urinaires, gynécologiques. La recherche d'un foyer infectieux dentaire, sinusien, doit être répétée au moins une fois l'an, même en l'absence de signes cliniques évocateurs.

La prévention joue ici un rôle essentiel, en particulier une hygiène correcte.

La diversité des complications, leur caractère chronique ont conduit la plupart des diabétologues à proposer aux patients un bilan annuel *(Tab. 5)* adapté à chaque patient.

Tab. 5 : Bilan annuel du diabétique.

Examens systématiques	Selon les cas
Examen clinique complet : • poids • système nerveux, cardiovasculaire, cutané... • TA debout et couché • examen podologique • fond d'œil et si besoin angiographie rétinienne • ECG • recherche foyer infectieux : dentaire, ORL, gynécologique • fonction rénale : créatininémie, microalbuminurie des 24 h • bilan lipidique • interrogatoire alimentaire	Doppler artériel : • vaisseaux du cou • membres inférieurs Echographie rénale Potentiels évoqués sphinctériens Exploration urodynamique

Traitement et éducation du diabétique

Ils ont un double but :

- éviter les complications métaboliques aiguës (acidocétose) ;
- prévenir, ou tout au moins retarder, la survenue des complications chroniques liées à la micro- et à la macroangiopathie.

Le premier objectif est relativement simple, le second, nous l'avons vu, est difficile, souvent imparfaitement réalisé. Il concerne surtout les diabétiques insulinodépendants, du fait de la longueur d'évolution de la maladie (plusieurs dizaines d'années) et de la difficulté réelle à manier correctement le traitement insulinique.

Diabète insulinodépendant

Son traitement repose sur l'**insuline** et le régime alimentaire.

Insulines

Rappel - Classification

L'insuline est sécrétée par des cellules endocrines du pancréas (cellules bêta), regroupées en îlots (îlots de Langerhans). Un adulte secrète chaque jour 0,8 à 1 unité par kg de poids. L'insuline se fixe par des récepteurs spécifiques sur des cellules tissulaires (foie, muscle, tissu adipeux...) et permet l'entrée du glucose dans ces cellules. Il peut ensuite être soit stocké, soit métabolisé et source d'énergie.

L'insuline a été isolée en 1921 par Banting et Best. De nombreuses formes d'insuline ont ensuite été utilisées; elles étaient jusqu'en 1984 d'origine animale. Depuis 1984, les insulines commercialisées *(Tab. 6)* par les firmes pharmaceutiques sont dites humaines, c'est-à-dire identiques à l'insuline normalement produite par le pancréas.

Tab. 6 : Principales insulines.

Spécialités	Délai d'action	Durée d'action	Origine	Flacons 40 UI/ml	Cartouches 100 UI/ml
Les insulines à action rapide					
Endopancrine®	20 min	7 h 30	porcine	oui	non
Orgasuline rapide®	15 min	6 h	humaine	oui	1,5 ml
Actrapid®	30 min	8 h	humaine	oui	3 ml
Umuline rapide®	30 min	5 à 7 h	humaine	oui	1,5 ml
Insuman rapide®	30 min	5 à 8 h	humaine	oui	3 ml
Humalog®	immédiat	4 h	humaine	oui	1,5 ml
Les insulines à action intermédiaire					
NPH Endopancrine®	45 min	17 h	porcine	oui	non
Semi-Tardum HP®	1 h	12 h	porcine	oui	non
Semilente MC®	1 h 30	12 à 16 h	porcine	oui	non
Orgasuline NPH®	30 min	24 h	humaine	oui	1,5 ml
Insulatard®	1 h 30	18 à 20 h	humaine	oui	3 ml
Umuline NPH®	1 h	11 à 20 h	humaine	oui	1,5 ml
Insuman NPH®	1 h	24 h	humaine	oui	3 ml
Rapitard MC®	30 min	24 h	porcine-bovine	oui	non
Monotard HM®ge	2 h 30	12 à 16 h	humaine	oui	non
Orgasuline 30/70	30 min	24 h	humaine	oui	1,5 ml
Mixtard 10 HM®ge	30 min	24 h	humaine	non	3 ml
Mixtard 20 HM®ge	30 min	24 h	humaine	non	3 ml
Mixtard 30 HM®ge	30 min	24 h	humaine	oui	3 ml
Mixtard 40 HM®ge	30 min	24 h	humaine	non	3 ml
Mixtard 50 HM®ge	30 min	24 h	humaine	non	3 ml
Umuline profil 10®	30 min	18 à 20 h	humaine	non	1,5 ml
Umuline profil 20®	30 min	18 à 20 h	humaine	oui	1,5 ml
Umuline profil 30®	30 min	18 à 20 h	humaine	oui	1,5 ml
Umuline profil 40®	30 min	18 à 20 h	humaine	oui	1,5 ml
Umuline zinc Composée®	1 h 30	18 à 24 h	humaine	oui	non
Insuman 25/75®	30 min	12 à 18 h	humaine	oui	3 ml
Les insulines à action prolongée					
Tardum MC®	1 h	24 h	porcine-bovine	oui	non
Endopancrine ZP-HP®	1 h	24 à 27 h	porc-zinc-protamine	oui	non
Ultratardum HP®	2 h	26 à 30 h	bovine	oui	non
Lente MC®	2 h 30	24 h	porcine-bovine	oui	non
Ultralente MC®	4 h	36 h	bovine	oui	non
Ultratard HM®ge	4 h	28 h	humaine	oui	non
Umuline zinc®	4 à 6 h	24 à 26 h	humaine	oui	non

Les insulines peuvent être classées selon leur durée d'action :

- les insulines rapides (ou « ordinaires ») : leur durée d'action est de 6 heures. Elles sont utilisables par voie sous-cutanée, intramusculaire ou intraveineuse. Leur délai d'action est de 20 à 30 minutes après injection sous-cutanée ;
- les insulines semi-lentes (ou « intermédiaires ») : leur durée d'action est de 12 à 18 heures, leur délai d'action de 30 à 60 minutes. Elles ne sont utilisables que par voie sous-cutanée. On distingue parmi ces insulines semi-lentes, les insulines biphasiques (contenant un mélange d'insuline rapide et d'insuline semi-lente) et les insulines monophasiques ou NPH, ne comportant que l'insuline semi-lente ;
- les insulines d'action prolongée (lentes et ultra-lentes) agissent plus de 24 heures. Elles ne sont utilisées que par voie sous-cutanée, leur délai d'action est de 1 à 6 heures.

Un analogue d'insuline rapide a été mis sur le marché en 1997 (Humalog®) : son délai d'action est très court, inférieur à 10 minutes, sa durée d'action est environ de 4 heures.

➜ Présentation des insulines

Les insulines sont disponibles :

- en flacons, dont la concentration est de 40 unités/ml, la contenance de 10 ml ;
- en cartouches, dont la concentration est de 100 unités/ml, la contenance de 1,5 ou 3 ml.

Les seringues ont une contenance de 1 ou 2 ml et sont graduées de 2 en 2 unités. Les aiguilles montées ont une longueur de 8 ou 12,7 mm, un diamètre de 0,30 mm (30 gauges). Les seringues doivent être utilisées exclusivement avec de l'insuline provenant de flacons (et non de cartouches, réservées aux stylos).

Les stylos à insuline sont de plus en plus utilisés (60 % des diabétiques insulinodépendants). Certains modèles sont jetables (Novolet®, Lilly Pen®) ; les autres utilisent des cartouches. Les aiguilles de ces stylos sont identiques à celles des seringues (8 ou 12,7 mm de longueur, 0,30 mm de diamètre). Cartouches et aiguilles ne sont pas toutes interchangeables entre les différents modèles de stylos, cela doit être vérifié.

Les principaux stylos à insuline sont :

- modèles jetables ; Novolet®, Lilly Pen® ;
- cartouches : Novopen III®, Optipen I®et II®, BD Pen®, Unipen®, Pen Plus®, Omnican®.

Le choix entre stylo et aiguille ou le choix du modèle de stylo est fait par le patient auquel on aura présenté, si possible, l'ensemble des matériels existants. Les stylos ont pour avantages leur rapidité d'utilisation, la facilité de transport et leur discrétion.

Les pompes portables à insuline : elles délivrent l'insuline de manière continue, par voie sous-cutanée. Le débit d'insuline est préprogrammé avec habituellement un débit basal et des bolus préprandiaux effectués pendant les vingt minutes précédant les repas. La prescription et la surveillance de ce type de traitement relèvent de centres spécialisés, qui assurent en outre une permanence en cas d'incident ou de non-fonctionnement de la pompe.

➜ Injection d'insuline

Elle se fait en sous-cutané profond, l'aiguille étant enfoncée dans un pli, perpendiculairement à la peau. La longueur de l'aiguille (8 ou 12,7 mm) est choisie selon l'épaisseur estimée du tissu sous-cutané.

Les conditions d'asepsie sont celles de toute injection sous-cutanée.

La quantité d'insuline injectée est mesurée d'après les graduations des seringues, ou sélectionnée lorsque l'on utilise un stylo.

Les sites d'injection doivent varier : paroi abdominale, face antérieure des cuisses, bras. Ces rotations permettent de prévenir la formation des lipodystrophies.

La résorption de l'insuline varie selon les sites (plus rapide aux bras et cuisses). Aussi conseille-t-on habituellement de conserver la même région du corps pour un moment donné de la journée.

Après l'injection, le patient diabétique doit s'alimenter, en respectant le délai d'action de l'insuline utilisée (20 à 30 minutes habituellement).

Cartouches et flacons d'insuline sont conservés à 4 °C (partie inférieure du réfrigérateur). Un stylo avec cartouche peut cependant être gardé plusieurs jours à température ambiante. A l'occasion d'un voyage, l'insuline peut être transportée dans une valise, entre des vêtements. Il faut surtout éviter de l'exposer au soleil.

Toutes ces notions doivent être connues du diabétique, au moins sous une forme simplifiée : c'est l'un des buts de l'éducation de ces patients. Il est souhaitable qu'elle soit entreprise dès le début de la maladie, souvent à l'occasion de l'hospitalisation initiale : ainsi le diabétique pourra-t-il faire lui-même ses injections.

Régime alimentaire

Les principes sont les suivants :

- répartition régulière de l'alimentation : trois repas principaux et trois collations (milieu de matinée, milieu de l'après-midi et le soir au coucher) ;
- suppression des boissons sucrées. Les autres sucres à absorption rapide peuvent être autorisés en quantité modérée à la fin d'un repas ;
- la teneur en glucides et en lipides est celle d'un régime normal. Cependant, on a tendance à augmenter la proportion de lipides insaturés (d'origine végétale) aux dépens des lipides saturés (origine animale) ;
- la teneur en glucides doit être relativement fixe, et il est souhaitable que le patient connaisse les équivalences entre les différents glucides usuels *(Tab. 7)*. La pesée des aliments n'est pas indispensable et beaucoup de patients ont, après quelques mois, un « coup d'œil » qui leur permet de bien évaluer ces équivalences *(Schéma 1)* ;
- le régime doit maintenir un poids normal et être dans la mesure du possible adapté aux horaires de travail du patient. Il doit également tenir compte de son activité physique : il faut en particulier évaluer les dépenses caloriques entraînées par la pratique d'un sport ;
- chez l'enfant diabétique, le régime doit être plus souple et s'adapter aux impératifs des collectivités (cantine, colonies de vacances). Les apports caloriques doivent être majorés pendant la période de croissance pubertaire ;
- pour l'adulte ou l'enfant, le régime est une bien lourde contrainte. Des périodes de découragement sont inévitables et se traduisent par la prise d'aliments « interdits » (glaces, gâteaux). L'éducation du diabétique doit dédramatiser ces écarts de régime, qui ne sont pas dommageables s'ils sont rares.

Tab. 7 : Quelques équivalences glucidiques.

20 g de glucides	= 100 g de pâtes ou semoules cuites, soit 4 cuillères à soupe = 100 g de pommes de terre, soit 2 de la taille d'un œuf = 100 g de riz cuit, soit 3 cuillères à soupe = 130 g de légumes secs cuits, soit 5 cuillères à soupe = 40 g de pain (1 baguette = 250 g) = 3 biscottes = 400 g de légumes verts = 120 g de pommes, poires, prunes, pêches, cerises ou abricots = 200 g d'orange, pamplemousse, fraises, melon, pastèque

Schéma 1 : Equivalence de 100 g de pommes de terre.

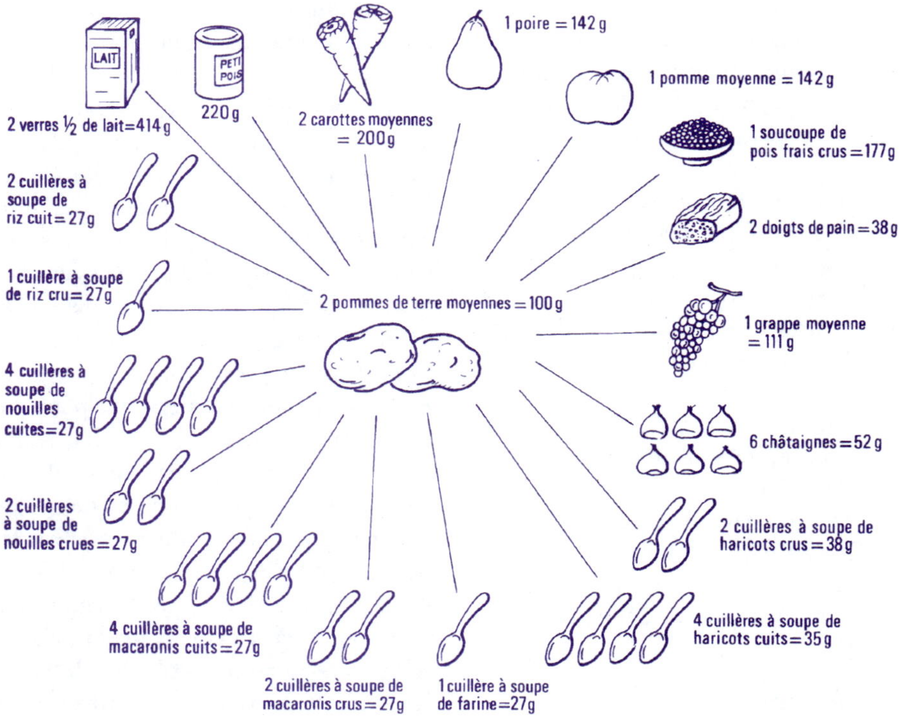

Surveillance : autocontrôle

La qualité de l'équilibre du diabète doit être évaluée par la réalisation de glycémies capillaires, effectuées si possible par le patient lui-même. Trois mesures par jour (matin, midi et soir, à jeun), éventuellement complétées par des mesures de la glycémie postprandiale et au coucher sont souhaitables. Les résultats sont notés sur le carnet de surveillance, ainsi que d'éventuelles hypoglycémies.

De nombreux appareils permettent de mesurer la glycémie à partir d'une goutte de sang. Ces lecteurs glycémiques et leurs bandelettes sont remboursés par l'assurance maladie après entente préalable. Les modèles les plus utilisés sont les lecteurs One Touch®, Accu-Chek®, Glucometer®, Glucotrend®, Medisense®. Des systèmes autopiqueurs facilitent le prélèvement de la goutte de sang : Autoclix®, Softclix®, Glucolet® et autres.

La recherche de corps cétoniques dans les urines est indiquée dans certaines situations : femme enceinte, glycémies supérieures à 2,50 g/l. On utilise des bandelettes (Ketodiabur®, Ketodiastix®) ou des comprimés réactifs (Acetest®).

Cet autocontrôle effectué par le patient, ou par une infirmière à son domicile, permet la tenue du carnet de surveillance, indispensable pour l'adaptation des doses d'insuline, la répartition de l'alimentation, la conduite à tenir en cas d'activité physique...

Le dosage de l'hémoglobine glyquée (glycosylée) HbA_1c est effectuée tous les 3 mois et donne une évaluation du contrôle glycémique pendant les 12 semaines qui précèdent le dosage. Ce chiffre renseigne sur la qualité de l'équilibre du diabète.

Conduite du traitement insulinique

Son but est d'**obtenir des glycémies proches de la normale**, à jeun et en période postprandiale.

L'idéal serait de reproduire l'insulinosécrétion du sujet normal : sur le *schéma 2*, on voit qu'il existe une sécrétion insulinique permanente « basale » émaillée de pics insuliniques postprandiaux, qui permettent une normalisation très rapide de la glycémie.

Schéma 2 : Evolution de l'insulino-sécrétion normale. Il existe une sécrétion insulinique permanente (basale) et des pics insuliniques succédant à chaque repas.

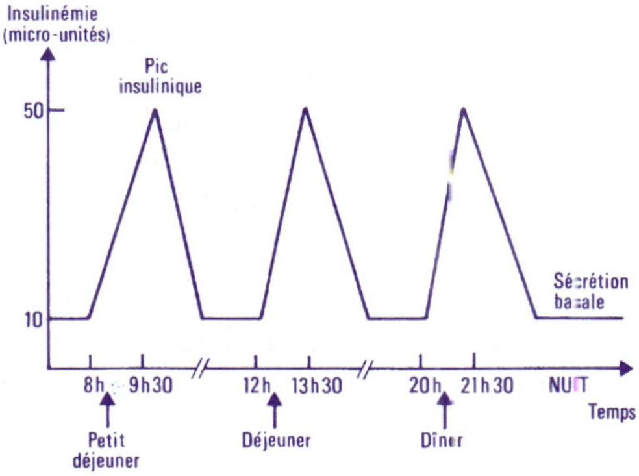

En pratique courante, l'insulinothérapie se fait par voie sous-cutanée en utilisant divers schémas thérapeutiques selon le nombre d'injections quotidiennes. Le choix d'un schéma pour un patient doit se fonder sur son âge, sa capacité à adapter lui-même les doses d'insuline, l'existence ou non de complications du diabète et de facteurs de risque associés. On s'efforce ainsi de définir « des objectifs glycémiques », variables selon les patients. Chez un sujet jeune, insulinodépendant, on s'efforcera d'obtenir des glycémies à jeun inférieures à 1,40 g/l et des glycémies postprandiales inférieures à 2 g/l. De même, chez la femme enceinte, les objectifs glycémiques seront très stricts pour réduire la mortalité fœtale. Chez des sujets âgés, l'objectif glycémique sera différent : on s'efforcera surtout d'éviter la survenue d'hypoglycémies et de décompensation sur le mode cétosique ou hyperosmolaire; dans ces cas, une glycémie à jeun inférieure à 2 g/l est un objectif raisonnable. Pour beaucoup de patients, la situation n'est pas aussi schématique et cette définition d'un objectif glycémique doit être soigneusement pesée, réévaluée régulièrement.

Le choix du schéma insulinique dépend en grande partie des objectifs glycémiques retenus :

- *schéma à 3 injections quotidiennes* : injection d'insuline rapide matin et midi et d'insuline semi-lente biphasique le soir; les injections étant effectuées 20 à 30 minutes avant les repas;
- *schéma à 4 injections quotidiennes* (appelé aussi basal-prandial) : 1 injection, habituellement vers 22 heures, d'insuline lente et 3 injections d'insuline rapide effectuées matin, midi et soir avant les repas;
- *schéma à 2 injections quotidiennes* d'insuline intermédiaire mono- ou biphasique, effectuées matin et soir avant les repas;
- *schéma à 1 injection quotidienne* d'insuline lente effectuée le matin avant le petit déjeuner.

Les schémas à 3, 4 ou 5 injections quotidiennes permettent d'obtenir un meilleur contrôle, mais sont plus contraignants : on les préconise chez les sujets jeunes.

La pompe portable avec délivrance continue d'insuline sous-cutanée permet d'obtenir un très bon équilibre glycémique, mais au prix d'une contrainte importante (port permanent de la pompe et du cathéter implanté en sous-cutané dans la paroi abdominale). Certains diabétiques, cependant, acceptent cette contrainte et disent « se sentir mieux sous pompe » par rapport aux schémas traditionnels.

➜ Adaptation des doses

Elle est double :

• l'adaptation rétrospective : elle est celle qui doit être habituelle, c'est-à-dire qu'elle tient compte des hyper- ou des hypoglycémies qui ont pu se produire les jours précédents;

• l'adaptation instantanée : elle tient compte des événements occasionnels comme l'exercice physique, où elle permet la correction d'une hyperglycémie, voire d'une cétose.

L'adaptation a pour but d'atteindre les objectifs glycémiques fixés pour chaque patient. Par exemple, l'objectif peut être de maintenir, le plus souvent possible, la glycémie dans une fourchette (X) allant de 0,8 à 1,4 g/l à jeun, si l'on veut se rapprocher de la normale : on augmente les doses si on dépasse régulièrement cette fourchette, on diminue les doses si on est en dessous.

La pratique d'une autosurveillance glycémique, avec une fréquence suffisante, est indispensable pour parvenir à son objectif glycémique.

La tenue d'un carnet permet d'adapter les doses d'insuline de façon rétrospective, en regardant les glycémies des jours précédents.

Voici quelques exemples :

• schéma à deux injections *(Schéma 3)* :

– adaptation de la dose d'insuline du matin :

- si la glycémie du midi et du soir est supérieure à X 2 jours de suite et qu'il n'y a pas d'hypoglycémie, on augmente la dose du matin de 2 unités;
- si la glycémie du midi ou du soir est inférieure à X ou s'il y a eu une hypoglycémie dans la journée, on diminue la dose du matin de 2 unités dès le lendemain;

– adaptation de la dose d'insuline du soir :

- si la glycémie du matin est supérieure à X 2 jours de suite et qu'il n'y a pas eu d'hypoglycémie, on augmente la dose du soir de 2 unités;
- si la glycémie du matin est inférieure à X ou s'il y a eu une hypoglycémie, on diminue la dose du soir de 2 unités dès le lendemain;

• schéma à trois injections *(Schéma 4)* :

– adaptation de la dose d'insuline du matin :

- si la glycémie du midi est supérieure à X 2 jours de suite et qu'il n'y a pas eu d'hypoglycémie, on augmente la dose du matin de 2 unités;

Schéma 3 : Injection de deux doses d'insuline.

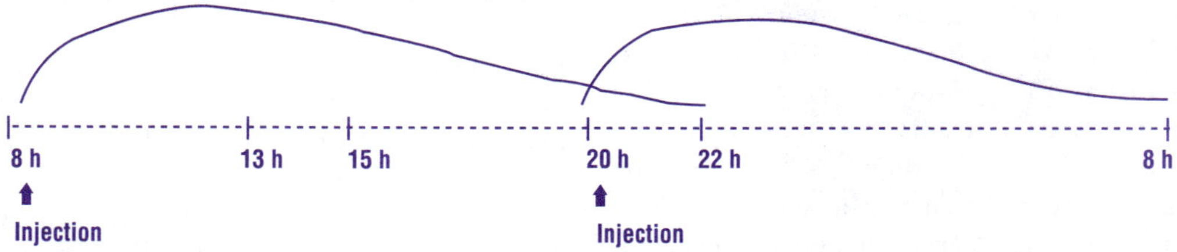

Schéma 4 : Injection de trois doses d'insuline.

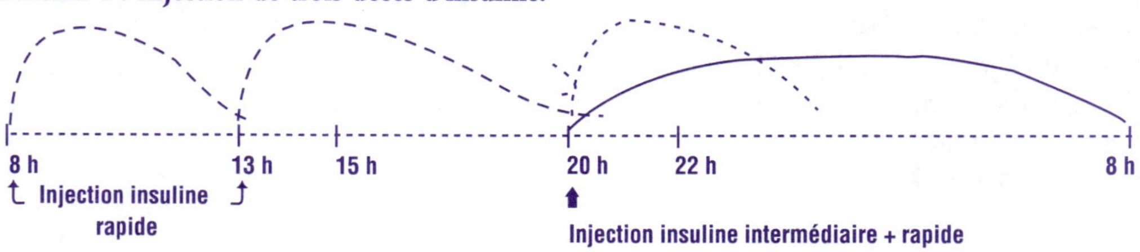

- si la glycémie du midi est inférieure à X ou qu'il y a eu une hypoglycémie, on diminue la dose du matin de 2 unités dès le lendemain matin ;
– adaptation de la dose d'insuline du midi :
- si la glycémie du soir est supérieure à X 2 jours de suite et qu'il n'y a pas eu d'hypoglycémie, on augmente la dose du midi de 2 unités ;
- si la glycémie du soir est inférieure à X ou qu'il y a une hypoglycémie, on diminue la dose du midi de 2 unités dès le lendemain midi ;
– adaptation de la dose d'insuline du soir :
- si la glycémie du matin est supérieure à X 2 jours de suite et qu'il n'y a pas eu d'hypoglycémie, on augmente la dose du soir de 2 unités ;
- si la glycémie du matin est inférieure à X ou qu'il y a eu une hypoglycémie, on diminue la dose du soir de 2 unités le soir même.

L'insuline rapide du soir s'adapte sur les glycémies postprandiales et du coucher.

➡ Situations particulières

Les situations suivantes nécessitent des mesures spécifiques :

• diabétique à jeun pour un examen :
– diabétique insulinodépendant :
- poser une perfusion de sérum glucosé à 10 %. On commence par 1 litre pour 12 h, le débit étant à adapter en fonction des glycémies ;
- administrer la dose d'insuline habituelle à l'heure habituelle ;
- enlever la perfusion lorsque le patient peut reprendre son alimentation ;
– diabétique non insulinodépendant, sous sulfamides hypoglycémiants : ne pas prendre les comprimés avant l'examen ;

• examen avec produits de contraste iodé (scanner, artériographie, phlébographie, UIV...) :
– pour tous les patients diabétiques :
- rechercher une allergie à l'iode et, le cas échéant, suivre le protocole anti-allergique ;
- contrôler la créatininémie ;
– pour le diabétique non insulinodépendant :
- 48 heures avant l'examen : arrêter les biguanides ;
- la veille : faire boire 1 litre d'eau de Vichy ;
- le jour de l'examen : malade à jeun, ne pas donner les comprimés de sulfamides hypoglycémiants ;
- après l'examen : faire boire 1 litre d'eau + 1 litre d'eau de Vichy ; alimentation, traitement habituel, reprise des biguanides 48 heures après l'examen ;
– pour le diabétique insulinodépendant :
- la veille de l'examen : faire boire 1 litre d'eau de Vichy + 1 litre d'eau ;
- le jour de l'examen : malade à jeun, glycémie capillaire, perfusion de sérum glucosé 10 % , insuline à la dose habituelle, surveillance horaire de la glycémie capillaire ;
- après l'examen : glycémie capillaire, prise de la tension artérielle, faire boire 1 litre d'eau + 1 litre d'eau de Vichy, reprise de l'alimentation et de l'insuline habituelle ;
- le lendemain : créatininémie ;

• l'exercice physique : chez le diabétique insulinodépendant, la plupart des sports sont autorisés. Le patient doit contrôler sa glycémie avant l'activité sportive et avoir, pendant celle-ci, du sucre à portée de main. Chez le diabétique non insulinodépendant, l'activité physique régulière améliore tous les paramètres. Il faut adapter le traitement en jouant sur l'insuline, l'alimentation et l'autosurveillance :
– l'insuline :
- si l'exercice est prévu : il faut réduire la dose d'insuline correspondante (20 à 50 %), en fonction du type d'exercice, de sa durée, de son intensité, de l'entraînement et surtout de sa propre expérience ;
- si l'exercice n'est pas prévu : il vaut mieux contrôler sa glycémie au départ : si elle est normale, basse, il faudra prendre une petite collation de glucides (15 à 30 g) au départ, puis toutes les 30 à 45 minutes ;
- dans les deux cas : un contrôle de la glycémie capillaire à la fin de l'effort (ou pendant

s'il est prolongé) est nécessaire ; les besoins en insuline peuvent diminuer aussi après l'exercice, obligeant à diminuer la dose d'insuline du soir ;

- *éviter l'injection d'insuline dans le muscle qui travaille (risque d'hypoglycémie) ;*

– l'alimentation *(en plus de l'alimentation habituelle) :*

- pour un effort modéré, inférieur à 45 minutes, effectué après un repas, une collation de 20 g de glucides après l'effort est suffisante ;
- pour un effort supérieur à 45 minutes (ou une compétition), il faut se préparer à l'avance (repas riche en sucres complexes avant le sport) et apport de collations toutes les 30 à 45 minutes ;
- bien s'hydrater ;
- après l'effort, l'apport en glucides permet de refaire les réserves en glycogène ;

– l'autosurveillance :

- la surveillance glycémique est le seul moyen de vérifier l'efficacité de ces mesures ;
- chez le diabétique non insulinodépendant, on peut être amené à diminuer la dose du sulfamide hypoglycémiant qui précède l'effort, voire à le supprimer ;

• en cas de vomissement :

– s'assurer qu'il ne s'agit pas d'un signe de décompensation cétosique en recherchant l'acétone à la bandelette urinaire ;

– si ce n'est pas le cas :

- perfuser le patient avec du sérum glucosé à 10 % (2 l/ 24 heures) et administrer la dose d'insuline habituelle ;
- chercher la cause du trouble digestif ;

• en cas de fièvre : les besoins en insuline augmentent :

– il faut augmenter la fréquence des glycémies capillaires ;

– rechercher une décompensation cétosique si la glycémie est supérieure à 2,5 g/l ;

– adapter les doses d'insuline en fonction des glycémies ;

– traiter la cause de l'infection ;

– revenir progressivement aux doses habituelles, lorsque l'infection est guérie ;

• la grossesse : *il s'agit de grossesses à risque, qui doivent être programmées et dont la prise en charge est multidisciplinaire (diabétologue, obstétricien, néonatalogiste).* Les antidiabétiques oraux sont contre-indiqués pendant la grossesse. Le traitement est donc le régime seul ou associé à une insulinothérapie (3 à 5 injections par jour). L'objectif est à la stricte normoglycémie, soit un très bon équilibre avant et pendant la grossesse, qui ramène les risques de malformation et de mortalité périnatale à ceux de la population générale ;

• le sujet âgé :

– il faut éviter les hypoglycémies car l'espérance de vie est réduite et le risque de survenue des complications est faible ;

– l'objectif pour les glycémies à jeun est entre 1,5 et 2 g/l ;

– les biguanides sont contre-indiqués après 70 ans. Les sulfamides hypoglycémiants, à demi-vie courte (Glibénèse®, Diamicron®) sont à préférer aux sulfamides à demi-vie longue (risque d'hypoglycémie) ;

– si nécessaire, le recours à 1 ou 2 injections d'insuline par jour, réalisées par une infirmière si besoin, est moins dangereux que l'utilisation massive de traitements oraux.

➜ Hypoglycémie

Les hypoglycémies sont une complication inévitable des traitements insuliniques conventionnels. On admet que le bon équilibre d'un diabète ne peut être obtenu qu'au prix d'hypoglycémies. Le diabétique doit apprendre à les reconnaître très vite et à les traiter, à connaître les facteurs favorisants. Ainsi, une éducation satisfaisante permet de limiter la fréquence des hypoglycémies et surtout de diminuer leur gravité : en particulier en évitant le coma hypoglycémique, qui n'est en fait que le terme évolutif d'une hypoglycémie non traitée.

Par définition, on considère qu'il y a hypoglycémie lorsque la glycémie est inférieure à

0,60 g/l (3,3 mmol/l). Ce n'est pas un seuil absolu : certains patients ne ressentent pas une glycémie à 0,40 g/l ou 2,2 mmol/l, d'autres ne supportent pas une glycémie à 0,70 g/l ou 3,9 mmol/l.

Les signes en sont multiples, mais chaque patient a une symptomatologie assez fixe, qu'il doit apprendre à connaître.

Les signes les plus fréquents sont une asthénie soudaine très intense (sensation d'épuisement), une fringale, la sensation d'avoir les jambes en coton, une pâleur, des sueurs profuses. D'autres signes sont moins constants : tachycardie, troubles visuels (flou visuel, diplopie), troubles psychiques (agitation, agressivité, état confusionnel), céphalées, difficulté à se réveiller.

En l'absence de traitement, l'hypoglycémie peut évoluer vers le coma hypoglycémique, parfois très rapidement, en quelques minutes : il s'agit alors d'un coma, de profondeur variable, avec agitation et présence de sueurs. Il peut se compliquer de signes neurologiques déficitaires (hémiplégie) et faire évoquer, à tort, un accident vasculaire cérébral. Il est d'ailleurs impératif de vérifier la glycémie devant tout coma de survenue brutale.

Tout diabétique insulinodépendant doit porter une carte où il est fait mention de son traitement.

Le traitement d'une hypoglycémie diffère selon que le patient est ou non conscient :

- lorsque l'état de conscience est normal, il faut faire absorber au patient du sucre (eau sucrée, morceaux de sucre) et ce, jusqu'à disparition complète des symptômes. De grandes quantités de sucre sont parfois nécessaires. Rappelons que ce traitement est urgent et qu'une mesure de la glycémie au doigt ne doit pas le retarder (elle est cependant possible et souhaitable si plusieurs personnes sont présentes, l'une mesurant la glycémie, l'autre donnant du sucre au patient) ;
- lorsqu'il existe des troubles de la conscience, il faut injecter soit du soluté glucosé hypertonique à 30 % jusqu'à disparition complète des symptômes, soit 1 ampoule de glucagon par voie intraveineuse ou intramusculaire. Si on utilise du glucagon, il faut alimenter le malade dès que son état de conscience le permet. Dans certains cas, le glucagon est peu efficace : sujets dénutris, alcooliques à jeun, porteurs d'une insuffisance hépatique ; l'injection de soluté glucosé à 30 % est alors préférable.

Il faut toujours rechercher une cause à l'hypoglycémie :

- erreur diététique (repas « sauté » ou trop décalé) ;
- effort physique non compensé par un apport calorique supplémentaire ;
- interférence médicamenteuse ou toxique (alcool).

Quelquefois, on ne retrouve aucune cause évidente. Il faut alors modifier le traitement en diminuant la dose d'insuline correspondant à la période de l'hypoglycémie. Voici un exemple : un patient est traité par 30 unités de Mixtard® à 8 h et 22 unités à 20 h. Il fait une hypoglycémie vers midi, sans raison évidente. Après traitement de cette hypoglycémie, le patient doit prendre normalement le repas de midi, puis son dîner et les collations, et effectuer à 20 h la dose d'insuline habituelle (22 unités). Par contre, le lendemain matin, il doit diminuer la dose d'insuline à 8 h et ne faire que 28 ou 26 unités.

L'autocontrôle est essentiel : la survenue d'hypoglycémies, l'activité physique (le tout étant consigné sur le carnet de surveillance) doivent conduire à adapter au jour le jour le traitement insulinique (variation des doses) et le régime : ce n'est pas une chose facile et, comme on le dit parfois, le patient doit arriver à « jongler » avec son insuline et son alimentation.

Certains y arrivent, sans aide médicale. D'autres n'y parviennent pas et doivent être aidés par leur médecin traitant et par une équipe spécialisée. Parfois, il est pratiquement impossible de vraiment équilibrer un diabète. On parle alors de diabète instable.

Cette instabilité est parfois transitoire et liée à une insulino-résistance (mauvaise technique d'injection, infection chronique méconnue, interférences médicamenteuses, stress prolongé).

Traitement des complications métaboliques aiguës

Acidocétose

L'acidocétose devrait en fait être prévenue par la correction rapide du déséquilibre du diabète qui la précède toujours (hormis bien sûr les cas où l'acidocétose est inaugurale).

Ce traitement peut être effectué par le patient lui-même : outre la correction du facteur déclenchant, il faut qu'il augmente ses doses d'insuline en rajoutant, à son traitement habituel, des injections sous-cutanées d'insuline ordinaire. On conseille d'effectuer 15 unités, à renouveler 4 heures plus tard s'il persiste une cétonurie importante. Il est essentiel que le patient continue à s'alimenter normalement. Lorsque la cétonurie a disparu, il peut reprendre son traitement habituel.

En cas d'échec de ce traitement, c'est-à-dire si la cétonurie persiste, l'hospitalisation est nécessaire.

L'hospitalisation est aussi nécessaire, mais d'emblée s'il existe des troubles digestifs rendant l'alimentation impossible (nausées, vomissements) ; il est alors indispensable d'assurer un apport calorique par voie parentérale (perfusions).

L'acidocétose évoluée traduit un désordre métabolique majeur : elle doit être traitée en milieu spécialisé (réanimation, service de diabétologie).

Les prélèvements sanguins et urinaires sont effectués en urgence :

- recherche d'une cétonurie et d'une glycosurie ;
- gaz du sang ;
- ionogramme, glycémie, créatinine, protides ;
- bilan lipidique ;
- électrocardiogramme et radiographie thoracique ;
- hémocultures, culot urinaire.

La pose d'une sonde urinaire est systématique et permet la mesure de la diurèse. Une sonde digestive est également installée s'il existe des vomissements, pour éviter les fausses routes et mesurer les pertes digestives.

La surveillance initiale, outre les paramètres hémodynamiques (pouls, tension artérielle, état de conscience), comprend également une mesure de la glycémie au doigt effectuée toutes les heures.

Un nouveau bilan sanguin, avec dosage de la kaliémie, et urinaire est effectué vers la 4e heure, puis, selon l'évolution, répété toutes les 6 à 12 heures.

Le traitement est entrepris dès que le bilan initial a été fait : il associe de l'insuline par voie intraveineuse (habituellement par pompe IV continue, à la dose de 8 à 10 unités/heure) et une réhydratation par voie parentérale par perfusions de soluté salé isotonique, puis de soluté glucosé isotonique. Les électrolytes sont ajoutés selon les résultats des bilans biologiques. De grandes quantités de liquides sont perfusées (entre 6 et 10 litres par 24 heures, parfois plus), ce qui nécessite une voie d'abord veineuse solide.

Parallèlement, le facteur déclenchant est traité (antibiothérapie entreprise après les hémocultures lorsqu'il s'agit d'une infection).

Le pronostic est bon (plus de 90 % de guérison) et dès que possible, l'alimentation orale est reprise (en général moins de 24 heures après l'admission).

Coma hyperosmolaire

Un même bilan initial est effectué et la surveillance doit être aussi horaire pendant les premières heures du traitement.

Le traitement associe une insulinothérapie par voie parentérale continue (6 à 15 unités par heure), des apports hydroélectrolytiques par perfusions (soluté glucosé hypotonique à 2,5 % ou soluté salé). L'antibiothérapie est systématique après les prélèvements urinaires, sanguins, éventuellement cutanés ou muqueux.

Les soins de nursing sont ici essentiels, car il s'agit presque toujours de patients âgés, souvent très déshydratés et dénutris.

La mortalité très lourde (50 %) est d'ailleurs presque toujours liée à des complications de décubitus.

Enseignement (éducation) du diabétique

Il a un rôle essentiel. Il s'efforce d'obtenir que le patient lui-même soit capable :

- d'effectuer la surveillance des glycémies et de la cétonurie (autocontrôle) ;
- de reconnaître et traiter rapidement une hypoglycémie ;
- de modifier son alimentation selon son activité physique ;
- d'effectuer lui-même ses injections d'insuline ;
- de prévenir les complications aiguës du diabète (acidocétose), en traitant rapidement une cétose débutante ;
- de prévenir les complications lointaines (micro- et macroangiopathie) par des mesures quotidiennes d'hygiène, la suppression d'autres facteurs de risques (tabac, hypertension artérielle, sédentarité), la pratique au moins annuelle d'un bilan clinique et paraclinique.

De la réalisation de ces objectifs dépend le pronostic lointain du diabète. Actuellement, morbidité et mortalité du diabète sont supérieures à celles de la population générale, mais il s'agit là de résultats globaux qui ne sont pas forcément valables pour un sujet donné.

Est-il possible de concilier une telle surveillance avec une vie sociale, affective, culturelle, proche de la normale ? Comment vit le diabétique ?

Diabète et vie quotidienne

Activité professionnelle

Certains métiers sont légalement interdits aux diabétiques insulinodépendants :

- armée ;
- métiers dits de sécurité (transport en commun, pilote, aiguilleur, emplois de sécurité à EDF, La Poste, SNCF...) ;
- service de sûreté nationale, de lutte contre l'incendie ;
- aviation civile et commerciale (personnel volant).

Dans le secteur privé, la législation est imprécise et c'est en fait le médecin du travail qui décide de l'aptitude ou non du diabétique à un métier. D'une façon générale, sont contre-indiqués : les métiers de précision (nécessitant une acuité visuelle parfaite), les métiers de sécurité (une hypoglycémie peut y être dangereuse).

La profession d'enseignant est ouverte aux diabétiques.

Les diabétiques peuvent conduire (véhicule de tourisme).

Sports

La pratique d'un sport est très souhaitable car elle réduit le risque d'athérome. Cependant, certains sports doivent être déconseillés : plongée sous-marine, boxe, escalade.

La pratique d'un sport nécessite un apport calorique supplémentaire, pendant et après l'exercice. Par exemple, une heure de tennis représente 600 calories, une heure de marche 400 calories. L'utilisation de boissons du commerce riches en sels minéraux et glucose est une bonne solution (Athlon).

Vie familiale

La fécondité des hommes et des femmes diabétiques est normale.

La contraception idéale reste à découvrir : les œstroprogestatifs (pilule) sont susceptibles d'accroître le risque cardio-vasculaire.
Le risque pour les descendants est identique pour l'enfant d'une mère ou d'un père diabétique. Il est évalué à 6 % environ. Lorsque les deux parents sont diabétiques, ce risque est beaucoup plus élevé, sans doute supérieur à 25 %.
Les vaccinations ne sont pas contre-indiquées et bien au contraire indispensables, même s'il existe une protéinurie.
Les voyages sont possibles, mais le diabétique doit se renseigner sur les insulines disponibles, leurs concentrations, les possibilités de conservation au froid, les coutumes alimentaires du pays visité. Une assurance de type « Europ Assistance » est tout de même souhaitable pour les pays lointains.
Chez l'enfant et l'adolescent diabétiques, les très lourdes contraintes du traitement sont amplifiées et expliquent que certains adolescents aient des attitudes de refus, allant parfois jusqu'à des conduites suicidaires. Le passage de l'enfance à l'adolescence signifie aussi que le traitement, jusqu'ici assuré par les parents, est brutalement à la charge de l'adolescent et cette transition est difficile.
La croissance et la puberté ne sont pas altérées par le diabète, à la condition d'y adapter le régime alimentaire.
L'Association française des diabétiques (AFD) publie une revue et organise des réunions. Des colonies de vacances pour enfants sont organisées par l'AJD (Aide aux jeunes diabétiques).
L'oubli d'une injection n'est pas catastrophique : il faut alors conseiller au patient de « couvrir » la période qui le sépare de l'injection suivante par une injection d'insuline ordinaire. Par exemple, l'oubli de l'injection de l'insuline semi-lente du matin peut être compensé par une injection d'insuline ordinaire à midi, à la même dose.
Un surdosage en insuline (erreur d'injection, injection effectuée deux fois) présente un risque d'hypoglycémie important qui doit être prévenu par un apport supplémentaire en glucides, y compris des sucres rapides (jus de fruits, boissons sucrées...) ; une surveillance rapprochée des glycémies au doigt est souhaitable tant qu'agit l'insuline injectée par erreur.

Perspectives

Les **pompes portables** avec injection sous-cutanée continue sont disponibles : le débit d'insuline est réglé par le patient lui-même. Habituellement, ce débit est augmenté avant chaque repas, avec, dans les périodes interprandiales, un débit basal continu mais faible. Les résultats sur la glycorégulation sont bons. L'emploi de ces pompes est cependant limité par les contraintes qu'elles imposent au patient. Leur prescription et leur surveillance relèvent de centres spécialisés.
L'avenir est sans doute à des pompes miniaturisées implantées en permanence, par exemple dans la cavité péritonéale abdominale.
Le « **pancréas artificiel** » permet, grâce à un petit ordinateur, d'adapter exactement la quantité d'insuline injectée à la glycémie, celle-ci étant enregistrée en permanence : on obtient ainsi un équilibre glycémique parfait. Son emploi est limité par des raisons techniques : gros volume, nécessité de changer souvent le capteur glycémique, difficulté à stocker l'insuline en grosses quantités.
Il semble qu'une solution presque idéale serait l'implantation intrapéritonéale de petits pancréas artificiels, le réservoir insulinique restant accessible à la peau. Cela reste expérimental.
Les **greffes de pancréas** sont de deux types :

- transplantation pancréatique, difficile techniquement et nécessitant un traitement antirejet ;
- greffe d'îlots pancréatiques fœtaux : cette technique, plus simple, a l'avantage de ne pas nécessiter de traitement antirejet. Malheureusement, le greffon, pour être fonctionnel, doit comporter beaucoup de tissu pancréatique fœtal. Les résultats actuels sont un peu décevants.

La **prévention**, voire la guérison du diabète insulinodépendant ne sont encore que des espoirs : il est cependant théoriquement possible qu'on puisse agir sur les facteurs immunologiques (anticorps, lymphocytes), qui détruisent la cellule bêta-pancréatique. On observe parfois des rémissions de diabètes insulinodépendants, ce qui veut dire qu'au début de la maladie, le pancréas endocrine n'est pas totalement détruit. Ces rémissions, actuellement toujours transitoires, pourraient en théorie être prolongées, voire indéfinies.
Des essais thérapeutiques sont en cours chez des patients à risque de diabète insulinodépendant (fratrie de diabétiques insulinodépendants).

Diabète non insulinodépendant

Régime alimentaire primordial

Lorsqu'il existe une surcharge pondérale, ce régime doit être hypocalorique et son but est de restaurer un poids normal. Il est donc restrictif en glucides mais aussi en lipides. L'apport calorique est déterminé en fonction de l'alimentation habituelle de ces patients, de leur activité physique. La collaboration d'une diététicienne est indispensable.
Lorsque le poids est normal, le régime est normocalorique, dépourvu de sucres d'absorption rapide et enrichi en lipides polyinsaturés (d'origine végétale).

Hypoglycémiants oraux

Ils sont associés au régime lorsque celui-ci n'a pas normalisé la glycorégulation. Trois classes de médicaments sont disponibles : les biguanides, les sulfamides et l'acarbose, un inhibiteur de l'alphaglucosidase (Glucor®).
Les **biguanides** (Glucophage®, Stagid®, Glucinan®) sont normoglycémiants : ils n'induisent jamais d'hypoglycémie :

- leur tolérance digestive est parfois médiocre (diarrhée, vomissements) et, dans 20 % des cas, oblige à l'arrêt du traitement ;
- des contre-indications doivent être respectées : insuffisance rénale, grossesse, insuffisance cardiaque décompensée et insuffisance respiratoire, âge dépassant 70 ans ;
- un seul accident grave est à redouter : l'acidose lactique. Très rare, il est presque toujours lié au non-respect d'une contre-indication ;
- la posologie est de 1 à 3 comprimés par jour, pris pendant les repas.

Les **sulfamides** hypoglycémiants agissent en stimulant la sécrétion d'insuline et peuvent provoquer une hypoglycémie. De nombreux produits sont disponibles, différant par leur durée d'action et leur puissance : le *tableau 8* résume ces propriétés. Ils doivent être absorbés au début du repas, et ne pas être pris si le repas doit être sauté.
Les principales contre-indications sont la grossesse, des antécédents d'allergie aux sulfamides, une insuffisance rénale et hépatique.
Les accidents de ces traitements sont dominés par l'hypoglycémie.
Très souvent, une erreur de régime ou de dose est à l'origine de l'hypoglycémie (oubli d'un repas, prise d'alcool à jeun).
Ces hypoglycémies peuvent être prolongées, graves, et parfois laisser des séquelles neurologiques, surtout chez les sujets âgés.
L'**acarbose** agit en diminuant la dégradation des glucoses complexes. Il doit être absorbé avant ou au tout début du repas. Il diminue ainsi l'hyperglycémie postprandiale. Ses effets secondaires sont digestifs (flatulences, météorisme).

Conduite du traitement

Comme dans les diabètes insulinodépendants, elle est fondée sur les résultats des glycémies (autocontrôle) et la survenue éventuelle d'hypoglycémies (beaucoup plus rares qu'avec l'insuline).
En cas d'échec du régime seul, situation habituelle, on prescrit soit un biguanide, soit un sulfamide. Si ce médicament ne normalise pas la glycémie, on peut associer biguanides et

Tab. 8 : Principaux hypoglycémiants oraux.

Spécialités	Nom	Principales contre-indications	Indicents et accidents
Biguanides	Glucophage® Glucophage 850® Glucinan® Stagid®	Insuffisance rénale même modérée Grossesse Insuffisances cardiaque ou respiratoire décompensées Infarctus du myocarde récent	Nausées, vomissements Diarrhée Acidose lactique
Sulfamides	Glucidoral® Dolipol® Diamicron® Glibénèse® Daonil® Hémidaonil® Minidiab® Diabinèse® Amarel® Glutril®	Insuffisance hépatique Insuffisance rénale sévère Grossesse Allergie aux sulfamides	Allergie cutanée Hépatite Leucopénie Hypoglycémie
Inhibiteur de l'alpha-glucosidase	Glucor®	Grossesse	Flatulences Météorisme

sulfamides. En fait, la cause d'échec la plus fréquente est la non-observance du régime.

Les mesures d'hygiène et de prévention ont la même importance que dans le diabète de type I.

Le passage transitoire à l'insuline est parfois nécessaire : grossesse, intervention chirurgicale, affection médicale aiguë associée.

Une insulinothérapie définitive est parfois indiquée :

- impossibilité d'obtenir l'équilibre glycémique recherché malgré un traitement oral « maximal » et un régime bien suivi ;
- contre-indication aux hypoglycémiants oraux : c'est le cas par exemple de sujets très âgés, chez qui finalement une insulinothérapie prudente est moins dangereuse que l'administration d'hypoglycémiants oraux. Dans ces cas, on se contente habituellement d'une seule injection quotidienne (insuline lente), sans chercher à obtenir une normalisation complète de la glycémie.

Objectifs de soins

Rôle éducatif auprès des personnes atteintes de diabète : l'éducation du diabétique n'est efficace qu'avec la compétence et la complémentarité de l'ensemble de l'équipe soignante, qui a fait participer le patient à la recherche de son autonomie :

1) connaître le patient afin d'obtenir sa participation et d'adapter son enseignement, donc connaître :
- son âge ;
- son milieu familial et socio-professionnel ;
- son ethnie ;
- son niveau de compréhension ;
- ses habitudes de vie (activités, loisirs, alimentation...) ;

2) élaborer avec le patient un programme d'éducation ;

3) apporter des connaissances théoriques :
- expliquer le vocabulaire médical ;
- expliquer le rôle de l'insuline ;
- décrire le diabète, sa surveillance et ses complications ;
- détailler le traitement ;
- conseiller une hygiène de vie, une hygiène corporelle et une hygiène alimentaire adaptées au sujet ;

4) enseigner la pratique du traitement et la surveillance :
- effectuer les glycémies capillaires, habituellement avec un lecteur de glycémie, et les interpréter ;
- tenir un carnet d'autosurveillance ;
- surveiller la glycosurie et l'acétonurie, les interpréter ;
- décrire le matériel utilisé, son entretien ;
- apprendre à faire des injections d'insuline à la seringue ou au stylo-injecteur ;
- connaître la conduite à tenir face à une hypoglycémie et face à une cétonurie ;

5) évaluer régulièrement les connaissances et le savoir-faire du patient ;

6) écouter le patient et l'inciter à verbaliser ses inquiétudes et ses difficultés face à la maladie.

Par hypoglycémie, on désigne tous les signes cliniques secondaires à une diminution rapide du taux sanguin du glucose, inférieur à 0,60 g/l ou 3,3 mmol.
L'accident hypoglycémique doit être rapidement reconnu et traité en urgence, car il peut induire des troubles neuropsychiques irréversibles et parfois même être mortel.

Diagnostic

Dans sa **forme typique**, le « malaise » hypoglycémique est de diagnostic facile : c'est l'apparition rapide d'une asthénie intense, avec sensation de faim parfois douloureuse.
Le patient est pâle, couvert de sueurs, tachycarde et a un tremblement. Il peut exister des troubles psychiques : obnubilation, agitation, état confusionnel.
Tous ces symptômes disparaissent après ingestion du sucre (ou après injection de soluté glucosé hypertonique, ou de glucagon en intramusculaire).
Le diagnostic est parfois moins facile, car l'hypoglycémie peut simuler d'autres affections : un ulcère duodénal quand la faim douloureuse est au premier plan ; un angor quand la douleur est basithoracique ; des troubles du rythme cardiaque (palpitations) ; un accident vasculaire cérébral (quand il existe diplopie, crise comitiale, hémiplégie, perte de connaissance) ; des troubles psychiques (états d'excitation avec propos incohérents, état confusionnel), qui peuvent simuler un éthylisme aigu.
Le dosage de la glycémie doit être systématique dans de telles circonstances et permet le diagnostic.
Le **coma** est la complication majeure de l'hypoglycémie. Son installation peut être très rapide ou plus progressive, précédée par les symptômes déjà décrits. C'est un coma profond. Le patient est agité, couvert de sueurs, pâle et tachycarde. Il peut exister des crises convulsives.
L'urgence thérapeutique est grande et, en cas de doute, il faut injecter du soluté glucosé hypertonique à 30 % sans attendre les résultats de la glycémie, prélevée avant l'injection. Le pronostic du coma dépend en effet de la rapidité du traitement.
En conclusion, l'hypoglycémie est grave car :
- elle est parfois difficile à diagnostiquer du fait de la grande diversité de ses signes cliniques ;
- elle met en jeu le pronostic vital à court terme, en l'absence d'un traitement urgent.

Etiologie

Deux grandes étiologies doivent être distinguées :
- les hypoglycémies organiques ;
- les hypoglycémies fonctionnelles (appelées aussi post-stimulatives).

Hypoglycémie organique

Quand la glycémie à jeun est basse, il s'agit le plus souvent d'une **hypoglycémie organique**. Pour confirmer celle-ci, on pratiquera, après avoir éliminé une insuffisance surrénalienne ou thyroïdienne, une épreuve de jeûne sous stricte surveillance hospitalière, car elle est souvent mal tolérée.
Le test au tolbutamide (injection en 2 minutes de 1 g de tolbutamide dilué dans 20 ml de soluté physiologique) provoque une chute de la glycémie d'environ 50 % (test également très mal toléré).
Le dosage de l'insuline au cours du nycthémère est primordial :

• s'il est normal, l'hypoglycémie est due :
– à une endocrinopathie (insuffisance surrénale ou hypophysaire) ;
– à une insuffisance hépatique ;
– à une tumeur extrapancréatique ;
• s'il est élevé (hyperinsulinémie), l'hypoglycémie est due à une tumeur du pancréas (insulinome), bénigne dans la majorité des cas, imposant un traitement chirurgical.

Hypoglycémie fonctionnelle

Quand la glycémie à jeun est normale et que les hypoglycémies sont peu sévères et surviennent 2 à 3 heures après le repas (surtout s'il contient du café, thé ou Coca-Cola) ; ce sont des **hypoglycémie fonctionnelles**, de pronostic bénin. On pratiquera alors une HGPO prolongée pendant 5 heures qui confirmera le diagnostic en montrant une courbe biphasique *(Schéma 1)*.
En dehors des malades gastrectomisés, les hypoglycémies fonctionnelles sont dites idiopathiques, car elles surviennent chez des sujets jeunes, sans pathologie associée. Le traitement repose sur des mesures diabétiques simples : repas « mixtes » (en particulier, petit déjeuner comportant outre les glucides, des lipides et des protides, type petit déjeuner anglais) et prise de collations à distance des repas.

Schéma 1 : Sujet atteint d'hypoglycémie fonctionnelle réactionnelle.

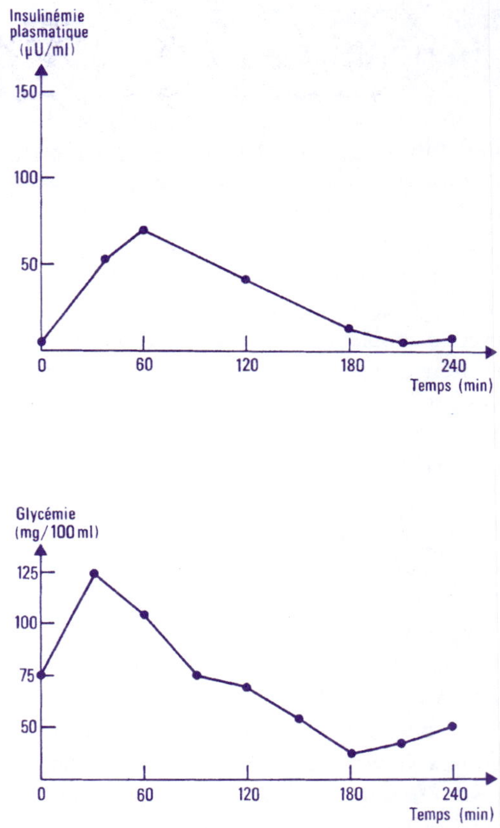

Généralités

L'obésité est définie par un excès de **graisse de réserve** stocké dans le tissu adipeux. Cette masse grasse représente 10 à 15 % du poids chez l'homme et 20 à 25 % chez la femme. En raison de la difficulté de mesure de la masse grasse, on accepte d'appeler obésité, un **excès de poids**. L'excès de poids s'apprécie par rapport à une base de référence, « le poids idéal théorique », qui permet statistiquement la plus longue espérance de vie et qui est calculé par la formule de Lorenz :

[T – 100 – (T – 150)/X]

T représente la taille en centimètres.

X = 4 pour les hommes.

X = 2 pour les femmes.

Certaines compagnies d'assurances américaines établissent des tables définissant un poids idéal selon la taille et le sexe.

Pour apprécier le surpoids, on préfère, en pratique, calculer l'index de masse corporelle ou *Body Mass Index (BMI)* : P/T^2. Il existe des réglettes permettant de connaître ces index sans calcul. Chez l'adulte, l'obésité est définie par un indice de masse corporelle égal ou supérieur à 30 kg/m^2. Chez l'enfant, l'obésité est définie par des valeurs de BMI situées au-delà du 97e centile en se référant aux abaques qui figurent dans le carnet de santé.

Il n'y a pas de définition de l'obésité chez le sujet âgé.

Il existe deux types d'obésité : gynoïde et androïde. L'appréciation du type d'obésité androïde ou gynoïde peut se faire avec un mètre-ruban, en calculant le rapport taille/hanches. L'obésité est dite androïde lorsque le tour de taille dépasse le tour de hanches.

En fait, la distinction entre ces deux formes n'est pas toujours facile à établir ; la moitié seulement des obèses peut être rattachée à un de ces types. Dans les autres cas, on parle d'obésité mixte.

L'obésité gynoïde

La surcharge adipeuse prédomine à la moitié inférieure du corps, à l'abdomen, aux hanches, aux membres inférieurs. La musculature est peu développée ; la pilosité est faible ; la peau est sèche et ces malades pourraient parfois faire évoquer, à tort, une insuffisance thyroïdienne.

L'évolution se fait vers des complications :

- respiratoires ;
- ostéoarticulaires (en particulier, arthrose des membres inférieurs). En revanche, il n'y a pas de complications métaboliques.

L'obésité androïde

Elle prédomine à la moitié supérieure du corps, touchant le ventre, le thorax et les épaules. L'évolution se complique souvent de diabète, de goutte et d'athérosclérose. C'est ce type d'obésité qui est associé au risque cardiovasculaire et au syndrome dit d'insulino-résistance ou syndrome X (associant diabète, augmentation des triglycérides, diminution du HDL-cholestérol, hypertension artérielle).

Examens clinique et biologiques

Devant une obésité, il convient de rechercher :

- le retentissement viscéral de l'obésité ;
- les facteurs responsables de l'obésité ;
- les anomalies biologiques.

Retentissement viscéral

Troubles respiratoires

Habituellement, il existe seulement une dyspnée d'effort, qui régressera avec la réduction de la surcharge pondérale. L'obésité favorise aussi les apnées du sommeil.

Il faut individualiser une forme rare, particulièrement grave : le syndrome de Pickwick. Il s'agit d'une insuffisance cardiorespiratoire sévère, avec, à l'examen, une tachypnée et une cyanose. Une somnolence postprandiale est un élément important du syndrome. Les explorations fonctionnelles respiratoires montrent une diminution de la capacité vitale et une hypoxémie avec hypercapnie. Une défaillance cardiaque droite complique très habituellement cet état.

Complications cardiovasculaires

En dehors de l'insuffisance ventriculaire droite, l'obésité favorise l'apparition d'une hypertension artérielle et d'une insuffisance ventriculaire gauche, puis d'une insuffisance cardiaque globale, ainsi que, pour l'obésité androïde, d'une insuffisance coronaire.

Retentissement sur l'appareil locomoteur

Les troubles de la statique favoriseraient :
- l'arthrose lombaire et lombosacrée, ainsi que des articulations des membres inférieurs ;
- dans l'obésité androïde, interviendraient une hyperlaxité ligamentaire et une hypotonie musculaire.

Facteurs responsables de l'obésité

Facteur génétique

L'existence d'une prédisposition familiale à l'obésité est certaine : dans les obésités de la première enfance, il existe, dans la majorité des cas, un ou deux parents obèses. Mais il est difficile de séparer ce qui revient à un facteur héréditaire et ce qui tient aux habitudes alimentaires familiales.

Facteur neuropsychique

Un facteur organique est rarement mis en évidence : on mentionnera cependant l'existence d'obésité après lobectomie temporale pour épilepsie, ou après un traumatisme ou une lésion de l'hypothalamus (obésité hypothalamique avec troubles du comportement alimentaire).

Il n'existe pas de profil psychologique spécifique des sujets obèses, et ceux-ci présentent rarement des troubles psychologiques patents : tout se passe comme si les troubles qualitatifs du comportement alimentaire en tenaient lieu.

On devra tenir compte d'un certain nombre de facteurs, d'importance inégale dans chaque cas, et tenter d'évaluer leur responsabilité dans l'obésité :
- les troubles du comportement alimentaire (fringale, boulimie) ;
- la signification du comportement alimentaire et du « gros corps » dans le vécu du sujet ;
- le retentissement psychologique de l'obésité ;
- la nature et l'origine de la demande thérapeutique.

Tous les intermédiaires sont possibles entre des situations extrêmes : avec, d'une part, les sujets de personnalité fragile, en voie de décompensation, porteurs de troubles graves du comportement alimentaire et, d'autre part, ceux qui sont obèses sans que leur état psychologique soit pour autant anormal.

Facteurs métaboliques

Les rapports entre obésité et diabète : la courbe d'HGPO est perturbée chez les trois-quarts des obèses environ. L'évolution vers le diabète se voit surtout dans les obésités androïdes.

Les troubles lipidiques : on rencontre fréquemment chez les obèses une hypertriglycéridémie et une hypercholestérolémie, qui répondent bien au régime hypocalorique simple.

Facteurs endocriniens

Le rôle des troubles endocriniens est plus difficile à préciser. Il est la plupart du temps inutile d'entreprendre une exploration endocrinienne complexe à visée étiologique, sauf quand un point d'appel précis oriente la recherche. La fonction thyroïdienne est habituellement normale, et l'hypothyroïdie n'est que rarement à l'origine d'une véritable obésité.

Un hypercorticisme peut être quelquefois discuté dans les obésités androïdes, mais le cycle du cortisol est normal, et le cortisol est freinable par la dexaméthasone à faible dose. Il se normalise après perte du poids.

La recherche d'une tumeur hypophysaire ou suprahypophysaire n'est indiquée que lorsque l'on constate des troubles du sommeil et de la vigilance, un diabète insipide, un hypogonadisme. Ces cas sont exceptionnels.

Chez la femme, des troubles des règles peuvent survenir.

Traitement

Il fait appel à des mesures diététiques (restriction calorique), à un soutien psychologique et à une lutte contre la sédentarité. Les indications doivent être discutées.

Le traitement n'est pas médicalement justifié devant une « fausse » obésité (poids légèrement supérieur à la normale, mais sans retentissement métabolique; simple perturbation de l'image corporelle chez une patiente dont la silhouette est en fait normale) et sans demande du patient.

Les obèses de poids stable, sans complication métabolique ni facteur de risque, ne représentent pas non plus de bonnes indications à un traitement, surtout si l'obésité remonte à l'enfance et qu'il n'y a pas de motivation personnelle.

Enfin, il faut être prudent devant certaines demandes d'amaigrissement chez des patients ayant une personnalité fragile ou déprimés, car les frustrations supplémentaires dues au régime pourraient précipiter la décompensation d'une névrose associée.

Mesures diététiques

La restriction calorique doit être personnalisée, basée sur les ingesta antérieurs, appréciés par l'interrogatoire alimentaire (enquête calorique chiffrée).

Ainsi, on rééquilibrera un régime déséquilibré ou on réduira, d'un quart ou d'un tiers, les apports antérieurs, si bien que la ration calorique, au début du traitement, se situera exceptionnellement au-dessous de 1 200 calories.

Dans certains cas, cette réduction peut être obtenue par la simple correction d'erreurs quantitatives et qualitatives évidentes (glucides ou alcool), sans restriction diététique proprement dite.

La perte de poids sera de 2 à 3 kg par mois, au moins au début, sauf exceptions (réduction pondérale indispensable avant une intervention chirurgicale).

Un amaigrissement rapide n'est pas souhaitable et même est dangereux. De plus, il risquerait d'entraîner un abandon thérapeutique suivi d'une rapide reprise de poids, souvent supérieure au poids initial.

En cas de besoin d'amaigrissement rapide, le régime sera très strict : 800 à 1 200 calories; le patient sera hospitalisé sous stricte surveillance biologique (potassium, uricémie) et sous complémentation (vitamines et oligoéléments).

Résultats

On peut évaluer entre 20 et 50 % les patients qui abandonnent avant la seconde consultation : parmi eux, la majorité des sujets n'ont pas de motivations personnelles et sont incapables de se plier aux exigences du régime.

Pour les autres patients, il est souhaitable de fixer, dès les premières consultations, un objectif de poids. Ce poids n'est que très rarement le poids idéal et, dans les meilleurs cas, les patients conservent une surcharge pondérable modérée. On leur conseille alors un régime moins restrictif que le régime initial; le but étant de stabiliser le poids à un niveau appelé « poids de forme ».

Objectifs de soins

Soins à apporter aux personnes atteintes d'obésité :

1) évaluer l'obésité :

- comparer le poids du malade avec le poids idéal;
- rechercher les raisons de la demande d'amaigrissement (physique, médicale, psychologique, esthétique, prévention);
- rechercher les antécédents de l'obésité (familiaux, circonstance d'apparition);
- connaître les traitements antécédents, leurs résultats;
- effectuer un bilan médical complet (clinique, biologique, psychologique);
- effectuer une enquête diététique (habitudes alimentaires, rythme, apports qualitatifs, quantitatifs);

2) faire établir un régime par une diététicienne, en tenant compte :

- du degré de surcharge pondérale;
- des résultats du bilan biologique;
- des pathologies associées (hypertension, dyspepsie, constipation);
- du degré d'activité physique;
- de l'aspect socioculturel (niveau économique, habitudes alimentaires, familiales, religieuses, éthiques);
- de la fragilité psychologique du patient;

3) informer le patient sur les bases fondamentales du traitement :

- préciser les trois catégories d'aliments :
  – aliments permis à volonté : protides, légumes verts;
  – aliments interdits : glucides simples, alcool;
  – aliments limités en quantité : beurre, fruits, pain;
- insister sur le principe que le malade ne doit avoir ni faim, ni soif;
- aider à supporter le régime en variant le plus possible les menus et en personnalisant ce régime;

4) soutenir moralement le patient par de nombreux entretiens, et en l'orientant vers des associations d'obèses s'il le souhaite;

5) contrôler la cure d'amaigrissement par des pesées et des prises de mensurations (taille, hanches) mensuelles.

Il existe schématiquement trois variétés de maigreurs :

- la maigreur constitutionnelle ;
- les lipoatrophies ;
- l'anorexie mentale.

Maigreur constitutionnelle

Il s'agit d'états, souvent familiaux, qui ne sont pas pathologiques, même si le poids des sujets peut être considérablement inférieur à leur poids idéal théorique. Cliniquement, les sujets ont un tissu adipeux peu abondant. Ils sont souvent longilignes et ont une musculature normale. L'appétit et les fonctions digestives sont normaux. Le poids est stable, il n'y a pas de signe de dénutrition.

Sur le plan biologique, il n'existe aucune anomalie des « constantes » biologiques habituelles.

Aucun traitement n'est à envisager si ce n'est celui de faire accepter un état qui peut être psychologiquement mal toléré.

Lipoatrophies

Ce sont des maladies génétiques très rares, définies par une diminution plus ou moins globale des adipocytes (cellules stockant les graisses).

Anorexie mentale

C'est une maladie fréquente, touchant le plus souvent les femmes entre 15 et 25 ans, et grave puisqu'elle est mortelle dans 5 à 10 % des cas.

Clinique

Le début est insidieux et ce n'est qu'en phase de pleine évolution que la maladie est découverte. L'amaigrissement est considérable, confinant à la cachexie, pouvant atteindre jusqu'à 50 % du poids initial. Il est pourtant très bien supporté par la patiente qui se trouve « encore trop grosse ».

Il existe une anorexie sévère avec réduction des apports caloriques calquée sur le régime des obèses. La ration protidique est souvent peu diminuée, ce qui explique la relative tolérance et l'absence d'asthénie. Enfin, il existe une aménorrhée, qui peut survenir soit en dessous d'un certain poids seuil, soit être inaugurale, révélant alors la maladie.

Biologie

Les restrictions alimentaires vont être responsables d'une déplétion potassique (parfois accrue par des vomissements provoqués et la prise de laxatifs). Les dosages hormonaux ont peu d'intérêt diagnostique : ils montrent des valeurs basses de FSH, LH et de l'œstradiol. Les hormones thyroïdiennes sont modérément diminuées.

Appréciation des problèmes psychologiques

Elle est essentielle. L'anorexie mentale touche le plus souvent des jeunes filles intelligentes, qui vivent dans un milieu familial où la mère a une forte personnalité.

Plusieurs éléments psychologiques caractérisent l'anorexie mentale :

- d'abord la méconnaissance qu'a la patiente de sa maigreur : très maigre, elle désire pourtant être encore plus mince ;
- de plus, la patiente a des rites alimentaires qu'il faut connaître : elle trie sa nourriture, elle l'écrase, la met en boulettes. Les repas sont interminables, presque toujours solitaires ;
- par ailleurs, ces jeunes patientes sont hyperactives. Elles font parfois beaucoup de sport ; leur fonction intellectuelle est bonne, souvent supérieure à la normale, mais un échec scolaire ou affectif est ressenti comme une catastrophe.

Ces patientes cherchent souvent à manipuler l'équipe médicale, et les rapports de confiance sont difficiles à établir.

Il importe de toujours rechercher une dépression associée ainsi qu'un terrain psychotique.

Traitement

Il nécessite une hospitalisation en milieu spécialisé. Il comporte :

- l'isolement absolu (suppression des visites) ;
- la réalimentation par voie naturelle si possible, avec des apports caloriques progressivement croissants. Il est indispensable, dès l'arrivée de la patiente, d'établir un véritable contrat, en fonction du poids, par exemple : à 40 kg, les visites sont permises, à 50 kg, la sortie est autorisée ;
- la psychothérapie est indispensable. Elle devra être poursuivie après l'hospitalisation et inclure les parents de ces patients. Elle doit être prolongée longtemps (plusieurs mois ou années).

Il est important que la patiente puisse s'adresser à un référent bien individualisé qui ne change pas pendant la période de soins.

Résultats

Sur le plan pondéral

Les résultats sont parfois bons mais pas toujours. Dans le meilleur des cas, les patientes grossissent, peu au début.

Les rechutes nécessitent un traitement identique (hospitalisation, reprise d'un contrat).

Sur le plan hormonal

Les règles réapparaissent lorsque le poids augmente.

Sur le plan psychologique

Le pronostic est variable : l'adaptation sociale et professionnelle de ces patientes est parfois bonne, leur épanouissement affectif et familial est plus aléatoire.

6 Hyperlipidémies

Cholestérol, triglycérides et phospholipides sont les principaux constituants lipidiques du plasma.

On dit qu'il y a hyperlipidémie lorsque le taux d'un ou des lipides sériques, à jeun, dépasse le taux normal moyen (établi pour une population donnée).

Certaines hyperlipidémies (ou hyperlipémies) sont secondaires à des affections générales (syndrome néphrotique, hypothyroïdie, cholestase hépatique). La plupart sont primitives et ont souvent un caractère familial.

Aspects cliniques

Les hyperlipidémies sont généralement asymptomatiques et beaucoup sont découvertes à l'occasion d'examens systématiques (bilan d'hypertension artérielle, bilan avant contraception orale, bilan de santé...). Elles peuvent être révélées par des manifestations aiguës comme la pancréatite secondaire aux hypertriglycéridémies importantes, ou des manifestations chroniques : ce sont les dépôts lipidiques sur la peaux (xanthomes cutanés), sur les tendons (xanthomes tendineux), sur la cornée (gérontoxon) ou sur la paupière (xanthélasma).

Ces dépôts lipidiques se forment aussi sur les artères, favorisant la formation de plaques d'athérome. De nombreux autres facteurs favorisent l'athérosclérose (tabac, diabète, hypertension artérielle, obésité), mais plusieurs études ont montré que l'hyperlipidémie, et en particulier l'hypercholestérolémie, arrive au premier plan des facteurs de risque cardio-vasculaire. Les hypercholestérolémies seraient à l'origine de 25 % des cardiopathies ischémiques survenant avant l'âge de 40 ans.

La plupart des hyperlipidémies sont athérogènes (hypercholestérolémies pures ou mixtes associant hypercholestérolémie et hypertriglycéridémie).

Dans la cholestérolémie, on distingue la fraction LDL (*Low Density Lipoprotein*) ou « mauvais cholestérol » athérogène, et la fraction HDL (*High Density Lipoprotein*) ou « bon cholestérol » qui est au contraire anti-athérogène.

La grande majorité des hypercholestérolémies sont liées à des augmentations de LDL-cholestérol, donc athérogènes.

A chaque fois que le cholestérol total est très élevé (supérieur à 3 g/l), il s'agit d'une hypercholestérolémie athérogène.

Les hypertriglycéridémies s'accompagnent presque toujours d'une baisse du HDL-cholestérol. L'association de ces deux anomalies est athérogène, mais on ne sait pas si l'athérogénicité est due seulement à la baisse du HDL ou aussi à l'augmentation des triglycérides.

Aspects biologiques

Le diagnostic des hyperlipidémies est avant tout biologique. Trois examens sont essentiels :

- **l'aspect du sérum, à jeun**, qui peut être clair, lactescent ou laiteux selon le type d'hyperlipidémie ;
- **le dosage du cholestérol et des triglycérides**, qui permet de classer les différents types d'hyperlipidémie :
  – hypercholestérolémie isolée ;
  – hypertriglycéridémie isolée ;
  – hyperlipidémie mixte associant hypercholestérolémie et hypertriglycéridémie ;
- le dosage du cholestérol-HDL qui permet le calcul du cholestérol-LDL.

Les autres examens ont des indications limitées :
- **le lipidogramme ou électrophorèse des lipides**, grâce auquel on obtient un aspect qualitatif des lipides et plus précisément des lipoprotéines ;
- enfin, on peut doser actuellement les principales protéines liées aux lipides, **les apoprotéines :**

– l'apoprotéine B liée au cholestérol athérogène ;
– des apoprotéines A1 et A2 liées à l'autre fraction du cholestérol, anti-athérogène (« bon cholestérol »).

Quel que soit l'examen demandé, le diagnostic d'hyperlipidémie n'est possible qu'à condition de respecter des règles rigoureuses de prélèvement :
- patient à jeun depuis 12 à 14 heures ;
- soumis auparavant à un régime normal et équilibré ;
- l'examen doit être fait à distance (3 à 4 semaines si possible) de toute thérapeutique susceptible de modifier les lipides et de toute maladie aiguë (en particulier infarctus du myocarde).

Traitement

Le traitement se situe dans un objectif de :
- prévention primaire : pour éviter la survenue d'accidents cardio-vasculaires et en particulier coronariens (infarctus du myocarde) ;
- prévention secondaire : chez les personnes qui ont déjà eu un accident cardio-vasculaire, pour éviter la récidive.

Régime

Le régime est **variable en fonction de l'hyperlipidémie** :
- la restriction calorique est indiquée lorsqu'il existe une **surcharge pondérale**, quelle que soit la forme de l'hyperlipidémie ;
- certaines hypertriglycéridémies sont **glucidodépendantes** : on limitera donc l'apport glucidique, notamment les sucres d'absorption rapide ;
- d'autres hypertriglycéridémies sont **alcoolodépendantes**, nécessitant la suppression totale de l'alcool ;
- en cas **d'hypercholestérolémie**, une modification de la nature des lipides ingérés doit être proposée :

– limitation des apports en cholestérol en dessous de 250 mg/24 h *(Tab. 1)* ;
– restriction des graisses saturées d'origine animale qui seront remplacées par des graisses poly-insaturées d'origine végétale, dans des proportions de : un tiers poly-insaturées, un tiers saturées, un tiers mono-insaturées (huile d'olive).

Une limitation importante du cholestérol alimentaire n'est pas toujours utile (il existe des répondeurs et des non-répondeurs) ni souhaitable, en particulier chez le patient âgé, chez qui les œufs (riches en cholestérol) peuvent être une source de protéines.

Tab. 1 : Régime hypocholestérolémiant en pratique.

Aliments	Conseillés	Déconseillés
Lait et dérivés	Lait écrémé Yaourt 0 % MG	Lait entier Fromages blancs autres que 0 % MG Crème fraîche
Viande	Cheval, bœuf, veau : maigre, dégraissé Gibier Poulet (sans la peau) Jambon cuit, maigre	Bœuf, veau : morceaux gras Porc, mouton Boudin Charcuterie

Aliments	Conseillés	Déconseillés
Poissons	Tous, aussi bien gras que maigres	Poissons en conserves Poisson pané
Œufs	Blanc	Œuf entier Jaune d'œuf Mayonnaise
Céréales	Pain blanc, complet Riz, pâtes	Raviolis, pâtes aux œufs Biscottes Biscuits apéritifs
Légumes	Pommes de terre, maïs Légumes secs : lentilles Haricots secs, soja	Frites, chips Avocat
Fruits	Tous	Fruits oléagineux : amandes, noix, noisettes, cacahuètes Olives
Corps gras	Margarine Huile de tournesol	Végétaline Huile d'olive, de colza, d'arachide, etc.
Sucre	Sucre, miel, confiture	Chocolat, caramel

Médicaments hypolipémiants

Lorsque les résultats obtenus par un régime correctement suivi sont insuffisants, on prescrit un médicament hypolipémiant *(Tab. 2)*, variable en fonction de l'hyperlipidémie :

- **dans les hypertriglycéridémies**, on utilise surtout les fibrates : fénofibrate (Lipanthyl®). Ils ont des effets indésirables : ils potentialisent les antivitamines K, ils peuvent induire une atteinte hépatique (cytolyse) et favorisent la survenue de lithiases vésiculaires ;
- **dans les hypercholestérolémies**, on utilise la cholestyramine (Questran®). Les effets secondaires sont fréquents : constipation, chute du taux de prothrombine, interférence avec l'absorption d'autres médicaments ;
- les inhibiteurs de l'HMG Co-Aréductase (ou statines) réduisent le taux du cholestérol plasmatique (Zocor®, Lodalès®, Elisor®, Vasten®). Ils ont peu d'effets indésirables (toxicité musculaire) ;
- des traitements d'exception sont proposés dans les hypercholestérolémies majeures des sujets jeunes :

– épurations plasmatiques répétées (LDH aphérèses) ;
– transplantation hépatique.

Tab. 2 : Principales classes médicamenteuses d'hypolipémiants.

	Indications	Posologie	Effets secondaires Surveillance
Résines échangeuses	HCT pure	Questran® sachets 4 g (cholestyramine) 4 à 24 g/j en 1 à 4 prises	Troubles digestifs Interactions (anti-vitamines K, hormones thyroïdiennes, cyclines, aspirine, phénobarbital...)
Dérivés des fibrates	HLP mixte HTG endogène HCT pure	Bezafibrate (Béfizal® 200 mg × 2/24 h. Ciprofibrate (Lipanor®) 100 à 200 mg/j Fenofibrate (Lipanthyl® micronisé) 67 mg × 3/j ou 200 mg/j Gemfibrozil (Lipur®) 450 à 900 mg/j	Myolyse Cytolyse Potentialisation avec les anti-vitamines K, furosémide, diphényl-hydantoïne, digitalique Surveillance transaminases (arrêt du traitement si le taux de transaminases triple), CPK
Inhibiteurs de l'HMG Co-Aréductase	HCT pure HLP mixte	Simvastatine (Zocor®, Lodalès®) Pravastatine (Elisor®, Vasten®) Fluvastatine (Lescol®, Fractal®) 10 à 40 mg/j (= 1/2 à 2 cp le soir)	Myolyse Cytolyse hépatique Céphalées Vertiges Surveillance : transaminases, CPK
Huiles de poisson	HTG endogène HLP mixte	Acides gras Omega 3 (Maxepa® 4 à 6 capsules/j)	Troubles digestifs. Elévation du temps de saignement Potentialisation de l'action des dérivés nitrés

HCT = hypercholestérolémie
HLP = hyperlipidémie
HTG = hypertriglycéridémie

7 Hyperuricémies

Elles sont définies par une élévation de l'acide urique plasmatique, supérieure à 70 mg/l ou 416 mmol/l.
L'hyperuricémie asymptomatique affecte 5 à 15 % de la population générale. Les risques de l'hyperuricémie sont articulaires et rénaux.
L'uricémie doit être dosée à jeun, à distance de situations pouvant élever son taux (jeûne prolongé, abus d'alcool, épisode pathologique grave ou intervention chirurgicale).
On distingue :

- les hyperuricémies primitives, sans étiologie évidente, mais dans lesquelles on retrouve un facteur héréditaire ;
- les hyperuricémies secondaires, fréquentes, d'étiologies très diverses.

Les manifestations cliniques sont dominées par :

- la goutte, aiguë ou chronique ;
- l'atteinte rénale : lithiase urique et insuffisance rénale chronique.

Signes cliniques et biologiques

Goutte

Les manifestations aiguës et chroniques de la goutte sont décrites dans la partie « Orthopédie-Rhumatologie » (tome 1).

Manifestations rénales

Lithiases uriques

Ces calculs sont formés d'urates, ils sont à l'origine de coliques néphrétiques uni-ou bilatérales, et à tendance récidivante en l'absence de traitement. Le ou les calculs sont le plus souvent radio-opaques et visibles sur les clichés d'abdomen sans préparation, parfois radiotransparents et seulement décelés par l'urographie intraveineuse. Les urines ont un pH inférieur à 6, mais cela n'est pas spécifique de l'hyperuricémie. L'uricurie (mesurée sur les urines de 24 heures) est parfois augmentée.

Insuffisance rénale chronique

C'est une complication tardive des hyperuricémies chroniques non traitées. Elle se traduit par une détérioration très progressive de la fonction rénale, avec conservation de la diurèse.

Etiologie

Certaines hyperuricémies sont **secondaires** :

- à une prise médicamenteuse (diurétiques, antimitotiques, salicylés) ;
- à une insuffisance rénale chronique ;
- à une hémopathie maligne : l'hyperuricémie peut être majorée lors de la chimiothérapie et atteindre parfois des chiffres considérables liés à la lyse cellulaire.

Citons aussi la toxémie gravidique, pour laquelle l'hyperuricémie est un critère pronostique.
Un traitement hypo-uricémiant préventif est systématique. L'alcoolisme aigu peut induire une hyperuricémie et une crise de goutte.
La majorité des hyperuricémies sont primitives :

- un facteur héréditaire est souvent retrouvé ;
- l'association à une surcharge pondérale, un trouble de la glycorégulation, une hyperlipidémie est fréquente : les liens entre ces troubles métaboliques sont mal connus. Il ne semble pas que l'hyperuricémie par elle-même soit un facteur de risque de l'athérosclérose.

Traitement

Le traitement de la crise de goutte repose sur la colchicine. Ce traitement est détaillé dans la partie « Orthopédie-Rhumatologie » (tome 1).

Le traitement des hyperuricémies primitives repose sur **plusieurs médicaments :**

- **l'allopurinol** (Zyloric®, Epuric®) bloque la synthèse de l'acide urique et diminue donc le taux d'uricémie. Il provoque parfois des allergies cutanées ou autres ;
- **la benzodiarone** (Amplivix®) augmente l'élimination urinaire de l'acide urique. Elle est contre-indiquée en cas d'insuffisance rénale ou de lithiase rénale. Elle peut induire une hypo- ou une hyperthyroïdie ;
- l'urate-oxydase (Uricozyme®) n'est utilisée qu'en cas d'urgence, dans les hyperuricémies majeures (observées parfois dans certaines hémopathies). Elle peut entraîner des réactions allergiques.

Les mesures diététiques ont une efficacité limitée : on conseille habituellement d'éviter les abats, les gibiers et certains alcools (vins cuits). Une obésité ou une hyperlipidémie associée doit être traitée parallèlement.

Les indications d'un traitement hypo-uricémiant doivent être soigneusement discutées :

- **les hyperuricémies symptomatiques** (goutte, lithiases rénales, insuffisance rénale) doivent être traitées. Le traitement associe un régime alimentaire et un hypo-uricémiant. Il doit être poursuivi toute la vie. La prise de colchicine à doses faibles est systématique pendant les premières semaines du traitement ;
- **les hyperuricémies asymptomatiques** ne sont traitées que lorsque l'uricémie, contrôlée à plusieurs reprises, dépasse 90 mg/l. Lorsqu'elle est comprise entre 70 et 90 mg/l, on peut se contenter d'une simple surveillance clinique et biologique (dosage annuel de l'uricémie), surtout si l'uraturie est inférieure à 600 mg/24 h.

En cas de traitement médicamenteux :

- le traitement hypo-uricémiant ne doit être débuté qu'en l'absence et à distance d'un accès de goutte ;
- la posologie est augmentée progressivement ;
- le traitement par colchicine, 1 mg/j, est associé pendant les trois premiers mois de traitement chez les personnes qui ont déjà eu un accès de goutte.

Le pronostic des hyperuricémies est excellent, à condition que le traitement soit correctement suivi.

Hémochromatose génétique

C'est une maladie héréditaire, à transmission autosomique récessive, due à une absorption digestive accrue du fer contenu dans les aliments.
Seule la forme homozygote a une traduction clinique. Les patients hétérozygotes peuvent présenter des manifestations biologiques, mais pas de signes cliniques. En revanche, ils transmettent le gène. Le taux de prévalence de l'hémochromatose génétique est de 1,5 à 3 ‰. La maladie est plus fréquente chez l'homme que chez la femme. La muqueuse duodénale fonctionne comme un filtre pour le fer. Ce fer, absorbé en quantité supérieure aux besoins, va se déposer dans de nombreux viscères : foie, cœur et système endocrinien.

Description

L'hémochromatose se traduit par :
- **une pigmentation acquise de la peau** qui devient brune, grise, surtout sur les parties découvertes (mains, visage, décolleté) et sur les organes génitaux ;
- **une hépatomégalie** : le foie est gros et dur. Le bilan hépatique est peu perturbé. La ponction-biopsie hépatique met en évidence une surcharge ferrique, ce qui permet d'affirmer le diagnostic ;
- **un diabète**, par surcharge ferrique du pancréas ;
- **d'autres manifestations endocriniennes** : atteinte des gonades, avec impuissance, perte de la libido, aménorrhée (en fait secondaire à l'atteinte hypophysaire) ; atteinte des surrénales avec risque d'insuffisance surrénalienne ; atteinte de l'hypophyse avec insuffisance antéhypophysaire ;
- **l'atteinte cardiaque** se traduit au début par des troubles à l'électrocardiogramme. Puis, plus tardivement, par une insuffisance cardiaque globale, grave et rebelle au traitement.

En fait, les dépôts ferriques touchent la plupart des organes, notamment : l'estomac (gastrite), les articulations (arthralgies, polyarthrite).
Il existe une perte de poids.

Evolution

Spontanée

Elle est très grave (par complications du diabète, transformation néoplasique du foie, insuffisance cardiaque).

Sous traitement

Elle en règle favorable, dépendant de la précocité du diagnostic.

Diagnostic

Il est affirmé par :
- le dosage du fer sérique : très élevé (200 à 350 µg/l) ;
- le coefficient de saturation de la sidérophiline (qui est la protéine vectrice du fer) : proche de 100 % (normale : 35 %) ;
- l'élévation de la ferritine (protéine de stockage du fer) ;
- la ponction-biopsie hépatique, qui affirme la localisation hépatique des dépôts ferriques et permet le dosage pondéral du fer intrahépatique ;
- le scanner hépatique ou l'IRM, qui contribuent au diagnostic en objectivant et en mesurant l'hyperdensité radiologique du foie. Ils permettent aussi de détecter une complication hépatique, en particulier un cancer du foie.

Il faut éliminer les fausses surcharges en fer : cytolyse, alcoolisme, rhabdomyolyse, thalassémie, anémies sidéroblastiques par exemple.

Traitement

Le traitement de fond est unique : la saignée. C'est le seul moyen de soustraire en quantité importante du fer de l'organisme.

Les saignées doivent être abondantes (7 ml/kg), hebdomadaires, jusqu'à normalisation des paramètres sériques. La fréquence des saignées est adaptée aux taux de ferritine, de l'hématocrite et de l'hémoglobine. Les saignées doivent en principe être réalisées à vie, avec des fréquences qui peuvent être d'une ou deux fois par an.

La quantité de sang qu'il faut soustraire pour normaliser les paramètres sériques permet, *a posteriori*, de quantifier la surcharge en fer.

La surveillance est clinique et biologique : hémogramme, protides, fer sérique, coefficient de saturation.

En outre, des traitements parallèles s'imposent en cas de diabète, d'insuffisance cardiaque, d'insuffisance hypophysaire.

Prévention et dépistage

Les sujets atteints doivent être dépistés grâce aux enquêtes familiales, au dosage du fer sérique et de la ferritine, et surtout au diagnostic génétique disponible depuis 1997. Un dépistage phénotypique familial chez les apparentés du premier degré (fratrie, mais aussi parents et enfants du patient) doit être proposé.

Hémochromatose secondaire

L'hémochromatose « secondaire » est liée à une surcharge ferrique observée au cours de certaines maladies : cirrhoses alcooliques, anémies réfractaires, hémopathies nécessitant des transfusions répétées.

Le pronostic est grave, malgré certaines tentatives thérapeutiques (agents chélateurs du fer, tel le Desféral®).

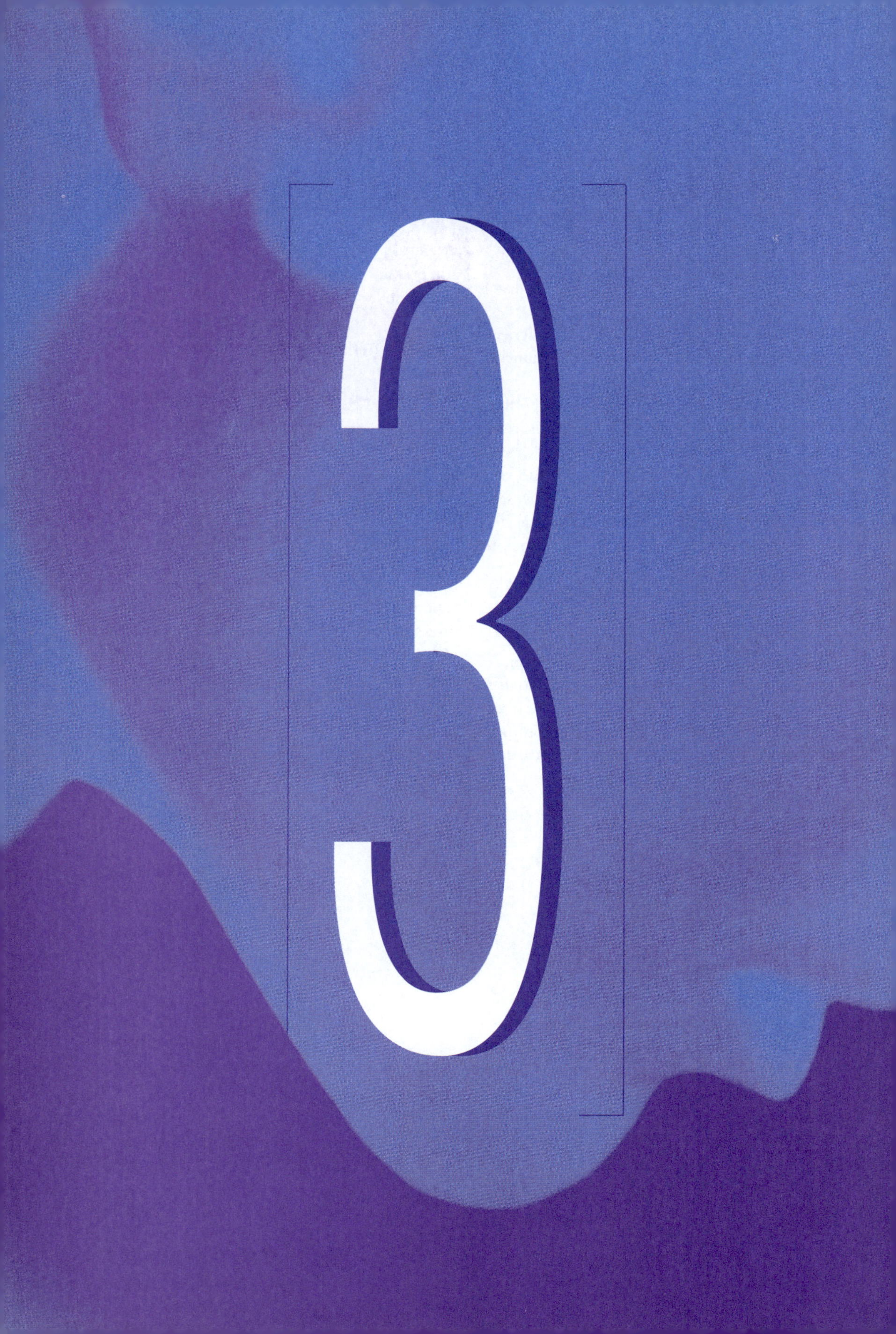

3

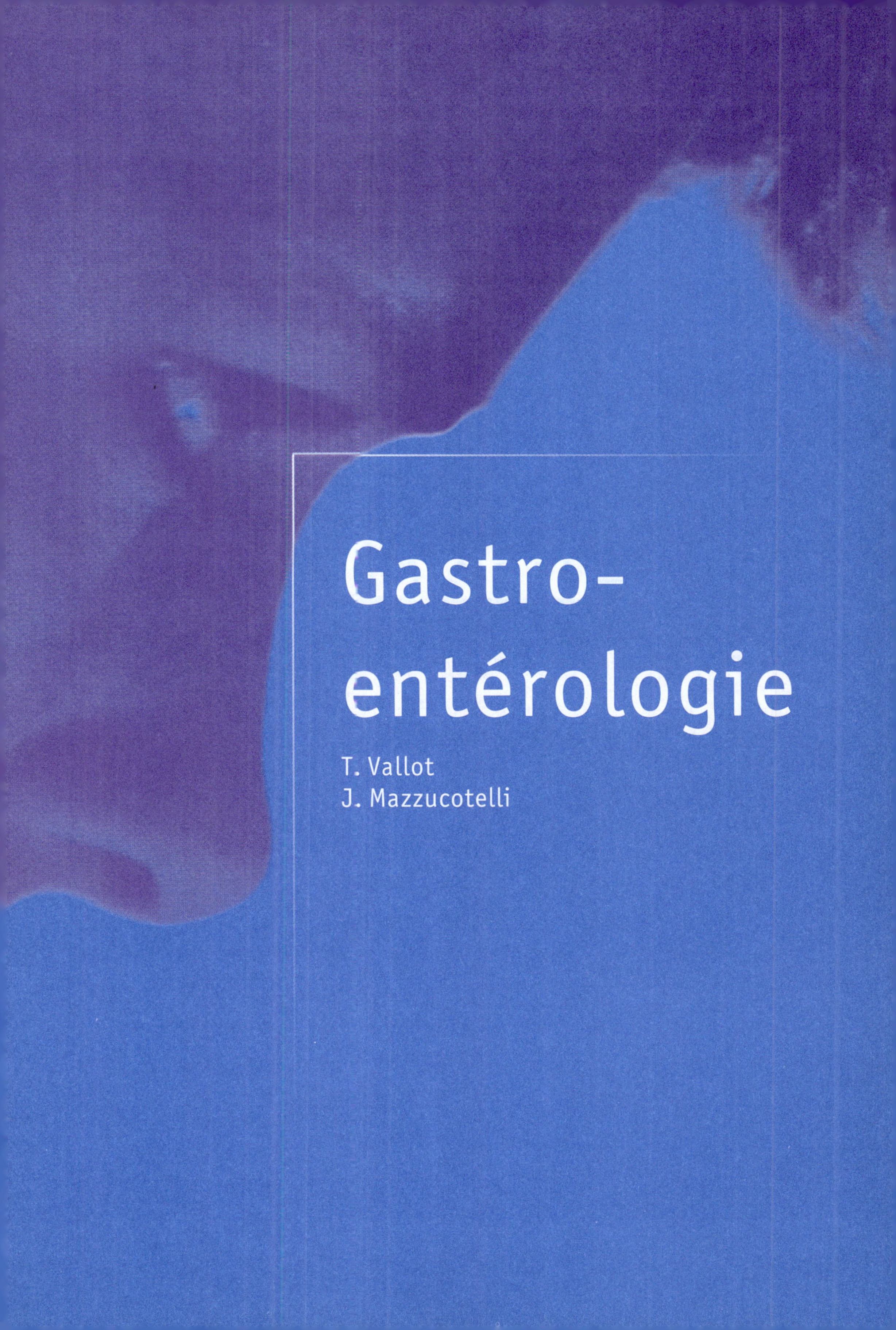

Gastro-entérologie

T. Vallot
J. Mazzucotelli

1 Anatomie – Physiologie du tube digestif

Rappels anatomiques

Œsophage

L'œsophage *(Schéma 1)* est un conduit musculaire qui relie le pharynx à l'estomac. Il mesure environ 25 cm. Son origine se situe dans le cou, à la partie basse du pharynx, en arrière de la trachée et en avant des vertèbres cervicales. Il traverse le médiastin postérieur en avant du rachis, en arrière de la trachée en haut, et du cœur en bas, puis franchit le diaphragme par le hiatus œsophagien avant de rejoindre l'estomac. La jonction œsogastrique s'appelle le cardia, situé à environ 40 cm des arcades dentaires. Il existe deux zones sphinctériennes, l'une à l'extrémité supérieure ou bouche de Killian, l'autre à l'extrémité inférieure ou sphincter inférieur de l'œsophage.

Sur toute sa hauteur, l'œsophage est tapissé par un épithélium malpighien non kératinisé. La jonction entre la muqueuse œsophagienne et la muqueuse gastrique s'appelle le cardia muqueux.

Estomac

L'estomac *(Schémas 1, 2 et 3)* est une poche réservoir située dans le quadrant supérieur gauche de l'abdomen et sous l'auvent costal. Il commence au cardia et se finit au pylore, zone sphinctérienne qui le sépare du duodénum.

Il comprend plusieurs parties : la grosse tubérosité, le corps gastrique ou fundus, et l'antre. On décrit deux faces (antérieure, postérieure) et deux courbures (la grande et la petite).

Il est en rapport :

- en avant, avec la partie terminale de l'hémithorax gauche puis avec la paroi abdominale ;
- en arrière, avec le pancréas, le troisième duodénum et l'anglo-duodénojéjunal (angle de Treitz) ;
- à gauche, avec la rate ;
- à droite, avec le plexus solaire et le foie, auquel il est relié par le petit épiploon ;
- en haut avec le diaphragme ;
- en bas, avec le côlon transverse et les anses grêles.

L'estomac est formé par une tunique musculaire qui lui permet de se distendre et se contracter. Il est tapissé sur sa face intérieure par la muqueuse fundique au niveau du corps et de la grosse tubérosité, et par la muqueuse antrale au niveau de l'antre. Il est recouvert sur sa face externe par le péritoine.

Schéma 1 : Le tube digestif.

A

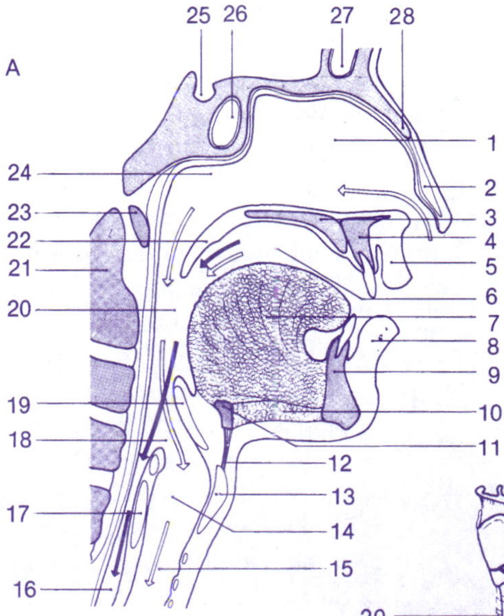

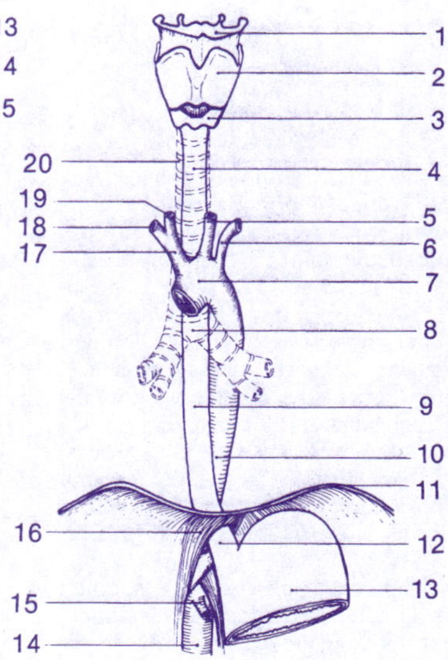

B

A : Coupe sagittale médiane de la tête et du cou (les flèches blanches indiquent le trajet de l'air inspiré, les noires celui du bol alimentaire). 1. fosses nasales; 2. cartilage nasal; 3. palais dur; 4. arcade alvéolo-dentaire du maxillaire supérieur; 5. lèvre supérieure; 6. cavité buccale; 7. langue; 8. lèvre inférieure; 9. mandibule; 10. muscle génio-hyoïdien; 11. os hyoïde; 12. membrane thyrohyoïdienne; 13. cartilage thyroïde; 14. larynx; 15. trachée; 16. œsophage; 17. cartilage cricoïde; 18. laryngo-pharynx; 19. épiglotte; 20. oropharynx; 21. axis; 22. voile du palais; 23. atlas; 24. rhino-pharynx; 25. selle turcique; 26. sinus sphénoïdal; 27. sinus frontal; 28. os nasal.

B : Vue d'ensemble de l'œsophage. 1. os hyoïde; 2. cartilage thyroïde; 3. cartilage cricoïde; 4. œsophage cervical; 5. artère carotide primitive gauche; 6. artère sous-clavière gauche; 7. crosse de l'aorte; 8. bifurcation trachéale; 9. œsophage thoracique; 10. aorte thoracique; 11. diaphragme; 12. œsophage abdominal; 13. estomac; 14. aorte abdominale; 15. tronc cœliaque; 16. orifice œsophagien du diaphragme; 17. tronc artériel brachio-céphalique; 18. artère sous-clavière droite; 19. artère carotide primitive droite; 20. trachée (devant l'œsophage).

D'après Gambarelli J., Guérinel G. Anatomie générale. Marseille : Mediprint, 1977 ; 86.

Schéma 2 : Régions abdominales et topographie clinique de l'abdomen.

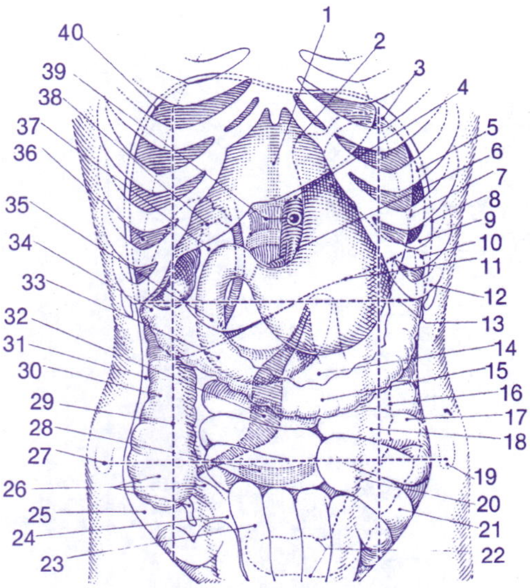

1. sillon abdominal médian; 2. orifice œsophagien; 3. grosse tubérosité de l'estomac; 4. orifice aortique et aorte abdominale; 5. contour de la rate; 6. petite courbure; 7. grande courbure; 8. diaphragme; 9. hypocondre gauche; 10. angle splénique du côlon; 11. racine du méso-côlon transverse; 12. 10e côte; 13. ligne sous-chondrale; 14. ombilic; 15. côlon transverse mobile; 16. côlon descendant; 17. flanc gauche; 18. anses grêles horizontales; 19. épine iliaque antéro-supérieure; 20. sillon abdominal latéral; 21. fosse iliaque gauche; 22. côlon pelvien : du psoas à la 3e vertèbre sacrée; 23. anses grêles verticales; 24. hypogastre; 25. fosse iliaque droite; 26. cæcum, iléon et appendice; 27. ligne bi-iliaque; 28. promontoire; 29. ligne verticale : du milieu de l'arcade crurale; 30. côlon ascendant; 31. flanc droit; 32. (en grisé) racine du mésentère; 33. début du côlon transverse mobile; 34. angle hépatique du côlon; 35. 2e partie du duodénum et abouchement du cholédoque (Vater): 36. hypocondre droit; 37. épigastre; 38. vésicule et voies biliaires; 39. 12e vertèbre dorsale et tronc cœliaque; 40. contour du foie.
D'après Pauchet V., Dupret S. L'anatomie en poche. Paris : Doin, 1983 : pl. 310.

Duodénum et intestin grêle

L'intestin grêle *(Schémas 3 et 4)* s'étend du pylore à la valvule iléocæcale. Il mesure environ 4 à 7 mètres de long chez l'adulte et 2 à 3 centimètres de diamètre. Il comprend deux parties : le duodénum, ou partie initiale, et le jéjuno-iléon.

Duodénum

Il se différencie du reste de l'intestin grêle par sa fixité liée à ses étroites connexions avec la tête du pancréas. Le duodénum forme un cadre, mesurant environ 25 centimètres et comportant quatre portions :

- première portion (D1) : horizontale, faisant suite au pylore. Le segment immédiatement post-pylorique constitue le bulbe duodénal, siège le plus fréquent des ulcères. Il est en rapport en avant avec le foie et la vésicule, en arrière avec l'artère gastro-duodénale, le canal cholédoque, l'arrière-cavité des épiploons et le tronc porte;
- deuxième portion (D2) : verticale, en rapport étroit (inséparable chirurgicalement) sur le bord interne, avec la tête du pancréas. Elle reçoit l'abouchement du canal cholédoque et du canal de Wirsung par un orifice commun, l'ampoule de Vater, entouré par le sphincter d'Oddi;
- troisième portion (D3) : horizontale, croisée en avant par les vaisseaux mésentériques;
- quatrième portion (D4) : ascendante, se termine en se raccordant au jéjunum par un angle aigu (angle duodénojéjunal ou angle de Treitz).

Jéjuno-iléon

Il comprend une portion initiale, le jéjunum, qui représente les deux-cinquièmes proximaux, et l'iléon, les trois-cinquièmes distaux. Le jéjuno-iléon décrit des boucles appelées anses intestinales. Ces anses sont mobiles dans la partie centrale de la cavité abdominale. Tout au long de son trajet, le jéjuno-iléon est recouvert de péritoine. Les deux feuillets de ce dernier, accolés, forment le mésentère, qui fixe les anses grêles à la paroi abdominale postérieure. Dans le mésentère, on trouve le tissu adipeux et les vaisseaux mésentériques artériels, la branche de l'artère mésentérique supérieure, les veines mésentériques et les lymphatiques.

Schéma 3 : Le tronc cœliaque et ses branches.

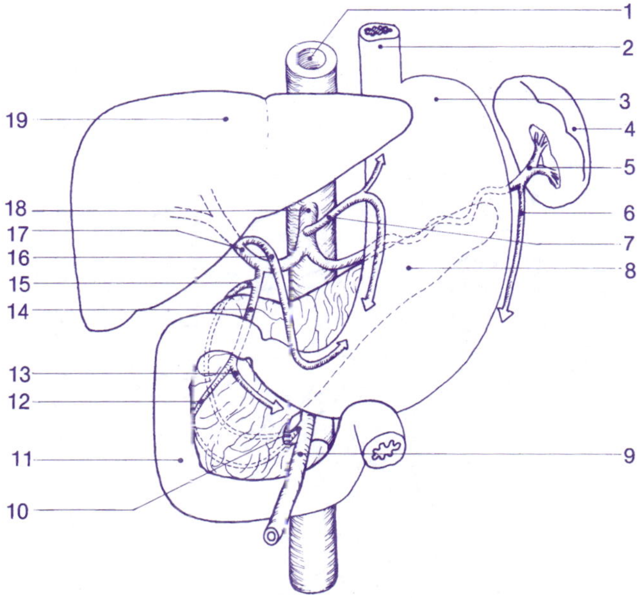

1. aorte ; 2. œsophage ; 3. estomac ; 4. rate ; 5. artère splénique ; 6. artère gastro-épiploïque gauche ; 7. artère coronaire stomachique ; 8. pancréas ; 9. artère mésentérique supérieure ; 10. tronc des artères pancréatico-duodénale gauches ; 11. duodénum ; 12. artère pancréatico-duodénale inférieure droite ; 13. artère gastro-épiploïque droite ; 14. artère gastro-duodénale ; 15. artère pancréatico-duodénale supérieure droite ; 16. artère pylorique ; 17. artère hépatique ; 18. tronc cœliaque ; 19. foie.
D'après Gambarelli J., Guérinel G. Anatomie générale. Marseille : Mediprint, 1977 ; 98.

Côlon et rectum

Le côlon *(Schéma 4)* ou gros intestin, est la dernière partie du tube digestif. Il comprend plusieurs segments :

- le cæcum est un cul-de-sac court auquel est appendu l'appendice. Il se projette dans la fosse iliaque droite ;
- le côlon droit ascendant débute au niveau de l'abouchement iléal, ou valvule iléo-cæcale de Bauhin. Il remonte dans le flanc droit, jusque sous le foie, sous les côtes. Il est fixé à la paroi postérieure ;
- le côlon transverse fait suite au côlon droit par un angle (angle droit)[1], traverse de part en part l'abdomen ; il est mobile, raccordé à la paroi postérieure par le mésocôlon transverse. Il remonte jusqu'à la région sous-costale gauche au contact de la rate ;
- le côlon gauche descendant débute à l'angle gauche[2], fixé à la paroi postérieure, et se termine dans la fosse iliaque gauche pour se raccorder au sigmoïde, portion mobile dans le petit bassin, ainsi appelé en raison de l'aspect de la boucle qu'il dessine. Il repose sur la vessie, chez l'homme, et l'utérus, chez la femme ;
- le rectum *(Schéma 5)* est la partie terminale du côlon. Il s'abouche à l'anus. De profil, le rectum épouse la concavité sacrococcygienne. Il est en rapport en avant, chez l'homme, avec la prostate, les vésicules séminales, la vessie ; chez la femme : le vagin, le col utérin, l'utérus et latéralement les ovaires. Le péritoine recouvre le rectum dans sa partie supérieure et se réfléchit à mi-hauteur en formant un cul-de-sac : le cul-de-sac de Douglas.

----

1. Colique ou angle hépatique.
2. Ou angle splénique.

Schéma 4 : Le gros intestin.

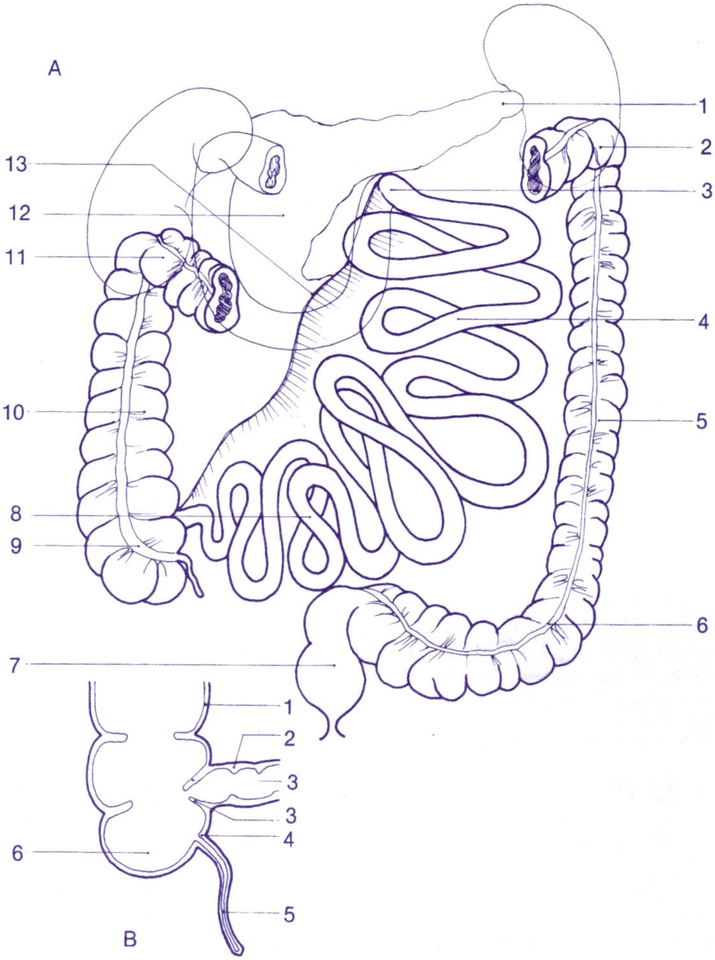

A : Disposition schématique de l'intestin grêle. 1. queue du pancréas; 2. angle gauche du côlon; 3. angle duodénojéjunal; 4. jéjunum; 5. côlon gauche; 6. côlon sigmoïde; 7. rectum; 8. iléon; 9. cæco-appendice; 10. côlon droit; 11. angle droit du côlon; 12. bloc duodéno-pancréatique; 13. racine du mésentère.
B : Coupe de la jonction iléocæcale. 1. côlon ascendant; 2. iléon; 3 et 3'. valves supérieure et inférieure de la valvule de Bauhin; 4. valvule de Geriach; 5. appendice : 6. cæcum.
D'après Gambarelli J., Guérinel G. Anatomie générale. Marseille : Mediprint, 1977 : 92.

Schéma 5 : Portion anale du rectum.

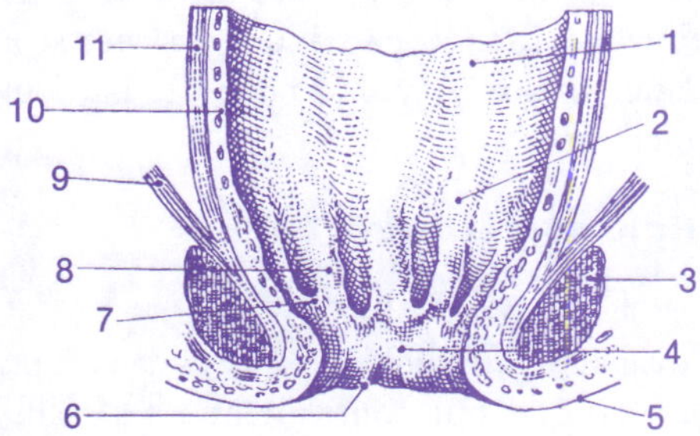

1. face interne du rectum; 2. colonnes du rectum (ou colonnes de Morgagni); 3. sphincter externe; 4. marge de l'anus; 5. peau du périnée; 6. orifice anal; 7. valvules semi-lunaires; 8. petits paquets hémorroïdaux; 9. releveur de l'anus; 10. tunique muqueuse; 11. tunique musculeuse.
D'après Pauchet V., Dupret S. L'anatomie en poche. Paris : Doin, 1983 : pl. 377.

La vascularisation du côlon droit, jusqu'à la partie droite du transverse, dépend des vaisseaux mésentériques supérieurs; celle de la partie gauche du transverse, du côlon gauche, du sigmoïde et du rectum dépend des vaisseaux mésentériques inférieurs.

Canal anal

Le canal anal *(Schéma 5)* représente la limite inférieure du tube digestif. Il est orienté obliquement en haut et en avant[3]. Il traverse de haut en bas le plancher musculaire pelvien constitué par les muscles releveurs de l'anus, le sphincter anal. Il est recouvert à sa face interne, dans sa partie supérieure, par un épithélium de type rectal. Dans sa partie intermédiaire, la surface est rouge foncé, mamelonnée, correspondant au plexus hémorroïdaire interne. Au-dessous, on définit la ligne pectinée où l'on observe des cryptes dans lesquelles s'abouchent des petites glandes[4]. Dans sa partie inférieure, le revêtement devient plus épais, de type cutané, d'abord lisse sans poils, puis fourni en glandes et en poils.

Péritoine

« Le péritoine est une membrane séreuse annexée aux organes contenus dans la cavité abdomino-pelvienne. » (Rouvière)
On distingue un feuillet pariétal, recouvrant les parois des cavités abdominale et pelvienne, et un feuillet viscéral, qui enveloppe les organes (séreuse).
Les replis péritonéaux qui unissent à la paroi un segment du tube digestif s'appellent **mésos** *(Schéma 6)* : mésocôlon, mésentère ou méso de l'intestin grêle. Dans les mésos, circulent les vaisseaux.

Schéma 6 : Disposition schématique d'un méso.

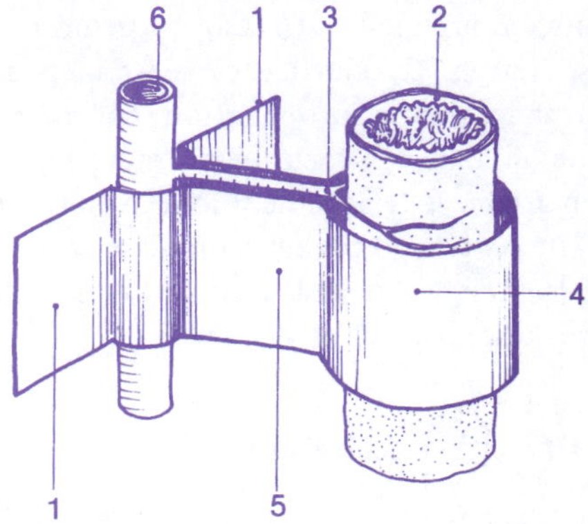

1. péritoine pariétal; 2. intestin; 3. vaisseau artériel dans l'épaisseur du méso; 4. péritoine viscéral; 5. méso; 6. aorte.
D'après Gambarelli J., Guérinel G. Anatomie générale. Marseille : Mediprint, 1977 : 90.

Les replis péritonéaux qui réunissent deux organes intra-abdominaux portent le nom **d'épiploons.**
La cavité virtuelle délimitée par les deux feuillets du péritoine porte le nom de cavité péritonéale, divisée en deux étages par le mésocôlon transverse : l'étage sus-mésocolique et l'étage sous-mésocolique. La cavité péritonéale se prolonge derrière l'estomac par l'arrière-cavité des épiploons.

3. Direction du thermomètre et des sondes rectales.
4. Siège électif des abcès du canal anal et entre lesquels se situent les papilles.

Les éléments situés en arrière du péritoine péritonéal postérieur (pancréas, reins, gros vaisseaux) sont dit, rétropéritonéaux.

Rappels physiologiques

Rôle de l'œsophage

L'œsophage est un organe musculaire moteur qui permet la propulsion du bol alimentaire de la bouche à l'estomac. Le temps buccal de la déglutition est un acte volontaire ; la déglutition pharyngée et œsophagienne est involontaire et automatique. Après ouverture du sphincter supérieur de l'œsophage, normalement fermé, la bouchée est entraînée dans l'estomac par la propagation coordonnée d'une onde de contraction. Celle-ci provoque à son arrivée le relâchement réflexe du sphincter inférieur de l'œsophage, qui se referme une fois la bouchée passée, pour éviter le reflux gastro-œsophagien.

Rôle de l'estomac

L'estomac, réservoir alimentaire postprandial, a un rôle moteur et sécrétoire.

Rôle moteur

Son rôle moteur est assuré par son tonus et son péristaltisme.

Au cours du repas, les fractions successivement dégluties se déposent en couches concentriques. L'estomac contient en moyenne 1 l à 1,5 l de liquide ou d'aliments. Des ondes de contractions apparaissent dans le corps et se propagent vers l'antre pour pétrir et mélanger les aliments avec la sécrétion gastrique. La vidange du repas à travers le pylore est assurée par les contractions antrales (ou systoles). La vidange gastrique est contrôlée par de nombreux phénomènes hormonaux et nerveux, dont le but est d'assurer l'arrivée régulière dans l'intestin des aliments. L'arrivée dans le duodénum d'un liquide hyperosmolaire ou acide, ou riche en sucre ou en graisse freine la vidange gastrique. La vitesse de vidange diminue avec la taille des particules alimentaires.

Rôle sécrétoire

Il est assuré par :

- les glandes fundiques localisées dans sa portion verticale qui contiennent : les cellules pariétales (ou cellules bordantes ou cellules acides) ; les cellules principales (ou cellules à pepsine) ; les cellules à mucus ;
- les glandes antropyloriques localisées dans sa portion horizontale, qui contiennent : les cellules à mucus, les cellules endocrines (G) qui sécrètent la gastrine, hormone qui passe dans le sang pour activer les cellules pariétales.

Le suc gastrique est un liquide clair, acide. Ses principaux constituants sont :

- l'acide chlorhydrique ;
- la pepsine ;
- le facteur intrinsèque ;
- le mucus.

Le volume sécrété et l'acidité dépendent des stimulations (repas) ; 3 à 4 litres sont ainsi sécrétés par jour.

Il est également composé d'eau et d'électrolytes. L'acide chlorhydrique abaisse le pH gastrique jusqu'à 1, il est sécrété par les cellules pariétales du fundus. La sécrétion des ions H^+ par les cellules pariétales fundiques de l'estomac est soumise à de nombreux mécanismes régulateurs, les uns stimulants, les autres freinateurs. Tous interviennent par l'intermédiaire des récepteurs situés sur la membrane basolatérale en contact avec le sang, le milieu interstitiel et les terminaisons nerveuses. Les récepteurs à l'histamine de spécificité H_2 sont bloqués par les antagonistes H_2 : cimétidine (Tagamet®) ; ranitidine (Raniplex®, Azantac®) ; famotidine (Pepdine®), nizatidine (Nizaxid®). Les récepteurs muscariniques sont bloqués par les antimuscariniques (atropine). La sécrétion d'acide chlorhydrique par la cellule pariétale dépend de l'activation d'une enzyme protéique ou pompe à protons. Cette enzyme est bloquée par les inhibiteurs de pompe à protons, qui sont de puissants médicaments antisécrétoires (Mopral®, Zoltum®, Lanzor®, Ogast®, Eupantol®, Inipomp®). L'acide chlorhydrique active le pepsinogène en pepsine. Le pepsinogène, transformé en pepsine lorsque le pH est acide, est sécrété par les cellules principales. Il participe à la dégradation des protéines alimentaires.

Le facteur intrinsèque (FI) est sécrété par les cellules pariétales (fundus). Il se lie à la vitamine B12 (ou facteur extrinsèque), détachée des protéines alimentaires par l'acide, pour assurer son absorption dans l'intestin grêle terminal (iléon).

Le mucus est sécrété par les cellules du fundus et de l'antre. En formant un film à la surface de la muqueuse gastrique, il assure la protection des cellules contre l'agression chlorhydrique et peptique.

Le contrôle de la sécrétion gastrique est complexe. Il met en jeu des mécanismes nerveux et hormonaux :

- mécanismes nerveux : la stimulation du pneumogastrique (X^e^ paire) ou nerf vague entraîne la sécrétion d'acide chlorhydrique, de pepsine et, à un moindre degré, de gastrine. La stimulation du nerf vague peut être déclenchée par l'odeur, la vue ou la mastication des aliments (phase céphalique), la distension gastrique par les aliments et l'hypoglycémie (test à l'insuline) ;
- mécanismes hormonaux : la gastrine stimule la sécrétion acide. La libération de gastrine dans le sang est déclenchée par l'alcalinité de l'antre, lors de l'arrivée des aliments qui tamponnent l'acidité gastrique, et par les protéines.

D'autres hormones (sécrétine, GIP, VIP), libérées par l'arrivée des aliments dans le duodénum, tendent à inhiber la sécrétion acide gastrique.

Après l'ingestion d'un repas, la sécrétion gastrique augmente. Mais compte tenu du pouvoir tampon des aliments, le pH du contenu gastrique postprandial ne redevient acide que lorsque les aliments sont en partie évacués, c'est-à-dire environ deux heures après le repas. Cela justifie que les médicaments antiacides ne doivent pas être donnés tout de suite après les repas, mais au moins une heure et demie à deux heures après.

Digestion et absorption intestinale

C'est au niveau de l'intestin grêle que se déroule la grande majorité des phénomènes de digestion et d'absorption. La surface d'absorption de la muqueuse du grêle est estimée à 300 m^2.

Digestion et absorption des glucides

Les glucides représentent, dans notre alimentation, 50 à 60 % de la ration calorique. Leur digestion et leur absorption se situent principalement dans le jéjunum. La majeure partie des sucres de l'alimentation est apportée sous la forme d'amidon, qui est un polymère du glucose. L'amidon, pour être absorbé, doit être découpé en molécules de glucose par les amylases sécrétées par les glandes salivaires et le pancréas. Le saccharose, le lactose, le galactose doivent être scindés en deux sucres par des enzymes spécifiques de la bordure en brosse des entérocytes pour être absorbés. La carence d'une de ces enzymes aboutit à une malabsorption du sucre considéré. La carence en lactose est la plus fréquente. L'absorption de certains sucres comme le D-xylose ne nécessite aucune enzyme (voir test au D-xylose).

Les sucres absorbés par la cellule intestinale sont ensuite déversés dans le sang portal avant d'atteindre le foie.

Les sucres non absorbés passent dans le côlon où ils constituent le principal substrat des phénomènes de fermentation par les bactéries.

La cellulose est un sucre non absorbé chez l'homme, qui ne possède pas les enzymes nécessaires pour en assurer la digestion.

Digestion et absorption des protides

Les protides représentent 10 à 15 % de la ration calorique de notre alimentation. L'apport alimentaire est doublé d'un apport endogène (bactéries, cellules desquamées, exsudation plasmatique) variant entre 20 et 50 g par jour.
Pour être absorbées, la plupart des protéines nécessitent une digestion par la pepsine ou les protéases pancréatiques (alpha-chymotrypsine, trypsine...) qui les découpent en acides aminés ou en oligopeptides.
Certaines grosses protéines, comme les immunoglobulines, peuvent être absorbées sans être dénaturées. Ce phénomène permet au nouveau-né d'absorber les anticorps apportés par le lait maternel.
La majeure partie des produits de la digestion protéique absorbés est déversée dans le sang veineux portal.

Digestion et absorption des lipides

Les triglycérides représentent 80 % des lipides apportés par l'alimentation. Le reste est apporté sous forme de cholestérol, de phospholipides ou de vitamines liposolubles (A, D, E, K).
Pour être absorbés par l'entérocyte, les triglycérides doivent être dissous et réduits en monoglycérides par la lipase pancréatique. Dans l'estomac, les triglycérides sont émulsionnés en fines gouttelettes. Dans le jéjunum, les triglycérides vont se grouper grâce aux sels biliaires en très fines particules : les micelles. C'est sous cette forme que les triglycérides seront attaqués par la lipase, enzyme exclusivement pancréatique, et transformés en monoglycérides. Ceux-ci sont ensuite absorbés par l'entérocyte et renvoyés dans la circulation lymphatique où ils formeront les chylomicrons. Les sels biliaires restent dans la lumière jéjunale pour être réabsorbés plus tard au niveau de l'iléon. Ils rejoignent le foie par la circulation et seront à nouveau excrétés dans la bile : c'est le cycle entérohépatique des sels biliaires. Les carences en sels biliaires ou en lipase, toutes les altérations de l'entérocyte ou l'obstruction des canaux lymphatiques entraînent une malabsorption des triglycérides et une stéatorrhée. Certains triglycérides, de petit poids moléculaire (triglycérides à chaîne moyenne) peuvent être absorbés sans l'intervention des sels biliaires ou de la lipase. Ils sont donc très utiles dans le traitement de certaines malabsorptions des triglycérides.
La capacité maximale d'absorption par le jéjunum des triglycérides est de 300 g par jour.

Absorption des vitamines

Les vitamines liposolubles (A, D, E, K) nécessitent pour leur absorption d'être solubilisées de la même façon que les triglycérides. Une carence en sels biliaires entraînera une carence en vitamines A, D, E, K.
La vitamine B12, d'origine alimentaire, doit, pour être absorbée, se combiner avec une protéine : le facteur intrinsèque sécrété par les cellules pariétales de l'estomac. Le complexe formé est absorbé exclusivement à la partie terminale du grêle (iléon). L'absence de facteur intrinsèque, qu'elle soit liée à une atrophie de la muqueuse gastrique (maladie de Biermer) ou à une résection de l'estomac, et des anomalies de la dernière anse grêle peuvent entraîner une carence en vitamine B12, et par conséquent une anémie macrocytaire.

Absorption du calcium

Celle-ci a lieu dans le duodénum et le jéjunum. Elle nécessite l'intervention de la vitamine D.

Absorption du fer

Elle a lieu dans le duodénum et le jéjunum. Le fer ferrique (Fe^{+++}) est mieux absorbé que le fer ferreux (Fe^{++}). L'absorption est limitée par les stocks de fer de l'entérocyte et la saturation de la protéine qui transporte le fer dans le sang ou apoferritine.

Mouvements de l'eau et des électrolytes dans le tube digestif

Il existe de très importants mouvements d'eau et d'électrolytes dans le tube digestif. On estime qu'il entre dans l'intestin grêle 7 à 10 litres d'eau salée par jour, constitués par l'eau de l'alimentation (1 à 5 l), la salive (0,7 à 1 l), la sécrétion gastrique (1,5 à 3,5 l), la sécrétion biliaire (0,7 à 1 l), la sécrétion pancréatique (1,5 à 3 l). La majeure partie de cette eau est réabsorbée dans le grêle. Le débit de l'eau arrivant à l'iléon terminal ne dépasse pas 1,5 l.
Le côlon réabsorbe encore 1,4 l par jour et, dans les fèces, le volume d'eau n'est plus que de 100 ml par jour environ.

Rôle physiologique du côlon

Réabsorption de l'eau et des électrolytes

Le rôle physiologique essentiel du côlon est de réabsorber en majeure partie l'eau et les électrolytes débités par l'iléon dans le côlon droit pour former les selles qui ne contiennent qu'environ 100 ml d'eau, pour un poids total de 150 g par jour.
Il existe dans le côlon une digestion bactérienne qui a peu d'importance nutritionnelle. Dans le côlon droit, les bactéries s'attaquent aux résidus d'amidon non digérés par les enzymes du grêle, aboutissant à la formation de gaz sans odeur et d'acides organiques (fermentation). Dans le côlon gauche, une autre flore assure la digestion des résidus protidiques (bactéries, cellules mortes...) aboutissant à la formation d'ammoniaque (putréfaction) et de gaz malodorants. Les bactéries du côlon interviennent dans le métabolisme de certaines substances stéroïdes ou de certains médicaments.
Les gaz du côlon proviennent à 70 % de l'air dégluti, pour 29 % des processus de fermentation et pour 1 % des processus de putréfaction. La production moyenne de gaz est de 600 ml par jour. Le méthane, combiné à l'hydrogène et à l'oxygène dans certaines proportions, peut être explosif, d'où l'importance de la sursaturation du côlon en azote au cours des électrocoagulations coliques.

Motricité du côlon et défécation

Dans le côlon droit et le cæcum, l'action des contractions musculaires entraîne un brassage du bol fécal qui facilite sa déshydratation. Dans le côlon gauche, les selles sont pratiquement formées et progressent jusqu'à la charnière rectosigmoïdienne en amont de laquelle elles sont stockées.
C'est à l'occasion d'un grand mouvement propulsif colique (déclenché par les repas ou le lever après le réveil) que les matières pénètrent dans le rectum. La distension rectale déclenche le besoin de déféquer. La poussée abdominale, le relâchement volontaire du sphincter et le changement de configuration des structures anorectales (presque en ligne droite) permettent la défécation.
La fréquence normale des défécations est comprise entre deux par jour et cinq par semaine.
Le débit fécal moyen est de 150 g par jour; les selles sont faites de 80 % d'eau. Le poids sec correspond en majeure partie au poids des bactéries mortes, des fibres végétales non digérées.

Microbisme intestinal

La population microbienne peut être évaluée à 100 milliards environ. La composition de la flore bactérienne augmente au fur et à mesure que l'on s'éloigne de l'estomac, pour atteindre des concentrations de l'ordre de 10^6 germes/ml dans le côlon. La prolifération de la flore dépend de plusieurs facteurs : l'acidité gastrique (son rôle est stérilisant) ; le péristaltisme intestinal ; les anticorps sécrétés localement par l'intestin ; la qualité de l'alimentation.

La flore du tube digestif joue un rôle important dans la défense contre les infections intestinales, puisqu'elle s'oppose à l'envahissement du tube digestif par des bactéries pathogènes étrangères ou opportunistes.

Examen clinique

L'examen clinique est relativement pauvre en gastro-entérologie. On distingue l'inspection, la palpation, la percussion, l'auscultation, le toucher rectal :

- **l'inspection** : elle permet de juger la distension éventuelle, plus ou moins symétrique, la qualité de la respiration abdominale;
- **la palpation** : mains réchauffées bien à plat, elle permet d'apprécier avec douceur la souplesse de la paroi, sa résistance et une défense localisée (provoquées), une contracture (permanente), une masse plus ou moins volumineuse et dure. Plus banalement, une corde colique en particulier sigmoïdienne, une distension cæcale gargouillante;
- **la percussion** : elle confirme la sinuosité d'un météorisme abdominal ou la matité d'un épanchement;
- **l'auscultation** : elle recherche les souffles liés à des anomalies de gros vaisseaux;
- **le toucher rectal** : il se fait en décubitus dorsal ou latéral ou en position genupectorale avec un doigtier lubrifié. Il apprécie la sensibilité de la muqueuse anale, le tonus du sphincter. Il recherche une lésion rectale (polype ou cancer) et note sur le doigtier l'aspect des matières et la présence éventuelle de sang.

Explorations morphologiques

L'exploration morphologique du tube digestif fait appel à l'endoscopie, la radiologie et l'échoendoscopie.

Examens endoscopiques

L'endoscopie est une technique d'examen qui consiste à regarder (« scopie ») à l'intérieur (« endo ») avec un appareil (endoscope) en fibre de verre (fibroscope) ou à transmission vidéo.
Elle permet une vision directe des parois internes du tube digestif et offre la possibilité de pratiquer des biopsies de la muqueuse pour préciser la nature exacte des lésions rencontrées.

Exploration endoscopique du tractus digestif supérieur

En pratique, l'examen du tractus digestif supérieur (œsophage, estomac, duodénum) est réalisé à l'aide d'un endoscope (d'une longueur de 1,10 m et d'un diamètre compris entre 8 et 13 mm relié à une source de lumière froide). Dans le canal opérateur, il est possible d'introduire divers instruments (pince à biopsies, cathéters...). L'appareil *(Photo 1)* est muni d'un système d'insufflation, de lavage et d'aspiration.

Photo 1 : Fibroscope œso-gastro-duodénal.

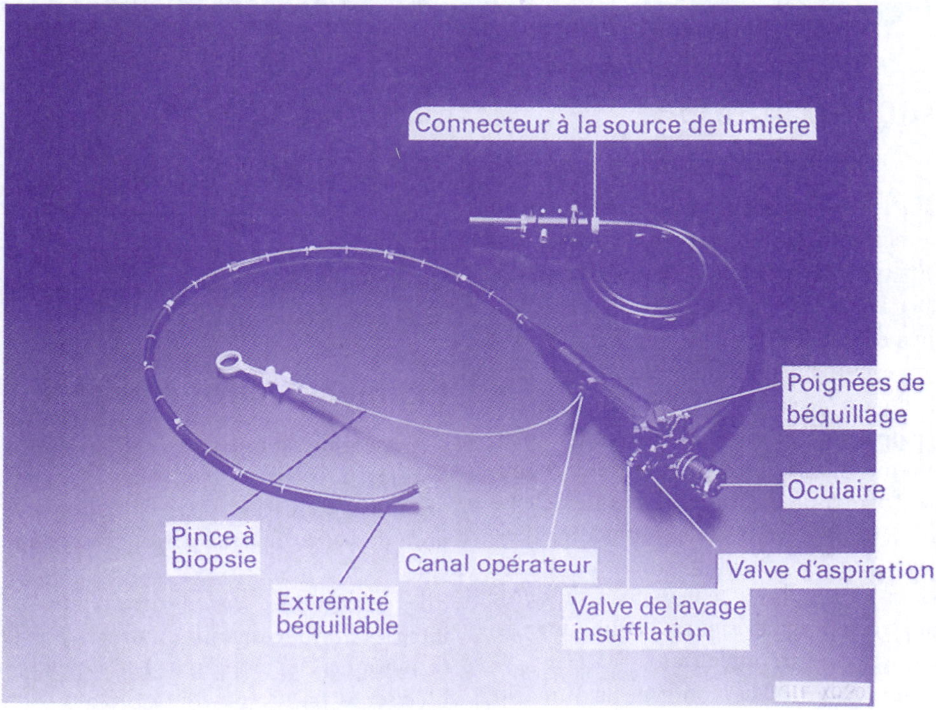

(Document publicitaire du fibroscope Olympus, publié avec l'aimable autorisation de SCOP Médecine, 27-33, rue d'Antony, 94533 Rungis cedex.)

Le sujet doit être à jeun depuis 12 heures, n'ayant pas fumé; l'examen se fait habituellement sans prémédication. Il faut ôter les appareils dentaires et la sonde gastrique pour les malades sous aspiration. Le patient est placé en décubitus latéral gauche; une alèze lui évite de se salir. Une bonne préparation psychologique permet d'éviter toute panique et d'améliorer la tolérance.

L'introduction de l'appareil est pratiquée après anesthésie locale de la région pharyngée par ingestion de Xylocaïne® visqueuse ou vaporisation de Xylocaïne® spray. Pendant l'examen, l'aide doit maintenir la tête du patient et le cale-dents qui protège le fibroscope. L'examen dure en moyenne 10 à 15 minutes, n'est pas vraiment douloureux mais désagréable, en particulier à cause des réflexes de vomissements qu'entraîne l'introduction de l'appareil. Si des prélèvements sont effectués, l'infirmière doit veiller à bien numéroter et étiqueter les flacons de Bouin qui recevront des échantillons à examiner.

Le malade doit éviter de boire et manger dans l'heure qui suit l'examen, en raison du risque de fausses routes en cas d'anesthésie locale.

L'examen est contre-indiqué en cas de perforation digestive.

Certains cas sont particuliers :

- l'examen des premiers centimètres du jéjunum peut être réalisé à l'aide d'endoscopes plus longs et nécessite en général une prémédication;
- l'examen de la papille duodénale et son cathétérisme pour opacification du canal de Wirsung et des voies billiaires nécessitent des appareils spéciaux : duodénoscopes à vision latérale (alors que les fibroscopes classiques sont à vision axiale).

Exploration endoscopique basse

Anuscopie - Rectoscopie

L'anuscopie, à l'aide d'un anuscope, permet l'examen du canal anal. La rectoscopie, à l'aide d'un rectoscope (tube rigide de 18 à 20 cm de long) permet l'examen du rectum. Elle est réalisée après lavements évacuateurs, type Normacol®, 5 heures avant l'examen. Le patient est placé en position genupectorale ou, en cas d'impotence, en décubitus latéral gauche.

Coloscopie - Iléoscopie

Cet examen consiste à explorer le côlon en totalité ou en partie, et les derniers centimètres de l'iléon à l'aide d'un coloscope. Les coloscopes sont des appareils mesurant entre 60 et 180 cm de long et 11 à 13 mm de diamètre, permettant l'examen de tout le côlon et des derniers centimètres de l'iléon.

L'information claire et complète du patient sur l'utilité de l'examen, ses modalités, ses inconvénients et ses risques est le préalable incontournable et nécessaire à l'obtention de son consentement éclairé avant la réalisation des soins qui lui sont proposés. Indépendamment de cette obligation, les explications apportées par le personnel soignant sont indispensables à une bonne préparation psychologique et à la réalisation de l'examen dans les conditions optimales.

L'entretien doit d'abord s'attacher à expliquer l'utilité de l'examen et les bénéfices que le malade peut en tirer, que ce soit en termes de diagnostic, de prévention ou de thérapeutique. Le patient doit connaître les autres alternatives éventuelles d'exploration et les raisons qui ont conduit à préférer, pour lui, l'endoscopie plutôt que la radio.

Le patient doit ensuite connaître les différentes conditions possibles de l'examen : préparations, possibilité d'anesthésie avec ses avantages et ses contraintes. L'irrigation-lavage du côlon par une solution à base de PEG 4000® est la technique de préparation la plus souvent pratiquée. La quantité de solution à ingérer est en moyenne de 4 litres, les horaires de prises doivent être soigneusement détaillés, car la qualité de la préparation en dépend. En cas d'intolérance digestive connue lors d'un examen antérieur ou de refus du patient, une préparation associant laxatif, régime sans résidus strict et lavement peut être proposée. Les médicaments lubrifiants, le fer, tous les médicaments susceptibles de modifier l'hémostase doivent être interrompus, car ils gênent l'examen ou empêchent une polypectomie si une lésion était découverte. Il n'y a pas d'examen préopératoire obligatoire (hémostase...), son indication est fonction du contexte clinique et des prescriptions éventuelles de l'anesthésiste. Même si l'examen est réalisable sans anesthésie dans près de la moitié des cas, la difficulté de prévoir le niveau d'anesthésie qui sera nécessaire pour réaliser un examen complet conduit à proposer systématiquement celle-ci au patient plutôt que d'être obligé de recommencer l'examen en cas de mauvaise tolérance. Il s'agit dans ce cas d'une anesthésie qui peut se pratiquer en ambulatoire, avec toutes les obligations que celle-ci implique ; c'est-à-dire avec en particulier la consultation préanesthésique au moins 48 heures avant l'examen ; l'impossibilité de conduire jusqu'au lendemain de l'examen et de rester seul la nuit suivant l'examen ; la nécessité de comprendre les instructions données et de pouvoir joindre à tout moment l'établissement et un médecin anesthésiste de l'établissement où a été pratiqué l'examen.

L'hospitalisation de 24 heures du patient pour une coloscopie est le plus souvent inutile, sauf lorsqu'il s'agit d'un patient âgé ne pouvant se préparer chez lui, lorsqu'une polypectomie, du fait de la taille du polype, comporte un risque élevé de complications ou lorsqu'il s'agit d'un patient ne répondant pas aux critères exigés pour une anesthésie en ambulatoire. Le patient doit être prévenu qu'à tout moment, une hospitalisation peut être nécessaire si une complication survenait au cours de l'examen.

Le lendemain d'une coloscopie avec anesthésie, le patient peut reprendre son alimentation et ses activités normalement. Si une polypectomie a été réalisée, le patient devra être averti par une note écrite par son médecin des signes anormaux qui peuvent survenir et de la conduite à tenir. Il devra signaler immédiatement toute anomalie, en particulier douleur abdominale, fièvre faisant suspecter une perforation ou tout saignement faisant redouter une hémorragie au site d'exérèse du polype. Le risque de saignement postopératoire persiste pendant les 10 premiers jours, durant lesquels il faut éviter de reprendre les traitements antivitamines K et anti-agrégants type Ticlid® ou aspirine. De ce fait, le patient évitera tout éloignement (voyage lointain).

En dehors des accidents de polypectomie, le patient doit être en principe prévenu de la possibilité d'accident de coloscopie et des risques inhérents à l'anesthésie. Le risque principal de la coloscopie est la perforation; sa prévalence est estimée aux environs de 0,15 %. Les perforations instrumentales sont graves : elles nécessitent un geste chirurgical en urgence. Indépendamment de ce risque, il faut signaler la possibilité d'erreur diagnostique liée à des examens incomplets ou des lésions passées inaperçues.

Entéroscopie

L'entéroscopie est une technique endoscopique qui permet, grâce à des appareils d'une longueur d'environ 2 m, d'explorer pratiquement tout l'intestin grêle. La partie supérieure (jéjunum) est explorée par voie haute sous anesthésie générale; la partie inférieure (iléon) est explorée par voie basse rétrograde. Cette technique d'exploration réalisée en centre spécialisé est proposée lorsque l'on veut préciser la nature d'une image anormale découverte sur le transit du grêle ou lorsque l'on veut chercher une cause à une hémorragie digestive basse chez un patient sans anomalie à l'endoscopie haute ou à la coloscopie.

Echoendoscopie

L'échoendoscopie haute est une technique qui permet, sous contrôle endoscopique, l'introduction d'une sonde échographique à l'intérieur des cavités digestives (œsophage, estomac, duodénum, rectum). Cette technique, réalisée sous anesthésie générale, permet une excellente analyse de la paroi digestive et des structures immédiatement au voisinage. L'échoendoscopie permet ainsi de préciser l'extension et la localisation des tumeurs dans la paroi digestive, et leur extension éventuelle aux structures adjacentes. Elle permet de détecter un éventuel envahissement ganglionnaire des chaînes proches de la paroi digestive. Cet examen est par ailleurs considéré comme la technique la plus sensible d'exploration morphologique du pancréas et des voies biliaires intrapancréatiques (voir p. 166).

Risques infectieux en endoscopie digestive

Le risque infectieux en endoscopie peut être envisagé selon trois approches : l'examen endoscopique considéré comme vecteur de transmission d'infection d'un malade à l'autre; l'examen endoscopique considéré comme acte provoquant une contamination à partir de germes endogènes; l'examen endoscopique comme source d'exposition du personnel à une infection.

Les germes transmis par un examen endoscopique sont soit des bactéries (salmonelles, Pseudomonas), soit des virus (hépatites). Les germes opportunistes (pseudomonas) peuvent se multiplier à la chaleur, à l'humidité pendant la période de stockage des appareils ou dans les machines à laver les endoscopes. C'est pourquoi il est recommandé de désinfecter le matériel endoscopique au début de chaque séance, dès que le stockage du matériel a été quelque peu prolongé, et d'évaluer périodiquement la qualité de désinfection *(Tab. 1).*

L'endoscopie et surtout la pratique de biopsies représentent un risque potentiel de transmission de l'hépatite ; le risque de transmission du virus B ou C est difficile à évaluer, mais apparaît aujourd'hui faible, voire nul si les techniques de désinfection et surtout l'autoclavage systématique des pinces à biopsies sont correctement effectués.

L'infection peut se faire à partir des propres germes du patient, à l'occasion d'une endoscopie, du fait de bactériémie ou d'infection broncho-pulmonaire, par fausses routes. Ce risque est plus élevé au cours des scléroses de varices, des dilatations œsophagiennes. Les infections après cathétérisme sur les voies biliaires en rétention sont graves, entraînant angiocholite, septicémie parfois mortelle. Leur prévention passe avant tout par le drainage de la voie biliaire en cas d'obstruction, plus que par un traitement antibiotique prophylactique.

Quel que soit l'examen envisagé, le risque de bactériémie et secondairement d'endocardite sont des préoccupations constantes chez des malades à très haut risque, en particulier chez les malades porteurs de prothèse valvulaire ou chez ceux qui ont des antécédents d'endocardite. Celui-ci est plus discutable chez les patients porteurs d'un prolapsus de la valvule mitrale ou d'un shunt cardiaque gauche.

Pour le personnel soignant, le risque infectieux encouru est celui existant lors de tout contact avec un malade infecté (contamination par le virus de l'hépatite B ou C, VIH, par piqûre accidentelle mais aussi lors du nettoyage du matériel ayant servi chez un malade infecté). Pour prévenir la possibilité de contamination, il faut préconiser au personnel soignant le port de masque, de lunettes de protection, de casaque, l'utilisation de gants, la couverture des plaies et abrasions, et signaler toute piqûre accidentelle. La vaccination contre l'hépatite B est obligatoire.

Tab. 1 : Nettoyage, désinfection, décontamination du matériel endoscopique souple : procédure manuelle.

But	C'est l'ensemble des étapes (procédure manuelle) permettant l'élimination et la destruction des micro-organismes présents sur du matériel endoscopique, préalable obligatoire à toute utilisation ou stockage. L'enregistrement (jour, heure, nom du patient, numéro de l'appareil, opérateurs) des actes endoscopiques doit être effectué pour assurer la traçabilité du matériel utilisé. L'objectif est d'assurer une qualité microbiologique des endoscopes et du matériel associé, afin de prévenir la transmission de micro-organismes étrangers à l'hôte. *Indications :* • en préalable à toute réalisation d'une endoscopie ; • après stockage du matériel et en début de séance d'endoscopie (désinfection inaugurale) ; • immédiatement après la réalisation d'un acte endoscopique. *Lieux* : • tout secteur de consultation, d'hospitalisation, de bloc opératoire assurant des examens ou interventions endoscopiques ; • dans le service du patient bénéficiant de l'acte endoscopique.
Matériel	Gants à usage unique non stériles, masque, surblouse. Irrigateur tous conduits, testeur d'étanchéité, seringue de 50 ml. Ecouvillon, brosse souple, cellulose pour essuyage externe. Bac de nettoyage permettant l'immersion totale de l'endoscope. Bac avec couvercle et panier pour désinfection, minuteur, bac de rinçage. Air médical filtré détendu (0,7 bar).

Matériel	Armoire de stockage ou valise de transport nettoyable et désinfectable (l'endoscope ne doit pas être en contact direct avec la mousse de valise de transport). Détergents décontaminants pour préparation du matériel disponibles à la pharmacie : Hexanios G + R® ou Déterbaz® (vérifier la solubilisation du produit). Reconstituer la solution en fonction du protocole indiqué par la pharmacie. Renouveler à chaque usage. Désinfectant pour trempage des systèmes optiques d'exploration : Cidex® [1], glutaraldéhyde à 2 %, prêt à l'emploi (durée de conservation maximum 7 jours, date de renouvellement indiquée sur le bac). Eau du réseau.
Technique	Le port de gants, surblouse, masque est impératif. Le test d'étanchéité est à effectuer avant toute immersion (décontamination). *Traitement préliminaire immédiatement après la fin de l'acte (moins de 5 minutes après) pour éviter le séchage des sécrétions et la constitution d'un biofilm. Il comprend :* • essuyage externe (compresse ou cellulose) ; • rinçage abondant de tous les canaux sans déconnecter l'appareil. *Décontamination-nettoyage :* • adapter l'irrigateur tous canaux et la seringue ; • immerger totalement l'endoscope et ses accessoires dans le bain décontaminant-détergent ; • irriguer les différents canaux avec la solution décontaminante-détergente (éliminer les bulles d'air et respecter les durées de trempage préconisées : **15 minutes à une concentration de 0,5 %**) ; • nettoyer et brosser l'extrémité de l'endoscope, écouvillonner tous les canaux ; • renouveler la solution détergente-décontaminante à chaque usage. *Nettoyer le bac et rincer.* La qualité du nettoyage doit être parfaite, elle conditionne l'efficacité des traitements ultérieurs. *Rinçage :* il est effectué dès la fin du nettoyage, le rinçage doit être abondant sous le robinet. Tous les canaux doivent être irrigués à plusieurs reprises. *Séchage :* il doit être soigneux, au moyen d'air comprimé, concernant tous les canaux afin d'éviter un effet de dilution de la solution désinfectante. *Désinfection :* • immerger la totalité de l'endoscope ; • irriguer tous les canaux avec la solution désinfectante, de manière à éviter la présence de bulles d'air empêchant le contact désinfectant/matériel. A partir du dernier objet immergé, mettre en route le minuteur. **Durée médicolégale minimale de désinfection, Cidex® : 20 minutes de contact.** **Tout matériel stérilisable doit être stérilisé (autoclave).** *Rinçage terminal :* il permet d'éliminer toute trace de désinfectant sur le matériel sans compromettre le résultat. En endoscopie digestive haute et basse, on peut utiliser l'eau du réseau, et des gants non stériles. *Séchage terminal :* avec air médical filtré détendu.

---

1. Tout incident ou accident survenant lors de la manipulation de ce produit doit être signalé à la médecine du travail. Source : circulaire DGS/DH n° 236 du 2/04/96.

Technique	*Stockage ou transport :* le stockage doit être effectué dans un endroit propre et sec, à l'abri de toute source de contamination microbienne (pas de contact direct avec la mousse). Pour le transport, lorsque aucun autre moyen n'est disponible qu'une valise, il faut utiliser un moyen de protection pour éviter le contact direct avec la mousse. **Les pinces à biopsie doivent impérativement être stériles (autoclavage) pour chaque utilisation.**

Examens radiologiques

Radiographie de l'abdomen sans préparation

Les clichés sont réalisés, si possible, debout et couché, de face et de profil. Ils montrent la répartition des clartés gazeuses physiologiques dans l'abdomen (estomac, côlon), éventuellement un croissant sous-diaphragmatique par perforation du tube digestif ou des niveaux hydroséριques par occlusion.
L'exploration radiologique du tube digestif nécessite le plus souvent l'opacification du segment à examiner par de la baryte ou du sulfate de baryum. En cas de suspicion de perforation, on doit utiliser la Gastrografine® non irritante et en cas de fistule œso-bronchique, l'Hydrast®.

Transit œso-gastro-duodénal (TOGD)

Cet examen permet l'exploration de l'œsophage, de l'estomac et du duodénum. Il doit être réalisé chez un patient à jeun depuis au moins 12 heures, et qui n'a pas fumé depuis la veille au soir. Les médicaments radio-opaques doivent être interrompus 48 heures avant l'examen.
L'ingestion de baryte permet d'apprécier le relief des parois et l'évacuation du liquide de l'estomac avec des clichés en différentes positions. Ses indications sont limitées à l'exploration des sténoses ou de certaines hernies hiatales avant intervention.

Transit du grêle

Cet examen permet l'exploration de l'intestin grêle. Le patient doit être à jeun. L'opacification est réalisée à l'aide de la baryte. Ingérée par la bouche ou administrée par une sonde mise en place jusque dans l'angle duodénojéjunal (entéroclyse). Les clichés sont pris à intervalles réguliers jusqu'à ce que la colonne barytée atteigne la valvule iléocæcale. La durée de l'examen peut dépasser 4 heures.

Opacification du côlon

Cet examen permet d'explorer le côlon et la dernière anse grêle. Il nécessite une préparation soigneuse avec régimes sans résidus et vidange du côlon par irrigation-lavage selon les modalités utilisées en coloscopie. L'opacification se fait par administration d'un lavement de produit opaque : baryte ou produit iodé (Gastrografine®) en cas de contre-indication d'injection de baryte, c'est-à-dire de risque de perforation (syndrome occlusif, diverticulite...). Le lavement baryté double-contraste consiste à injecter de la baryte, puis à injecter de l'air, qui permet de plaquer la baryte sur les parois et de détecter des images plus fines.
Lorsque plusieurs opacifications sont programmées dans un bref délai, il est nécessaire d'attendre que le produit de contraste de l'examen précédent soit évacué, ce qui peut mettre plusieurs jours après un TOGD. Les opacifications avec des produits iodés (UIV) doivent précéder les opacifications barytées.

Explorations fonctionnelles

Explorations fonctionnelles de l'œsophage

Manométrie œsophagienne

Elle est réalisée à l'aide d'une sonde manométrique déglutie par le malade. Elle permet d'apprécier : le péristaltisme du corps de l'œsophage, la tonicité et la relaxation des sphincters inférieur et supérieur.
Les études sont réalisées chez des patients à jeun. Tous les médicaments susceptibles de modifier la motricité œsophagienne sont interrompus 48 heures avant, sauf indication particulière.

pH-métrie œsophagienne

L'enregistrement continu du pH œsophagien, à l'aide d'une sonde pH-métrique introduite dans l'œsophage, permet de détecter une baisse brutale du pH au-dessous de 4 lorsque survient un reflux de suc gastrique acide. Cette technique permet ainsi d'évaluer la fréquence, la durée et l'acidité des reflux gastriques. Normalement, le pourcentage de temps sur 24 heures durant lequel le pH est au-dessous de 4 ne doit pas excéder 4 %. L'épreuve est réalisée sur 3 heures après ingestion d'un repas standardisé ou sur 24 heures.

Explorations des fonctions gastriques

On étudie les sécrétions gastriques et la vidange de l'estomac.

Etude de la fonction sécrétoire exocrine : le suc gastrique

L'étude du suc gastrique se fait après recueil du suc par tubage.
Il est réalisé à l'aide d'une sonde type Salem® (diamètre 16 F ; 1 French = 0,3 mm). Le patient doit être à jeun depuis 12 heures, avoir interrompu les traitements antisécrétoires depuis 1 à 3 jours suivant leur nature et ne pas avoir fumé. Il est assis au bord du lit, la tête en avant, protégé par une alèze. La sonde, lubrifiée, est introduite par la bouche ou par le nez de préférence, poussée jusqu'au pharynx, on demande alors au patient de déglutir.
La sonde introduite dans l'œsophage est poussée jusqu'à une longueur d'environ 50 cm. On vérifie qu'elle est en place (l'injection d'air dans la sonde à l'aide d'une seringue est suivie de bruits hydroaériques au niveau de l'épigastre). Le malade se couche en décubitus latéral gauche. Deux incidents sont parfois notés au moment de l'introduction de la sonde : la fausse route trachéale (le malade se met alors à tousser, la sonde doit être retirée), la sonde s'enroule dans la bouche ou dans une hernie après introduction nasale, il faut alors la retirer et la réintroduire.
Le suc gastrique est recueilli par des aspirations douces, régulières, à l'aide d'une seringue, et placé dans des flacons correspondant à des périodes de 10 ou 15 minutes, soit 4 à 6 flacons en 1 heure.
Sur le suc gastrique ainsi recueilli, on mesure le volume et la concentration acide, le débit acide horaire (somme sur 1 heure des produits du volume de chaque échantillon par la concentration acide de chaque échantillon).
On peut ainsi calculer le débit acide horaire basal, ou BAO, normalement inférieur à 10 mEq/heure, ou le débit après stimulation par la pentagastrine, hormone voisine de la gastrine, qui stimule directement les cellules pariétales. Injectée par voie intramusculaire, à la dose de 6 µg/kg, elle permet d'apprécier la masse cellulaire pariétale de l'estomac et donc la capacité sécrétoire acide maximale horaire de l'estomac, ou PAO, (calculée à partir des deux échantillons successifs les plus acides après pentagastrine).

L'insuline, par l'hypoglycémie qu'elle provoque, entraîne une stimulation du nerf pneumogastrique. Le test à l'insuline permet d'apprécier le fonctionnement du nerf vague. Le *sham feeding* (repas fictif) est aussi un stimulant vagal. D'autres stimulations, plus proches de la stimulation physiologique type repas protéique, peuvent être pratiquées.

Etude de la fonction sécrétoire endocrine : la gastrine

La gastrine est une hormone sécrétée par les cellules de l'antre gastrique. On peut la doser dans le sang à l'état basal. On peut aussi apprécier l'effet sur la gastrinémie d'une injection de sécrétine (test à la sécrétine). Normalement, la sécrétine inhibe la gastrine.
En cas d'hypergastrinémie tumorale (syndrome de Zollinger-Ellison), la gastrinémie échappe à la sécrétine et reste stable ou augmente.

Etude de la vidange

La vidange est appréciée par méthode scintigraphique, mesurant la vitesse de vidange de liquides ou de solides marqués par des isotopes, ou par étude radiographique du transit de billes opaques.

Etude de l'absorption intestinale

L'étude de la digestion et de l'absorption des principaux nutriments peut être réalisée au moyen de plusieurs tests.

Etude des selles

Elle comprend tout d'abord la mesure du poids des selles par 24 heures, sur au moins trois jours. On peut affirmer une diarrhée lorsque le poids des selles dépasse 300 g par 24 heures.

Etude du fécalogramme

Elle correspond à la mesure des différentes composantes des selles. L'azote fécal est mesuré sur 3 jours. Son débit est généralement inférieur à 1,8 g/24 h. Il peut être augmenté en cas de maldigestion ou de malabsorption des protides, ou de perte excessive de protéines par l'intestin.
La stéatorrhée correspond aux graisses fécales. La quantité moyenne de graisses fécales émise par 24 heures est normalement inférieure à 6 g. Sa mesure doit être effectuée sur trois jours, en veillant à ce que le sujet ingère un supplément en beurre de 30 g, les trois jours précédant le début du test et les trois jours durant le test. L'élévation de la stéatorrhée peut être en rapport avec une maldigestion pancréatique des graisses ou une malabsorption intestinale.

Tests d'absorption proprement dite

Test au D-xylose

Le D-xylose est un sucre. Après ingestion à jeun de 25 ou 50 g de D-xylose dans un verre d'eau, suivie de l'ingestion de 250 ml d'eau, on dose le xylose dans le sang (xylosémie), deux heures après le début de l'ingestion, et l'élimination dans les urines, dès 5 heures après l'ingestion (xylosurie). La quantité de xylose qui passe dans le sang et dans les urines est fonction de la qualité fonctionnelle de l'entérocyte au niveau jéjunal ; le test peut être aussi perturbé en cas de pullulation microbienne intestinale.

Test au lactose

Il repose sur le même principe et consiste à doser le lactose dans le sang après ingestion de 50 g de lactose. Ce test permet de déceler un déficit en lactase, enzyme entérocytaire nécessaire à l'absorption du lactose et souvent déficitaire.

Test de Schilling

Il permet de mesurer l'absorption de la vitamine B12 marquée, dans l'iléon, en étudiant son excrétion urinaire.

Mesure de l'exsudation protéique intestinale (clairance de l'alpha-1-antitrypsine)

Il existe normalement une exsudation protéique intestinale. La plupart des protéines exsudées sont digérées et réabsorbées. Dans certaines situations pathologiques (gastroentéropathie exsudative), l'exsudation protéique augmente et peut être à l'origine d'une fuite protéique. Pour mesurer l'exsudation, on dose dans les selles l'excrétion sur 24 heures de l'alpha-1-antitrypsine, seule protéine à n'être que peu ou pas dégradée. Son excrétion est comparée au taux plasmatique de la protéine, calculée sur trois jours et exprimée en termes de « clairance ».

Test de pullulation microbienne intraluminale

Il existe normalement une population microbienne tout au long du tube digestif. Celle-ci peut, dans certaines circonstances, se développer exagérément. Pour rechercher une pullulation, on peut soit compter les germes sur des prélèvements de liquide intestinal, soit réaliser un dosage de l'indican dans les urines (indicanurie). L'excrétion de l'indican urinaire est fonction de la quantité de germes présents dans l'intestin grêle.

Objectifs de soins

Soins à apporter aux personnes devant subir un examen endoscopique :

1) concourir au recueil des informations et aux méthodes qui seront utilisées par le médecin pour établir son diagnostic (décret n° 93-345 du 15 mars 1993, article premier) ;

2) préparer le matériel ;

3) vérifier l'intégrité et le bon fonctionnement des appareils ;

4) informer le patient du déroulement de l'examen afin de diminuer l'anxiété ;

5) préparer le patient selon le protocole en vigueur ;

6) surveiller l'apparition de complications après l'examen ;

7) assurer la décontamination des endoscopes *(Tab. 1)* ;

8) noter, dater et signer tous les éléments spécifiques sur le dossier de soins.

Dysphagie – Aphagie – Odynophagie

La **dysphagie** est la sensation d'arrêt du bol alimentaire lors de la déglutition. Elle peut être douloureuse ou indolore. On dit qu'elle est paradoxale lorsqu'elle est plus importante pour les liquides que pour les solides.

La dysphagie peut être liée à un obstacle (tumeur), une sténose inflammatoire d'origine peptique (reflux gastro-œsophagien, avec ou sans hernie hiatale), caustique, mycosique; une compression extrinsèque par un vaisseau, ou une adénopathie. Le diagnostic de ces différentes lésions repose sur l'examen endoscopique. Plus rarement, la dysphagie est liée à un trouble de la motricité sans lésion, ni aucune compression; le diagnostic repose alors sur une étude de la motricité œsophagienne par manométrie.

Le traitement de la dysphagie est fonction de la cause. La consistance de l'alimentation doit être adaptée aux possibilités de déglutition du malade.

La dysphagie d'origine œsophagienne ne doit pas être confondue avec les troubles de la déglutition qui peuvent être liés à une affection ORL (angine, amygdalite, cancer) ou neurologique.

L'**aphagie** correspond à l'impossibilité d'avaler. Elle est en rapport le plus souvent avec une obstruction brutale par corps étranger.

L'**odynophagie** correspond à une déglutition douloureuse.

Aérophagie

L'aérophagie est le résultat d'une déglutition excessive d'air. Il n'y a pas de production par l'estomac. Le renvoi d'air n'est pas un signe de hernie hiatale ou de reflux gastro-esophagien pathologique. Le tic aérophagique d'origine purement fonctionnelle correspond à un mouvement de déglutition et de renvoi d'air par épisodes.

Pyrosis – Régurgitation

Le pyrosis est une brûlure à point de départ épigastrique remontant derrière le sternum. Il témoigne d'un reflux gastro-œsophagien. Les régurgitations sont des remontées acides ou alimentaires dans le pharynx faisant souvent suite à un pyrosis. Ces douleurs surviennent après le repas ou sont déclenchées par la position penchée en avant ou le décubitus (syndrome postural); elles sont calmées par la prise d'anti-acide.

Dyspepsie – Douleurs épigastriques

On entend par dyspepsie tout inconfort ou douleur de la partie haute de l'abdomen. On distingue :

- la dyspepsie ou douleur d'allure ulcéreuse, qui associe deux ou plus des signes suivants : douleur épigastrique survenant quelques heures après le repas, soulagée par les aliments ou les anti-acides, réveillant parfois le patient la nuit; la douleur est parfois périodique, c'est-à-dire revenant plusieurs fois dans l'année par période;
- la dyspepsie d'allure motrice associe, outre une douleur ou une gêne épigastrique, deux ou plus des signes suivants : nausées et/ou vomissements; anorexie ou satiété précoce;

ballonnement postprandial et/ou impression de plénitude gastrique ; éructations excessives ;
- la dyspepsie de type reflux gastro-œsophagien associe gênes ou douleurs épigastriques, et un pyrosis ou des régurgitations ;
- la dyspepsie non spécifique ou inclassée correspond à une symptomatologie ne pouvant être classée dans aucune des catégories précédentes.

Ces différents types de symptômes sont souvent associés chez le même patient. Ils n'ont pas de réelle valeur prédictive sur les lésions éventuelles du tractus digestif qui peuvent leur être associées. Ces douleurs peuvent survenir en dehors de toute lésion digestive ; elles sont alors qualifiées de fonctionnelles. Il faut éviter d'attribuer systématiquement une origine gastrique aux douleurs épigastriques.

Nausées et vomissements

La nausée est la sensation du besoin de vomir accompagnée souvent de malaise, pâleur et sialorrhée.

Le vomissement est le rejet actif du contenu gastro-intestinal par la bouche.

Suivant le contenu des vomissements, on distingue :
- les vomissements alimentaires ;
- les vomissements de suc gastrique (liquide incolore) ;
- les vomissements bilieux (liquide jaune) ;
- les vomissements fécaloïdes (de couleur marron, nauséabonds) ;
- les vomissements sanglants ou hématémèse (sang rouge ou noir).

Pendant le vomissement, l'estomac est généralement relâché, c'est la contraction des muscles du diaphragme et des muscles abdominaux qui, augmentant la pression abdominale, expulse le contenu gastro-intestinal. Le vomissement est commandé par un centre nerveux qui se situe au niveau du bulbe cérébral.

Lorsque les vomissements sont abondants et répétés, ils provoquent des perturbations hydroélectrolytiques liées à la perte digestive d'ions H^+ et Cl^- entraînant un état d'alcalose avec hypochlorémie.

Les vomissements peuvent être aussi à l'origine de complications graves, en particulier de fausses routes bronchiques avec risque d'arrêt respiratoire. Ce risque impose de mettre les patients qui vomissent et qui ont des troubles de la conscience en position de sécurité, c'est-à-dire en décubitus latéral gauche.

Les causes de vomissement sont très nombreuses.

Les vomissements accompagnent de nombreuses affections aiguës, qu'elles soient digestives ou extradigestives : toutes les urgences chirurgicales abdominales, en particulier les occlusions, gastro-entérites infectieuses, les hépatites aiguës, mais aussi des affections extradigestives diverses telles que la colique néphrétique, l'infarctus du myocarde, les méningites ou les hémorragies méningées.

Les vomissements chroniques ou répétés peuvent être en rapport avec une sténose digestive, en particulier pyloro-duodénale, une prise médicamenteuse, une perturbation endocrinienne ou métabolique telle que grossesse, hyponatrémie, hypercalcémie, mais aussi des causes neurologiques, en particulier une hypertension intracrânienne liée à une tumeur cérébrale ou les syndromes vertigineux qu'ils soient d'allure aiguë, comme les vertiges de Ménière, ou liés au mal des transports. La migraine est aussi une cause fréquente de vomissements et souvent à tort étiquetée « crise de foie ». Il n'est pas rare non plus, dans ces vomissements chroniques, de trouver des causes psychologiques, voire psychiatriques.

Le traitement des vomissements est d'abord celui de la compensation des pertes hydroélectrolytiques, si elles ont été abondantes. C'est ensuite le traitement de la cause. Lorsque cette cause ne peut être directement traitée, on peut avoir recours aux anti-émétiques type Primpéran®, Motilium®, Vogalène®, Dramamine®, Nautamine®. La plupart de ces anti-émétiques, ayant une action centrale, entraînent une somnolence.

Douleurs abdominales d'origine intestinale

Les douleurs d'origine intestinale peuvent siéger sur n'importe quel point du trajet colique (fosse iliaque droite, hypocondre droit, épigastre, hypocondre gauche, flanc gauche, fosse iliaque gauche).
Elles se localisent le plus souvent au niveau de la fosse iliaque gauche. Elles évoluent plutôt par paroxysmes à type de coliques. Fait caractéristique, elles sont calmées par l'émission de gaz ou de selles. Elles sont variables d'un jour à l'autre, calmées par les antispasmodiques.
Ces douleurs ont le plus souvent une origine fonctionnelle. Elles sont aussi rencontrées dans n'importe quelle affection organique du côlon.

Syndrome de Koenig

On définit sous ce terme les douleurs liées à une obstruction chronique de l'intestin grêle. Ce sont des douleurs à type de coliques, évoluant par paroxysmes, accompagnées d'une distension localisée de l'abdomen cédant brutalement avec un bruit de filtration et l'émission de gaz ou selles diarrhéiques.

Ballonnement

Il s'agit d'un symptôme extrêmement fréquent correspondant à une sensation de distension abdominale. Le ballonnement peut s'accompagner de météorisme (excès d'air digestif). La sensation de ballonnement est généralement déclenchée par une tension excessive des parois gastriques ou coliques, qu'elle soit liée à une distension gazeuse ou à un phénomène spasmodique (cas le plus fréquent).

Troubles du transit

Constipation

La constipation est un symptôme extrêmement banal. Sa définition est cependant difficile. En théorie, il s'agit d'une surdigestion des selles. Si l'on se base sur le nombre de défécations, on peut considérer comme constipés les sujets qui ont moins de 3 selles par semaine. Beaucoup de patients se considèrent comme constipés dès qu'ils ont des difficultés pour évacuer les selles (dyschésie).
Les mécanismes **fonctionnels** de la constipation sont très variés. Dans quelques cas, la constipation est liée à une sténose **organique** du côlon, qu'elle soit d'origine cancéreuse ou inflammatoire. Sa recherche préalable doit être systématique devant toute constipation d'installation ou d'aggravation récentes.

Causes fonctionnelles

Constipation par carence en fibres alimentaires

Un grand nombre de constipations sont liées à une insuffisance d'apport en résidus (fibres végétales), indispensables au bon fonctionnement du côlon.

Constipation par troubles de la physiologie colique

En cas d'hydratation insuffisante des selles : toute selle déshydratée trouvera sa progression dans le côlon ralentie ; elle se fragmente en scybales qui ne parviennent plus à mettre en jeu la motricité colique. Les déficits d'apport liquidien sont des facteurs importants de constipation.

Constipation par troubles neuromusculaires

En dehors de quelques anomalies exceptionnelles des plexus nerveux du côlon, la constipation peut être liée à une mauvaise contraction musculaire.

Certains troubles endocriniens comme les hypothyroïdies, les hypercalcémies, les hypokaliémies, certains médicaments, comme les antidépresseurs, les antitussifs, les neuroleptiques, la papavérine, tous les sédatifs peuvent entraîner une altération de la motricité colique. L'alitement lui-même est un facteur de ralentissement du transit.

Constipation par troubles de l'évacuation

De nombreux facteurs peuvent gêner l'évacuation des selles : impossibilité d'élever la pression intra-abdominale (obésité, insuffisance cardiaque ou respiratoire, opéré récent, hernie abdominale), compression du sigmoïde liée à une tumeur du petit bassin ou une inflammation, hypertonie de l'appareil sphinctérien anal liée à un problème hémorroïdaire ou fissuraire ; enfin, et surtout, fâcheuse habitude de retenir les selles qui, à la longue, aboutit à élever le seuil de distension rectale faisant disparaître le besoin.

Conséquences de la constipation

De nombreux petits troubles sont attribués à la constipation. Certains sont directement liés à celle-ci :

- la fausse diarrhée : après plusieurs jours de constipation, l'irritation colique se traduit par une émission hétérogène faite de selles dures et de sécrétions liquides. Il s'agit d'une complication de la constipation et non pas d'une vraie diarrhée ;
- le fécalome : l'accumulation de selles dans le rectum provoque un bouchon de matières qui peut être responsable, en particulier chez le sujet âgé, d'un syndrome occlusif ou d'une incontinence par hypotonie sphinctérienne réactionnelle et irritation de la muqueuse rectale avec émission de liquide trompeuse.

Traitement

En dehors du traitement d'une cause organique, la thérapeutique de la constipation est en premier lieu **hygiénodiététique**. L'activité musculaire est indispensable. Le régime alimentaire doit comporter une quantité suffisante de résidus et de liquide. Il faut enfin convaincre les sujets d'aller à la selle dès qu'ils en ressentent le besoin et de respecter un rythme.

Si ce traitement n'est pas suffisant, on peut y adjoindre un traitement médicamenteux qui comprend trois grands types de médicaments :

- ceux qui augmentent le bol fécal (les mucilages, le son) : ils permettent de corriger une éventuelle carence en résidus ;
- les lubrifiants, tels que l'huile de paraffine ; ils doivent être pris après les repas pour se mélanger aux aliments ; des doses excessives risquent d'entraîner une fuite anale ;
- les médicaments qui agissent sur le temps de la défécation : ce sont essentiellement les suppositoires de glycérine ou d'Eductyl®.

On peut associer des médicaments qui accélèrent le transit par stimulation musculaire, tels que le Mestinon®, les sympatholytiques type Génésérine®.

Soulignons que les laxatifs irritants que sont les purgatifs comme les dérivés de la phénolphtaléine, séné, rhubarbe, bourdaine, huile de ricin, dérivés anthraquinoniques, sont totalement contre-indiqués dans le traitement de la constipation. Ils agissent essentiellement par un phénomène irritatif. Ils vident le côlon sans le remplir, ce qui est antiphysiologique. Utilisés de façon prolongée à fortes doses, ils risquent d'entraîner une maladie des laxatifs avec lésions des plexus nerveux coliques, hypokaliémie et insuffisance rénale fonctionnelle associée.

Diarrhée

La diarrhée se définit par l'émission de selles trop liquides, trop fréquentes, trop abondantes. Cette définition, apparemment simple, mérite quelques commentaires :

- les selles trop liquides ne sont pas toujours synonymes de diarrhée; la fausse diarrhée est en effet l'expression symptomatique d'une constipation et doit être traitée comme telle;
- les émissions afécales (de glaires, de sang ou de pus) rencontrées au cours des syndromes dysentériques, liés par exemple à un cancer sigmoïdien ou à une rectolique hémorragique, ne sont pas synonymes de diarrhée;
- la fréquence des selles peut être variable d'un individu à l'autre en l'absence de diarrhée; certains sujets obsessionnels peuvent aller plus de deux fois à la selle par jour alors que le poids des selles quotidien est normal; inversement, des selles diarrhéiques abondantes peuvent être émises une seule fois par jour.

Le meilleur critère est certainement l'abondance des selles mesurée sur 24 heures; elle est difficile à évaluer par l'interrogatoire mais facile à mesurer par pesée. Le poids des selles sur 24 heures doit être inférieur à 300 g.

Les mécanismes de la diarrhée sont complexes. D'une façon générale, on distingue les diarrhées liées à un trouble de la réabsorption de l'eau et des électrolytes (diarrhées hydroélectrolytiques) et les diarrhées par malabsorption des nutriments et en particulier des graisses (stéatorrhée).

La **diarrhée hydroélectrolytique** peut être liée à une accélération du transit intestinal (diarrhée motrice), une atteinte de la muqueuse du grêle ou du côlon, une surcharge osmotique au niveau du côlon qui perturbe la réabsorption de l'eau, un trouble de la réabsorption de l'eau au niveau du grêle ou du côlon d'origine médicamenteuse.

La **stéatorrhée** peut être liée à une maldigestion par déficit de la fonction pancréatique (pancréatite chronique) ou carence en sels biliaires (cholestase avec ou sans ictère); à une malabsorption par altération de la muqueuse de l'intestin grêle (maladie cœliaque) ou un blocage des voies lymphatiques (lymphome digestif).

En pratique, deux situations se présentent :

- soit il s'agit d'une diarrhée aiguë, le plus souvent d'origine infectieuse (bactérienne, virale ou parasitaire), les épisodes de diarrhée aiguë ne doivent pas être confondus avec la fausse diarrhée des constipés;
- soit il s'agit d'une diarrhée chronique, c'est-à-dire une diarrhée qui persiste depuis plus d'un mois de façon continue ou intermittente. Les étiologies sont extrêmement nombreuses; dans 90 % des cas, l'origine est colique. La stratégie des examens complémentaires est fonction du contexte clinique.

La mesure du poids des selles quotidiennes permet d'affirmer l'existence de la diarrhée.

Le test au carmin permet de reconnaître une diarrhée motrice si la vitesse de transit du carmin est inférieure à 12 heures. Dans ce cas, on recherche :

- une hypersécrétion hormonale :
  - thyroïdienne : dosage de TSH;
  - de sérotonine (tumeur carcinoïde), par dosage de l'acide 5-HIA urinaire, et de la sérotonine plasmatique;
  - de thyrocalcitonine (tumeur médullaire de la thyroïde), par dosage de la thyrocalcitonine plasmatique;
- une neuropathie diabétique;
- un antécédent de vagotomie.

Le plus souvent, il s'agit d'une simple accélération du transit dans le côlon droit liée à une colopathie fonctionnelle.

Le lavement baryté et/ou la coloscopie permettent de rechercher une atteinte tumorale ou inflammatoire du côlon.

Un examen parasitologique des selles est systématique.

Si, au décours de ce premier bilan, aucune cause n'apparaît, il faut préciser la nature de la diarrhée par un examen fonctionnel des selles (fécalogramme) ; s'il existe une stéatorrhée, on recherche :

- **une anomalie de la muqueuse jéjunale** par le transit du grêle, le test au D-xylose, la biopsie du grêle ; ces examens permettent de faire le diagnostic :
  - d'atrophie villositaire qui peut être liée à une intolérance au gluten (maladie cœliaque), une sprue tropicale ;
  - une maladie de Whipple : affection touchant les macrophages, s'accompagnant de douleurs articulaires et d'une surinfection intestinale à traiter de façon prolongée par les tétracyclines ;
  - un déficit en IgA confirmé par l'immunoélectrophorèse des protéines du plasma ;
  - un lymphome ;
  - une amylose ;
- **une anomalie de la muqueuse iléale**, confirmée par le transit du grêle, le test de Schilling, pouvant correspondre à :
  - une maladie inflammatoire : maladie de Crohn, grêle radique ;
  - une maladie tumorale : lymphome ;
- **une insuffisance pancréatique**, suspectée parce qu'il existe une affection pancréatique, une pancréatite chronique ou un cancer du pancréas, que l'on met en évidence par l'échotomographie éventuellement complétée par la wirsungographie rétrograde perduodénoscopique.

Le traitement de la diarrhée est étroitement fonction de son étiologie. Seules, théoriquement, les diarrhées motrices doivent bénéficier d'un traitement par les ralentisseurs du transit (Diarsed®, Imodium®, codéine).

Douleurs anorectales

Ce sont souvent des douleurs très vives à type de douleur ou de déchirure, plus rarement de pesanteur, déclenchées ou augmentées au passage des selles. Ells sont liées essentiellement à une fissure ou à une thrombose hémorroïdaire.

Hémorragies digestives

L'hémorragie digestive est une situation d'urgence fréquemment rencontrée en pratique. L'hémorragie peut s'extérioriser de différentes façons :

- **l'hématémèse** est le rejet de sang rouge ou noir par la bouche au cours d'un effort de vomissement. Le sang ne doit pas être confondu avec du liquide de stase, ou des vomissements vineux. L'hématémèse doit être différenciée de l'hémoptysie, qui est un rejet de sang rouge au cours d'un effort de toux, provenant des voies aériennes ;
- **le méléna** est l'émission de sang noir par l'anus, caractéristique par son odeur nauséabonde et sa consistance goudron. Il ne doit pas être confondu avec les selles foncées des sujets constipés ou les selles noires des patients traités par le fer ;
- **la rectorragie** est l'émission de sang rouge par l'anus.

Suivant l'origine de l'hémorragie, on distingue les hémorragies d'origine haute (80 à 90 % des cas), qui viennent d'une lésion située en amont de l'angle duodénojéjunal de Treitz, des hémorragies d'origine basse qui, pour la plupart, viennent du côlon ou du rectum, plus rarement du grêle.

Hémorragies digestives d'origine haute

Elles peuvent se révéler par :

- une hématémèse et/ou un méléna isolé ;
- une lipothymie ou un collapsus précédant l'extériorisation de l'hémorragie.

Les hémorragies digestives ne doivent pas être confondues avec les hémorragies d'origine buccopharyngée (morsure de la langue, en particulier) ou nasale (épistaxis).

Quelle que soit l'abondance de l'hémorragie extériorisée, la survenue d'une hémorragie doit être considérée *a priori* comme une urgence pouvant mettre en jeu le pronostic vital, surtout s'il s'agit d'un sujet âgé, et nécessite donc une prise en charge en milieu hospitalier capable d'assurer les soins, le diagnostic, la surveillance du malade.

L'abondance de l'hémorragie implique des gestes d'urgence.

A l'arrivée du malade, celui-ci doit être installé dans une pièce calme, en décubitus dorsal ou latéral gauche et réchauffé. Les soins nécessitent souvent deux ou trois personnes. Il faut :

- apprécier l'état du malade (signes de choc) et noter sur une feuille de surveillance : le pouls, qui est souvent accéléré et filant, la tension artérielle, qui est abaissée et la différence pincée, la pâleur, l'état de la conscience, des téguments ;
- pratiquer les prélèvements sanguins pour : groupage, recherche d'agglutinines irrégulières, hémogramme, ionogramme, urée, glycémie, bilan de coagulation (TP, TCK, plaquettes) ;
- installer une, voire deux voie(s) veineuse(s) de calibre suffisant pour permettre un éventuel remplissage rapide ;
- il est souhaitable le plus souvent d'introduire une sonde gastrique (type Salem) qui permet de confirmer le saignement et de l'évacuer de l'estomac éventuellement par lavage non traumatisant, à l'eau glacée, ce qui favorise l'hémostase, facilite l'examen endoscopique et permet de surveiller l'évolution du saignement.

Les premiers gestes rapidement effectués, la réanimation du malade est entreprise visant à rétablir la volémie et à compenser les pertes de sang en cas d'hémorragie sévère. Le remplissage est assuré par des solutés macromoléculaires ou du plasma puis, dès que possible, par du sang total. L'abondance de l'hémorragie s'apprécie non pas sur la quantité de sang rejeté qui sous-estime toujours la quantité de sang perdu, mais surtout sur l'état du malade et la quantité de sang nécessaire au maintien des conditions hémodynamiques et de l'hématocrite.

Simultanément, est menée l'enquête étiologique qui se base sur l'interrogatoire de l'entourage ou du patient (prise d'aspirine ou d'anti-inflammatoires non stéroïdiens), et l'examen clinique (signes de cirrhose).

Le diagnostic précis de la cause de l'hémorragie repose sur l'endoscopie haute faite en urgence, qui permet en outre de réaliser un geste d'hémostase si besoin.

Elle peut être faite au lit du malade ; celui-ci doit être auparavant réanimé et éventuellement intubé en cas de troubles de la conscience. L'examen doit être précédé dans la mesure du possible d'un lavage gastrique non traumatisant jusqu'à ce que l'eau réaspirée devienne claire ou rosée. L'examen endoscopique permet de situer l'origine du saignement dans plus de 90 % des cas. Les causes les plus souvent retrouvées sont : rupture de varices œsogastriques (environ 30 % des cas), ulcère gastrique ou duodénal (30 à 35 % des cas), ulcérations aiguës médicamenteuses ou de stress (10 à 20 % des cas), syndrome de Mallory-Weiss (déchirure de la muqueuse cardiale secondaire aux efforts de vomissements, dans 5 à 10 % des cas). Il peut s'agir aussi d'un cancer, d'une œsophagite ou d'un angiome.

Le diagnostic établi, la conduite ultérieure dépendra de l'origine de l'hémorragie et de l'évolution du saignement.

La surveillance du malade doit être régulière, horaire dans les premiers temps ; il faut comme précédemment noter sur une feuille :

- le pouls, la tension artérielle, la conscience, le rythme respiratoire ;
- la couleur des selles et du liquide recueilli par la sonde gastrique ;
- la réanimation mise en route, avec en particulier le nombre de flacons de sang perfusé.

Dans la grande majorité des cas, l'hémorragie s'arrête spontanément et ne récidive pas ; parfois, l'hémorragie récidive à court terme ; dans quelques cas, l'hémorragie ne s'arrête pas : les mesures thérapeutiques, en particulier chirurgicales, sont alors fonction de la cause de l'hémorragie et du terrain.

Hémorragies digestives d'origine basse

Celles-ci s'extériorisent soit par un méléna, soit par des rectorragies. D'un point de vue pratique et selon leur importance, on distingue :

- les rectorragies de faible abondance : il s'agit de rectorragies accompagnant les selles, sous forme de stries sanglantes, ou de quelques gouttes de sang éclaboussant la cuvette au moment des selles ou retrouvées sur le papier. Ces rectorragies ne posent aucun problème d'urgence. Elles nécessitent une enquête étiologique. Le plus souvent, elles sont en rapport avec une pathologie anale (hémorroïdes, fissure anale), mais elles doivent toujours faire rechercher une autre cause, en particulier une cause néoplasique ou prénéoplasique (polypes) dont elles peuvent constituer la première manifestation révélatrice ;
- les rectorragies abondantes et/ou méléna : les rectorragies abondantes s'accompagnent toujours de l'émission de caillots ; elles peuvent être isolées ou associées à un méléna. Ces hémorragies constituent une urgence.

L'accueil et la réanimation du patient sont tout à fait comparables à ceux des hémorragies digestives d'origine haute.

Le diagnostic d'origine de l'hémorragie basse repose sur la coloscopie, qui doit être réalisée après une préparation soigneuse par irrigation-lavage au PEG 4 000® plutôt que par le lavement, qui fait remonter le sang et ne permet pas un examen soigneux.

En cas d'hémorragie abondante, les causes les plus souvent retrouvées sont, outre les tumeurs qui donnent des hémorragies généralement peu abondantes mais répétées :

- les diverticules sigmoïdiens, en particulier chez les patients prenant de l'aspirine ; l'arrêt de l'hémorragie est dans la majorité des cas spontané ;
- les colites ischémiques, plus fréquentes chez le sujet âgé, secondaires à un épisode de bas débit cardiaque transitoire. Les lésions sont généralement segmentaires, caractérisées par des ulcérations, un œdème hémorragique de la muqueuse. L'évolution est le plus souvent favorable sous traitement médical ; dans quelques cas, la cicatrisation aboutit à la constitution d'une sténose rarement serrée ;
- les angiodysplasies coliques sont des lésions angiomateuses acquises du sujet âgé, unique ou multiples siégeant préférentiellement dans le côlon droit. Si 80 % de ces lésions restent asymptomatiques, ne donnant lieu à aucun saignement, elles peuvent occasionner soit des hémorragies distillantes révélées par une anémie, soit des hémorragies abondantes. Le traitement endoscopique permet de les détruire, mais parfois un traitement chirurgical est nécessaire (colectomie droite).

Dans certains cas, aucune lésion n'est retrouvée au niveau du côlon ; dans cette situation, il faut suspecter une hémorragie venant de l'intestin grêle et en particulier un **diverticule de Meckel**. Le diagnostic repose généralement sur l'artériographie demandée en période hémorragique.

Objectifs de soins

Soins à apporter aux personnes présentant des symptômes digestifs :

1) identifier la douleur :

- son siège;
- son intensité;

2) repérer :

- la durée;
- les horaires d'apparition;
- la périodicité;

3) nommer :

- les facteurs déclenchants;
- les facteurs calmants;

4) nommer les signes d'accompagnement;

5) appliquer les prescriptions médicales;

6) effectuer une enquête alimentaire;

7) éduquer le patient sur les mesures hygiénodiététiques à respecter.

Cancer de l'œsophage

Ce cancer, qui représente 5 % des cancers digestifs, est plus fréquent chez l'homme, les éthyliques et les fumeurs ; son pronostic est redoutable avec moins de 10 % de survie à 5 ans en moyenne.

Symptômes

Longtemps silencieux, le cancer de l'œsophage se révèle habituellement par une dysphagie d'aggravation progressive qui évoque le diagnostic.

Celui-ci peut être suspecté sur l'examen baryté de l'œsophage et affirmé par l'endoscopie et les biopsies qui préciseront le siège exact et le degré de sténose de l'œsophage.

Le bilan est complété par la recherche d'une extension aux organes médiastinaux (adénopathie sus-claviculaire, par l'examen clinique ; pulmonaire, par la radiographie du thorax ; hépatique, par l'échotomographie ; trachée, par l'endoscopie bronchique ; ganglions médiastinaux, par le scanner et l'échoendoscopie).

La recherche d'un cancer ORL associé est systématique compte tenu de la fréquence des associations (10 à 15 % des cas).

Traitement

Seule l'exérèse chirurgicale permet d'espérer une survie prolongée. Les possibilités chirurgicales sont jugées en phase préopératoire sur le degré d'extension du cancer (scanner, échoendoscopie) et l'état respiratoire du malade (explorations fonctionnelles respiratoires satisfaisantes) et surtout au cours de la thoracotomie exploratrice ; la mortalité opératoire immédiate est voisine de 10 à 15 %.

Si l'exérèse n'est pas réalisable, d'autres traitements peuvent être proposés :

- radiothérapie : l'amélioration clinique est fréquente, mais la survie moyenne est de 8 à 10 mois ;
- chimiothérapie.

En cas de contre-indication ou de récidive, le traitement n'est souvent que palliatif, visant à permettre au malade de se nourrir ; dans ces cas, on peut proposer :

- la mise en place d'une prothèse œsophagienne dans la sténose, par voie endoscopique. Cette technique permet en outre d'obturer une éventuelle fistule œso-phago-bronchique ;
- le forage de la sténose tumorale par laser ;
- une gastrostomie, c'est-à-dire la confection d'une bouche gastrique reliée à la peau par une sonde, qui constitue en pratique l'ultime possibilité, lorsque les deux propositions ci-dessus ne sont pas réalisables.

Objectifs de soins

Soins à apporter aux personnes ayant subi une gastrostomie :

1) effectuer les soins locaux :

- faire un pansement de propreté avec des compresses sèches dès que la plaie est cicatrisée ;
- étaler une pommade protectrice (pommade à l'oxyde de zinc), en cas d'irritation de la peau à la suite de reflux gastrique ;
- clamper la sonde en dehors des repas pour éviter ce reflux ;
- la fixer soigneusement avec du sparadrap et la protéger par un bandage ;
- prévenir le chirurgien en cas de reflux entre la sonde et son trajet ;

2) équilibrer l'alimentation :

- bénéficier dans la mesure du possible de l'aide d'une diététicienne ;
- commencer très progressivement les apports alimentaires :
  – apports liquides seuls le 1er jour (toutes les 4 heures) ;
  – apports de 600 à 800 calories le 2e jour pour atteindre 2 500 calories quotidiennes en 10 jours ;
- alimentation traditionnelle :
  – fractionner l'alimentation en 6 à 8 prises afin que les volumes ingérés soient de 450 ml au maximum ;
  – faire tiédir (37 °C) au bain-marie le volume nécessaire à la prise ;
  – pousser lentement le mélange à la seringue après l'avoir purgée ; la prise doit s'étaler sur 15 à 20 minutes ;
  – rincer la sonde avec de l'eau après chaque prise ;
- alimentation par nutripompe : la nutripompe a l'avantage de maintenir une température constante évitant la prolifération bactérienne, de favoriser une homogénéisation des aliments et un réglage précis du débit :
  – vérifier le fonctionnement de l'appareil (température, agitateur, sens de rotation des galets) ;
  – prévoir les quantités en respectant les indications ;
  – purger la tubulure ;
  – régler le débit selon le temps de passage prévu ; deux possibilités :
    - *administration continue*, le débit est de 100 ml/heure sur 24 h ;
    - *administration fractionnée*, 4 repas de 300 à 400 ml à passer en 1 h 30 ;
  – après le débranchement, rincer la sonde à l'eau en utilisant une seringue ;
- surveiller la tolérance :
  – en cas de ballonnement, fractionner les prises ;
  – en cas de troubles du transit, modifier la composition, contrôler la température, ralentir la durée de la prise ;
- bien noter la quantité calorique et l'heure des prises ;

3) aider le malade sur le plan psychologique :

- l'éduquer afin qu'il se prenne en charge le plus rapidement possible. Il faut savoir que le patient est habituellement très affecté en raison de la charge symbolique de l'alimentation ;
- quand cela est possible (alimentation traditionnelle), il semble important que le malade goûte et mastique, puis rejette de petites quantités de ce qu'il reçoit, ce qui procure une certaine satisfaction, stimule la sécrétion gastrique, maintient en bon état les dents et la bouche.

Troubles moteurs de l'œsophage

Mégaœsophage idiopathique ou cardiospasme

Cette affection se caractérise par la non-relaxation du sphincter intérieur de l'œsophage à l'arrivée de l'onde de déglutition, responsable d'un blocage de la progression du bol alimentaire. Ce trouble moteur entraîne une dysphagie intermittente et souvent paradoxale. Après plusieurs années d'évolution, il apparaît une dilatation de l'œsophage (mégaœsophage) avec stase des aliments et régurgitation.

Le diagnostic repose sur la manométrie œsophagienne.

Le traitement peut être instrumental, par dilatation du cardia, ou chirurgical, par myotomie du sphincter inférieur de l'œsophage (opération de Heller).

Spasmes étagés de l'œsophage

Cette affection, d'origine inconnue, est caractérisée par l'existence de troubles du péristaltisme œsophagien avec contractions de forte amplitude non propagées. Cliniquement, le malade se plaint d'une dysphagie et parfois de douleurs de type coronarien.

Le diagnostic repose aussi sur la manométrie œsophagienne.

Le traitement est difficile et avant tout médical, utilisant des médicaments relaxant la fibre musculaire lisse (Adalate®, Risordan®).

Hernie hiatale, reflux gastro-œsophagien et œsophagite par reflux

Il est classique d'étudier dans un même chapitre la hernie hiatale, le reflux gastro-œsophagien et l'œsophagite par reflux. Il faut cependant souligner d'emblée :

- que la hernie hiatale est une anomalie anatomique qui n'entraîne pas toujours un reflux gastro-œsophagien et qui peut avoir des complications propres, indépendantes du reflux ;
- que le reflux gastro-œsophagien est un trouble physiopathologique qui peut se rencontrer en dehors de toute hernie hiatale ;
- que l'œsophagite est une complication possible du reflux gastro-œsophagien.

Hernie hiatale

La hernie hiatale *(Schéma 1)* est une anomalie anatomique caractérisée par la remontée de tout ou partie de l'estomac dans le thorax à travers l'orifice diaphragmatique que traverse normalement l'œsophage (hiatus œsophagien). Dans plus de 80 % des cas, l'ascension de l'estomac s'accompagne d'une ascension du cardia (hernie par glissement). Dans quelques cas, le cardia reste en place, la grosse tubérosité gastrique remonte dans le thorax en roulant le long de l'œsophage (hernie par roulement).

La fréquence exacte des hernies hiatales est difficile à préciser ; car certaines hernies peuvent être intermittentes. C'est en tout cas une anomalie très fréquente, dont l'incidence augmente avec l'âge.

Les manifestations cliniques de la hernie hiatale sont dominées par celles du reflux gastro-œsophagien.

Le diagnostic est réalisé par le transit baryté et/ou l'endoscopie.

Schéma 1 : Hernie hiatale - Reflux gastro-œsophagien.

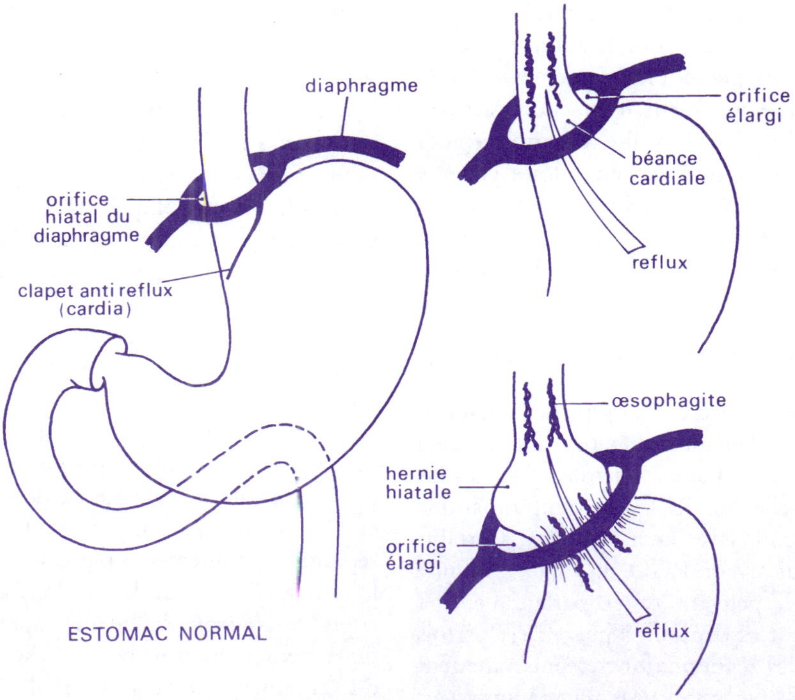

Certaines hernies hiatales, surtout lorsqu'elles sont volumineuses, peuvent être à l'origine d'une anémie par saignement (carence en fer). Un ulcère peut apparaître au collet. Les hernies par roulement peuvent se compliquer d'étranglement. Elles nécessitent un traitement chirurgical.

Le traitement de la hernie hiatale ne peut être que chirurgical. Il consiste, sous cœlioscopie ou à ventre ouvert, à remettre si possible en place dans l'abdomen l'estomac ascensionné et de refermer les piliers du diaphragme pour éviter la récidive; on associe à ce geste une intervention antireflux, cependant rarement nécessaire (intervention de Nissen).

Reflux gastro-œsophagien – Œsophagite peptique

Le reflux gastro-œsophagien acide *(Schéma 1)* se définit par la remontée du contenu gastrique vers l'œsophage, entraînant habituellement une acidification de l'œsophage (pH inférieur à 4). Il existe un reflux physiologique postprandial; normalement, le temps d'acidification de l'œsophage sur 24 heures ne dépasse pas 4 à 5 % du temps. C'est l'existence d'une symptomatologie fonctionnelle ou l'apparition de lésions muqueuses œsophagiennes qui définissent cliniquement le reflux gastro-œsophagien pathologique (RGO). Le RGO peut aussi être alcalin ou alimentaire; dans ces cas, il n'y a pas d'acidification de l'œsophage. La gêne engendrée par le RGO est extrêmement variable d'un patient à l'autre. On estime qu'environ 45 % de la population générale se plaint au moins une fois par mois de symptômes de RGO. La plupart des sujets présentant des symptômes de RGO s'automédiquent avec des antiacides et ne consultent pas; seuls 50 % des patients environ ont recours aux soins pour ces problèmes. L'œsophagite est la conséquence lésionnelle du RGO sur la muqueuse œsophagienne; elle est retrouvée chez moins d'un patient sur deux. L'œsophagite est minime ou modérée (érosions non confluentes) dans plus de 75 % des cas. Les complications de l'œsophagite chronique sont les saignements, la sténose, le développement d'un endobrachyœsophage (EBO), c'est-à-dire le remplacement de la muqueuse œsophagienne lésée par une muqueuse de type gastrique. L'adénocarcinome de l'œsophage est le risque majeur de l'évolution à long terme des endobrachyœsophages.

Manifestations cliniques du RGO

Le syndrome de RGO regroupe des situations cliniques extrêmement hétérogènes. Le seul signe caractéristique est le pyrosis. Les raisons pour lesquelles un RGO est symptomatique restent encore largement ignorées. Certains patients qui ont un RGO anormal, voire une œsophagite, peuvent rester parfaitement et durablement asymptomatiques. Il est parfois associé à des régurgitations et plus rarement à une dysphagie, qui peut être en rapport avec une sténose, mais aussi et plus souvent avec l'inflammation du bas œsophage. L'aérophagie n'est pas un symptôme de RGO ou de hernie hiatale, même si elle est souvent associée.

Certaines manifestations digestives moins caractéristiques doivent faire évoquer un RGO : brûlures épigastriques isolées sans pyrosis, hoquet, nausée matinale du fumeur.

La possibilité d'un RGO est évoquée devant des manifestations extradigestives telles que douleur de type coronarien, pharyngite, toux, pneumopathie, asthme résistant à un traitement.

L'examen endoscopique est l'examen de première intention pour explorer le tractus digestif chez un patient avec RGO. Il permet d'apprécier l'état de la muqueuse œsophagienne (œsophagite ?) ; de dépister la présence d'une muqueuse de type endobrachyœsophage ; d'étudier l'état anatomique de la région œso-cardiale (hernie hiatale) et de rechercher l'existence de lésions associées. Les biopsies de la muqueuse œsophagienne n'apportent aucun renseignement particulier en routine, sauf lorsque l'on suspecte la présence d'un endobrachyœsophage.

Chez un patient jeune jusque-là non exploré, il n'y a pas lieu de pratiquer une endoscopie pour un RGO à symptomatologie typique, modérée, non compliquée, sauf en cas d'échec du traitement symptomatique et de récidives fréquentes. La preuve endoscopique d'une œsophagite est théoriquement indispensable avant tout traitement antisécrétoire (antihistaminiques H_2 ou inhibiteurs de la pompe à protons).

Chez un patient déjà exploré, il n'y a pas lieu de pratiquer une endoscopie de contrôle dans les œsophagites de gravité modérée (grades I et II) lorsque la symptomatologie a bien répondu au traitement ; par contre, en cas de lésions sévères (stade III ou IV), une endoscopie de contrôle 8 semaines après le début du traitement est utile pour vérifier l'efficacité du traitement même si les douleurs ont disparu.

En cas de récidive des symptômes après traitement, la réalisation d'une nouvelle endoscopie est inutile pour les patients avec RGO et œsophagite modérée, puisque la récidive se fait avec des lésions de sévérité identique à la première poussée.

Une pH-métrie sur 24 heures est utile dans deux cas pour :

- attester de la présence d'un RGO chez des patients qui n'ont ni pyrosis, ni œsophagite et qui ont des symptômes extradigestifs pouvant être en rapport avec un RGO ;
- comprendre la résistance à un traitement, et notamment vérifier si le RGO acide est bien contrôlé ou non par le traitement. Dans ce cas, bien sûr, l'enregistrement doit être réalisé dans les conditions thérapeutiques.

La manométrie œsophagienne permet l'étude du péristaltisme œsophagien et de la pression du SIO. Elle est recommandée avant toute intervention antireflux, ne serait-ce que pour éliminer des troubles de la motricité de type sclérodermique (apéristaltisme œsophagien) puisqu'il contre-indique pratiquement toute intervention antireflux.

Traitement du RGO et de ses conséquences

En première intention, si le patient n'a pas été exploré ou chez les patients sans œsophagite, le traitement comprend avant tout des mesures hygiénodiététiques et posturales. Les mesures posturales ont pour but de diminuer la fréquence des reflux et le temps de contact du liquide reflué avec la muqueuse œsophagienne. Les patients doivent éviter la position penchée en avant, le décubitus dorsal strict (en surélevant les pieds du lit, du côté de la tête, à l'aide d'une cale de 10 à 20 cm), et la position allongée tout de suite après le repas. Les patients doivent éviter les repas trop copieux ; les substances qui ralentissent la vitesse de la vidange gastrique (graisses en particulier) ou qui diminuent la pression du sphincter inférieur de l'œsophage (graisses, tabac, chocolat) ; les aliments qui risquent de réveiller la douleur (boissons trop chaudes, trop concentrées, les épices, l'alcool) ; les boissons gazeuses. La prise de médicaments type aspirine doit être évitée. A ces mesures on associe un traitement médical symptomatique soit par les anti-acides soit par les alginates (Gaviscon®). Ce médicament a un effet protecteur de la muqueuse œsophagienne ; la dose est d'une prise (sachet ou suspension) après les repas et le soir au coucher. Dans la grande majorité des cas, ce traitement permet d'obtenir la sédation des symptômes. En cas d'échec ou de dyspepsie associée (digestion lente, ballonnement postprandial, nausée), on associe des modificateurs de la motricité digestive (Primpéran®, Anausin® ou Motilium®, Prépulsid®) qui renforcent la pression du sphincter inférieur de l'œsophage et accélèrent la vidange gastrique.

Un traitement antisécrétoire (voir « Ulcères gastro-duodénaux », p. 129) est indiqué en cas d'œsophagite. Les inhibiteurs de la pompe à protons sont en moyenne deux fois plus efficaces que les anti-H_2. On estime que 10 à 20 % des patients avec œsophagite sévère ne pourront obtenir la cicatrisation des lésions quelle que soit la dose d'inhibiteurs de la pompe à protons prescrite.

On considère qu'il y a échec lorsque les symptômes ne sont pas contrôlés ou que les lésions d'œsophagite persistent. La récidive des symptômes ou des lésions après arrêt du traitement est quasi constante à court ou moyen terme puisque aucun traitement médical ne permet de restaurer les mécanismes antireflux. L'attitude pratique dépend de la fréquence des récidives et de la durée des phases de rémissions.

Chez certains patients, la récidive survient dès l'arrêt du traitement. Il est alors nécessaire de maintenir de façon continue, ou un jour sur deux, un traitement ou de proposer un traitement chirurgical qui, seul, permet de reconstituer les mécanismes antireflux.

Le but du traitement chirurgical est de restaurer les mécanismes antireflux par la cure de la hernie hiatale. L'intervention de Nissen donne de meilleurs résultats, mais expose dans 10 % des cas au risque de dysphagie et de difficulté à l'éructation (*bloating syndrome*). Il est possible de réaliser ce type d'intervention sous cœlioscopie.

Objectifs de soins

Soins à apporter aux personnes atteintes de reflux gastro-œsophagien :
1) effectuer une enquête alimentaire ;
2) expliquer les mesures hygiénodiététiques à respecter ;
3) expliquer les postures à adopter ;
4) expliquer le but de la prescription médicale.

Œsophagites non peptiques

Œsophagites infectieuses

L'œsophage peut être le siège de lésions d'origine infectieuse (candida, cytomégalovirus, herpès), en particulier chez les patients immunodéprimés (Sida).

Les mycoses à *Candida albicans* sont les infections œsophagiennes les plus fréquentes ; elles surviennent chez les malades exposés du fait d'un traitement (chimiothérapie, radiothérapie, corticothérapie, antibiotiques, etc.) ; elles peuvent être la première manifestation d'un Sida. Rappelons que le *Candida albicans* est retrouvé dans la cavité buccale de 30 % à 50 % des sujets sains sans aucune lésion.

Les manifestations cliniques sont dominées par l'odynophagie et/ou la dysphagie, mais 40 à 67 % des patients restent asymptomatiques (notamment lorsque leur immunité est normale). Habituellement, la mycose œsophagienne est associée à une mycose buccale; dans 15 % des cas, elle reste isolée. L'endoscopie associée aux frottis permet la mise en évidence des spores et des filaments mycéliens. Les lésions se présentent sous forme de plaques blanches réalisant un « muguet » associé ou non à une congestion muqueuse.

Le traitement comprend en première intention le miconazole (Daktarin®), 2 g/j. Il expose au risque d'effets secondaires; certaines souches sont résistantes. La nystatine (Mycostatine®) et la Fungizone® sont peu efficaces. En deuxième intention, le kétoconazole (Nizoral®), 200 à 800 mg/j, ou le fluconazole (Triflucan®), 50 à 200 mg/j peuvent être proposés.

Les autres causes d'œsophagite infectieuse sont le cytomégalovirus et l'herpès. Elles s'observent essentiellement chez les patients immunodéprimés. Elles sont révélées par une dysphagie très douloureuse. En endoscopie, on observe des lésions ulcérées plus ou moins étendues. Les biopsies permettent de reconnaître les inclusions virales spécifiques. Le traitement est celui du virus responsable.

Œsophagites médicamenteuses

Certains médicaments (doxycycline, alendronate, anti-inflammatoires non stéroïdiens) peuvent, par un effet chimique direct, entraîner des lésions de l'œsophage lorsqu'ils y stagnent. La prise de ces médicaments, en dehors de tout repas et en l'absence de boisson le soir au coucher, constitue le facteur favorisant principal. L'atteinte œsophagienne est révélée par une douleur rétrosternale intense et une odynophagie. L'interrogatoire est suffisamment évocateur pour permettre un diagnostic, confirmé par l'endoscopie qui retrouve des lésions ulcérées du tiers moyen et du tiers supérieur de l'œsophage. L'évolution est spontanément favorable vers la cicatrisation en quelques jours.

Lésions caustiques du tractus digestif supérieur

L'ingestion d'un produit caustique pose, par la sévérité et la complexité des lésions, un problème pronostique et thérapeutique immédiat, et un problème thérapeutique et fonctionnel à long terme. En pratique, deux situations peuvent se retrouver :

- une ingestion accidentelle, où la quantité absorbée reste minime, entraînant peu ou pas de lésions œsophagiennes et/ou gastriques;
- une ingestion volontaire, génératrice de brûlures graves d'un ou plusieurs segments du tractus digestif supérieur et du carrefour oropharyngé.

Les caustiques en cause sont des produits dont la formule comporte une base ou un acide à concentration faible ou forte. Les produits les plus fréquemment rencontrés sont l'eau de

Javel, la soude caustique (souvent sous la forme de Destop), les différents acides (chlorhydrique, sulfurique) et l'ammoniaque. D'autres produits sont plus rarement retrouvés : permanganate de potassium, white-spirit, formol, décapants et détergents ménagers, eau oxygénée, antirouille (Rubigine), etc.

L'eau de Javel diluée (12°) produit exceptionnellement des lésions graves, alors que l'eau de Javel concentrée (48°, pH = 12,5) entraîne des lésions sévères plutôt gastriques qu'œsophagiennes.

Le Destop (pH = 14) est à l'origine de nécroses étendues de l'oropharynx, du larynx, de l'œsophage et de l'estomac.

Les acides entraînent des lésions très graves qui prédominent sur l'estomac.

L'ammoniaque (pH = 12) brûle aussi bien l'œsophage que l'estomac et provoque, en raison de sa volatilité, des atteintes respiratoires par inhalation.

La gravité de la situation est appréciée sur différents critères.

Critères endoscopiques

La fibroscopie digestive est obligatoire devant toute ingestion de caustique. Elle doit être réalisée le plus tôt possible après l'ingestion, entre la 3e et la 24e heure, car, passé ce délai, le risque de perforation augmente sensiblement. Ses résultats guident la conduite pratique. Les brûlures caustiques sont classées en trois stades :

- stade I : érythème ;
- stade II : ulcération blanchâtre ou nécrose limitée ou hémorragie peu importante ;
- stade III : nécrose étendue et hémorragie, muqueuse brun-noir ou grosses ulcérations noirâtres.

La fibroscopie bronchique en urgence est souhaitable pour différencier les lésions trachéo-bronchiques par inhalation des lésions par diffusion de nécrose de l'œsophage vers la trachée et la bronche-souche gauche.

Critères biologiques

Ce sont :

- une acidose métabolique, surtout lors d'ingestion d'acide ;
- une hypernatrémie avec déshydratation intra- et extracellulaire lors d'ingestion massive d'eau de Javel ;
- des troubles de la coagulation, voire une coagulation intravasculaire disséminée (CIVD).

Critères cliniques

Ils sont les suivants :

- état de choc, agitation ;
- signes péritonéaux ;
- brûlures ;
- vomissements et/ou expectorations de sang.

Conduite pratique

En urgence, la conduite est fonction de la gravité de la situation :

- stade I : reprise de l'alimentation le lendemain de l'ingestion ; pas de surveillance ;
- stade I-II : hospitalisation et nutrition parentérale totale (NPT) pendant 8 jours ;
- stade II : hospitalisation et surveillance pendant 3 semaines avec nutrition parentérale totale (NPT). A ce stade, l'évolution vers la sténose est fréquente, notamment avec les bases fortes. L'association à la NPT d'antibiotiques pour lutter contre les cocci Gram positifs et les anaérobies, et de corticoïdes pour prévenir l'apparition des sténoses reste discutée, mais utilisée par certains ;
- stade III :
  - nécrose partielle : pas d'exérèse mais surveillance clinique et biologique ;
  - nécrose totale de l'œsophage et de l'estomac : œsogastrectomie en urgence (sauf s'il existe une nécrose trachéale étendue), complétée par une jéjunostomie permettant une alimentation entérale avant coloplastie.

Traitement des sténoses

Ce traitement n'intervient qu'après disparition des phénomènes inflammatoires :

- les sténoses gastriques : antrectomie ou dérivation gastro-jéjunale ;
- les sténoses œsophagiennes : pour les sténoses courtes, il est licite de tenter une dilatation. Si celle-ci n'est pas efficace au bout de 7 ou 8 séances, il faut réaliser une plastie après œsophagectomie pour éviter le risque de cancérisation sur l'œsophage sténosé laissé en place.

Corps étrangers de l'œsophage et de l'estomac

Les corps étrangers déglutis sont très divers (os, tire-nerfs de dentiste...). Leur ingestion peut être accidentelle ou volontaire (détenus, malades psychiatriques). L'arrêt du corps étranger à l'œsophage se traduit par une dysphagie, voire une aphagie, avec hypersalivation et parfois suffocation. En aucun cas, si le diagnostic est suspecté, il ne faut faire avaler mie de pain ou fibres en espérant faire descendre le corps étranger, car ce geste est inefficace et risque de compliquer considérablement l'extraction.

L'examen radiologique sans préparation permet de repérer le corps étranger radio-opaque. L'opacification de l'œsophage, par la gastrografine (et non la baryte), peut aider à affirmer et repérer des corps étrangers radiotransparents. L'examen endoscopique, réalisé sous prémédication, voire anesthésie générale, permet le plus souvent l'extraction du corps étranger. Parfois, une intervention chirurgicale est nécessaire.

Après extraction, le malade doit être surveillé au moins 24 heures : surveillance de la température, recherche de perforation œsophagienne (radio de thorax). L'alimentation ne sera pas reprise avant la 12e heure.

Diverticules de l'œsophage

Les diverticules sont des expansions saculaires développées aux dépens de la paroi et communiquant avec la lumière.

On distingue, selon le siège, les diverticules pharyngo-œsophagiens, communiquant avec la lumière pharyngée ou diverticules de Zenker, les diverticules de la partie moyenne de l'œsophage, les diverticules situés juste au-dessus du diaphragme ou épiphréniques. Le diverticule de Zenker s'observe chez les sujets âgés. Il est favorisé par le dysfonctionnement du sphincter supérieur de l'œsophage. Il se manifeste par des fausses routes et surtout des pneumopathies à répétition liées aux fausses routes alimentaires. Son diagnostic est radiologique (transit pharyngo-œsophagien).

Son traitement est chirurgical. Il peut être réalisé par les ORL sous contrôle endoscopique.

Ulcères gastro-duodénaux

Le terme d'ulcère désigne une perte de substance localisée de la paroi gastrique ou duodénale atteignant plus ou moins profondément le plan musculaire. Les termes d'ulcérations ou d'érosions désignent des lésions superficielles.

Les lésions ulcéreuses gastriques ou duodénales peuvent se rencontrer dans diverses circonstances.

La maladie ulcéreuse est caractérisée par une évolution par poussées récidivantes souvent périodiques. Les causes sont très mal connues : l'ulcère résulte d'un déséquilibre entre les facteurs d'agression (sécrétion acide et peptique) et les mécanismes de défense de la muqueuse.

Le niveau de sécrétion acide chez les ulcéreux duodénaux peut être élevé ou normal ; il est souvent inférieur à la normale chez les ulcéreux gastriques. Le rôle de l'infection par *Helicobater pylori*, reconnue dans les années 1980, est maintenant bien établi : elle apparaît comme une condition nécessaire à la survenue d'une maladie ulcéreuse, en particulier duodénale. Cependant, le fait que la majorité des patients infectés par *H. pylori* ne développent pas de maladie ulcéreuse indique que la présence d'*H. pylori* n'est pas à elle seule une condition suffisante. Il est par ailleurs possible d'observer une maladie ulcéreuse sans infection à *H. pylori*.

Les ulcères ou les ulcérations aiguës de stress sont superficiels mais peuvent donner lieu aux mêmes complications (hémorragie, perforation). Ils s'observent surtout chez les malades de réanimation (grands brûlés, traumatisés crâniens, insuffisants rénaux...) ; ils ne récidivent pas lorsque les conditions de stress ont disparu.

Les ulcères médicamenteux sont liés à la gastro-toxicité de certains médicaments (anti-inflammatoires, corticoïdes, aspirine). Ils ne récidivent pas à l'arrêt du traitement anti-inflammatoire (voir « Gastrites aiguës », p. 135).

Maladie ulcéreuse duodénale

En France, l'incidence annuelle de l'ulcère duodénal est estimée à 0,2 %. La prévalence globale de l'ulcère duodénal est voisine de 10 % dans la population adulte. Plusieurs arguments suggèrent qu'il existe, au moins chez certains patients, une prédisposition génétique. L'influence de l'alimentation n'est pas clairement démontrée. Il existe une relation entre la quantité de tabac fumée et le risque d'ulcère. De nombreux arguments démontrent l'influence de l'infection de l'estomac par *Helicobacter pylori*. Bien que la toxicité des anti-inflammatoires non stéroïdiens (AINS) pour la muqueuse duodénale soit moindre que pour la muqueuse gastrique, il n'est pas rare, en particulier chez le sujet âgé, de noter la prise d'AINS dans les jours précédant la poussée ulcéreuse. La toxicité digestive des AINS est liée au moins en partie à une inhibition locale de synthèse des prostaglandines. Il est probable que certains événements de la vie jouent un rôle chez quelques sujets dans la survenue et surtout l'évolution de la maladie ulcéreuse duodénale. Plus que la nature du stress, il semble que ce soit la façon dont le patient réagit qui soit en cause.

Manifestations cliniques

La présence d'un ulcère duodénal se traduit dans plus de 50 % des cas par un syndrome douloureux épigastrique, perçu comme une crampe ou une faim douloureuse, qui se reproduit 1 à 4 heures après les repas, parfois nocturne ; cette douleur est calmée par l'ingestion d'aliments ou la prise d'alcalins. Une irradiation vers le dos est observée dans un tiers des cas : elle doit faire suspecter une perforation bouchée dans le pancréas. Souvent, la symptomatologie est plus bâtarde. Dans 10 % des cas, l'ulcère est asymptomatique (sujets âgés ou patients sous traitement aux anti-inflammatoires non stéroïdiens).
Dans certains cas, la poussée est inaugurée par une complication.

Diagnostic

L'endoscopie permet de confirmer le diagnostic. Elle doit être précédée d'un examen radiologique de l'abdomen sans préparation lorsqu'une perforation est suspectée. L'endoscopie permet :

- de confirmer l'ulcère et ses caractéristiques ;
- de retrouver parfois d'autres lésions : une hernie hiatale ou une œsophagite (20 % des cas), un ulcère gastrique est associé dans 5 % des cas ;
- de faire des biopsies de l'antre à la recherche d'*H. pylori* pratiquement constant.

La fibroscopie est indispensable pour le diagnostic avant tout traitement anti-ulcéreux en cas de première poussée. Au cours des poussées ultérieures, la fibroscopie n'est pas indispensable, sauf en cas de complications hémorragiques ou de modifications des symptômes. Le transit baryté n'a ici plus d'intérêt.
L'étude de la sécrétion acide n'est indiquée que lorsque l'on suspecte un état d'hypersécrétion gastrique acide en rapport avec un syndrome de Zollinger-Ellison, affection caractérisée par une maladie ulcéreuse sévère, liée à une hypersécrétion de gastrine par une tumeur endocrine le plus souvent pancréatique.

Evolution

Spontanément, l'ulcère peut cicatriser. Sous traitement médical, les douleurs disparaissent en quelques jours ; la cicatrisation, plus tardive, est obtenue selon les traitements en moins de 4 semaines dans près de 90 % des cas. Si l'éradication d'*H. pylori* n'est pas obtenue, la récidive ulcéreuse survient dans l'année, trois fois sur quatre. Les facteurs qui sont associés à une rechute plus rapide sont surtout le tabagisme : il existe une corrélation avec la quantité de cigarettes fumées par jour (au-dessus de 10). Le régime n'a pas d'effet particulier. La maladie ulcéreuse peut se compliquer, à tout moment de son évolution, d'hémorragie, de perforation, de sténose.

Complications

Hémorragie

Avant la possibilité d'éradication d'*H. pylori*, on estimait que 25 % environ des ulcéreux présentaient, au cours de leur vie, une hémorragie digestive. Ce risque était doublé si le patient avait déjà fait une hémorragie. L'hémorragie s'extériorise sous forme d'hématémèse et/ou de méléna. La présence de sang rouge dans les selles peut se voir en cas d'hémorragie très abondante. La présence de sang dans l'estomac est inconstante. Plus de 80 % des hémorragies s'arrêtent spontanément. Les facteurs pronostiques habituellement étudiés concernent le terrain, l'importance de l'hémorragie, les caractéristiques endoscopiques et le traitement. Malgré les traitements actuels, la mortalité reste voisine de 10 %. La mortalité s'accroît avec le cumul des tares viscérales : de 3 % en leur absence à 70 % quand il en existe quatre. Indépendamment du terrain, la mortalité est corrélée au degré de chute de la tension artérielle, à l'existence d'un choc initial, à un besoin transfusionnel supérieur à 5 unités de sang.
L'examen endoscopique en urgence, après réanimation du patient et lavage gastrique, permet de préciser les caractéristiques de la

lésion et la présence d'un saignement actif ou de stigmate d'hémorragie récente qui ont une valeur prédictive sur le risque de récidive précoce. L'endoscopie permet en outre, et si besoin, de réaliser une injection (adrénaline à 1/10 000) dans l'ulcère, à visée hémostatique et préventive sur les récidives hémorragiques. En cas d'échec et de persistance de l'hémorragie, un geste chirurgical est indiqué.

Perforation

La prévalence des perforations d'ulcère en l'absence de tout traitement est entre 6 % et 11 % sur une durée totale de vie d'une population d'ulcéreux. La perforation révèle la maladie ulcéreuse près d'une fois sur trois, ou survient lors des premières années. La mortalité est en moyenne de 10 % . Elle est révélée par une violente douleur épigastrique d'apparition brutale. Le diagnostic en urgence repose sur la mise en évidence d'air dans le péritoine (pneumopéritoine) au-dessous des coupoles diaphragmatiques, sur une radiographie de l'abdomen sans préparation (ASP). Elle contre-indique la fibroscopie.

Sténose duodénale

Elle est devenue rare. Ces sténoses siègent en général 1 à 2 cm au-delà du pylore. Les sténoses organiques irréversibles doivent être distinguées des sténoses œdémateuses qui accompagnent parfois les poussées ulcéreuses et qui régressent parfaitement sous traitement médical.

Traitement médical

En dehors des complications, les objectifs sont : calmer la douleur, accélérer la vitesse de cicatrisation et surtout éviter les récidives par l'éradication d'*Helicobacter pylori*.

Il comprend :

- les conseils hygiénodiététiques : la consommation de cigarettes devra être réduite à moins de 10 cigarettes par jour. La suppression des aliments épicés, des alcools, des repas trop gras, bien que n'ayant pas d'effet démontré sur la vitesse de cicatrisation, aide au soulagement des douleurs et des troubles dyspeptiques. Il faut rappeler la contre-indication de tout traitement gastrotoxique, sauf indication incontournable ;
- la prescription d'un anti-ulcéreux et l'éradication d'*H. pylori*. Les médicaments anti-ulcéreux sont classés en deux groupes pharmacologiques :

– *les antisécrétoires :*
- anti-histaminiques H_2 : cimétidine 800 mg/j (Tagamet®), ranitidine 300 mg/j (Azantac®, Raniplex®), famotidine 40 mg/j (Pepdine®), nizatidine 300 mg (Nizaxid®) ;
- inhibiteurs de la pompe à protons (IPP) : oméprazole 20 mg/j (Mopral®, Zoltum®), lansoprazole 30 mg/j (Lanzor®, Ogast®), pantoprazole (Inipomp®, Eupantol®) ;

– *les protecteurs de la muqueuse :* sucralfate 4 g/j (Ulcar®, Keal®).

Les anti-acides ne sont utilisés que comme traitement d'appoint. L'association de deux anti-ulcéreux, même aux propriétés pharmacologiques différentes, n'a pas prouvé son intérêt. La durée du traitement anti-ulcéreux est de 4 semaines.

Durant les 7 premiers jours de traitement, on associe un traitement antibiotique dans le but d'obtenir l'éradication d'*H. pylori*. Celle-ci est obtenue dans 80 à 90 % des cas par l'association de 2 antibiotiques (amoxicilline : 1 g matin et soir + clarithromycine : 500 mg matin et soir) + un inhibiteur de la pompe à protons à double dose (oméprazole : 20 mg × 2 ou lansoprazole : 30 mg × 2 ou pantoprazole : 40 mg × 2) pendant 7 jours.

Au terme de ce traitement et en l'absence de complication inaugurale, le contrôle de l'éradication d'*H. pylori* par une nouvelle fibroscopie n'est pas utile.

En cas de récidive, on peut soit tenter une nouvelle éradication d'*H. pylori* si celle-ci n'avait pas pu être obtenue, soit maintenir un traitement préventif par une dose de 400 mg de cimétidine, de 150 mg de ranitidine, de 20 mg de famotidine, ou de 150 mg de nizatidine ou de 2 g de sucralfate le soir au coucher. L'efficacité de ce traitement, dit d'entretien, ne persiste que tant qu'il est maintenu. Le traitement d'entretien est proposé aux patients pour qui une rechute peut avoir des conséquences graves : complications lors des poussées précédentes, maladies concomitantes sévères, médication associée indispensable (anti-inflammatoires non stéroïdiens, anticoagulant), âge supérieur à 65 ans et chez ceux qui présentent une maladie ulcéreuse avec poussées itératives.

Traitement chirurgical

Plusieurs types d'interventions sont proposés. Toutes ont pour but de réduire le niveau de la sécrétion gastrique acide, mais n'enlèvent pas l'ulcère.
La vagotomie consiste à couper les afférences nerveuses du nerf vague qui vont stimuler les cellules pariétales. Elle peut être tronculaire ou sélective, et associée à un drainage (pyloroplastie ou gastro-entéro-anastomose), suprasélective ou fundique (elle ne dénerve que la région fundique et ne nécessite donc pas de procédé de drainage).
La vagotomie peut aussi être associée à l'antrectomie, qui permet de supprimer la portion de l'estomac responsable de la sécrétion de gastrine. C'est une intervention plus lourde (mortalité voisine de 1 %), mais c'est l'intervention la plus efficace (moins de 1 % de récidive ulcéreuse).
Le choix de l'intervention dépend de l'expérience du chirurgien, de l'existence d'une sténose bulbaire et, pour certains, du niveau sécrétoire acide du patient. Les indications ne se discutent qu'en cas de résistance aux différentes possibilités thérapeutiques, ce qui est actuellement rare, ou en cas de complication.
En cas d'hémorragie, en dehors des mesures communes à tout patient présentant une hémorragie, le premier geste sera si nécessaire l'hémostase endoscopique. En cas d'échec ou de récidive précoce, un traitement chirurgical doit être envisagé. On estime à environ 15 % le pourcentage de malades qui doivent être opérés en urgence pour hémostase.
En cas de perforation, si le diagnostic est précoce et si le malade est à jeun, on peut parfois opter pour un traitement non opératoire, qui associe antibiotiques, aspiration gastrique. L'intervention devra être décidée en cas d'aggravation. L'intervention minimale est représentée par la suture de la lésion. Cette attitude n'est justifiée que chez des patients dont l'état est précaire. Chaque fois que c'est possible, on réalisera en même temps le traitement de la complication et celui de la maladie de base par une vagotomie.
En cas de sténose duodénale, un traitement antisécrétoire d'épreuve permet de faire la différence entre ce qui revient à l'œdème et à la sténose fixée. Lorsqu'elle est fixée, la sténose constitue une indication opératoire. Les traitements par dilatation sont actuellement insuffisamment évalués. Ils peuvent être utiles pour préparer le patient à l'intervention, en corrigeant les troubles hydro-électrolytiques et l'hypotonie gastrique.

Ulcère gastrique

On ne verra ici que les points particuliers qui différencient l'ulcère gastrique de l'ulcère duodénal.
Sur le plan épidémiologique, l'ulcère gastrique est moins fréquent que l'ulcère duodénal. Il est aussi fréquent chez l'homme que chez la femme. Il survient généralement plus tardivement vers l'âge de 40 à 50 ans.
D'un point de vue physiopathologique, l'ulcère gastrique apparaît plutôt comme une maladie liée à un déficit des mécanismes de défense. La sécrétion acide chez ces sujets peut être normale. L'infection par *H. Pylori* est moins fréquente (70 à 80 % des cas).
Au point de vue symptomatologie, rien ne diffère l'ulcère gastrique de l'ulcère duodénal.
D'un point de vue diagnostique, il faut insister sur les problèmes que pose le diagnostic différentiel entre l'ulcère gastrique et le cancer

gastrique, celui-ci pouvant se présenter d'emblée sous un aspect d'ulcération tout à fait similaire. L'endoscopie avec biopsies multiples est donc impérative pour faire la différence. L'évolution de l'ulcère gastrique présente également quelques particularités. D'une part, sous traitement médical, l'ulcère gastrique cicatrise dans des délais plus longs que ceux de l'ulcère duodénal (plus de 8 semaines). D'autre part, la complication majeure, bien que peut-être exagérée, apparaît être la survenue d'une dégénérescence maligne de l'ulcère ou de la muqueuse péri-ulcéreuse. Cela justifie que le traitement soit prolongé au-delà de 6 à 8 semaines et que le contrôle de la cicatrisation par endoscopie soit impératif.

Le traitement médical des ulcères gastriques est calqué sur celui des ulcères duodénaux, même si l'on considère que la sécrétion acide a moins d'importance. L'éradication d'*H. Pylori* est proposée chaque fois qu'elle est retrouvée.

Le traitement chirurgical est quelque peu différent. Contrairement à l'ulcère duodénal, il comprend toujours en principe une excision de l'ulcère. Selon le siège de l'ulcère, on peut réaliser une gastrectomie partielle avec anastosome gastro-duodénale (type Péan) ; son avantage est d'emporter la muqueuse antrale malade, l'ulcère, et de conserver le circuit duodénal.

On peut réaliser également une anastomose gastrojéjunale (type Polya), qui offre plus d'inconvénients que la précédente, mais qui garde des indications soit de principe, soit de nécessité, par l'impossibilité de réaliser une anastomose gastro-duodénale.

Objectifs de soins

Soins à apporter aux personnes atteintes d'ulcères gastro-duodénaux :

1) préparer le patient aux investigations (fibroscopie) ;
2) collaborer à la prévention des risques hémorragiques ;
3) effectuer une enquête alimentaire ;
4) identifier les facteurs favorisants (tabac, anti-inflammatoires, stress...) ;
5) expliquer l'importance du traitement médicamenteux ;
6) expliquer les mesures hygiénodiététiques à respecter.

Cancer de l'estomac

Bien que sa fréquence diminue, le cancer de l'estomac est encore responsable de 10 000 décès par an en France, il représente 5 % de tous les cancers et un quart des cancers digestifs. Le cancer de l'estomac serait plus fréquent chez les sujets atteints de gastrite atrophique, d'ulcère gastrique, et chez les patients qui ont subi une gastrectomie partielle depuis au moins 15 ans, justifiant une surveillance régulière. L'infection à *Helicobacter pylori* est aujourd'hui considérée comme un cofacteur de la carcinogenèse gastrique.

La linite plastique est une forme particulièrement grave du cancer gastrique en raison de l'extension rapide par des cellules indépendantes en bague à chaton, avec d'importantes réactions inflammatoires.

Clinique

Le cancer de l'estomac peut se révéler par un amaigrissement, des douleurs épigastriques de type et d'intensité variables, des vomissements, une hémorragie digestive ou une anémie par saignement chronique ; lorsqu'il siège près du cardia, il peut être responsable d'une dysphagie ; lorsqu'il siège près du pylore, il peut être responsable d'un tableau de sténose pylorique.

A l'examen clinique, on retrouve parfois déjà une masse au niveau de l'épigastre, un gros foie métastatique, un ganglion de Troisier (adénopathie métastatique sus-claviculaire gauche), une ascite par carcinose péritonéale.

Diagnostic

Le diagnostic de cancer de l'estomac repose uniquement sur l'examen endoscopique, qui permet de préciser l'aspect des lésions et leur étendue. Seules les biopsies permettront d'affirmer le diagnostic de cancer et son type. Dans certains cas, l'aspect est celui d'un ulcère gastrique en apparence banal ou de lésions érosives superficielles (cancer muco-érosif), et seules les biopsies peuvent montrer qu'il existe des lésions cancéreuses. Le degré d'envahissement de la paroi et l'atteinte ganglionnaire satellite sont évalués par l'échoendoscopie.

Traitement

Le seul traitement curatif du cancer gastrique est chirurgical. La radiothérapie et la chimiothérapie n'ont pas encore fait la preuve de leur efficacité curative dans le traitement des adénocarcinomes gastriques.

Les indications chirurgicales dépendent de l'extension des lésions. Avant toute décision, il faut rechercher des métastases (échotomographie et/ou scanner abdominal, radiographie pulmonaire) qui pourraient contre-indiquer toute exérèse et donc une laparotomie. L'opérabilité est actuellement voisine de 85 % des cas.

Au cours de la laparotomie, le chirurgien peut, si l'extension des lésions n'est pas trop importante, réaliser :

- soit une gastrectomie partielle emportant les deux tiers ou les trois quarts de la partie distale de l'estomac en cas de cancer de l'antre ;
- soit une gastrectomie totale, s'il s'agit d'un cancer de la partie haute de l'estomac.

La mortalité opératoire est comprise entre 5 et 10 %. Dans plus de 40 % des cas, l'intervention n'est que palliative.

Pronostic

Le pronostic du cancer de l'estomac opéré est fonction du degré d'extension au moment de l'exérèse :

- si le cancer est limité à la muqueuse ou la sous-muqueuse (cancer superficiel), la survie est de 70 à 90 % à cinq ans ;
- si le cancer est invasif, atteignant la musculeuse, le taux de survie à cinq ans est de 50 % en l'absence d'envahissement ganglionnaire, de 10 à 30 % en cas d'envahissement ;
- en cas d'exérèse incomplète, le taux de survie à deux ans est pratiquement nul.

Objectifs de soins

Soins à apporter aux personnes devant subir une intervention chirurgicale digestive :

1) en préopératoire :

- effectuer la prise de rendez-vous pour la consultation d'anesthésie 48 heures avant l'intervention ;
- préparer la peau en fonction des protocoles en vigueur ;
- repérer le lieu de la stomie (si besoin) ;
- exécuter les prescriptions médicales (lavement, régime...) ;
- informer le patient sur le déroulement de l'examen et sur les suites opératoires ;

2) en postopératoire : établir une feuille de soins horaire : tout événement ou acte infirmier doit y être noté, daté, signé ;

3) en salle de réveil :

- connaître le type d'intervention réalisée ;
- contrôler : tension artérielle, pouls, respiration, conscience, diurèse, car risque hémorragique ;
- vérifier le bon fonctionnement :
  - des voies veineuses ;
  - des drainages ;
  - de la sonde nasogastrique ;
- noter la quantité et les caractéristiques du liquide de drainage ;
- évaluer la douleur ;

4) en service de chirurgie :

- contrôler : tension artérielle, pouls, température, drains, car risque infectieux ;
- repérer les signes de phlébite ;
- aider à préserver le capital veineux ;
- surveiller la respiration (toute cicatrice abdominale entrave la respiration et favorise les risques d'encombrement) ;
- surveiller la reprise du transit ;
- surveiller les pansements ;
- pratiquer des contentions abdominales efficaces ;
- expliquer au patient de ne pas faire d'effort dans son lit (risque d'éventration) ;
- vérifier le traitement :
  - prise des médicaments ;
  - leur effet ;
- identifier le degré de la douleur ;
- organiser la réalimentation ;
- décrire le degré d'anxiété du patient ;
- communiquer avec le patient afin de répondre à ses interrogations ;
- guider l'entourage ;
- transmettre au médecin toutes les modifications survenues dans l'état de santé ;
- rédiger une fiche de liaison en cas de transfert :
  - dans un service de convalescents ;
  - à domicile (envoyer la fiche au médecin traitant).

Gastrites

Le terme de « gastrite » correspond à une anomalie inflammatoire de la muqueuse gastrique reconnue sur l'examen microscopique de la biopsie. Ce terme est souvent, à tort, assimilé à celui de brûlure épigastrique ; en effet, beaucoup de gastrites n'entraînent aucune douleur, et nombreux sont les patients qui souffrent de brûlures sans avoir de gastrite.

On différencie classiquement les gastrites aiguës des gastrites chroniques.

Gastrites aiguës

Gastrites infectieuses

D'origine le plus souvent virale, elles se manifestent par des douleurs, des vomissements et sont associées à une diarrhée (gastro-entérite). Leur évolution est spontanément favorable en quelques jours.

Gastrites caustiques

(voir « Lésions caustiques du tractus digestif supérieur », p. 126).

Gastrites médicamenteuses

De très nombreux médicaments peuvent être à l'origine d'intolérance digestive, qui n'est pas toujours liée à une gastrite. Parmi les médicaments gastrotoxiques, il faut surtout retenir : l'aspirine (acide acétylsalicylique), les autres anti-inflammatoires non stéroïdiens, les corticoïdes. L'aspirine entraîne presque constamment chez le sujet sain des lésions minimes de la muqueuse gastrique à type d'érosions punctiformes. Celles-ci ne donnent le plus souvent aucun symptôme; dans quelques cas, elles peuvent entraîner une hémorragie digestive de gravité variable. L'aspirine, administrée par voie veineuse, est moins gastrotoxique, ainsi que l'aspirine tamponnée (Aspirine pH 8®), à délitement entérique ou effervescente.
L'usage chronique d'aspirine, des corticoïdes à forte dose ou d'autres anti-inflammatoires peut être à l'origine d'ulcères gastro-duodénaux en diminuant les mécanismes de la défense de la muqueuse.
Evidemment, ces médicaments sont contre-indiqués chez les patients présentant ou ayant présenté un ulcère gastro-duodénal, sauf si l'indication est impérative. Il faut dans ce cas associer alors un traitement anti-ulcéreux, ce dernier n'empêchant pas toujours la survenue d'une complication.

Gastrites toxiques

L'ingestion d'une grande quantité d'alcool peut être à l'origine d'une gastrite aiguë et potentialiser l'effet des médicaments gastrotoxiques.

Autres gastrites

On décrit également des **gastrites allergiques**, des gastrites après irradiation abdominale (**gastrites radiques**).

Gastrites chroniques

La définition des gastrites chroniques a beaucoup évolué ces dernières années. L'infection à *Helicobacter pylori* en est la cause principale. On distingue les gastrites superficielles, les gastrites atrophiques et les gastrites hypertrophiques :

- **les gastrites superficielles** sont très fréquentes, de même que les gastrites atrophiques. L'incidence augmente avec l'âge. D'emblée, il faut insister sur le fait qu'il existe de grandes discordances entre les manifestations symptômatiques et l'existence de lésions histologiques de l'estomac. Nombreux sont les malades qui se plaignent de symptômes « gastritiques » et qui n'ont aucune lésion, alors qu'à l'inverse nombre de malades ont des lésions gastritiques sans aucune manifestation clinique;
- **le diagnostic de gastrite superficielle ou atrophique** repose uniquement sur l'examen des biopsies. Lorsque l'atrophie des cellules pariétales du fundus est totale, il n'y a plus de sécrétion acide ni de facteur intrinsèque nécessaire à l'absorption de la vitamine B12, d'où l'apparition d'une anémie macrocytaire acquise ou constitutionnelle (maladie de Biermer). La gastrite atrophique prédispose au cancer de l'estomac;
- **les gastrites hypertrophiques :** l'hypertrophie peut être liée à une prolifération des cellules muqueuses (maladie de Ménétrier) ou à une infiltration inflammatoire de la sous-muqueuse, sans augmentation du nombre des cellules (gastrite interstitielle).

Duodénites

On regroupe sous ce terme l'ensemble des atteintes inflammatoires du duodénum en dehors des ulcères du bulbe.

La duodénite peut être en rapport avec de nombreuses causes, en particulier parasitaires (lambliase, anguillulose) ou être réactionnelle à une affection de voisinage (pancréas, vésicule biliaire), hypertension portale. Elle peut être autonome, sans cause retrouvée et constituer un équivalent *a minima* de maladie ulcéreuse « sans ulcère ».

6 Pathologie intestinale

Troubles fonctionnels intestinaux

On regroupe sous le terme de troubles fonctionnels intestinaux (TFI) ou intestin irritable les situations associant depuis au moins 3 mois ou de façon récurrente : douleur abdominale ou inconfort soulagés par l'émission de selles, ou associés à un changement dans la fréquence ou la consistance des selles ; sensation de pesanteur rectale, de vidange incomplète, d'envie impérieuse, d'émission de glaire ; sensation de ballonnement ou de distension abdominale. Le terme de « colite », souvent utilisé par les patients, est impropre puisqu'il n'y a aucune inflammation détectable par les examens courants. Ce tableau est très fréquent, affectant près de 14 à 24 % de la population féminine et 5 à 19 % de la population masculine. Il représente 41 % de tous les troubles fonctionnels digestifs. Même si 70 % des sujets présentant ce type de symptôme ne ressentent pas le besoin de consulter un médecin, les TFI représentent 12 % des motifs de recours aux soins en médecine générale et 28 % des consultations chez le spécialiste. Le stress et les facteurs psychologiques sont des facteurs modifiant le cours évolutif des symptômes et surtout la demande de prise en charge.

Les mécanismes responsables des symptômes sont complexes et variés. On observe des anomalies de la motricité intestinale, mais surtout une exacerbation de la sensibilité viscérale, qui fait que les patients sont plus sensibles en particulier aux variations de pression régnant à l'intérieur du tube digestif.

La prise en charge de ces patients est essentiellement fonction de la symptomatologie dominante :

- TFI avec constipation ;
- TFI avec diarrhée de type motrice ;
- TFI avec douleur abdominale et ballonnements.

La prescription d'examens complémentaires est fonction avant tout des caractéristiques des symptômes, de l'âge des patients, de l'ancienneté des dernières explorations (moins ou plus de 5 ans).

L'écoute, la capacité à réassurer sont des points essentiels de la réussite de la prise en charge au long cours des patients, qui demandent un soulagement physique mais aussi un soutien psychologique.

Diverticulose colique

La diverticulose colique *(Schéma 1)* représente l'anomalie morphologique la plus fréquente du côlon atteignant plus de 30 % des sujets à partir de 50 ans.

Anatomiquement, le diverticule est une hernie de la muqueuse à travers la musculeuse colique. Le nombre des diverticules est extrêmement variable. Leur siège est sur tout sigmoïdien, mais ils peuvent se retrouver sur tout le côlon excepté le rectum. L'apparition des diverticules est liée à l'hyperpression qui peut régner dans la lumière intestinale, l'hyperpression est maximale dans le sigmoïde ; elle serait favorisée par la carence de l'alimentation en fibres.

Schéma 1 : Diverticulose colique.

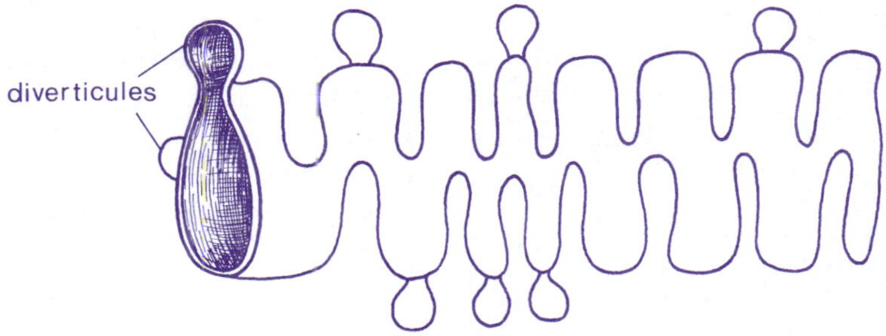

L'étude de la diverticulose colique est dominée par celle de ses complications. La diverticulose non compliquée ne donne lieu en elle-même à aucune manifestation clinique. Elle est découverte à l'occasion d'une radiographie du côlon ou d'une coloscopie, demandée pour une colopathie fonctionnelle associée. La régularisation du transit est souhaitable. La carence de l'alimentation en fibres doit être corrigée.
Les complications des diverticules sont de deux types : inflammatoires et hémorragiques.

Complications inflammatoires

Elles touchent 10 à 20 % des patients porteurs de diverticules et font toute la gravité de la maladie; l'inflammation débute à l'intérieur du diverticule (**diverticulite** surtout sigmoïdienne ou **sigmoïdite**) et peut s'étendre vers l'extérieur au tissu péridiverticulaire : **périsigmoïdite** aboutissant à un **abcès périsigmoïdien.** Celui-ci peut régresser, se perforer dans la cavité péritonéale réalisant une **péritonite stercorale,** ou se fistuliser dans un organe voisin, habituellement la vessie, réalisant une **fistule colo-vésicale.** Après plusieurs poussées inflammatoires, le sigmoïde peut être rétréci, engainé dans une gangue scléreuse, sténosante, pouvant à l'occasion d'une nouvelle poussée réaliser un tableau d'occlusion.
En cas de crise de **sigmoïdite aiguë simple sans abcès,** le tableau est celui d'une appendicite à gauche. Le diagnostic peut être aidé par l'examen radiologique du côlon après opacification à la gastrografine à faible pression et surtout le scanner, qui permet de visualiser l'atteinte péridiverticulaire. La coloscopie en phase aiguë peut être utile pour éliminer un cancer. Le traitement est avant tout médical, associant régime sans résidus, voire diète hydrique, traitement antibiotique et antispasmodique. L'évolution est favorable dans la majorité des cas. La récidive est fréquente (50 % des cas) à plus ou moins long terme. L'exérèse du sigmoïde doit être envisagée après la deuxième crise, à froid, en un temps, c'est-à-dire avec rétablissement immédiat de la continuité.
En cas d'**abcès périsigmoïdien** et/ou de **péritonite** et/ou d'**occlusion,** le traitement est chirurgical avec anus iliaque gauche temporaire, le rétablissement de la continuité étant exceptionnellement réalisé dans le même temps.
En cas de **fistule colo-vésicale,** les manifestations cliniques sont surtout urinaires avec pneumaturie (émission d'air en urinant) ou fécalurie (présence de selles dans les urines), souvent intermittentes. Le traitement est chirurgical.

Complications hémorragiques

L'hémorragie est liée à une lésion des vaisseaux du collet diverticulaire. Leur fréquence réelle est rare (1 à 5 %), favorisée par la prise d'aspirine, leur abondance parfois importante. Le diagnostic d'hémorragie diverticulaire repose sur la coloscopie en urgence ou sur l'artériographie lorsque la coloscopie n'est pas réalisable. Dans la plupart des cas, l'hémorragie s'arrête spontanément. Parfois, il faut réaliser l'exérèse du segment colique contenant le diverticule responsable.

Autres diverticules

Les diverticules peuvent se rencontrer tout au long du tube digestif. Ce sont des expansions saculaires développées aux dépens de la paroi et communiquant avec la lumière.

Les diverticules duodénaux sont très fréquents (environ 2 à 5 % au cours des examens radiologiques). Ils siègent généralement sur le bord interne du deuxième duodénum et ne provoquent le plus souvent aucune manifestation clinique.

Dans l'intestin grêle, les diverticules sont plus rares. Lorsqu'ils sont très nombreux, ils peuvent donner des syndromes de malabsorption par pullulation.

Le diverticule de Meckel est un reliquat embryonnaire situé sur le dernier tiers de l'intestin grêle; sa fréquence est évaluée à 1,5 % d'une population générale; il se complique quatre fois sur cinq, en particulier dès l'enfance, dans un tableau d'occlusion par invagination ou volvulus, par pseudo-appendicite, hémorragie digestive, par ulcère sur une hétérotopie gastrique dans le diverticule. Son traitement consiste en la résection du diverticule, lorsqu'elle est possible. Celui-ci doit être recherché systématiquement lors de toute intervention pour appendicite.

Maladies inflammatoires de l'intestin

Ce sont les colites inflammatoires, la rectocolite hémorragique et la maladie de Crohn.

A l'origine des colites, on individualise :

- les colites d'étiologie inconnue ou cryptogénétiques, entrant dans le cadre de la rectocolite hémorragique ou dans celui de la maladie de Crohn;
- les colites d'origine infectieuse *(Shigella, Campylobacter, Yersinia)* et parasitaire (amibiase);
- les colites post-antibiothérapie, en particulier pseudo-membraneuses;
- les colites post-radiques.

Le diagnostic de colite repose avant tout sur l'analyse du contexte clinique, l'examen endoscopique du côlon et l'analyse des biopsies, enfin sur la coproculture et l'examen parasitologique des selles. Le traitement des colites est fonction de l'étiologie.

Maladie inflammatoire cryptogénétique de l'intestin (MICI)

Appelée aussi rectocolite hémorragique (RCH), c'est une affection inflammatoire d'étiologie inconnue, siégeant principalement sur le rectum, remontant plus ou moins haut sur le côlon et respectant l'intestin grêle; il s'agit d'une affection rare rencontrée dans moins de 0,1 % de la population. On note une discrète prédominance féminine. L'âge du début de la maladie se situe autour de 20 à 35 ans.

L'atteinte de la muqueuse rectocolique est toujours continue. La muqueuse apparaît congestive, purpurique, saignant au contact, fragile, souvent parsemée d'ulcérations plus ou moins profondes. Entre les ulcérations, la muqueuse peut être œdématiée, boursoufflée, réalisant des aspects de pseudo-polypes. A la longue, le côlon prend souvent un aspect tubulé, rétréci par endroits.

Clinique

Les manifestations cliniques sont fonction de l'étendue et de la gravité des lésions. Dans tous les cas, le patient se plaint d'un syndrome dysentériforme caractérisé par des faux besoins et des émissions glairo-sanglantes, plus ou moins fréquentes. Les selles peuvent être, par ailleurs, normales ou plus ou moins souillées de sang. Dans les formes limitées, le malade est souvent constipé et l'état général est conservé. Dans les formes étendues, le malade se plaint en plus de diarrhée et de douleurs abdominales. L'état général peut s'altérer rapidement avec fièvre, anorexie, amaigrissement.
A côté de ces manifestations digestives, on peut observer des atteintes oculaires, articulaires, hépatiques ou cutanées.

Diagnostic

Il repose sur l'examen endoscopique du côlon, montrant l'aspect des lésions et leur topographie, et l'analyse des biopsies muqueuses. Ces éléments permettent une orientation diagnostique, mais ne peuvent fournir une certitude absolue. L'examen parasitologique des selles et la coproculture sont nécessaires pour la recherche d'une colite d'origine infectieuse. Le diagnostic différentiel avec une maladie de Crohn n'est pas toujours aisé.
Au cours de toute poussée, le bilan doit s'attacher à rechercher l'extension, la gravité des lésions, le retentissement sur l'état général, une éventuelle déglobulisation, une perturbation hydroélectrolytique et surtout une hypoprotidémie avec hypoalbuminémie, témoin d'une exsudation protéique au niveau intestinal.

Evolution

L'évolution de la maladie se fait dans la majorité des cas par poussées plus ou moins espacées, parfois déclenchées par un conflit psychologique. La rectocolite hémorragique est une maladie psychosomatique. Dans quelques cas, l'évolution se fait de façon continue, subaiguë ou suraiguë, résistant au traitement médical, imposant un traitement chirurgical. Dans les formes étendues, chaque poussée peut être à l'origine d'une complication. Les plus redoutables sont la colectasie (dilatation aiguë du côlon) et la perforation qui lui est souvent secondaire. La détection de ces complications impose une surveillance clinique très étroite et un examen radiologique de l'abdomen sans préparation répété au moment des poussées. Dans certains cas, le problème est dominé par les pertes hémorragiques.
Après 10 à 15 ans d'évolution d'une forme étendue (au-delà de l'angle gauche), le risque est celui de la cancérisation.

Traitement

Il est d'abord médical. Il associe :

- une mise au repos du côlon par régime sans résidus et sans lactose, voire une diète complète dans les formes graves ;
- une compensation des pertes sanguines et des pertes hydroélectrolytiques, en particulier des pertes potassiques ;
- une alimentation *per os* ou par voie parentérale suffisante pour maintenir le malade dans un bon état nutritionnel.

A ce traitement, on peut ajouter des médications visant à lutter contre l'inflammation :

- Pentasa® ou Rowasa®, à la dose de 3 à 4 g par jour *per os*; ces médicaments peuvent être efficaces dans les formes moyennes; ils peuvent donner lieu à des nausées, des démangeaisons, imposant la diminution des doses ou l'arrêt du traitement; ces médicaments peuvent être administrés sous forme de suppositoires ou de lavements pour le traitement des formes basses ;
- les corticoïdes peuvent être administrés par voie locale en lavements ou mousse à garder le plus longtemps possible; cette voie d'administration a l'avantage de limiter les effets secondaires des corticoïdes, mais n'est pas toujours possible dans les formes graves, et son efficacité est modeste lorsque le malade

n'arrive pas à garder les lavements; dans ces cas, il faut administrer les corticoïdes par voie générale, orale ou parentérale.

L'efficacité du traitement médical, à la dose de 0,5 à 1 mg/kg de prednisolone, est suivie cliniquement sur le nombre et le poids des selles par 24 heures, l'évolution des manifestations fonctionnelles et de l'état général.

En cas d'échec du traitement médical, le traitement est chirurgical. Il consiste à réaliser une colectomie totale avec anastomose iléorectale si le rectum peut être conservé, ou une coloprotectomie avec iléostomie définitive ou éventuellement anastomose iléo-anale après mucosectomie. Le risque de récidive peut être réduit par le maintien d'une dose quotidienne de Pentasa® ou Rowasa®.

Maladie de Crohn

La maladie de Crohn est une affection inflammatoire d'origine encore inconnue pouvant toucher tout le tube digestif mais siégeant préférentiellement au niveau de l'iléon et du côlon.

Elle touche environ 0,1 % des sujets d'une population générale. Elle débute entre 15 et 40 ans, elle est rare après 60 ans. Une prédisposition familiale est observée dans certains cas.

Anatomiquement, les lésions peuvent atteindre un ou plusieurs segments du tube digestif : l'iléon dans 70 % des cas, le côlon dans 67 % des cas, le rectum dans 20 % des cas et l'anus dans environ 40 % des cas.

Les lésions sont de plusieurs types : des ulcérations entourées d'œdème, des fissures profondes, soit borgnes, soit ouvertes, sous la forme de fistule dans un autre segment du tube digestif, des sténoses liées à l'épaississement fibreux de la paroi. Ces lésions sont habituellement transmurales.

Clinique

Les manifestations cliniques de la maladie de Crohn sont extrêmement variables, et fonction du siège et de l'étendue des lésions.

Les manifestations les plus évocatrices sont les douleurs abdominales et la diarrhée. Les lésions anales sont inconstantes mais souvent évocatrices, faites de suppuration périanale, de fistule ou de fissure. A ces troubles digestifs peuvent s'associer des signes généraux (fièvre, amaigrissement), comme dans la rectocolite hémorragique, des manifestations extradigestives de type articulaire, cutané ou oculaire.

Diagnostic

Il repose sur l'aspect radiologique et endoscopique des lésions, leur topographie et sur l'analyse histologique des biopsies qui, dans certains cas, peut montrer une lésion caractéristique de cette maladie, le granulome épithélioïde.

Evolution

L'évolution de la maladie de Crohn est désespérément chronique, évoluant par poussées entrecoupées de rémissions à un rythme variable et pouvant être émaillées de complications. Les complications intestinales sont de plusieurs types :

- accidents occlusifs, qui sont surtout le fait des localisations du grêle; ils sont habituellement résolutifs en quelques jours, sous aspiration; la récidive peut imposer une intervention chirurgicale;
- les perforations sont rares compte tenu de l'épaississement fibreux de la paroi;
- les fistules intestinales sont fréquentes (environ 30 % des cas); elles peuvent se faire dans un autre segment du tube digestif ou dans les voies urinaires, en particulier la vessie, ou externe, vers la peau; l'apparition de fistule est le risque majeur des interventions chirurgicales;
- les abcès abdominaux ou extrapéritonéaux peuvent également se rencontrer;
- les hémorragies digestives sont rares.

Dans les formes coliques pures, étendues au début, les complications sont voisines de celles de la rectocolite hémorragique avec risque de dilatation aiguë du côlon et de perforation. Le risque de cancer est inférieur à celui observé dans la rectocolite hémorragique.

Traitement

Il est d'abord médical et associe :

- le traitement symptomatique des manifestations fonctionnelles, la thérapeutique nutritionnelle qui peut être apportée selon les cas *per os*, par voie parentérale ou par voie entérale continue ;
- les thérapeutiques font essentiellement appel aux corticoïdes. La corticothérapie est administrée sous forme de prednisone à la dose de 0,5 à 1 mg/kg par 24 heures. A ce traitement corticoïde, on associe généralement le Pentasa® ou le Rowasa®. La réduction du risque de rechute est obtenue parfois par le maintien d'un traitement par Pentasa® ou Rowasa®. En cas d'échec, un traitement immunosuppresseur (Imurel®) est proposé.

Le traitement chirurgical vise essentiellement à traiter les complications ou les cas résistant au traitement médical, en sachant que la maladie de Crohn récidive souvent sur un autre segment du tube digestif après exérèse chirurgicale, et que la chirurgie doit donc être la plus tardive possible.

Colites et diarrhées secondaires à la prise d'antibiotique

La flore intestinale est un écosystème complexe composé de très nombreuses espèces bactériennes. Les traitements antibiotiques sont capables d'altérer cet écosystème en modifiant les effets de barrière que l'écosystème intestinal exerce à l'encontre de certains micro-organismes (développement de micro-organismes déjà présents en petit nombre, colonisation par des micro-organismes exogènes). Ces micro-organismes peuvent être à l'origine d'infections intestinales secondaires telles que la colite pseudomembraneuse à *Clostridium difficile* et la colite hémorragique à *Klebsiella oxytoca*.

Colites pseudomembraneuses

Elles se traduisent par une diarrhée, de la fièvre, des douleurs abdominales, une hyperleucocytose apparaissant quelques jours après le début d'un traitement antibiotique (céphalosporine, surtout). Le diagnostic est fortement évoqué sur l'aspect de la muqueuse, en endoscopie, recouverte de fausses membranes. Le diagnostic est affirmé par la présence dans les selles de *Clostridium difficile* et de sa toxine responsable des lésions. Le traitement repose sur l'arrêt des antibiotiques responsables et l'administration orale de métronidazole (Flagyl®) ou de vancomycine.

Colites hémorragiques à *Klebsiella oxytoca*

Elles surviennent au cours, voire au décours des traitements par des pénicillines du groupe A dans plus de 85 % des cas. Elles sont caractérisées par l'apparition de douleurs violentes puis de diarrhée et des émissions sanglantes, un peu de fièvre et une hyperleucocytose. En endoscopie, les lésions sont segmentaires, d'allure ischémique. L'évolution est constamment et spontanément favorable dès l'arrêt des antibiotiques. Le diagnostic repose sur les résultats de la culture des biopsies, qui sont positives pour *Klebsiella oxytoca* dans plus de 80 % des cas. Sa présence dans les selles n'a pas de valeur formelle, puisqu'elle est observée chez plus de 20 % des sujets sains.

Polypes et cancers colorectaux

Polypes colorectaux

Le terme de polype désigne une tuméfaction en saillie sur la muqueuse colique. On distingue, selon la nature histologique : les polypes adénomateux tubulaires et/ou villeux qui sont des lésions à potentiel malin, les polypes hyperplasiques, les polypes juvéniles et les polypes inflammatoires qui ne se transforment jamais en cancer.

La prévalence de polypes adénomateux et/ou villeux est voisine de 10 % dans une population de plus de 45 ans lorsqu'ils sont recherchés systématiquement. La prévalence augmente avec l'âge : elle est multipliée par quatre chez les patients ayant un parent de premier degré porteur d'un cancer rectocolique. La taille des polypes est variable, pouvant atteindre plusieurs centimètres; plus le polype est gros, plus le risque de dégénérescence est élevé. Il peut être unique, ou multiple dans plus de 40 % des cas. Plus de 50 % des polypes se situent dans le rectum et le sigmoïde.

Cliniquement, la plupart de ces polypes sont asymptomatiques et découverts lors d'un examen radiologique ou endoscopique, demandé pour des symptômes digestifs intestinaux, sans rapport direct avec le polype. Ce n'est que lorsqu'ils atteignent une grande taille qu'ils peuvent donner lieu à des rectorragies.

Le dépistage repose soit sur la radiographie du côlon par lavement baryté en double contraste après une préparation soigneuse afin d'éliminer tous les résidus qui peuvent donner des images trompeuses, soit plutôt par la coloscopie, qui permet en outre d'en réaliser l'exérèse dans le même temps, dans la plupart des cas.

Tout polype découvert doit être enlevé afin de prévenir l'évolution vers la cancérisation. L'exérèse du polype peut être réalisée par voie endoscopique après arrêt depuis 8 jours des traitements antiagrégants (aspirine, Ticlid®) et l'interruption des traitements anticoagulants. Les petits polypes sessiles sont biopsiés et coagulés à l'aide d'une pince dite chaude : les polypes pédiculés sont cravatés à l'aide d'une anse diathermique qui enserre le pédicule; celui-ci est coagulé et coupé. Le polype est ensuite récupéré pour examen anatomopathologique. L'exérèse est indolore. Les complications (hémorragie, perforation du côlon) peuvent survenir essentiellement après l'exérèse des polypes de plus d'un centimètre, ce qui implique une surveillance et une hospitalisation éventuelle.

Lorsque l'exérèse ne peut être réalisée par voie endoscopique, il faut avoir recours à une intervention chirurgicale.

Compte tenu du risque de récidive des polypes (50 % des cas à 5 ans), tous les patients doivent être soumis à des contrôles réguliers : coloscopie annuelle tant que l'on retrouve des polypes, puis coloscopie au bout de 3 ans, puis 5 ans. Le premier contrôle est recommandé 1, 3 ou 5 ans après l'examen, suivant le terrain et les caractéristiques des polypes retirés.

La prévention des cancers rectocoliques passe par le dépistage et l'ablation de tous les polypes. Ce dépistage doit intéresser les patients présentant des symptômes intestinaux et en particulier des rectorragies (éventuellement microscopiques révélées par Hémocult®), les patients asymptomatiques de plus de 40 ans à hauts risques : antécédents familiaux chez un parent direct (père, mère, sœur) de cancers rectocoliques et/ou de polypes, antécédents personnels de cancer épidémiologiquement lié (sein, utérus), antécédents personnels de colite inflammatoire.

Cancers colorectaux

Les cancers colorectaux sont les cancers digestifs les plus fréquents et viennent en second rang après le cancer bronchique chez l'homme, et le cancer du sein chez la femme. Le risque apparaît après 45 ans et augmente avec l'âge.

Il est maintenant admis que la très grande majorité des cancers colorectaux se développent aux dépens des polypes adénomateux tubulaires et/ou villeux. Le délai écoulé entre l'apparition d'un polype et sa dégénérescence n'est pas clairement précisé, il serait de 8 à 10 ans. Le risque de dégénérescence d'un polype est beaucoup plus élevé lorsqu'il s'agit d'un polype de grande taille (plus de 2 cm) et/ou de nature villeuse.

Anatomiquement, le cancer se développe à partir des cellules muqueuses (glandes de Lieberkühn). Il s'étend en profondeur vers la séreuse, ulcère la muqueuse (origine du saignement) et tend à sténoser la lumière. Au voisinage, il peut s'étendre aux ganglions ou métastaser vers d'autres organes (foie le plus souvent).

Cliniquement, le cancer se révèle par une modification récente du transit intestinal, des rectorragies ou une anémie, des douleurs abdominales ou une atteinte de l'état général, éventuellement une occlusion lorsque la tumeur est sténosante.

Le diagnostic repose sur deux examens :

- la radiographie du côlon (lavement baryté) en double contraste : le plus souvent, les aspects sont évidents; parfois, la lésion peut être cachée si les multiples boucles du côlon ne sont pas bien dégagées;
- surtout, la coloscopie, qui permet d'affirmer le diagnostic, d'effectuer les biopsies, de rechercher des polypes associés.

Le dosage de l'antigène carcino-embryonnaire (ACE), protéine de type embryonnaire, sécrétée chez l'adulte par des cellules cancéreuses de différents types en particulier les cancers colo-rectaux, montre une élévation du taux sérique inconstante et non proportionnelle à la taille de la tumeur. La surveillance du taux de l'ACE est surtout utile pour détecter les récidives néoplasiques après exérèse de la tumeur.

Le bilan préopératoire doit étudier l'état du patient, à la recherche d'une contre-indication chirurgicale ou d'une tare, apprécier l'extension du cancer (échotomographie abdominale, radiographie pulmonaire).

Le degré d'extension pariétale, ganglionnaire et métastatique est apprécié lors de l'intervention chirurgicale et surtout sur la pièce opératoire. La classification utilisée est celle de Dukes *(Tab. 1)*.

Tab. 1 : Classification de Dukes.

	A	B1	B2	C1	C2	D
Atteinte de la musculeuse	-	+	+	+	+	+
Atteinte de la séreuse	-	-	+	+	+	+
Métastase ganglionnaire proximale	-	-	-	+	+	+
Métastase ganglionnaire distale	-	-	-	-	+	+
Métastase viscérale (foie, poumon...)	-	-	-	-	-	+

Le seul traitement curatif des cancers colorectaux est l'exérèse chirurgicale de la tumeur : hémicolectomie droite en cas d'atteinte du côlon droit avec rétablissement immédiat de la continuité par anastomose iléo-transverse; hémicolectomie gauche en cas d'atteinte du côlon gauche, avec si possible rétablissement de la continuité. Lorsqu'il s'agit d'un cancer du rectum, l'exérèse doit emporter le canal anal si la tumeur se situe à moins de 8 cm de la marge. Dans ce cas, on réalise une amputation du rectum et de l'anus, et la confection d'une colostomie (abouchement du côlon à la peau dans la fosse iliaque gauche).

L'exérèse n'est pas toujours réalisable en totalité lorsque la tumeur est étendue aux structures voisines ou chez les patients en occlusion, l'intervention est palliative et doit être réalisée en deux temps, avec confection d'un anus iliaque temporaire.

L'existence de métastases hépatiques nécessite parfois une exérèse partielle du foie.

La radiothérapie est proposée en préopératoire dans les cancers du rectum pour diminuer le risque de récidive locale.

Une chimiothérapie postopératoire associant 5-FU et lévamisole ou 5-FU et acide folinique pendant 6 mois a démontré son efficacité dans les cancers du côlon stade C de Dukes. Elle reste encore discutable pour les stades B et D. Elle est considérée comme inutile pour les stades A.

Le pronostic des cancers colo-rectaux dépend de l'extension de la tumeur au moment du traitement initial. La survie à 5 ans après exérèse totale de la tumeur est d'environ 45 % ; elle tombe à 5 % chez les sujets non opérables. Après exérèse, les malades doivent être suivis tous les ans (examen clinique, échotomographie, dosage de l'ACE, coloscopie).

Seule une prévention efficace (dépistage et exérèse systématique des polypes) permettra de limiter la mortalité liée à ce type de cancer.

Objectifs de soins

Soins à apporter aux personnes ayant subi une colostomie ou une iléostomie :

1) en préopératoire :

- identifier le niveau de connaissance du patient quant à :
  - sa maladie ;
  - l'intervention ;
- établir une relation d'aide (étape la plus délicate qui déterminera la réadaptation) ;
- délimiter avec le patient le lieu de la stomie ;

2) en postopératoire immédiat :

- repérer toute modification de la stomie à travers la poche transparente ;
- communiquer toute modification au médecin ;

3) en postopératoire secondaire :

- placer une poche vidangeable ;
- décrire la reprise du transit ;
- identifier les complications précoces : nécrose, désinsertion, éviscération de la stomie, occlusion du grêle, hémorragie ;
- aider le patient à assumer sa stomie ;
- montrer au patient les règles d'hygiène à respecter au niveau de la stomie ;
- identifier les réactions du patient face à sa stomie ;
- expliquer au patient les règles à respecter en hygiène alimentaire ;
- guider le patient vers l'autonomie ;

4) en postopératoire à distance de l'intervention : identifier les complications tardives (prolapsus, hémorragie, éventration, sténose).

Rectites

Le terme de « rectite » désigne les inflammations de la muqueuse rectale. Cliniquement, la rectite donne lieu à un syndrome rectal (dysentérique) fait d'envies impérieuses, d'émissions glairo-sanglantes afécales.

Le diagnostic repose sur la rectoscopie et la biopsie. Les étiologies des rectites sont nombreuses. Elles peuvent rentrer dans le cadre d'une maladie inflammatoire évidente du côlon (rectocolite hémorragique, maladie de Crohn). Elles peuvent être d'origine infectieuse (*Chlamydiae,* herpès, gonocoque), ou parasitaire (amibiase, bilharziose).

Souvent, aucune cause n'est retrouvée ; ces rectites évoluent par poussées récidivantes, comme la rectocolite hémorragique.

Appendicite

L'appendicite est une lésion aiguë inflammatoire, d'origine infectieuse, de l'appendice.

L'appendicite peut évoluer en un abcès péri-appendiculaire qui peut se rompre dans la grande cavité péritonéale, réalisant une péritonite généralisée, ou évoluer localement réalisant une péritonite plastique.

Cliniquement, l'appendicite typique se révèle par une douleur localisée à la fosse iliaque droite avec des vomissements et des troubles du transit à type de constipation ou de diarrhée d'apparition brutale.

La fièvre n'est jamais très élevée, aux alentours de 38 °C. A l'examen clinique, on retrouve une douleur exquise au point appendiculaire à mi-distance entre l'ombilic et l'épine iliaque antéro-supérieure droite (point de Mc Burney). La NFS objective une hyperleucocytose.

En dehors de cette forme typique, il existe cependant de nombreuses variantes symptomatiques liées au siège parfois anormal de l'appendice. L'appendice peut être rétrocæcal ; les signes cliniques sont alors postérieurs, simulant une infection urinaire.

Il peut être sous-hépatique et simuler un tableau d'infection vésiculaire aiguë ; pelvien et simuler une affection gynécologique ; ou mésocœliaque et se révéler alors par une occlusion fébrile.

Toute appendicite suspectée doit être opérée en urgence. Le traitement consiste en une appendicectomie. Une couverture antibiotique est proposée lorsqu'il s'agit déjà d'une lésion suppurée péri-appendiculaire et/ou d'une péritonite.

Occlusion intestinale aiguë

L'occlusion intestinale aiguë est l'interruption du transit intestinal normal par l'obturation de la lumière digestive (occlusion mécanique), ou par la disparition du péristaltisme (occlusion fonctionnelle).

Les occlusions mécaniques constituent toujours une urgence chirurgicale. La distinction entre occlusion mécanique et occlusion fonctionnelle n'est pas toujours évidente. L'obturation de la lumière intestinale peut être due à une **strangulation** ; ce sont les plus graves, car elles intéressent aussi le méso et sa vascularisation. Il peut s'agir de volvulus (torsion d'une anse autour d'un axe constitué par le méso), d'un étranglement herniaire interne ou externe, d'une invagination intestinale. L'obturation peut aussi être liée à une **obstruction** par un obstacle pariétal (cancer, inflammation) ou par corps étranger en migration (calcul, bézoard), une agglutination, par adhérence inflammatoire ou néoplasique.

Les occlusions fonctionnelles peuvent être en rapport avec une lésion inflammatoire intrapéritonéale ou réflexe lors des syndromes douloureux abdominaux, par exemple colique néphrétique, colique hépatique ou lors d'épanchements sanglants intra- ou sous-péritonéaux.

L'occlusion entraîne une distension des anses intestinales liée d'abord à la rétention des gaz qui ne sont plus évacués, puis à celle des liquides qui ne sont plus réabsorbés, liquides alimentaires et surtout liquides de sécrétion digestive. L'anse intestinale distendue s'amincit, gêne le retour veineux, entraînant une congestion en particulier de la sous-muqueuse avec possibilité d'ulcérations et de nécrose de la paroi, d'autant plus rapide qu'il s'agit d'une occlusion par strangulation. Il existe très souvent une réaction séreuse péritonéale qui se traduit par un épanchement.

Les liquides séquestrés dans la lumière intestinale et les vomissements éventuels entraînent une déshydratation extracellulaire et une diminution du volume plasmatique, donc une hypovolémie avec risque de choc. Ces phénomènes sont d'autant plus rapides qu'il s'agit d'une occlusion par strangulation.

Manifestations cliniques

Elles sont fonction du siège de l'occlusion :

- dans les **occlusions intestinales aiguës hautes**, le malade ressent une vive douleur à type de colique, avec des vomissements précoces et fréquents ; l'état général est altéré ; on note une distension abdominale qui est généralement modérée ; l'arrêt des matières et des gaz est constant, mais peut cependant être différé du fait de la vidange trompeuse du bout distal ;

• dans les **occlusions intestinales basses**, la douleur est moins vive, les vomissements plus tardifs, l'arrêt des matières et des gaz précoce ; la distension abdominale est souvent plus importante.

L'interrogatoire du malade et l'examen clinique permettent d'orienter le diagnostic et surtout de rechercher d'éventuels signes de déshydratation.

L'examen radiologique de l'abdomen sans préparation pris selon diverses incidences (debout de face, couché face et profil, décubitus latéral gauche et droit de face) permet de mettre en évidence des images gazeuses spécifiques hydroaériques, correspondant à l'accumulation de gaz et de liquides dans des anses distendues, et de rechercher un éventuel épanchement anormal.

L'aspect et le siège des anses distendues permettent d'orienter le siège de l'obstacle.

Lorsqu'une occlusion colique est suspectée, l'examen radiologique est complété par un lavement opaque à la gastrografine qui permettra de situer le niveau de l'obstruction.

Les examens biologiques permettent d'apprécier la fonction rénale et les désordres hydroélectrolytiques éventuels.

Traitement

Il est fonction du mécanisme de l'occlusion :

• dans les occlusions mécaniques, le traitement est avant tout chirurgical, visant à lever l'obstacle après réanimation hydroélectrolytique ; le type d'intervention réalisée est fonction de la cause de l'occlusion ;

• dans les occlusions de type fonctionnel, le traitement est avant tout médical, pouvant comporter une aspiration gastrique et éventuellement une réanimation hydroélectrolytique, suivant les cas.

Hernies abdominales de l'adulte

Les hernies se caractérisent par l'issue de viscères abdominaux (intestin grêle le plus souvent) à travers un orifice anormal de la paroi abdominale.

Suivant la **localisation**, on distingue :

• les hernies inguinales, les plus fréquentes, qui se font à travers l'orifice inguinal au-dessus de l'arcade crurale. Lorsqu'elles sont volumineuses, elles peuvent descendre dans le scrotum (hernie inguinoscrotale) ;

• les hernies crurales qui font issue au-dessous de l'arcade crurale. L'étroitesse de l'orifice les expose tout particulièrement au risque d'étranglement d'une anse intestinale ;

• les hernies ombilicales qui font issue autour de l'ombilic. Elles sont soit congénitales, soit acquises, favorisées par l'obésité, les grossesses ou l'ascite.

Sur le plan clinique, mise à part la gêne locale qu'elles peuvent entraîner, les hernies ne donnent lieu à aucune manifestation digestive, lorsqu'elles ne sont pas compliquées.

L'étranglement herniaire se traduit par l'apparition d'une douleur de la hernie, qui devient

dure et irréductible, et par un tableau d'occlusion intestinale.
Le **traitement** des hernies est chirurgical.
La contention par des ceintures ou des bandages n'est que palliative et ne met pas le malade à l'abri de complications.
Les hernies crurales et ombilicales doivent être systématiquement opérées, compte tenu du risque d'étranglement.
Pour les hernies inguinales, le risque de récidive est élevé (10 à 30 %), favorisé par la toux (bronchite chronique) ou par les efforts abdominaux répétés.
Les **éventrations abdominales** sont des hernies sur cicatrice postopératoire. Elles sont dues au lâchage de la suture musculo-aponévrotique et peuvent également se compliquer d'étranglement.

Pathologie hémorroïdaire

La pathologie hémorroïdaire est une pathologie très fréquente (environ 40 % de la population adulte), en partie d'origine héréditaire. Les hémorroïdes résultent classiquement d'une hypertrophie des plexus veineux sous-muqueux entourant le canal anal. En fait, la dysplasie est autant artériolaire et capillaire que veineuse. En fonction de leur situation par rapport à la ligne pectinée (ou valvulaire), on distingue les hémorroïdes internes sus-pectinéales, dont le diagnostic se fait par anuscopie (et non par le toucher rectal), et les hémorroïdes externes sous-pectinéales, visibles à l'inspection de la marge anale.

Pathologies liées aux hémorroïdes internes

Les hémorroïdes internes sont les plus symptomatiques et donnent lieu à trois types de manifestations : les rectorragies, la procidence, la thrombose hémorroïdaire interne.

Rectorragies

Les rectorragies hémorroïdaires se caractérisent par l'émission de sang rouge, rutilant au moment des selles, arrosant la cuvette ou coulant goutte à goutte. L'hémorragie n'est jamais importante. Ces hémorragies ne sont pas liées à la rupture des plexus veineux mais à la rupture des vaisseaux capillaires de la muqueuse recouvrant les hémorroïdes. Ces rectorragies surviennent de façon intermittente à l'occasion de **poussée congestive** avec **anite hémorroïdaire aiguë** pouvant être déclenchée par les épices, l'alcool, la période menstruelle, la grossesse, la constipation. Lors de l'examen proctologique, il est toujours difficile d'affirmer que les hémorroïdes sont la cause des rectorragies. La survenue de rectorragies impose la recherche d'une autre cause de saignement, rectale ou sigmoïdienne, et en particulier un polype ou un cancer.

Prolapsus hémorroïdaire ou procidence

La laxité du tissu conjonctif sous-muqueux périhémorroïdaire explique que les hémorroïdes internes puissent se prolaber dans le canal anal et même s'extérioriser par l'anus *(Schéma 1)*. Les hémorroïdes apparaissent sous l'aspect de tuméfactions molles rougeâtres. La procidence peut être de degré variable, s'extériorisant uniquement au moment des efforts de défécation, ou permanente. Celle-ci peut alors être source de suintement tachant le linge ou de prurit anal.

Schéma 1 : Prolapsus hémorroïdaire.

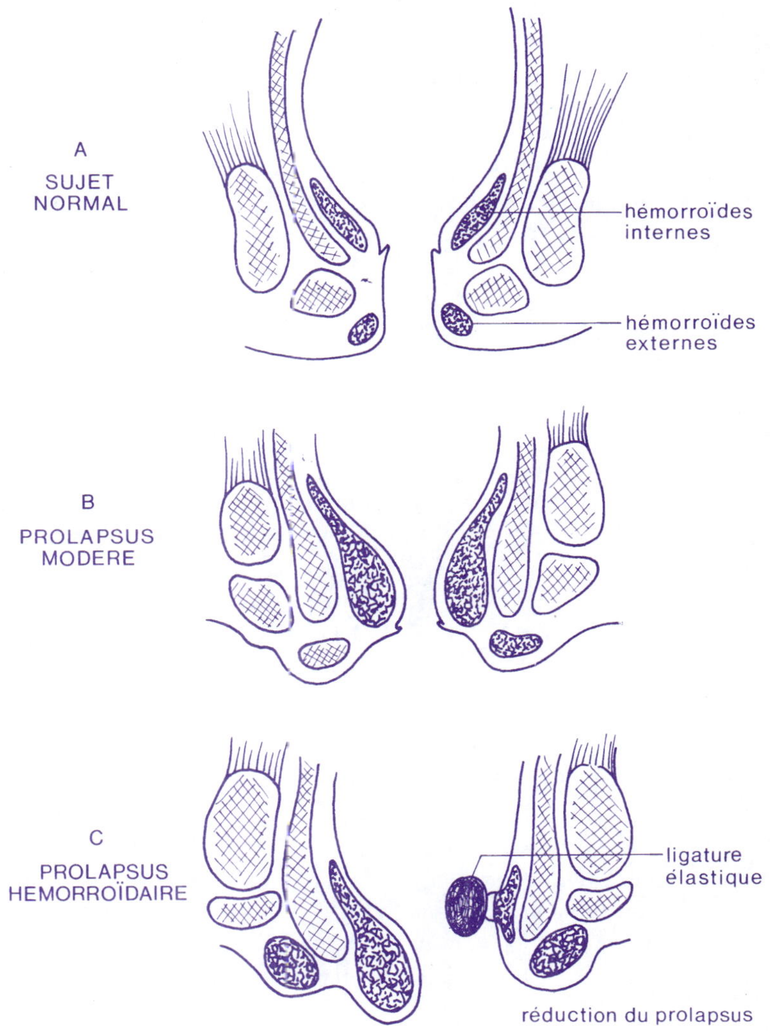

Thrombose hémorroïdaire interne

Elle n'existe qu'en cas de procidence. Elle est liée à l'étranglement d'un bourrelet hémorroïdaire interne procident, et donne lieu à une tuméfaction extrêmement douloureuse qui doit être traitée rapidement.

Traitement

Le traitement des hémorroïdes est de trois types : médical, endoscopique, ou chirurgical.

Traitement médical

Il associe des mesures générales hygiénodiététiques (suppression des épices et de l'alcool, régularisation du transit intestinal) et des mesures locales (suppositoires et pommade antihémorroïdaires).

Traitement endoscopique

Il comprend les **injections sclérosantes** juste sus-hémorroïdaires (par quinine-urée), la photocoagulation aux infrarouges, la **ligature élastique** par mise en place d'un anneau de caoutchouc étranglant une hémorroïde procidente, éventuellement complétée par la **cryothérapie** à l'azote liquide nécrosant un paquet hémorroïdaire.

Traitement chirurgical

Il correspond à l'excision, sous anesthésie, d'un paquet isolé à 5 heures (par référence au cadran horaire en position genupectorale), ou habituellement de trois paquets avec dissection soigneuse (non circulaire) selon la technique anglaise de Milligan et Morgan. L'hospitalisation dure quelques jours et les suites sont habituellement simples.

Indications

Les hémorragies justifient un traitement médical. Des injections sclérosantes sont parfois nécessaires en trois séances à huit jours d'intervalle.

Une procidence intermittente peut être traitée par ligature ou cryothérapie; elle doit être opérée lorsqu'elle devient permanente. Une thrombose hémorroïdaire interne peut être traitée localement par anti-inflammatoires et réintroduction au doigt, mais le plus souvent une incision ou une excision sont nécessaires.

Pathologie liée aux hémorroïdes externes

Les hémorroïdes externes se situent juste au niveau de la marge anale. Elles se manifestent exclusivement par une complication fréquente : **la thrombose hémorroïdaire externe** *(Schéma 2)*.

Celle-ci se caractérise par l'apparition brutale d'une tuméfaction bleutée douloureuse, liée à la formation d'un caillot (qui est plus un hématome qu'un vrai thrombus) entouré d'une réaction œdémateuse plus ou moins importante. La thrombose hémorroïdaire externe est, avec la fissure, la grande cause de douleur anale aiguë. L'évolution spontanée se fait en quelques jours vers la résorption du caillot ou son élimination transcutanée, laissant persister un petit lambeau cutané trop lâche, plissé : la marisque, qui est souvent qualifiée, à tort, d'hémorroïde externe.

Le traitement médical par pommades anti-inflammatoires peut suffire lorsque la thrombose est peu douloureuse. Lorsqu'elle est trop douloureuse, on pratique, après anesthésie locale, l'**incision** de l'hémorroïde qui permet l'évacuation du caillot et le soulagement immédiat de la douleur.

En cas d'œdème prédominant, des anti-inflammatoires sont indiqués.

Schéma 2 : Trombose hémorroïdaire externe.

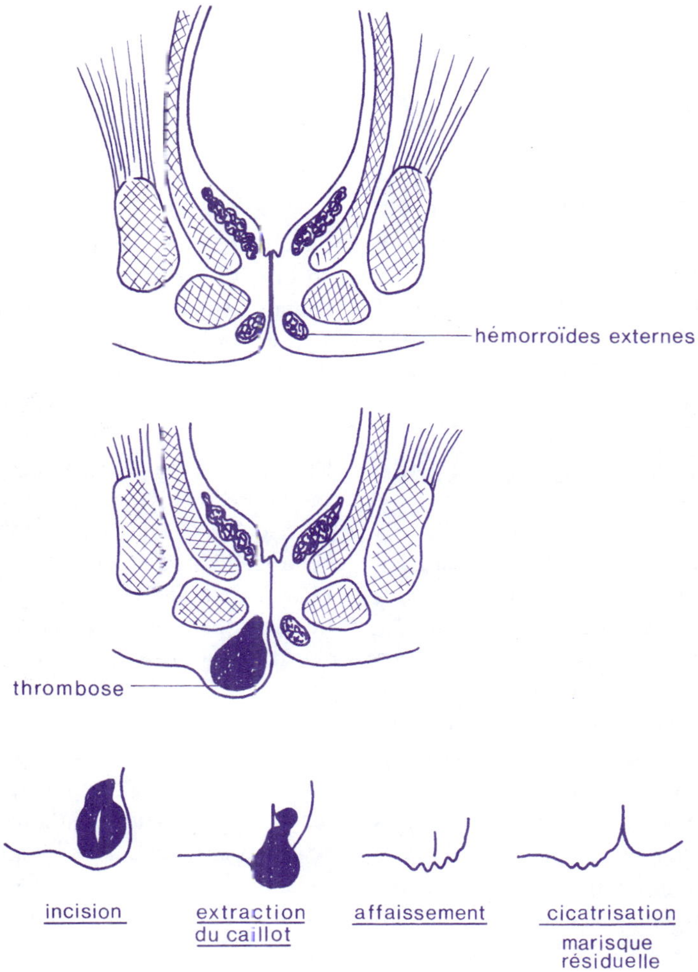

Fissure anale

La fissure anale se traduit par une ulcération longitudinale du **segment sous-pectinéal** du canal anal. Cette lésion semble liée à une déchirure provoquée par l'émission de selles dures, et entretenue par l'ischémie secondaire à l'hypertonie du sphincter anal.
La fissure donne lieu à des douleurs vives typiques en trois temps, d'abord à la défécation, s'atténuant ensuite, avant de reprendre quelques minutes plus tard. Lorsque la fissure est récente, la douleur peut être très intense. La fissure s'accompagne d'une contracture du sphincter anal qui rend l'examen proctologique très pénible et peut nécessiter une anesthésie locale. Le diagnostic de fissure se fait, le plus souvent, par inspection de la marge anale en déplissant les plis radiés.
Le traitement médical associe le traitement de la contracture sphinctérienne par des agents myorelaxants et des antalgiques, celui de la constipation visant à ramollir les selles, et un traitement local à visée cicatrisante type pommade Mitosyl® qui permet d'obtenir la cicatrisation des lésions dans 50 % des cas. Ce

traitement peut également être associé à des injections sclérosantes sous-fissuraires (2 ou 3 gouttes de quinine-urée) qui permettent de soulager la douleur. Si la cicatrisation n'est pas obtenue dans un délai de 4 semaines, l'évolution vers la chronicité est probable; il faut donc envisager un traitement chirurgical qui consistera en une excision de la fissure, une sphinctérotomie interne postérieure, et le plus souvent une anoplastie par abaissement d'un peu de muqueuse rectale dans le lit de la fissure sur le sphincter interne sectionné.

Abcès et fistules anales

Les trajets fistuleux de la région anale sont toujours l'aboutissement d'abcès à point de départ interne cryptique, donc à partir des replis valvulaires de la ligne pectinée. Ces trajets peuvent être courts, sous-muqueux, donnant lieu à une abcédation sous forme d'une fissure infectée dans la région sous-pectinéale. Ils sont surtout transphinctériens, ou même suprasphinctériens, ou encore complexes. Ils donnent lieu, à la phase aiguë, à des abcès de siège variable, toujours très douloureux, parfois évidents, avec masse rouge luisante, souvent masqués, s'évacuant dans un deuxième temps par un orifice externe cutané.
Plusieurs données sont indispensables pour comprendre le traitement. Il n'y a pas de fistule borgne interne et l'orifice interne cryptique doit toujours être retrouvé, au besoin par injection de bleu de méthylène ou fistulographie lipiodolée. Ces abcès ne guérissent jamais spontanément et il faut toujours mettre à plat la totalité du trajet jusqu'à l'orifice cryptique si l'on veut obtenir une guérison définitive. Il convient bien sûr de respecter l'appareil sphinctérien et cette mise à plat peut se faire grâce à une section lente par fil élastique en traction.

Prurit anal

Le prurit anal, ou démangeaison, est une plainte fréquente de la part des patients. Sa chronicité est souvent désespérante. Chez l'enfant et quelquefois chez l'adulte, le prurit anal est en rapport avec une oxyurose. Son diagnostic repose sur la recherche des œufs d'oxyures sur la marge anale par scotch-test. Dans certains cas, le prurit anal est lié à une lésion dermatologique type eczéma ou une candidose. Dans quelques cas, il existe une affection anorectale associée (fissure, fistule, hémorroïde procidente).
Le traitement de celle-ci est systématique mais ne suffit pas toujours à faire disparaître le prurit. Le plus souvent, le prurit apparaît essentiel. Il faut alors recommander aux patients d'éviter tous les facteurs irritants, en particulier l'usage de savons trop détersifs. L'important est de toujours bien débarrasser, par un rinçage soigneux, la peau de la marge anale des particules de selles qui jouent le rôle irritant. Le grattage entraîne souvent des lésions suintantes qu'il convient d'assécher à l'aide de bains de siège au permanganate (0,5 g pour 10 l d'eau).
L'application de crèmes corticoïdes permet de soulager le prurit et de traiter l'inflammation.

Cancer de l'anus

Le cancer du canal anal est un cancer développé aux dépens de la marge anale; c'est un cancer épidermoïde beaucoup plus rare que le cancer du rectum qui est un adénocarcinome.

Il se révèle par des rectorragies ou par des douleurs. Le motif de la consultation peut être aussi la sensation de masse anale. Paradoxalement, le diagnostic est fait souvent tardivement car les patients ont trop souvent tendance à rapporter ces manifestations à de simples hémorroïdes. Le diagnostic est affirmé par la biopsie.

Le traitement dépend de l'extension de la tumeur. Dans les formes limitées, on se contente d'une radiothérapie, ce qui permet de conserver le sphincter anal. Dans les formes plus évoluées, ou dans les récidives après radiothérapie, on est contraint de recourir à l'amputation de l'anus et du rectum avec colostomie définitive.

4

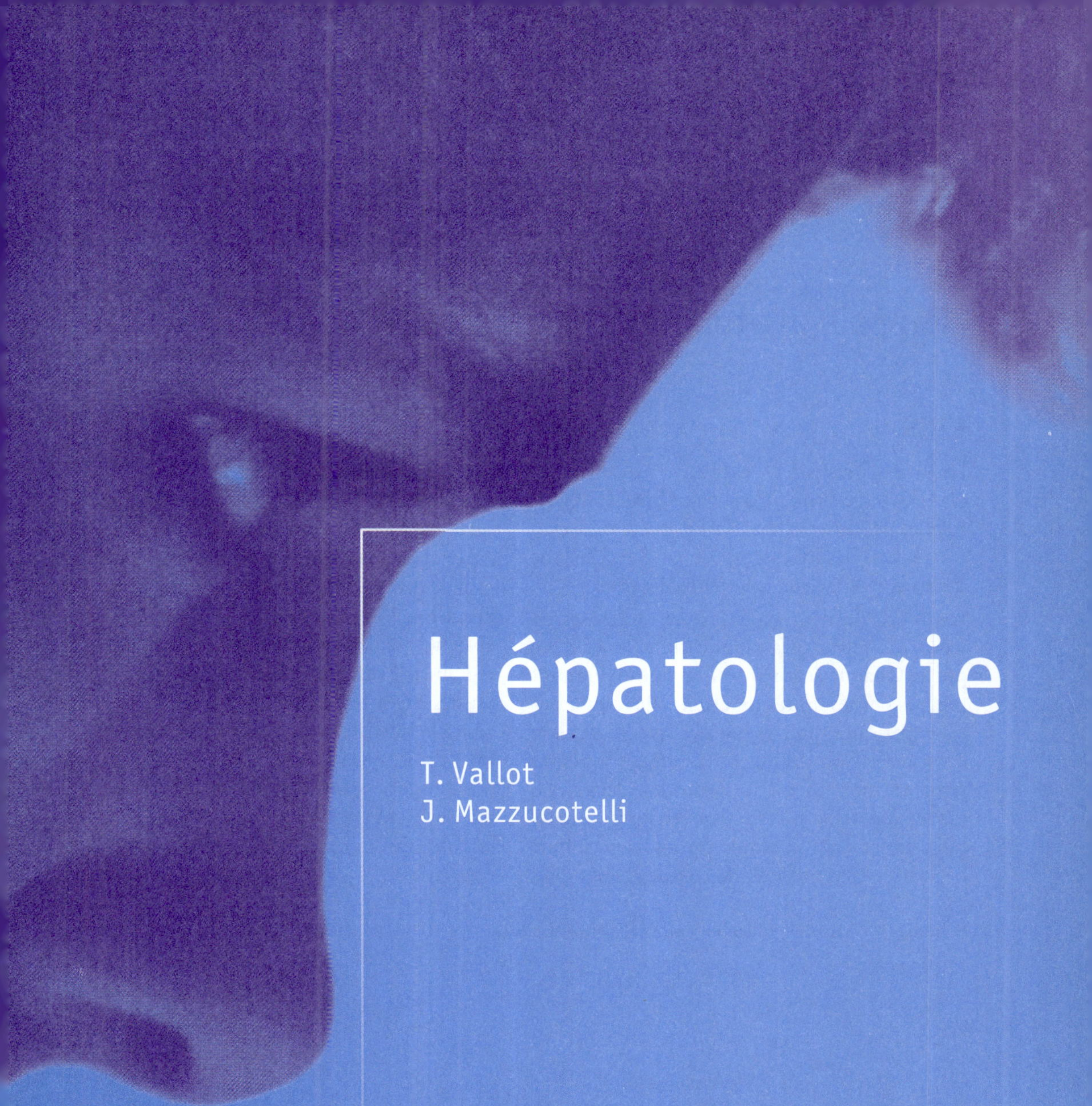

Hépatologie

T. Vallot
J. Mazzucotelli

Rappels anatomiques

Foie

Le foie *(Schéma 1)* est une volumineuse glande rouge-brun, à la surface lisse, friable et fragile, pesant environ 1,5 kg. Il est divisé en trois lobes : les lobes droit et gauche et le lobe de Spiegel à la face inférieure du foie.

Les lobes droit et gauche sont subdivisés en segments suivant les ramifications de la veine porte. Chaque segment est composé de nombreuses petites unités fonctionnelles : les lobules hépatiques, limités par des travées de tissu conjonctif s'élargissant au point de jonction pour former les espaces interlobulaires, ou espaces portes, où se trouvent les canaux biliaires et les vaisseaux portes. Un lobule hépatique est composé de cellules hépatiques (hépatocytes) agencées en travées convergeant vers le centre où se trouve la veine centrolobulaire. Les espaces délimités par les hépatocytes s'appellent les sinusoïdes.

Le foie occupe la loge sous-phrénique droite. La face supérieure du foie se moule en haut sur la concavité du diaphragme. Sa partie latérale droite est à peu près complètement recouverte par la cage thoracique. En avant, la face antérieure entre en contact avec la paroi abdominale occupant la partie haute de l'hypocondre droit. Le lobe gauche s'étend à gauche de la ligne médiane en rapport en avant avec la région épigastrique. La face inférieure du foie, où siège le hile du foie, est en rapport avec la vésicule biliaire, l'angle colique droit pour le lobe droit, et la face antérieure de l'estomac pour le lobe gauche. La face postérieure du foie, verticale, est en rapport avec la saillie de la colonne vertébrale et la veine cave inférieure.

Schéma 1 : Mise en place et vue inférieure du foie.

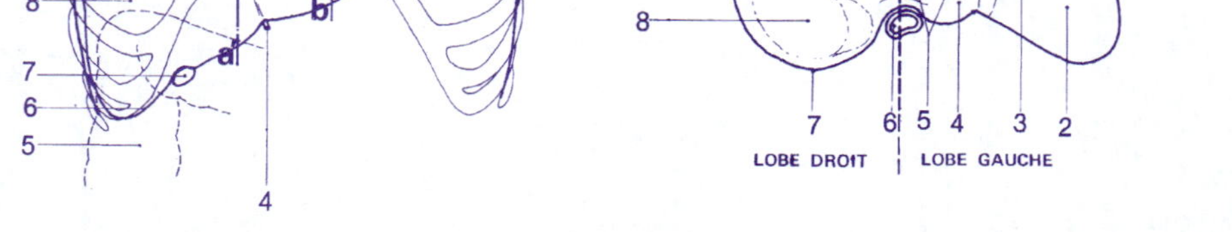

A : 1. ligament falciforme; 2. coupole diaphragmatique gauche; 3. loge gauche; 4. ligament rond; 5. angle droit du côlon; 6. bord antéro-inférieur du foie; 7. vésicule biliaire; 8. lobe droit; 9. coupole diaphragmatique droite; 10. gril costal.

B : 1. lobe gauche; 2. empreinte gastrique; 3. branches droite et gauche de l'artère hépatique; 4. lobe de Spiegel; 5. branches droite et gauche de la veine porte; 6. veine cave inférieure; 7. bord postérieur du foie; 8. empreinte réno-surrénale droite; 9. face inférieure du lobe droit; 10. empreinte duodénale; 11. empreinte colique; 12. bord antérieur; 13. vésicule biliaire dans la fossette cystique (sillon longitudinal droit); 14. lobe carré; 15. canaux hépatiques droit et gauche; 16. ligament rond; 17. sillon longitudinal gauche; 18. hile du foie ou sillon transverse.

D'après Gambarelli J., Guérinel G., Anatomie générale. Marseille : Mediprint, 1977 : 106.

Le foie est solidement maintenu en place par du tissu conjonctif qui l'unit étroitement au diaphragme, par la veine cave inférieure très adhérente au tissu hépatique et par les veines sus-hépatiques. A ces moyens d'attache, il faut ajouter les replis péritonéaux, qui relient le péritoine hépatique au péritoine diaphragmatique (ligament coronaire à la face postérieure, ligament falciforme à la face antérieure) et le petit épiploon, qui relie le foie à la première portion du duodénum. Le ligament rond, situé dans le ligament falciforme, est le reliquat de la veine ombilicale, qui drainait le sang du foie vers l'ombilic et le cordon ombilical. Chez certains sujets, cette veine reste perméable, se drainant vers les veines de la paroi abdominale.

Le foie reçoit du sang d'une double origine. Le sang arrive par la veine porte, dans les lobules hépatiques par les veines des espaces portes, traverse les sinusoïdes, se draine par la veine centro-lobulaire, avant de rejoindre les veines sus-hépatiques, puis la veine cave inférieure. Le foie reçoit aussi du sang par l'artère hépatique, branche du tronc cœliaque *(Schéma 2)*.

Schéma 2 : Le lobule hépatique.

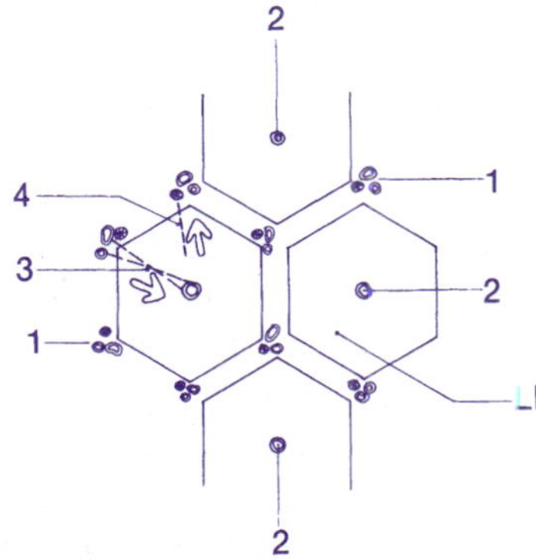

1. espace de Kiernan ; 2. veine centro-lobulaire (système sus-hépatique) ; 3. capillaires porto-hépatiques ; 4. capillaires biliaires ; LH : lobule hépatique.
D'après Gambarelli J., Guérinel G., Anatomie générale. Marseille : Mediprint, 1977 : 108.

Voies biliaires

Les voies biliaires *(Schéma 3)* présentent deux parties, l'une intrahépatique, l'autre extrahépatique. Les voies biliaires prennent leur origine dans les espaces intercellulaires, où elles constituent les canalicules biliaires. Les canaux se drainent à contre-courant du courant veineux vers les canaux biliaires, se réunissant pour former deux canaux : le canal hépatique droit et le canal hépatique gauche, puis un seul canal, le canal hépatique commun, qui devient extrahépatique, sortant du foie au niveau du hile, en avant des vaisseaux portes.

Le canal hépatique reçoit le canal cystique (canal de drainage de la vésicule biliaire) pour former le canal cholédoque. Le cholédoque (qui forme avec le canal hépatique commun la voie biliaire principale) mesure environ 7 à

Schéma 3 : Le pédicule hépatique.

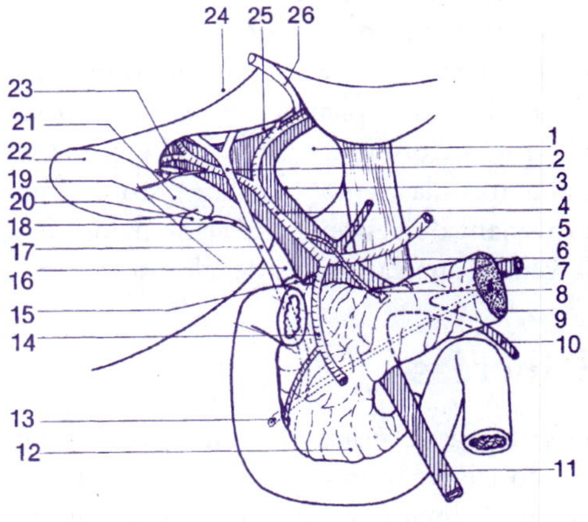

1. lobe de Spiegel ; 2. canal hépatique ; 3. veine porte ; 4. artère hépatique propre ; 5. artère hépatique commune ; 6. veine cave inférieure ; 7. artère pylorique ; 8. veine splénique ; 9. section du corps du pancréas et du canal de Wirsung ; 10. veine mésentérique inférieure ; 11. veine mésentérique supérieure ; 12. bloc duodéno-pancréatique ; 13. grande caroncule (ampoule de Vater) ; 14. artère gastro-duodénale et ses branches ; 15. tubercule omental ; 16. triangle interporto-cholédocien ; 17. cholédoque ; 18. canal cystique ; 19. col de la vésicule avec 20, son bassinet ; 21. corps de la vésicule ; 22. fond ; 23. artère cystique ; 24. lobe carré ; 25. hile du foie ; 26. ligament rond.
D'après Gambarelli J., Guérinel G., Anatomie générale. Marseille : Mediprint, 1977 : 108.

8 mm de diamètre, passe derrière le premier duodénum, traverse la tête du pancréas (expliquant l'ictère du cancer de la tête du pancréas), avant de se jeter dans le deuxième duodénum par un abouchement commun avec le canal de Wirsung, l'ampoule de Vater, fermée par le sphincter d'Oddi, dont l'orifice est la papille.
La vésicule biliaire, ou voie biliaire accessoire, est un réservoir membraneux qui mesure 8 cm de long sur 4 cm de large. La vésicule est reliée au canal cystique par le col vésiculaire, qui réalise un trajet en chicane à la sortie de la vésicule. La vésicule est située à la face inférieure du foie, en avant du genu superius.

Système veineux porte

Le système veineux porte *(Schéma 4)* draine vers le foie tout le sang veineux provenant des organes du tube digestif sous-diaphragmatique, de la rate et du pancréas.
La veine porte provient de la réunion de trois grosses veines : la veine mésentérique supérieure, la veine splénique et la veine mésentérique inférieure. Elle reçoit plusieurs affluents : la veine coronaire stomachique provenant de l'estomac, la veine pylorique et la veine pancréatico-duodénale supérieure.

Pancréas

Le pancréas *(Schéma 3)* est une glande solide, de consistance molle, mesurant environ 20 cm de long et pesant 100 g. Il se compose de quatre parties : la tête, l'isthme, le corps et la queue. L'organe est profond, incliné obliquement. La tête du pancréas s'insère dans la concavité du duodénum (comme une jante dans un pneu) duquel il est indissociable chirurgicalement. L'isthme pancréatique est juste en avant de la première vertèbre lombaire et des gros vaisseaux (aorte). L'isthme et le corps sont en rapport, en avant, avec l'estomac, dont ils sont séparés par l'arrière-cavité des épiploons. La queue du pancréas vient au contact du hile de la rate dans l'hypocondre gauche.
La vascularisation du pancréas provient du tronc cœliaque et de l'artère mésentérique supérieure. Le drainage veineux se fait vers le tronc porte par la veine splénique, qui passe derrière le corps pancréatique et peut être thrombosée en cas de pancréatite chronique.
Le rapport étroit du pancréas avec les organes de voisinage, les gros vaisseaux, le cholédoque, explique la plupart des signes cliniques rencontrés au cours des tumeurs du pancréas.
La sécrétion exocrine du pancréas se déverse dans un système de canaux convergeant vers le canal principal ou canal de Wirsung,

Schéma 4 : Le système porte et les lymphatiques de l'intestin grêle et du gros intestin.

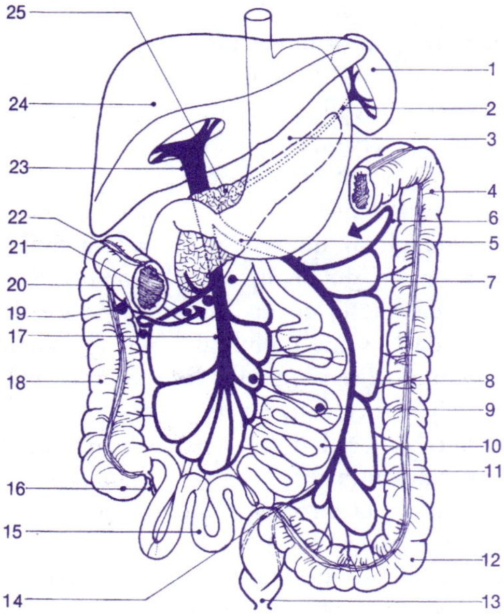

1. rate; 2. veine splénique; 3. estomac; 4. côlon gauche; 5. veine mésentérique inférieure; 6. veine de l'angle gauche; 7. ganglion central; 8. ganglion intermédiaire; 9. ganglion périphérique; 10. jéjunum; 11. veine sigmoïdienne; 12. côlon ilio-pelvien; 13. rectum; 14. veine hémorroïdale supérieure; 15. iléon; 16. cæco-appendice; 17. veine mésentérique supérieure; 18. côlon droit; 19. ganglion épicolique; 20. ganglion paracolique; 21. ganglion intermédiaire; 22. ganglion principal; 23. veine porte; 24. foie; 25. bloc duodéno-pancréatique.
D'après Gambarelli J., Guérinel G., Anatomie générale, Marseille : Mediprint, 1977 : 102.

fusionnant avec le cholédoque au niveau de l'ampoule de Vater. Le sphincter d'Oddi permet d'éviter le reflux de bile vers les canaux pancréatiques. Le canal de Santorini est un canal excréteur accessoire se déversant dans le duodénum au-dessus de la papille principale.

Rappels physiologiques

Fonctions hépatiques

D'un point de vue physiologique, le foie est impliqué dans de nombreuses fonctions métaboliques excrétoires et de défense de l'organisme.

Fonctions métaboliques

Biosynthèse des protéines et métabolisme des acides aminés

Le foie synthétise de nombreuses protéines, mais joue un rôle particulièrement important dans la production d'albumine, dans la production du fibrinogène, des facteurs de la coagulation, qui nécessite la présence de vitamine K liposoluble, sauf pour le facteur V. En cas de malabsorption de la vitamine K (ictère par cholestase extrahépatique) ou de traitement par les antivitamines K, le taux de prothrombine est abaissé, mais le taux du facteur V est normal. Le taux du facteur V est abaissé en cas d'insuffisance hépatocellulaire. Le foie intervient dans le métabolisme des acides aminés nécessitant l'intervention d'enzymes comme les transaminases (libérées en cas de cytolyse) et dans la production d'enzymes, en particulier des phosphatases alcalines, qui augmentent en cas de cholestase.

L'ammoniaque, produit de la transformation des acides aminés, est transformée dans le foie en urée. L'ammoniémie est augmentée en cas d'insuffisance hépatocellulaire.

Métabolisme des hydrates de carbone

Le foie joue un rôle important dans le maintien de la glycémie. Le foie est capable de stocker du glucose en le transformant en glycogène. En cas de besoin, le foie est capable de redélivrer ce glucose dans la circulation. L'aptitude à utiliser, mettre en réserve, synthétiser et délivrer du glucose confère au foie un rôle central dans le maintien d'une glycémie stable. Lorsque cette fonction est compromise, une hypoglycémie peut en résulter, ainsi que cela peut s'observer lors d'une insuffisance hépatique ou d'une consommation exagérée d'alcool.

Métabolisme des lipides

Sans entrer dans les détails, le foie a une importance capitale dans le métabolisme des lipides. Il synthétise un certain nombre de lipides, comme les lipoprotéines, le cholestérol. Certains toxiques, comme l'alcool qui diminue la production des lipoprotéines, entraînent une stéatose hépatique.

Fonctions d'épuration

Métabolisme de la bilirubine

La bilirubine est le pigment biliaire principal. C'est un produit de dégradation de l'hémoglobine, provenant de la destruction des hématies par le système réticuloendothélial de la rate. La bilirubine est transportée jusqu'au foie, en liaison avec l'albumine. Cette bilirubine non conjuguée est appelée aussi bilirubine libre ou indirecte. La bilirubine est ensuite captée par la cellule hépatique, où elle est transformée par conjugaison en bilirubine dite conjuguée, ou directe, ou soluble. La bilirubine conjuguée est ensuite excrétée dans la bile et évacuée vers l'intestin. Dans l'intestin, sous l'influence de certaines bactéries, la bilirubine est transformée en stercobiline, responsable de la couleur des selles. Une petite partie est réabsorbée sous forme d'urobiline et excrétée dans les urines.

Métabolisme des médicaments et autres substances

Le foie est impliqué dans de nombreux métabolismes, en particulier celui des médicaments et des hormones. La transformation métabolique des médicaments par le foie peut être modifiée par l'âge, l'insuffisance hépatique ou par interférence avec d'autres médicaments. Ces facteurs doivent être parfaitement connus, car ils sont susceptibles d'augmenter la toxicité de certains médicaments.

Fonctions immunitaires

Il existe, au contact des sinusoïdes hépatiques, de nombreuses cellules du système réticuloendothélial (cellules de Küpffer) dont le rôle est d'éliminer les bactéries, les substances à l'état particulaire, certaines endotoxines, ou les hématies vieillies (4 mois) apportées par le courant portal.

Rôle de la bile et de la vésicule biliaire

La bile est un liquide jaune d'or, alcalin, produit par le foie. Dans la bile, on retrouve : la **bilirubine**, qui est simplement responsable de la couleur jaune du liquide, sans rôle dans la digestion, et les **sels biliaires**, qui ont une action capitale dans la digestion des graisses, du cholestérol, des phospholipides.

L'insuffisance de sels biliaires ou un excès de cholestérol dans la bile aboutissent à la formation de calculs cholestéroliques.

La bile est stockée dans la vésicule biliaire, qui se vide au moment des repas. La contraction vésiculaire est provoquée par la libération de cholécystokinine produite dans la paroi du duodénum.

Les médicaments ou les substances qui augmentent la production de bile (cholérèse) sont des **cholérétiques**; les médicaments qui favorisent la vidange vésiculaire sont des **cholagogues**.

Rôle du pancréas dans la digestion

Le pancréas est une glande à la fois exocrine et endocrine.

La sécrétion endocrine, essentiellement constituée d'insuline, se déverse dans le sang et n'intervient pas directement dans le processus de digestion.

La sécrétion exocrine, ou suc pancréatique, est déversée dans le canal de Wirsung et comporte d'une part les bicarbonates, l'eau et les électrolytes, et les enzymes d'autre part.

Les bicarbonates permettent de réduire dans le duodénum l'acidité du contenu gastrique, ce qui est indispensable à l'action optimale des enzymes.

Les enzymes pancréatiques sont de loin les plus importantes de la digestion; l'amylase permet de découper les molécules d'amidon; la lipase pancréatique est indispensable à la digestion des triglycérides, qui constituent 40 à 60 % des lipides alimentaires. En cas d'insuffisance pancréatique, il existe une maldigestion et donc une malabsorption secondaire des lipides avec stéatorrhée. Les enzymes protéolytiques très actives permettent de découper les protéines. Il en existe plusieurs types, ayant un site d'action spécifique. Parmi celles-ci, on peut citer la trypsine et la chymotrypsine. Ces enzymes sont déversées dans le suc pancréatique sous forme inactive (trypsinogène, chymotrypsinogène). Ces enzymes ne deviennent actives que lorsqu'elles sont dans le duodénum. L'activation de ces enzymes dans le pancréas peut être responsable d'une autodigestion de la glande telle qu'elle est réalisée au cours des pancréatites aiguës.

La commande de la sécrétion pancréatique est sous dépendance neuro-hormonale. La stimulation hormonale fait intervenir deux hormones :

- la sécrétine, produite par la partie initiale de l'intestin grêle et du duodénum; sa sécrétion est déclenchée par l'arrivée de l'acide gastrique dans le duodénum; cette hormone

passe dans le sang et stimule la sécrétion bicarbonatée ;
• la cholécystokinine pancréozymine (CCKPZ) élaborée par la muqueuse duodénale et la partie initiale de l'intestin grêle ; sa stimulation est déclenchée par certains acides aminés, les acides gras et l'acide chlorhydrique arrivant dans le duodénum ; cette hormone stimule essentiellement la sécrétion enzymatique ; elle a aussi un rôle stimulant sur la contraction de la vésicule biliaire et l'ouverture du sphincter d'Oddi.

La stimulation nerveuse de la sécrétion externe du pancréas est moins importante sur le plan quantitatif que la stimulation hormonale.

Explorations du foie

Exploration morphologique du foie

Plusieurs techniques sont maintenant disponibles pour l'exploration morphologique du foie.

Echotomographie

Elle est le procédé le plus simple, le moins onéreux et le moins agressif et permet d'apprécier la taille et les contours de l'organe, l'échogénécité du parenchyme, l'aspect et la taille des veines sus-hépatiques de la veine porte et de sa bifurcation. Les voies biliaires intrahépatiques ne sont décelables qu'en cas de dilatation. Cet examen est surtout intéressant pour la recherche de lésion focalisée, qu'il s'agisse de kyste, de tumeur, d'abcès, ou d'angiome. En dehors des kystes qui ont un aspect caractéristique, vide d'écho, l'échotomographie ne permet pas à elle seule d'affirmer la nature de la lésion, en particulier sa bénignité.

Tomodensitométrie ou scanner - Imagerie par résonance magnétique (IRM)

Le scanner a surtout pour but d'affiner le diagnostic de certaines lésions focalisées par la réalisation d'une angiotomodensitométrie après injection rapide d'un produit de contraste par voie veineuse.

L'IRM est surtout utile pour caractériser certaines tumeurs (angiome hépatique).

Scintigraphie

Elle est obtenue par la fixation d'une substance colloïde marquée au technétium 99 et injectée par voie intraveineuse. Cette technique est maintenant pratiquement abandonnée au profit de l'échotomographie, beaucoup plus simple.

Laparoscopie

Cet examen consiste à examiner la cavité abdominale à l'aide d'un laparoscope, tube rigide d'environ 40 cm de longueur, introduit sous anesthésie locale par une courte incision cutanée sous- ou paraombilicale, après création d'un pneumopéritoine, par l'air ou le gaz carbonique, à l'aide d'une aiguille latéro-abdominale. Il nécessite une hospitalisation.

Il permet l'examen de la face antérieure du foie, de la vésicule, de l'estomac, de la rate et du péritoine. Il est contre-indiqué en cas de troubles de la crase sanguine et d'insuffisance cardio-respiratoire. L'échographie et le scanner ont beaucoup réduit les indications de cet examen, qui concerne maintenant surtout les affections péritonéales.

Biopsie hépatique

Elle peut être faite par voie transpariétale, surtout transthoracique, avec ou sans contrôle échotomographique, ou par voie transjugulaire chez les patients présentant des troubles de l'hémostase. Le risque hémorragique est le risque principal de la ponction hépatique. Toute biopsie hépatique nécessite donc une hospitalisation et une surveillance attentive durant au moins 24 heures.

Angiographie

L'angiographie cœliaque et mésentérique par cathétérisme sélectif permet l'opacification des vaisseaux artériels du foie, et, au temps du retour veineux, des vaisseaux portes.

Cavographie

La cavographie par cathétérisme de la veine cave inférieure et des veines sus-hépatiques permet de rechercher une éventuelle obstruction à ce niveau (syndrome de Budd-Chiari).

Explorations fonctionnelles hépatiques

Dosage de la bilirubine sérique

L'élévation de la bilirubinémie peut obéir à plusieurs mécanismes (voir p. 169). L'élévation de la bilirubine conjuguée correspond le plus souvent à une cholestase hépatique.

Dosage des phosphatases alcalines sériques

Les phosphatases alcalines sont des enzymes principalement hépatiques, dont la production s'élève fortement en cas de **cholestase**, quelle que soit son origine. Notons que l'élévation des phosphatases alcalines peut être aussi d'origine osseuse. Dans ce cas, les autres enzymes hépatiques (γ GT, 5 nucléotidases) sont normales.

Dosage des transaminases sériques

Les transaminases sont des enzymes intracellulaires libérées dans le sang en cas de souffrance cellulaire.

Les ASAT ou SGOT sont situées dans le foie, mais aussi dans le muscle strié ou cardiaque, le pancréas et le tube digestif. Leur élévation dans le sang n'est donc pas spécifique d'une affection hépatique (nécrose du myocarde, de l'intestin, du pancréas).

Les ALAT ou SGPT sont situées en grande majorité dans le foie ; leur élévation dans le sang est plus élevée que celle des ASAT en cas d'affection hépatobiliaire. Les causes d'augmentation des ALAT sont très diverses. L'agression hépatique peut être liée à :

- une infection virale (hépatite ABC, mononucléose, cytomégalovirus) ;
- une intoxication alcoolique ou non alcoolique ; une cause médicamenteuse ;
- une surcharge en graisse (stéatose très fréquente chez les patients obèses, diabétiques ou dyslipidémiques), une surcharge en fer (hémochromatose familiale) ;
- un obstacle sur les voies biliaires extrahépatiques ;
- une stase veineuse sus-hépatique par obstruction des veines sus-hépatiques (Budd-Chiari) ou une insuffisance cardiaque droite ;
- un état de choc.

Les principales causes d'hypertransaminasémie chronique sont l'alcoolisme chronique, l'obésité et les hépatopathies virales.

Dosage des gamma-GT sériques (gammaglutamyltransférases)

Le taux des gamma-GT s'élève en cas d'atteinte hépatobiliaire, quelle que soit la cause, cholestase ou cytolyse. Les gamma-GT peuvent être aussi légèrement élevées, en l'absence de toute lésion hépatique, chez les buveurs excessifs avec atteinte infraclinique, ou chez les malades soumis à certains médicaments, par un mécanisme d'induction enzymatique ; également en cas d'obésité, de diabète, d'hyperthyroïdie. Il faut savoir que chez 1 % des sujets normaux, les gamma-GT sont au-dessus de la limite supérieure considérée comme normale.

Electrophorèse des protides et dosage des immunoglobulines sériques

Ces examens permettent d'évaluer le taux d'albuminémie, qui est diminué en cas d'insuffisance hépatocellulaire, de déceler une augmentation des gammaglobulines en cas d'inflammation hépatique, avec apparition d'un bloc bêta-gamma, en cas de cirrhose, correspondant à une élévation des immunoglobulines A. Les immunoglobulines G sont augmentées en cas d'hépatite chronique active et les immunoglobulines M en cas de cirrhose biliaire primitive.

Etude des facteurs de l'hémostase

Les protéines de la coagulation synthétisées par le foie sont abaissées en cas d'insuffisance hépatocellulaire, avec augmentation du temps de Quick et abaissement du taux de prothrombine. Cet abaissement du taux de prothrombine doit être distingué d'une carence en vitamine K liée à une malabsorption de cette vitamine. Dans ce cas, le facteur V, qui ne nécessite pas la présence de vitamine K pour être synthétisé, est normal.

Exploration morphologique des voies biliaires

Echotomographie

Elle permet d'explorer la vésicule, son contenu et sa paroi, à condition que le malade soit à jeun depuis plus de 12 heures. Les voies biliaires intrahépatiques ne sont normalement pas visibles en échotomographie; la voie biliaire principale peut parfois être repérée au niveau du tronc porte.

Cholécystographie orale

Elle consiste à opacifier la vésicule à l'aide d'un produit iodé que le sujet ingère 8 à 12 heures avant l'examen, en restant ensuite totalement à jeun (en particulier pas de boisson froide, qui ferait contracter précocement la vésicule biliaire). Le produit est absorbé par l'intestin, épuré par le foie, et concentré dans la vésicule. La contraction de la vésicule par un repas gras (bladex) permet d'opacifier ensuite la voie biliaire principale. Cet examen, qui réalise une cholécystocholangiographie, n'est pas réalisable chez les sujets ictériques.

Cholangiographie intraveineuse

Elle consiste à injecter par voie veineuse un produit iodé qui est éliminé par le foie à forte concentration, opacifiant d'emblée les voies biliaires; la vésicule biliaire est opacifiée dans un deuxième temps par arrivée progressive du produit.
Cet examen, qui réalise une cholangio-cholécystographie, n'est pas exempt de risque (choc à l'iode dans un cas pour mille). Il n'est pas réalisable chez les patients présentant une insuffisance hépatique. Il est surtout utile pour l'exploration de la voie biliaire principale chez les patients cholécystectomisés ou pour affirmer l'exclusion de la vésicule en cas de lithiase.

Cholangiographie transhépatique et cholangiographie rétrograde

En cas de cholestase, l'opacification des voies biliaires ne peut être obtenue que si l'on injecte directement le produit de contraste dans la voie biliaire. Deux techniques sont proposées :

- la cholangiographie transpariétale transhépatique, qui consiste à injecter le produit de contraste directement dans les voies biliaires intrahépatiques, ponctionnées à l'aide d'une aiguille fine. Cet examen est facilement réalisable quand les voies biliaires intrahépatiques sont dilatées. Leur repérage est plus difficile lorsque celles-ci sont de calibre normal;
- la cholangiographie rétrograde perduodénoscopique, qui consiste à injecter le produit de contraste à l'aide d'un cathéter introduit

sous contrôle endoscopique dans le cholédoque par la papille.
Quelle que soit la technique utilisée, le risque majeur est celui d'angiocholite. Celle-ci doit être redoutée, en particulier lorsqu'il existe un obstacle sur les voies biliaires.

Echoendoscopie

Elle permet l'exploration de voies biliaires à travers le duodénum. C'est un examen moins invasif que la cholangiographie rétrograde. C'est actuellement l'exploration la plus sensible pour le diagnostic de lithiase de la voie biliaire principale (cholédoque). Le champ d'exploration est cependant limité, ne dépassant pas le confluent biliaire.

Explorations du pancréas

Exploration morphologique

Le pancréas est un organe profond, d'exploration difficile.

Echotomographie

Elle permet d'apprécier l'état du parenchyme pancréatique, le volume et d'éventuelles anomalies des contours. L'exploration de la queue du pancréas est souvent rendue difficile par la présence de gaz digestifs en avant de la glande, réalisant un écran aux ultrasons. Lorsqu'il existe une masse d'allure suspecte, l'examen peut être complété par une ponction cytologique sous échographie qui ramène un matériel cellulaire, dont l'analyse s'attachera à rechercher des cellules d'allure maligne.

Scanner

Il donne des renseignements au moins équivalents à ceux de l'échotomographie.

Wirsungographie rétrograde

C'est un examen qui consiste, comme la cholangiographie rétrograde, à opacifier le canal de Wirsung en introduisant un cathéter dans la papille duodénale sous contrôle endoscopique. Suivant la position du cathéter, on opacifie le cholédoque ou le canal de Wirsung. Cet examen permet de reconnaître des anomalies canalaires du Wirsung (pancréatite aiguë, pancréatite chronique), une compression extrinsèque ou une sténose par cancer. Il comporte certains risques, en particulier celui de pancréatite aiguë, habituellement résolutive sous traitement médical, et surtout de surinfection de faux kystes du pancréas.

Echoendoscopie

C'est l'examen le plus sensible pour la détection des petites lésions parenchymateuses du pancréas. Le pancréas est exploré à travers le duodénum et la paroi gastrique.

Exploration du voisinage

A côté de ces explorations directes, on peut être amené à rechercher une éventuelle compression des organes de voisinage par un processus pancréatique expansif. C'est ainsi que l'on peut réaliser un transit baryté à la recherche d'une compression gastrique ou du cadre duodénal, une cholangiographie intraveineuse à la recherche d'une compression du cholédoque, une artériographie à la recherche d'une compression des vaisseaux portes et de la veine splénique.

Explorations fonctionnelles

Dosage de l'amylasémie

L'élévation de l'amylasémie est en rapport avec une souffrance de la glande pancréatique, en particulier au cours des pancréatites aiguës. Elle peut également s'observer au cours des poussées subaiguës de pancréatites chroniques et au cours des cancers du pancréas.

Elle peut se rencontrer aussi au cours des affections des glandes salivaires et de nombreux syndromes abdominaux aigus sans qu'il y ait forcément d'atteinte pancréatique évidente.
L'hyperamylasémie n'est pas spécifique d'une affection pancréatique. Par contre, l'élévation de la lipasémie est un paramètre sensible et spécifique d'une souffrance pancréatique.

Tubage pancréatique

Il permet, sous stimulation par sécrétine et pancréozymine, de mesurer la sécrétion pancréatique. Ce test est peu utilisé.

Mesure de la stéatorrhée

La mesure de l'excrétion fécale des graisses par 24 heures (stéatorrhée) permet de déceler une éventuelle insuffisance en lipase. L'élévation de la stéatorrhée n'est cependant pas spécifique des maldigestions pancréatiques et peut être due aussi à une malabsorption intestinale.

Insuffisance enzymatique pancréatique

Elle n'apparaît que lorsque plus de 80 % du parenchyme fonctionnel pancréatique est détruit.

Exploration de la fonction endocrine

Elle est avant tout fondée sur l'exploration de la glycémie (sécrétion d'insuline).

Objectifs de soins

Soins à apporter aux personnes devant subir une ponction-biopsie du foie :
1) identifier le niveau de connaissances et d'anxiété du patient;
2) présenter au médecin les résultats, datant de la veille ou du jour :
- des tests de coagulation;
- de la numération-formule sanguine;
- des plaquettes.

3) préparer le matériel;
4) contribuer au confort psychologique et physique du patient (en décubitus dorsal, main droite sous la tête);
5) collaborer au bon déroulement de la biopsie;
6) organiser l'acheminement du prélèvement;
7) effectuer la surveillance postbiopsie du patient en se référant au protocole en vigueur.

Ictère

Plus communément appelé « jaunisse », l'ictère est lié à l'élévation dans le sang de la bilirubine. Lorsqu'il est fruste, il est appelé subictère avec coloration discrète des conjonctives.
On distingue les ictères liés à une élévation de la bilirubine non conjuguée (bilirubine libre), des ictères liés à une élévation prédominante de la bilirubine conjuguée.

Ictères à bilirubine non conjuguée

Ictères préhépatiques par excès de formation de bilirubine : l'hémolyse

L'hyperdestruction des globules rouges entraîne une libération excessive de bilirubine qui dépasse les capacités de conjugaison et d'épuration du foie. La quantité de bilirubine excrétée dans la bile est augmentée; le taux de stercobiline fécale est également augmenté, les selles sont donc hypercolorées.
La bilirubine non conjuguée, insoluble, ne passe pas dans les urines. Il n'y a pas de pigment biliaire dans les urines, car toute la bilirubine conjuguée éliminée par la bile est réabsorbée au niveau intestinal et éliminée dans les urines sous forme d'urobiline

Elévation de la bilirubine non conjuguée liée à un déficit de la conjugaison hépatique

C'est une anomalie fréquente (touchant 2 % de la population) d'origine congénitale, appelée maladie de Gilbert. L'élévation de la bilirubine est toujours modérée, inférieure à 100 µmol/l ou 50 mg/l. Elle s'accentue dans les périodes de jeûne, de grossesse ou de fatigue. Cette anomalie est sans conséquence et ne nécessite aucun traitement. A la naissance, ce trouble de la conjugaison peut exagérer l'ictère néonatal.

Ictères à bilirubine conjuguée

L'élévation dans le sang de la bilirubine conjuguée est liée à une « régurgitation » du pigment de la cellule hépatique et des voies biliaires vers le sang.
Dans ces conditions, la quantité de bilirubine excrétée dans les voies biliaires est basse, les selles ont tendance à se décolorer. Par contre, la bilirubine conjuguée est habituellement associée à la régurgitation de la totalité des éléments de la bile, en particulier des sels biliaires (expliquant le prurit), appelée cholestase. Dans les urines, on trouve donc la présence de sels et de pigments biliaires (bilirubinurie conjuguée) mais il n'y a pas d'urobiline; les urines sont foncées.
On distingue, suivant le siège de la cholestase, les ictères liés à un obstacle sur les voies biliaires extrahépatiques, dont le traitement est avant tout chirurgical, des ictères liés à un obstacle intrahépatique dont le traitement, s'il y a lieu, est avant tout médical. L'évolution de l'ictère est fonction de la cause.

Ictères par obstacle extrahépatique

Les deux causes principales sont la lithiase du cholédoque et le cancer de la tête du pancréas ou des voies biliaires. En dehors du contexte clinique, le diagnostic se fonde essentiellement sur les résultats de l'échoendoscopie, éventuellement complétée par une opacification transpariétale ou rétrograde des voies biliaires.

Ictères par obstacle intrahépatique

Les causes sont nombreuses. Il peut s'agir d'une hépatite virale, d'une cirrhose, d'une hépatite médicamenteuse, d'un cancer du foie, de lésions hépatiques, liées à un choc ou à une septicémie, pour ne citer que les causes les plus fréquentes, dont la recherche comporte l'étude des marqueurs viraux de l'hépatite, l'échotomographie, éventuellement la négativité des examens morphologiques à la recherche d'un obstacle extrahépatique.

Syndrome d'hypertension portale

Le syndrome d'hypertension portale (HTP) est la conséquence d'une stase sanguine dans le système porte, secondaire à un obstacle au drainage physiologique du sang par la veine porte et ses affluents vers et à travers le foie, puis vers les veines sus-hépatiques pour se jeter dans la veine cave inférieure.

L'obstacle peut siéger en amont du foie (HTP infrahépatique), dans le foie (HTP intrahépatique), ou sur les veines sus-hépatiques (HTP suprahépatique) :

- **HTP infrahépatique** : l'étiologie la plus fréquente est, chez l'enfant, la sténose congénitale de la veine porte et, chez l'adulte, la thrombose portale secondaire à une suppuration abdominale ou à une compression tumorale;
- **HTP intrahépatique** : elle est en rapport avec une cirrhose dans plus de 90 % des cas. La bilharziose hépatosplénique est une cause fréquente d'HTP dans les pays de forte endémie;
- **HTP suprahépatique** : la thrombose des veines sus-hépatiques (syndrome de Budd-Chiari) est la cause la plus fréquente.

Conséquences de l'hypertension portale

La stase portale entraîne l'apparition d'un gradient de pression entre le système veineux porte et le système veineux cave, conditionnant le développement d'anastomoses portocaves qui tendent à court-circuiter l'obstacle.

La voie de dérivation principale est celle qui emprunte les veines du tiers inférieur de l'œsophage et de la grosse tubérosité gastrique pour rejoindre la veine cave supérieure. L'afflux de sang va entraîner la formation de **varices œsocœliotubérositaires.**

Les autres voies sont accessoires, comme les dérivations vers la veine cave inférieure par l'intermédiaire des veines du plexus hémorroïdaire. Les voies de dérivations superficielles entraînent le développement d'une **circulation veineuse collatérale pariétale** sur les flancs de l'abdomen. Elle peut être très importante lorsque la veine ombilicale est restée perméable.

L'augmentation de pression dans la veine splénique entraîne une stase sanguine dans la rate qui augmente de volume. Cette **splénomégalie** s'accompagne d'une destruction accrue des globules rouges (anémie) et des plaquettes (thrombopénie), et d'une diminution des globules blancs (hypersplénisme).

Manifestations cliniques et traitement

Les signes cliniques sont les suivants :

- **les hémorragies digestives** par rupture de varices constituent la manifestation clinique la plus grave de l'HTP, mettant en jeu le pronostic vital. Dans la grande majorité des cas, le saignement s'arrête spontanément mais récidive. Il est souvent délicat de situer en endoscopie le point de rupture lorsque l'examen est fait en dehors de la période hémorragique;

- **la circulation veineuse collatérale** abdominale visible sous la peau ne donne lieu à aucune manifestation fonctionnelle. Elle doit rendre prudente toute incision cutanée ;
- **l'ascite** est inconstante. Sa présence est fonction de l'étiologie de l'HTP car elle nécessite, en plus de l'hyperpression veineuse, une insuffisance hépatocellulaire telle qu'on la rencontre au cours de la cirrhose ;
- **l'encéphalopathie hépatique**, comme l'ascite, n'apparaît que lorsque l'HTP s'associe à une insuffisance hépatocellulaire.

Le contexte clinique et éventuellement une artériographie cœliaque et mésentérique, permettant d'opacifier le système porte lors du retour veineux, préciseront le siège et la nature de l'obstacle. La cavographie est indispensable lorsque l'on veut opacifier les veines sus-hépatiques.

Le traitement idéal est le traitement étiologique de l'HTP, quand il est réalisable. Dans la très grande majorité des cas, le traitement de l'HTP doit se contenter d'être symptomatique et palliatif. Il sera envisagé avec l'étude des complications des cirrhoses.

Ascite

L'ascite est un épanchement liquidien dans la grande cavité péritonéale. Elle entraîne une distension progressive de l'abdomen avec parfois le déplissement de l'ombilic. La quantité d'eau qui s'accumule ainsi peut être impressionnante et atteindre 8 à 10 litres, responsable d'une prise de poids. La peau est souvent tendue, lisse, siège d'une circulation collatérale. La percussion révèle une matité hydrique franche et mobile suivant la position du malade. Lorsque l'épanchement est plus faible ou qu'il s'agit de sujets obèses, le diagnostic est difficile. On a alors recours à l'échographie abdominale ou à la ponction exploratrice du péritoine *(Tab. 1)*.

Il existe deux types d'ascite : **l'ascite par transsudation plasmatique** liée à un déséquilibre hydroélectrolytique avec passage dans la cavité péritonéale : le liquide est pauvre en protides (moins de 10 g/l), car l'albumine ne traverse pas la paroi péritonéale ; **l'ascite par exsudation cellulaire** : les cellules péritonéales sécrètent une sérosité par réaction inflammatoire, le liquide est riche en protides.

La cirrhose hépatique est la cause la plus fréquente de l'ascite : le liquide est un transsudat, lié d'une part à l'hypertension portale, d'autre part à la rétention hydrosodée par insuffisance hépatocellulaire. Il peut s'enrichir en protides comme un exsudat en cas de surinfection. Les autres causes, surtout des exsudats, sont : l'envahissement néoplasique du péritoine (carcinose péritonéale), la péritonite tuberculeuse, la rupture d'un kyste pancréatique. L'ascite peut enfin s'intégrer dans un syndrome œdémateux généralisé au cours d'une insuffisance cardiaque sévère, d'un syndrome néphrotique, d'une carence protéique.

Le traitement de l'ascite est fonction de son étiologie.

Tab. 1 : La ponction d'ascite.

But	La ponction d'ascite consiste à introduire une aiguille dans la cavité péritonéale pour prélever du liquide et l'analyser (ponction exploratrice) et/ou pour l'évacuer (ponction évacuatrice).
Technique	C'est un acte médical qui nécessite : une asepsie rigoureuse pour éviter les risques de surinfection surtout chez le cirrhotique, le lavage chirurgical des mains et le port de gants stériles. La désinfection très large de l'abdomen et la pose d'un champ stérile sont très souhaitables. Le malade est installé en décubitus dorsal, légèrement incliné sur la gauche. Le médecin introduit l'aiguille munie d'un mandrin, en général dans la fosse iliaque gauche, en pleine matité pour éviter de ponctionner les anses intestinales. Habituellement, le liquide s'écoule spontanément lors du retrait du mandrin. Dans la ponction exploratrice, le liquide est recueilli pour effectuer un examen cytologique, bactériologique (éventuellement recherche de BK), chimique (dosage des protides, éventuellement de l'amylase). Pour la ponction évacuatrice, le trocart est branché sur une tubulure munie d'un système de réglage aboutissant dans un bocal gradué. L'évacuation doit être lente (2 à 3 litres en une ou deux heures). La surveillance du pouls, de la tension artérielle, de l'aspect du malade, est régulière au cours de la ponction. A plus long terme, il faut surveiller la température, à la recherche d'une surinfection. A la fin de la ponction, après le retrait de l'aiguille, il est indispensable de désinfecter la peau et de poser un pansement sec, stérile.

L'hépatite virale est une maladie fréquente qui est due à plusieurs types de virus et qui soulève actuellement un important problème de santé publique, dominé par celui de sa prévention.

Virus de l'hépatite

Quatre virus sont actuellement mis en cause, le virus A, le virus B, le virus C et le virus D. Un certain nombre d'hépatites peuvent être causées par d'autres virus (cytomégalovirus, herpès, mononucléose infectieuse, fièvre jaune) et sont envisagées en infectiologie.

Virus A

Après un bref passage dans le sang, le virus A apparaît dans les selles quelques jours avant le début de l'ictère puis disparaît rapidement. Lorsque survient l'ictère, le malade n'est déjà plus contagieux et les précautions pour éviter un contage sont inutiles.
L'organisme se défend en sécrétant des anticorps anti-A (ou anti-HAV). Les anticorps de type IgM apparaissent environ 5 jours après le début de la maladie et disparaissent en trois mois, pour être remplacés par des anticorps de type lgG qui persistent généralement toute la vie, conférant à l'individu une immunité spécifique pour le virus A, solide et durable.
La transmission de l'hépatite virale A apparaît liée au péril fécal et en particulier à l'absorption d'eau ou d'aliments souillés (coquillages par exemple).
L'hépatite virale A est extrêmement fréquente puisqu'on admet qu'environ 75 % des individus ont été en contact avec le virus avant l'âge de 50 ans et se sont donc naturellement immunisés.

Virus B

Le virus de l'hépatite B est beaucoup plus pathogène. Il se présente sous un aspect en cocarde. A sa surface se trouve un antigène (antigène HBs). Dans sa partie centrale, ou core, se trouve un autre antigène (antigène HBc) et un troisième antigène, à l'intérieur du virus (antigène HBe). Les antigènes liés au virus de l'hépatite B et les anticorps correspondants peuvent être détectés dans le sérum, à l'exception de l'antigène HBc. Le virus se multiplie dans les cellules hépatiques, avant de passer dans le sang, où il pourra être détecté par la présence de l'antigène HBs deux à six semaines avant le début de la maladie, puis très rapidement par l'anticorps anti-HBc. Secondairement, chez la plupart des individus, l'antigène HBs disparaît tandis qu'apparaît l'anticorps anti-HBs dont la persistance sera, comme celle de l'anticorps anti-HBc, prolongée. L'anticorps anti-HBs est protecteur, ce qui n'est pas le cas pour l'anticorps anti-HBc *(Schéma 1)*.

Schéma 1 : Représentation schématique du virion de l'hépatite B (particule de Dane).

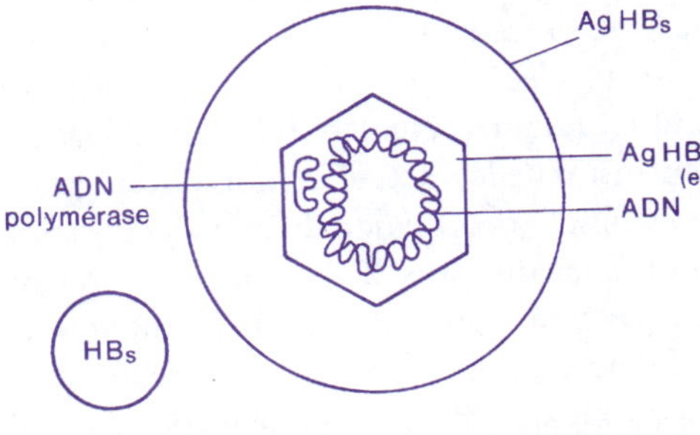

L'enveloppe de surface contient l'antigène HBs; le core contient l'ADN polymérase nécessaire à la réplication du virus, l'antigène du core (HBc), l'antigène e (HBe). L'antigène HBs peut se retrouver dans le sérum sous forme libre sous le core du virion.

Un certain nombre de sujets ne développeront pas d'anticorps anti-HBs et demeureront porteurs chroniques d'antigène HBs, ce qui traduit la persistance d'une infectiosité. La persistance conjointe de l'antigène HBe indique l'existence d'une reproduction virale active, et donc d'un état hautement infectieux. Par contre, l'apparition de l'anticorps anti-HBe a une signification plus favorable.

Sa transmission est avant tout parentérale (transfusions de sang et de dérivés sanguins, hémodialyse, injections avec du matériel septique, scarifications, etc.). En Afrique, les moustiques, et surtout les punaises, semblent jouer un rôle de vecteur de premier plan. La présence de l'antigène HBs dans la salive, le liquide spermatique et les sécrétions vaginales, explique l'existence d'une transmission sexuelle qui est particulièrement fréquente chez les homosexuels. La transmission peut se faire de la mère à son enfant au cours et au décours d'une grossesse, voire *in utero*. Ce risque est particulièrement fréquent chez les mères hautement contagieuses (antigène HBs avec antigène HBe).

Virus C

L'étude sérologique des hépatites post-transfusionnelles a révélé l'existence d'une forme qui n'était due ni au virus A ni au virus B, ni au cytomégalovirus, ni au virus de la mononucléose infectieuse. Ces hépatites, initialement appelées non A non B, sont liées au virus C. Elles représentent 90 % des hépatites transfusionnelles actuelles qui ont régressé après élimination du don du sang des porteurs chroniques du virus B. L'hépatite C touche actuellement 500 000 à 650 000 personnes en France. La prévalence est estimée à 1,2 %. On estime que 80 % des patients porteurs du virus de l'hépatite C (VHC) sont asymptomatiques. En 1996, à peine un quart des sujets contaminés semblaient connaître leur statut à l'égard du VHC. Leur détection ne peut se faire que par un dépistage systématique des populations à risque : patients transfusés, toxicomanes, patients ayant séjourné en milieu carcéral ; patients ayant des transaminases élevées.

Les facteurs de risques de transmission du virus de l'hépatite C résultent, dans 60 à 70 % des cas, d'un contact sanguin (transfusion, toxicomanie, tatouage...). Dans 20 % des cas, aucune source de contamination n'est identifiée. Le risque de contamination après transfusion sanguine est actuellement estimé en France à 1/220 000. Le risque de contamination par le virus de l'hépatite C après piqûre par une aiguille souillée est de l'ordre de 5 à 10 %. Le risque de transmission du virus de l'hépatite C de la mère à son enfant durant la grossesse est d'environ 3 % ; il est plus élevé lorsque la mère est co-infectée par le VIH. Le risque de transmission sexuelle est très faible ; il nécessite un contact sanguin (rapports au moment des règles), le virus de l'hépatite C n'est pas retrouvé dans les sécrétions génitales ou le sperme.

Virus D ou delta

C'est un virus qui surinfecte les sujets déjà atteints d'une hépatite à virus B. Cette surinfection est détectée par l'apparition dans le sérum d'un antigène delta puis d'un anticorps delta. Ce type de virus se rencontre essentiellement chez les sujets à haut risque, toxicomanes, polytransfusés. Son mode de transmission est en effet très voisin de celui de l'hépatite B.

Manifestations cliniques à la phase aiguë

Quand elle est symptomatique, l'hépatite virale se présente, dans plus de 80 % des cas, sous une forme bénigne. On distingue classiquement trois phases dans l'évolution :

- la phase d'incubation : avant le début de l'ictère, d'une durée de trois à six semaines pour l'hépatite A, de trente à cent trente jours pour l'hépatite B ;
- la phase préictérique : qui réalise un tableau d'allure grippale associant fièvre, anorexie, asthénie, troubles digestifs avec nausées et parfois vomissements ;
- la phase ictérique : quand l'ictère apparaît plus ou moins intense avec d'abord des urines foncées, les signes précédents disparaissent. A l'examen, le foie et la rate sont parfois augmentés de volume.

La phase aiguë de l'hépatite C est constante, mais passe généralement inaperçue. Elle peut être détectée lors de la surveillance d'un patient, après contamination accidentelle, par l'élévation des transaminases. A ce stade, la sérologie est encore négative et seule la recherche d'une virémie ARN-VHC, qui se positive avant même la montée des transaminases, permet de confirmer le diagnostic et de proposer un traitement.

Diagnostic

Le diagnostic d'hépatite repose avant tout sur le dosage des transaminases, le taux dépassant généralement dix fois la valeur normale ; l'importance de l'élévation des transaminases n'a pas de valeur pronostique.

Le diagnostic du virus responsable repose sur l'examen sérologique, la recherche d'anticorps anti-A de type IgM, affirmant le diagnostic d'hépatite virale A récente, et la recherche de l'antigène HBs. Lorsque ces deux marqueurs viraux sont négatifs, il faut suspecter une hépatite C en fonction du contexte, en particulier transfusions, ou un autre virus de type mononucléose, cytomégalovirus, voire une autre cause d'atteinte hépatique.

Le dépistage du virus de l'hépatite C s'effectue par des tests sérologiques qui mettent en évidence la présence d'anticorps anti-VHC dans le sang. On dispose de deux tests : le test ELISA a une bonne sensibilité (99 %), ce qui signifie qu'il permet de détecter quasiment tous les cas, mais une spécificité de 90 % ; cela signifie qu'il y a des résultats faussement positifs dans 10 % des cas. Le test RIBA est aussi sensible mais plus spécifique (98 %), mais aussi plus onéreux. La mise en évidence directe du virus repose aujourd'hui sur la possibilité de détecter le génome viral (ARN) et non sur des techniques de culture ou de mise en évidence des antigènes viraux comme pour le virus B. La virémie peut donc être mesurée par la détection de l'ARN-VHC dans le plasma. La recherche d'ARN-VHC dans le sérum n'a d'intérêt que pour détecter une infection virale avant l'apparition des anticorps en cas, par exemple, de contamination accidentelle, repérer les éventuels faux positifs des tests ELISA ou RIBA chez les patients qui ont des tests hépatiques normaux, ou les faux négatifs chez les patients qui ont des transaminases élevées et des tests RIBA négatifs.

Autres formes cliniques

A côté de cette forme clinique habituelle, l'hépatite virale se présente très fréquemment sous une forme beaucoup plus fruste, anictérique, dont le diagnostic biologique ne peut être fait que si l'on demande le dosage des transaminases pour des manifestations grippales inexpliquées.

On estime que 90 % des infections par le virus A ou le virus B sont asymptomatiques à la phase aiguë.

Evolution

L'hépatite virale, surtout A, est une affection le plus souvent bénigne. La guérison définitive est généralement acquise en six semaines. Il persiste souvent un certain degré d'asthénie. Il est aussi fréquent de constater une discrète élévation des transaminases pendant quelques mois. Il ne faut pas rapporter à une hépatite virale les troubles dyspeptiques variés qui surviendraient dans les mois ou les années qui suivent. Il n'est d'ailleurs pas exclu que les prescriptions diététiques diverses et abusives contribuent à exagérer l'attention que porte le sujet à son appareil digestif.

En cas d'hépatite virale B, l'antigène HBs persiste en règle un ou deux mois après l'apparition des troubles et se négative parfois plusieurs semaines après la normalisation des transaminases. Ce n'est que 1 à 3 mois après la disparition de l'antigène HBs qu'apparaissent les anticorps anti-HBs protecteurs dans 80 à 90 % des cas. La guérison est affirmée par la normalisation des transaminases et la disparition de l'antigène HBs. Les anticorps anti-HBc, mis en évidence une à deux semaines après l'apparition de l'antigène HBs, peuvent persister plusieurs mois, voire plusieurs années. L'antigène HBe disparaît avant l'antigène HBs. La séroconversion anti-HBe n'apporte pas la preuve formelle d'une évolution vers la guérison, mais présente un élément précieux de pronostic favorable *(Schéma 2)*.

Au décours de la phase aiguë, on estime que 60 à 80 % des cas évoluent vers la chronicité. La menace principale à long terme est l'évolution de l'hépatite chronique vers une cirrhose. On estime qu'un tiers des patients porteurs d'une hépatite chronique C évoluent vers la cirrhose dans un délai moyen de 20 ans. Le risque est d'autant plus important que l'âge de la contamination est plus avancé et que la consommation d'alcool est plus élevée : le risque augmente au-delà d'une consommation de 30 à 50 g d'alcool par jour.

Le taux de décompensation de la cirrhose est d'environ 10 % par an. Le risque majeur est celui de la transformation cancéreuse de la cirrhose qui survient en moyenne 28 ans après la contamination. L'incidence du cancer chez les patients cirrhotiques est d'environ 21 % à 5 ans, 75 % à 15 ans.

Schéma 2 : Evolution sérologique de 75 à 85 % des malades atteints d'hépatite aiguë de type B.

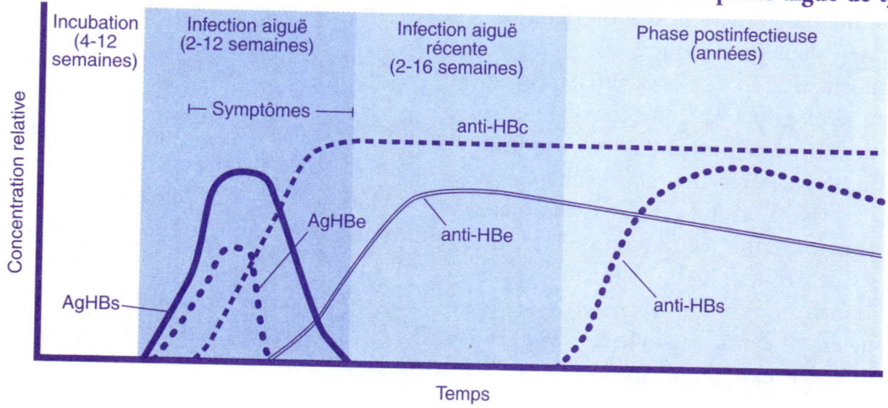

(D'après un document publicitaire des laboratoires Abbott, avec autorisation.)

Formes évolutives

Hépatites virales aiguës graves

Ces formes graves surviennent dans 0,01 % des cas d'hépatite A et dans 1 % des cas d'hépatite B. L'insuffisance hépatique aiguë grave se traduit par des troubles de la conscience avec souvent une confusion, et au maximum un coma précédé par un astérixis ou *flapping tremor* constitué par un battement asymétrique des mains distingué d'un simple tremblement. Il s'y associe une diminution importante des facteurs de coagulation synthétisés par le foie, en particulier le complexe prothrombique et le facteur V, dont les taux sont inférieurs à 10 % de la normale. Cette évolution peut se développer à tout moment d'une hépatite jusque-là apparemment sans gravité, depuis le premier jour de l'ictère jusqu'à la troisième semaine. Après cette date, le développement d'une insuffisance hépatique aiguë est tout à fait exceptionnel. Malgré les mesures modernes de réanimation, la mortalité de cette forme d'hépatite est encore de 85 %.

Hépatites virales prolongées

Il s'agit d'hépatites qui se prolongent au-delà de six semaines.

Hépatites prolongées favorables

Elles représentent 15 % des cas.
Ce sont surtout des formes hypercholestatiques, dont la durée d'évolution se situe audelà de six semaines et aux environs de trois mois, mais qui peuvent se prolonger davantage. Par contre, l'hypertransaminasémie se corrige dans les délais normaux. Les hépatites peuvent poser des problèmes diagnostiques si la phase aiguë est passée inaperçue. Dans ce cas, l'opacification des voies biliaires, par voie rétrograde ou transhépatique, est indispensable pour éliminer toute arrière-pensée sur une cholestase d'origine extrahépatique.

Hépatites chroniques

Ce sont des hépatites dont la durée d'évolution dépasse six mois. On distingue schématiquement les hépatites chroniques **persistantes**, qui sont généralement d'évolution bénigne et qui vont guérir sans traitement, et les hépatites chroniques **actives** (cliniquement et biologiquement) ou **agressives** anatomiquement, de pronostic plus péjoratif, qui risquent d'évoluer vers la cirrhose malgré le traitement. La séparation entre ces deux types d'hépatite se fait sur des arguments biologiques, immunologiques et surtout l'analyse de la ponction-biopsie hépatique.

Traitement

Hépatites A et B

Dans les formes connues de l'hépatite virale A et B, aucun traitement n'a actuellement démontré son efficacité. Un régime est le plus souvent inutile, l'alimentation doit être équilibrée et fonction de la tolérance digestive du sujet ; l'exclusion de toute boisson alcoolisée est indispensable. Le repos est recommandé tant que l'asthénie persiste.
Il est indispensable d'arrêter tous les médicaments potentiellement hépatotoxiques tant que la guérison n'est pas obtenue, en particulier les contraceptifs oraux.

Hépatite C

Le traitement de l'hépatite C à la phase aiguë comporte l'injection sous-cutanée d'interféron (Introna®) à la dose de 3 millions d'unités 3 fois par semaine pendant au moins 3 mois. Ce traitement entraîne une normalisation de la virémie dans plus de 40 % des cas, alors qu'elle n'est que de 4 % en l'absence de traitement.

Le traitement de l'hépatite chronique à VHC est l'interféron alpha-2b (Introna®). Le schéma proposé est l'administration d'interféron en sous-cutané à la dose de 3 millions d'unités 3 fois par semaine pendant 12 mois. La décision de traiter est essentiellement fonction des résultats de la biopsie hépatique et de l'absence de contre-indication à l'interféron (grossesse, dépression sévère, insuffisance rénale, infection par VIH, patient greffé, thyroïdite, cardiopathie sévère). On recommande de traiter les patients ayant des lésions d'hépatite chronique active avec fibrose absente ou modérée. En cas de cirrhose, les indications sont encore discutées. En présence d'une hépatite histologiquement peu active ou de transaminases normales, on considère qu'il est inutile de traiter.

Sous traitement, on observe trois types de réponse :

- réponse prolongée, caractérisée par la normalisation rapide et durable des transaminases (ALAT) et une disparition de la virémie dans 80 % des cas. Ce type de réponse n'est observé que dans 10 à 45 % des cas. Les facteurs prédictifs d'une mauvaise réponse sont : le sexe masculin, l'âge avancé, la poursuite d'une consommation d'alcool, l'obésité, la présence d'une surcharge en fer, une charge virale élevée et un génotype 1b (le plus fréquent après transfusion) ;
- les rechuteurs, caractérisés par une réponse pendant le traitement mais qui rechutent à l'arrêt du traitement (30 % des cas) ;
- les non-répondeurs, caractérisés par l'absence de normalisation des ALAT après au moins 3 mois de traitement. Le traitement peut être arrêté.

La surveillance des patients sous traitement comprend la surveillance de l'efficacité du traitement (ALAT essentiellement tous les mois) et les tests de tolérance de l'interféron (NFS, plaquettes tous les mois et TSH tous les 3 mois). Des effets secondaires de l'interféron sont observés chez environ 15 % des patients (effets d'ordre psychiatrique, dépression chez 7 % des patients, complications thyroïdiennes, thrombopénie) ; les effets secondaires mineurs sont la survenue de manifestations pseudogrippales chez 50 % des patients, une asthénie, une alopécie chez 16 % des patients.

Prévention

Compte tenu de la gravité de certaines hépatites et de l'efficacité inconstante des traitements qui sont proposés dans l'hépatite chronique active, la prévention constitue une étape capitale.

Prévention de l'hépatite A

La prévention de l'hépatite A passe d'abord par l'amélioration des conditions sanitaires. Une bonne hygiène individuelle est le facteur le plus déterminant pour diminuer l'incidence de l'hépatite A, comme c'est le cas pour toutes les infections transmises par voie féco-orale. L'immunisation active reste fréquente comme on l'a vu. L'immunisation passive par les gammaglobulines standard n'est légitime que chez les sujets à risque non déjà immunisés. Il est admis qu'une posologie de 5 ml de gammaglobulines à 16,5 % est suffisante chez l'adulte. L'action des gammaglobulines ne se prolonge vraisemblablement pas au-delà de 5 mois ; l'injection doit être faite précocement après l'exposition, au maximum 7 à 10 jours après la contagion.

Prévention de l'hépatite B

Mesures préventives

L'infection par le virus B est un problème de santé publique important puisqu'on estime à 200 millions le nombre de porteurs chroniques de l'antigène HBs dans le monde. La disparition du virus B comme celui de la variole est théoriquement envisageable puisque l'homme est le seul réservoir de virus. Un premier pas a été accompli par l'exclusion du don du sang des porteurs de l'antigène HBs.

Rappelons que la maladie fait l'objet de la déclaration obligatoire n° 30.

Le matériel thérapeutique (seringues, aiguilles, etc.) exige de son côté une stérilisation parfaite par la chaleur sèche à 160 °C pendant une heure et donc l'utilisation de matériel à usage unique. Le désinfectant généralement utilisé est l'hypochloride fort pour les objets souillés de sang ; le glutaraldéhyde est employé de préférence pour les objets métalliques.

Les objets utilisés par le malade doivent être strictement personnels (vaisselle, lingerie, thermomètre).

Un certain nombre de mesures doivent être prises par le personnel soignant, en particulier le personnel des laboratoires ou des centres de dialyse.

Un certain nombre d'incidents sont observés couramment dans les laboratoires et comportent un haut risque méritant d'être souligné : souillure d'une peau écorchée par du sang, agitation d'un échantillon, expulsion de la dernière goutte d'une pipette, ouverture d'un flacon à capuchon vissé.

Les coupures ou piqûres doivent être immédiatement lavées en eau savonneuse, les éclaboussures sur la muqueuse conjonctivale rincées à l'eau, la peau souillée par du sang doit être rincée à l'hypochloride fort puis à l'eau et au savon. Quant aux échantillons pathologiques, ils doivent être soigneusement bouchés et marqués d'une étiquette rouge.

Les vaccinations, prélèvements sanguins, injections en série exigent des aiguilles et seringues individuelles.

Toutes ces précautions ne suffisent pas toujours à éviter l'hépatite B, surtout lorsqu'il s'agit de transmission familiale.

Séroprophylaxie passive

Les immunoglobulines standard, dont la teneur en anticorps HBs est nulle ou très faible, sont inefficaces. Il faut utiliser les immunoglobulines spécifiques anti-HBs. Elles doivent être administrées précocement dans les 48 heures après contact infectant. L'action est d'environ deux mois. La dose est de 0,08 m/kg de poids corporel, injectée par voie intramusculaire.

Vaccination (vaccin Hevac B Pasteur)

Le vaccin est préparé à partir du sang de porteurs chroniques de l'antigène HBs. Le vaccin ne contient pas de particules virales complètes mais uniquement les particules HBs. L'administration du vaccin entraîne, chez le receveur, la formation d'anticorps anti-HBs. Le pourcentage de sujets acquérant les anticorps est d'environ 20 % après la première injection, 70 % après la deuxième et 95 % après la troisième injection. La vaccination comprend trois injections de 1 ml à 1 mois d'intervalle, un rappel à 1 an après la troisième injection, puis tous les 5 ans.

Les sujets porteurs d'antigène HBs ou d'anticorps anti-HBs n'ont pas besoin d'être vaccinés.

Aucun accident grave n'a été jusqu'à présent signalé. Le risque de réaction cellulaire peut être évalué à 1 pour 100 000.

Précautions à prendre en cas d'hépatite C

Dans l'entourage d'une personne infectée, le risque de transmission sexuelle du VHC est très faible ; l'usage de préservatifs est recommandé en cas de rapport en période menstruelle, en cas de lésion génitale ou de partenaires multiples. En ce qui concerne l'entourage familial, on recommande d'éviter l'utilisation commune d'objets susceptibles d'engendrer des plaies (rasoir, brosse à dents...). Il n'y a pas lieu d'isoler dans sa vie sociale une personne infectée par le VHC, notamment les enfants en crèche ou à l'école. Les activités sportives sont autorisées. L'infection par le VHC ne modifie pas le déroulement de la grossesse et de l'accouchement, le risque de transmission du virus de la mère à l'enfant étant très faible, en dehors d'une virémie élevée chez la mère ou d'une co-infection par le VIH. Chez les enfants nouveau-nés d'une mère infectée par le VHC, la recherche du VHC est inutile avant 6 mois, car les examens sont d'interprétation délicate. Il n'y a pas de vaccin ou d'immunoprophylaxie de l'hépatite C.

La cirrhose est une atteinte diffuse du parenchyme hépatique associant une fibrose et des **nodules de régénération** avec une désorganisation de l'architecture normale du foie. Il s'y ajoute habituellement des **lésions des hépatocytes** à type de nécrose. Ces anomalies sont responsables, d'une part, d'une gêne à la circulation du sang dans les sinusoïdes hépatiques, créant une hypertension portale et, d'autre part, d'une **insuffisance hépatocellulaire** de degré variable.

Macroscopiquement, le foie est habituellement hypertrophié. Il peut être atrophié dans certaines formes de cirrhose. La surface n'est plus lisse, mais parsemée de nodules. La consistance est dure.

Etiologie

Dans plus de 80 % des cas, au moins en France, l'origine de la cirrhose est alcoolique. Cette évidence ne doit pas faire oublier la possibilité d'autres causes, en particulier virales (hépatite C). Quelle que soit l'étiologie, la cirrhose apparaît comme la conséquence anatomique d'une agression répétée ou chronique de la cellule hépatique, qu'elle soit liée à l'alcool, à un virus, à une réaction immunologique ou à une surcharge métabolique pour ne citer que les causes les plus fréquentes. Dans quelques cas, cependant, la cirrhose apparaît sans étiologie évidente ; on dit qu'elle est cryptogénétique.

Cirrhose alcoolique

Bien qu'il existe une incontestable relation entre la quantité d'alcool consommée et le risque d'apparition de cirrhose, il est difficile de définir un seuil de consommation au-dessous duquel le risque de cirrhose peut être écarté. Ce fait est lié essentiellement à une grande variation interindividuelle de la tolérance hépatique à l'alcool. Les processus et les modifications anatomiques qui conduisent à l'apparition d'une cirrhose chez l'alcoolique sont encore mal connus. Le schéma le plus souvent proposé est le suivant : lorsque l'excès d'alcool devient important, la cellule hépatique se nécrose donnant lieu à une hépatite alcoolique aiguë. L'affection se caractérise par une augmentation du volume du foie, une élévation des transaminases et, dans certains cas graves, une insuffisance hépato-cellulaire, des douleurs abdominales avec fièvre pouvant conduire à tort à une intervention chirurgicale. A ce stade, il n'y a pas encore de fibrose hépatique. Si le malade arrête de boire, les lésions peuvent régresser complètement. Si le malade continue à boire, les poussées d'hépatite alcoolique vont se répéter et la fibrose hépatique va progressivement apparaître. A un stade ultime, la fibrose deviendra mutilante et on notera l'apparition de nodules de régénération qui caractérisent les lésions de la cirrhose. Les cellules hépatiques apparaissent souvent surchargées en graisse (stéatose) ; elles contiennent parfois des corps hyalins (corps de Mallory).

L'origine alcoolique de la cirrhose peut être suspectée sur les données de l'interrogatoire du malade ou de son entourage. Certains signes, comme la maladie de Dupuytren, l'hypertrophie des parotides, constituent des éléments en faveur d'une intoxication chronique par l'alcool. L'élévation des gamma-GT et l'augmentation du volume globulaire moyen ont un intérêt surtout avant le stade de cirrhose pour détecter les buveurs excessifs.

Cirrhose posthépatitique

L'hépatite virale B ou C (mais pas l'hépatite A) peuvent évoluer vers la cirrhose après plusieurs années d'évolution d'une hépatite chronique active. Le délai entre la survenue de l'hépatite et la cirrhose est très variable, allant de quelques mois à plusieurs années, en moyenne 15 à 20 ans.
L'origine posthépatitique de la cirrhose est facilement affirmée lorsque sa découverte se fait au cours de la surveillance d'une hépatite chronique virale. Lorsque l'hépatite virale n'est pas connue, elle est suspectée sur la positivité des marqueurs viraux pour l'hépatite B (antigène HBs +, antigène HBe +, anticorps anti-HBc +), et pour l'hépatite C (anticorps anti-HVC).

Cirrhoses biliaires

Les cirrhoses biliaires sont la conséquence d'une cholestase chronique.
Les **cirrhoses biliaires secondaires** sont liées à une obstruction de la voie biliaire principale par une lithiase ou à la suite d'une plaie chirurgicale. La cirrhose survient après plusieurs mois ou années d'obstruction avec épisodes d'angiocholites.
La **cirrhose biliaire primitive** est une affection rare, considérée comme auto-immune, qui touche, dans 90 % des cas, la femme entre 35 à 60 ans, révélée par une cholestase biologique et un prurit, parfois sans ictère, avec élévation des anticorps IgM et taux élevé d'anticorps antimitochondries. L'opacification des voies biliaires par voie rétrograde permet d'exclure l'existence d'un obstacle sur la voie biliaire principale.

Cirrhoses d'origine métabolique

Les deux plus fréquentes sont celles qui surviennent au cours de l'hémochromatose et de la maladie de Wilson. En dehors de ces principales causes, la cirrhose peut relever d'autres étiologies : l'hépatite chronique **auto-immune**, l'hypertension chronique dans les veines sus-hépatiques par thrombose ou syndrome de Budd-Chiari.

Hémochromatose primitive

C'est une maladie héréditaire responsable d'une accumulation de fer dans divers organes et en particulier dans le foie. Le diagnostic est évoqué sur l'enquête familiale et surtout l'existence d'une élévation importante de la sidérémie et de la capacité de saturation de la sidérophiline (supérieure à 70 %), et de la ferritinémie (supérieure à 1000 µg/l).

Maladie de Wilson

C'est une affection génétique, caractérisée par une accumulation de cuivre dans l'organisme, en particulier dans le foie, le cerveau et la cornée. Cette affection exceptionnelle débute généralement dans l'enfance par des troubles neurologiques. Le diagnostic est évoqué par l'enquête familiale et sur la diminution du taux de la céruléoplasmine circulante et l'augmentation du cuivre hépatique (ponction-biopsie).

Manifestations cliniques

A un stade non compliqué, ou encore appelé stade de cirrhose compensée, la cirrhose ne donne aucun trouble fonctionnel. Sa découverte est généralement le fait d'un examen clinique qui découvre une hépatomégalie dont la consistance dure est très évocatrice. Cette hépatomégalie peut s'accompagner de signes d'hypertension portale avec splénomégalie et circulation veineuse collatérale abdominale, et de signes d'insuffisance hépatocellulaire tels les angiomes stellaires, très spécifiques de la cirrhose en dehors de la grossesse (dilatation artériolaire en étoile s'effaçant à la pression), l'érythrose palmaire, l'hippocratisme digital, les troubles endocriniens (dépilation, troubles des règles).

Diagnostic de cirrhose

Evoqué sur l'examen clinique, le diagnostic de cirrhose compensée repose sur un certain nombre d'examens complémentaires.

Le bilan hépatique est perturbé de façon variable, la bilirubine est normale ou subnormale ainsi que les phosphatases alcalines, en dehors du cas particulier de la cirrhose biliaire. Les transaminases sont normales ou peu modifiées en dehors de la cirrhose posthépatique. Il n'y a que peu ou pas d'insuffisance hépatocellulaire au début de la maladie. L'albuminémie est à un taux normal et les tests de coagulation sont souvent à la limite inférieure de la normale. En revanche, le syndrome dit inflammatoire est important avec, à l'**électrophorèse**, un bloc bêta-gamma qui est caractéristique des cirrhoses et, au dosage pondéral des immunoglobulines, une augmentation des IgA dans les cirrhoses alcooliques, des IgG dans les cirrhoses posthépatitiques et auto-immunes, des IgM dans les cirrhoses biliaires primitives. En fait, aucun critère biologique n'est formel et la confirmation éventuelle sera obtenue par ponction-biopsie hépatique.

A ce stade de cirrhose non compliquée, l'évolution est variable et fonction de l'étiologie. Lorsqu'il s'agit d'une cirrhose d'origine alcoolique, l'arrêt de l'intoxication permet de stabiliser les lésions et d'éviter la survenue de complications.

La poursuite de l'intoxication expose à la survenue de complications. Il en est de même dans les autres étiologies, lorsque le facteur agressif n'est pas contrôlé.

Complications de la cirrhose

Syndrome œdématoascitique

C'est l'accident évolutif le plus fréquent de la cirrhose. L'ascite est aisément reconnue devant l'apparition d'une prise de poids, une augmentation du périmètre abdominal, souvent précédée par un météorisme. Elle est souvent révélatrice. Elle peut être déclenchée par un événement intercurrent : hémorragie digestive, accident infectieux, poussée d'hépatite alcoolique, régime sans sel non suivi.

La ponction d'ascite montre qu'il s'agit généralement d'un transsudat avec liquide citrin dont le taux de protides n'excède pas 20 g/l et dont le contenu en cellules est compris entre 20 et $100/mm^3$, les cultures étant stériles. L'ascite peut se compliquer d'infection, elle est souvent d'évolution grave.

Le traitement de l'ascite comporte le repos et le régime sans sel. On peut ajouter un traitement diurétique à condition qu'il n'y ait pas d'insuffisance rénale et que la natrémie soit supérieure à 130 mmol/l. Son efficacité est jugée sur la diminution du périmètre ombilical, l'évolution de la courbe de poids et de la diurèse, mesurés quotidiennement.

La surveillance biologique doit être attentive et porte particulièrement sur l'urée sanguine et la créatinine, la natrémie, la kaliémie et le dosage du sodium et du potasium dans les urines des 24 heures. Ces examens sont répétés régulièrement, au minimum tous les 15 jours.

Habituellement, lorsqu'il s'agit d'une première poussée et si l'albumine n'est pas trop basse, on obtient un bon effet du traitement en quelques semaines. Cependant, si les poussées se répètent et si l'état hépatique se détériore, le patient devient réfractaire au traitement diurétique, en raison soit d'une insuffisance rénale, soit d'une hyponatrémie; dans ce cas, le traitement diurétique est contre-indiqué et il faut recourir à la restriction hydrique.

On peut utiliser des ponctions évacuatrices (3 à 5 litres selon les cas). On pourra discuter, si l'état du patient le permet, une dérivation chirurgicale par anastomose portosystémique ou éventuellement la mise en place d'un shunt péritonéo-jugulaire à l'aide d'une valve de Le Veen.

Hémorragies digestives

Elles constituent la deuxième grande complication de la cirrhose et mettent en jeu le pronostic vital. Du fait de l'anoxie qu'elles entraînent, elles aggravent toujours l'insuffisance hépatocellulaire, au moins de façon transitoire.

L'hémorragie digestive est le plus souvent en rapport avec une rupture de varices œsophagiennes. Il n'est pas rare de voir sur ce terrain d'autres causes, en particulier un syndrome de Mallory-Weiss, une gastrite hémorragique ou un ulcère.

En raison de la gravité de ces hémorragies, l'hospitalisation du patient est indispensable.

Les **mesures de réanimation d'urgence** sont entreprises. Une **voie d'abord veineux** est mise en place en utilisant un cathéter central bien fixé en prévision des risques d'agitation fréquents chez ces patients. Les pertes sanguines seront compensées d'abord par des solutés macromoléculaires, puis par des culots globulaires et du plasma frais en fonction des résultats sanguins.

Une **sonde digestive** de gros calibre, si possible à double courant en vue d'un éventuel lavage à l'eau glacée, permet l'élimination du sang, évite son accumulation dans le tube digestif et limite ainsi la formation d'ammoniaque.

La mesure de la diurèse est essentielle.

L'endoscopie digestive haute est réalisée en urgence sur un patient réanimé, en état hémodynamique stable après lavage gastrique. Toute sédation ou anesthésie est ici contre-indiquée. L'endoscopie permet de préciser la nature de la lésion qui saigne (ce ne sont pas toujours les varices) et le siège du saignement. Parfois, l'examen est incomplet du fait de l'abondance du saignement et des caillots qui encombrent l'estomac, mais suffisant pour reconnaître l'origine variqueuse du saignement et pratiquer un geste d'hémostase.

Celui-ci consiste en une sclérose des varices œsocardiales par un produit sclérosant (Ætoxisclérol® à 1 %) injecté par une aiguille sous contrôle endoscopique directement dans les varices ou autour. Ce geste permet d'obtenir l'hémostase dans plus de 90 % des cas. La ligature des varices est une technique plus difficile à réaliser en urgence.

Le tamponnement des varices par une sonde à ballonnet (type Blakemore) est de plus en plus abandonné, compte tenu des complications majeures qu'elle peut entraîner, en particulier sur le plan respiratoire.

On peut utiliser aussi les traitements vasoactifs type terlipressine. Ce médicament augmente les résistances vasculaires mésentériques et, de ce fait, entraîne une chute du débit et de la pression dans les veines portes qui drainent le sang veineux mésentérique. La terlipressine est administrée à une posologie de 1 à 2 mg toutes les 4 heures par voie intraveineuse durant les 36 premières heures de l'hémorragie.

Certains traitements doivent être associés :

- la prévention et le traitement de l'encéphalopathie aiguë posthémorragique reposent essentiellement sur le contrôle de l'hémorragie; l'utilité de traitement type lactulose ou néomycine est discutée;
- le risque d'infection est particulièrement élevé durant la phase hémorragique chez le cirrhotique. La mise en route d'une antibiothérapie intraveineuse dès les premières heures permet de réduire ce risque infectieux.

Lorsque l'hémorragie est arrêtée, se pose rapidement le problème de la prévention des récidives.

Le traitement préventif des récidives est capital. Les bêta-bloquants ont été proposés car, en diminuant le débit cardiaque, ils diminuent aussi la pression dans le système porte. Ce traitement a démontré son efficacité à condition d'être poursuivi sans interruption. La sclérose des varices œsophagiennes a démontré également son efficacité. Elle peut être réalisée en ambulatoire avec séances espacées d'une semaine et poursuivies jusqu'à la disparition des varices. La réapparition des varices impose la reprise des scléroses. Les complications les plus fréquentes sont : la dysphagie, l'ulcération de l'œsophage, une réaction fébrile.

L'hémorragie, chez le cirrhotique, est un accident grave ; 25 % des cirrhotiques décèdent d'hématémèse. La première hémorragie est mortelle une fois sur trois.

Encéphalopathie hépatique

Elle est liée essentiellement à l'hyperproduction d'ammoniaque non transformée en urée, moins toxique, par le foie défaillant et court-circuité par les anastomoses porto-caves. Au début, elle se manifeste par des troubles du comportement et par un *flapping tremor* (ou astérixis), elle peut évoluer ensuite vers un coma plus ou moins agité avec *fetor hepaticus* (odeur douceâtre de l'haleine). Dans tous les cas, il faut rechercher une cause déclenchante : hémorragie digestive, régime trop riche en protides augmentant la production d'ammoniaque, administration abusive de sédatifs augmentant la susceptibilité aux toxiques.

Le traitement repose essentiellement sur l'évacuation du sang par lavement, sur la restriction en protides et, surtout, sur l'administration de lactulose (Duphalac®) qui diminue l'ammoniogenèse intestinale.

Une anastomose chirurgicale porto-cave aggrave toujours l'encéphalopathie.

Ictère

L'ictère est une complication fréquente chez le cirrhotique. Les causes peuvent être soit spontanées : poussée évolutive de la cirrhose, transformation carcinomateuse ; soit surajoutées : excès du toxique avec hépatite alcoolique aiguë, surinfection virale et lithiase biliaire (plus fréquente chez le cirrhotique que dans la population normale).

Carcinome hépatocellulaire

C'est une complication plus fréquente, 25 à 30 % des cirrhoses, en raison d'une survie plus prolongée des cirrhotiques traités. Elle se manifeste par une brusque décompensation de la cirrhose avec altération de l'état général, élévation des phosphatases alcalines et surtout élévation de l'alpha-fœtoprotéine, qui n'a de valeur que lorsqu'elle est très importante, car des élévations modérées peuvent être simplement en rapport avec la régénération cellulaire cirrhotique. L'échotomographie retrouve la masse tumorale. L'exérèse chirurgicale n'est envisageable que s'il s'agit d'une lésion de taille limitée avec des fonctions hépatiques encore conservées.

Autres complications

Complications hématologiques

L'anémie est microcytaire, en rapport avec un saignement digestif. Lorsqu'elle est macrocytaire, elle est liée directement à une intoxication éthylique et/ou à une carence en acide folique (hyperconsommé pour la régénération cellulaire). Elle peut être aggravée par une hyperhémolyse ou un hypersplénisme.

La thrombopénie s'explique par l'hypersplénisme lié à la stase portale.

L'hyperleucocytose peut être due à un syndrome infectieux, mais aussi à une hépatite alcoolique surajoutée.

Complications rénales

L'insuffisance rénale fonctionnelle des cirrhotiques (syndrome hépatorénal) est fréquente et grave, mortelle dans 25 % des cas. Elle peut être favorisée par les diurétiques en cas d'hyponatrémie, ou par une hémorragie digestive ou une intervention chirurgicale, et prévenue par une réanimation correcte.

Hernie ombilicale

La hernie ombilicale complique les ascites très abondantes, et peut s'ulcérer et s'infecter, imposant une intervention.

Pronostic

Le pronostic peut être évalué grâce à des scores dont le plus employé est celui de Child modifié par Pugh *(Tab. 1)*.

Si l'intoxication est poursuivie, la survie moyenne à 5 ans est estimée à 30 % en cas d'ascite et à 20 % en cas d'hémorragie digestive.

Conclusion

La cirrhose apparaît comme un remaniement profond du foie, plus ou moins évolutif, capable de se stabiliser en cas d'origine alcoolique si l'intoxication est arrêtée. Mais cela suppose une aide globale (alcoologue) à l'égard d'un sujet dont les fonctionnements sont gravement altérés. La transplantation hépatique est la seule solution curatrice, en particulier chez les sujets jeunes, coopérants et qui, en cas d'origine alcoolique, acceptent un sevrage définitif.

Tab. 1 : Score de Child.

	Nombre de points selon la gravité des anomalies		
	1	2	3
Bilirubine (µmol/l)	< 30	30-50	> 50
Albumine (g/l)	> 35	28-35	< 28
Encéphalopathie	Absente	1 et 2	3 et 4
Ascite	Absente	Minime	Moyenne
Taux de prothrombine	> 54 %	44 à 54 %	< 44 %

Grade A : score 1 à 6. Grade B : score 7 à 9. Grade C : score 10 à 15.

Objectifs de soins

Soins à apporter aux personnes atteintes d'hémorragie digestive (l'hémorragie digestive est une urgence) :

1) placer le patient en décubitus latéral en cas d'hémorragie haute ;

2) contribuer au maintien de la température corporelle ;

3) placer deux voies d'abord veineux de calibre suffisant permettant, sur prescription médicale, un remplissage rapide à l'aide de solutés à grosses molécules et de produits sanguins ;

4) pratiquer en urgence, sur prescription médicale ou suivant le protocole en vigueur, les examens sanguins :

- numération-formule sanguine ;
- plaquettes ;
- groupe-Rhésus et cross-match ;
- ionogramme ;

5) établir une feuille de surveillance :

- tension artérielle, pouls ;
- diurèse ;
- pression veineuse centrale ;
- respiration ;
- coloration des téguments ;
- état de conscience ;
- appréciation de la quantité de sang émise ;

6) collecter auprès de l'entourage (famille, médecin...) les informations nécessaires pour identifier la cause ;

7) préparer le patient aux examens endoscopiques.

Cancer primitif du foie

Le cancer primitif du foie ou carcinome hépatocellulaire se rencontre essentiellement au cours de l'évolution d'une cirrhose post-hépatitique ou d'une cirrhose alcoolique (20 % environ des cirrhoses se compliquent de cancer dit primitif) ; il peut survenir exceptionnellement sur un foie antérieurement sain.
Le cancer est découvert habituellement à l'occasion de douleurs de l'hypocondre droit ou d'une altération de l'état général conduisant à une échotomographie, ou de la surveillance échographique d'un patient porteur d'une cirrhose connue. L'augmentation de l'alpha-fœtoprotéine sérique apporte un argument déterminant au diagnostic.
Le traitement dépend en grande partie de la taille de la tumeur. Pour les petites tumeurs (inférieures à 3 cm), le choix existe entre alcoolisation sous ponction échoguidée, résection chirurgicale, voire transplantation hépatique.

Cancer secondaire du foie

Le cancer secondaire du foie, ou métastases hépatiques, est beaucoup plus fréquent que le cancer primitif du foie. Les métastases hépatiques proviennent de la migration de cellules malignes, à partir des lésions primitives, par la veine porte pour les cancers digestifs, par le système lymphatique et/ou cave et l'artère hépatique pour les autres cancers. Les sièges de ces cancers primitifs le plus souvent en cause sont, par ordre de fréquence : l'estomac, l'intestin, le sein, le pancréas, les poumons.
Les métastases peuvent être uniques ou multiples. La nature histologique est fonction du type histologique de la tumeur d'origine. Elles peuvent être découvertes lors du bilan d'extension ou de la surveillance d'un cancer connu. Elles peuvent révéler une lésion primitive jusque-là ignorée.
Le diagnostic de métastases repose sur les explorations morphologiques du foie, éventuellement complétées par une étude histologique : l'échotomographie permet de reconnaître une tumeur dès qu'elle dépasse 1 cm, mais ne préjuge pas de sa nature histologique et en particulier de sa malignité ; l'échotomographie peut guider une ponction cytologique. Les informations apportées par le scanner sont à peu près superposables à celles de l'échotomographie.
La conduite à tenir devant la découverte d'une ou de métastases hépatiques dépend de l'état général du patient, de la nature de la tumeur primitive, du nombre et du siège des métastases sur le foie, ainsi que de l'existence ou non de métastases extrahépatiques. Si l'échographie montre qu'il s'agit d'une métastase localisée à un lobe hépatique, il apparaît licite d'envisager son exérèse, à condition bien sûr que le malade puisse en tirer un bénéfice sur le plan carcinologique. S'il s'agit de métastases multifocales, l'exérèse chirurgicale est exclue. Le traitement peut faire appel à la chimiothérapie, dont l'efficacité sera fonction de la chimiosensibilité de la tumeur primitive.

Tumeurs bénignes et kyste simple du foie

Hémangiome du foie

C'est la tumeur bénigne hépatique la plus fréquente (1 à 2 %) des adultes (hommes ou femmes), d'origine vasculaire, congénitale. Souvent multiple, habituellement de petite taille, mais pouvant atteindre 10 cm, l'hémangiome est très généralement asymptomatique, découvert fortuitement lors d'une échographie pour une autre cause. Cet examen montre une image hyperéchogène, bien circonscrite, avec, en scanographie, souvent justifiée, une opacification (après injection d'un produit de contraste) de la périphérie vers le centre et disparition tardive de l'image (qui devient isodense). La ponction éventuelle à l'aiguille fine ramène du sang. La lésion est presque toujours stable à des contrôles échographiques successifs, ne se complique pas, et ne nécessite pas de traitement.

Adénome du foie

De nombreux caractères l'opposent à l'hémangiome. C'est une tumeur beaucoup plus rare, atteignant principalement les femmes sous contraceptifs oraux (3 pour 100 000). L'adénome, parfois encapsulé, est formé d'hépatocytes normaux. En général unique, assez volumineux, pouvant atteindre 20 cm, il peut donner des douleurs de l'hypocondre droit. A l'échographie, il se traduit par une image hypoéchogène, et en scanographie, après injection d'un produit de contraste, par une opacification précoce et globale avec disparition rapide de l'image.

La lésion est habituellement stable mais peut se compliquer (paradoxalement beaucoup plus souvent que dans l'hémangiome) d'une hémorragie intratumorale ou intrapéritonéale. La ponction, même à l'aiguille fine, doit être prudente. Si l'adénome est volumineux et ne régresse pas après arrêt des contraceptifs, il est prudent d'en pratiquer l'exérèse.

Kyste simple du foie

Le kyste simple ou kyste biliaire du foie est presque aussi fréquent que l'hémangiome (1 % des adultes, plus souvent chez la femme que chez l'homme). Il est tapissé par un épithélium biliaire, mais ne communique pas avec les voies biliaires intrahépatiques. Unique ou multiple, il est habituellement asymptomatique, découvert fortuitement à l'échographie qui donne une image ronde, à limites nettes, vide d'écho, ce qui le distingue du kyste hydatique. En cas de doute, une sérologie parasitaire s'impose. La lésion est habituellement stable et ne nécessite ni surveillance ni traitement.

7 Parasitoses hépatiques

Echinococcoses hépatiques

Kyste hydatique du foie

Le kyste hydatique est dû au développement accidentel dans le foie de la larve d'un ténia du chien, *Echinococcus granulosus.* Dans le cycle parasitaire, l'homme prend la place du mouton qui héberge habituellement la larve. La maladie est surtout fréquente dans les pays d'élevage du mouton, en particulier en Afrique du Nord. L'homme s'infecte en ingérant les œufs rejetés par le chien, car l'animal lèche sa marge anale irrité par un prurit lié au taeniasis et les répand ensuite sur son pelage. Plus rarement, l'homme peut s'infecter en ingérant des aliments souillés par les déjections du chien.

Le kyste larvaire unique ou multiple est très bien limité et longtemps asymptomatique, découvert fortuitement par des calcifications arciformes sur une radiographie sans préparation de l'abdomen, ou par une échographie qui montre dans une image arrondie des échos correspondant aux calcifications et/ou aux vésicules-filles. On ne doit pas réaliser de ponction en raison du risque de choc anaphylactique. Le diagnostic est affirmé par les réactions sérologiques. En l'absence de traitement chirurgical (évacuation du contenu du kyste et résection partielle suffisante), le risque est celui de rupture dans les voies biliaires avec angiocholite.

Echinococcose alvéolaire du foie

L'échinococcose alvéolaire du foie est, sur le plan parasitaire, assez parallèle au kyste hydatique puisqu'elle est due au développement de la larve d'un ténia du renard, *Echinococcus multilocularis.* L'homme prenant, dans le cycle, la place d'un rongeur, le campagnole. La maladie est rare (7 cas par an en Franche-Comté), présente dans les pays à renards, l'est de la France représentant la pointe d'un triangle dont la base va de l'Alaska à la Sibérie. Les sujets infectés sont les chasseurs de renards ou les amateurs de baies sauvages (fraises des bois, myrtilles, mûres proches du sol) souillées par les déjections du renard. Sur le plan anatomoclinique, la maladie est très différente du kyste hydatique, car elle est faite de petits kystes multiples sans coque fibreuse et s'étend lentement comme un cancer. Longtemps latente, elle se manifeste au bout d'une dizaine d'années par des douleurs de l'hypocondre droit et/ou un gros foie et/ou un ictère et/ou une hypertension portale. En raison de la pratique fréquente de l'échographie et, en pays d'endémie, de la sérologie hydatique, elle est découverte actuellement à un stade de tumeur plus bénigne, sur des images hyperéchogènes entourant des zones hypoéchogènes, avec des calcifications en flammèches caractéristiques. Une hépatectomie partielle radicale est encore trop rarement possible ; les interventions palliatives permettent habituellement un allongement important de la survie ; la transplantation a été tentée dans quelques cas. Le traitement médical (dérivés benzomidazolés) n'a pas encore fait la preuve de son efficacité.

Distomatose hépatique

La distomatose hépatique est due au développement occasionnel de la grande douve ou *Fasciola hepatica* dans le foie et les voies biliaires de l'homme, qui s'infeste en ingérant du cresson sauvage cru ou du pissenlit. L'affection évolue en deux phases : une phase hépatique, due à la traversée de la paroi duodénale et à la migration du parasite par le péritoine vers le foie, avec hépatomégalie modérée, douloureuse, fébrile et éosinophilique ; une deuxième phase biliaire, avec angiocholite pseudolithiasique, due à la migration dans les voies biliaires du parasite (et des œufs). La sérologie est positive surtout à la première phase. Le traitement le plus actif est la déhydroémétine.

Schistosomiase hépatique

La schistosomiase à *Schistosoma mansoni*, surtout fréquente aux Antilles, au Brésil, et en Afrique équatoriale, est due à la pénétration de cercaires à travers la peau à l'occasion de baignades dans des marigots. Le parasite gagne d'emblée le foie, mais les manifestations hépatiques ne surviennent que dans un deuxième temps, quand les parasites adultes pondent à distance du foie dans les veinules mésentériques et que les œufs, pour une part traversent la paroi rectocolique, pour une autre part rejoignent le foie, où ils s'embolisent dans les fines ramifications portales, créant un bloc intrahépatique avec granulomatose. Les manifestations cliniques sont donc celles d'une hypertension portale assez pure, avec splénomégalie et souvent hémorragies, une cirrhose n'apparaissant éventuellement que plus tard. Le diagnostic peut être affirmé par la biopsie rectale (avec recherche d'œufs) et par les réactions sérologiques. Il existe un traitement médical actif (Biltricide®, Vansil®), mais l'hypertension portale peut nécessiter une anastomose porto-cave chirurgicale.

Ascaridioses

Deux ascaridioses s'opposent : l'une, la plus importante, de l'enfant et de l'adulte, due à l'**ascaris de l'homme** *(Ascaris lumbricoïdes)*, en général biliaire ; l'autre, moins fréquente, de l'enfant, due à l'**ascaris du chien** *(Toxocara canis)*, toujours hépatique.

La première, ou **ascaridiose proprement dite**, est une ascaridiose biliaire, due aux vers adultes qui remontent de l'intestin dans les voies biliaires, entraînant une angiocholite ; le diagnostic est affirmé plus par la recherche d'œufs dans les selles que par l'éosinophilie ou les réactions sérologiques inconstantes.

La seconde, ou **syndrome de larva migrans viscérale**, est une ascaridiose hépatique, due aux larves provenant des œufs avalés qui vont traverser la paroi digestive et gagner le foie sans y évoluer (puisqu'il ne s'agit pas de l'hôte habituel qui est le chien), entraînant un gros foie douloureux ; le diagnostic est affirmé par l'éosinophilie et les réactions sérologiques.

Le traitement se résume au Solaskil® en un jour (avec association d'un corticoïde pour éviter les réactions allergiques liées à la destruction parasitaire).

Amibiase hépatique

L'amibiase hépatique est due à la nécrose (sans vrai abcès) provoquée par *Entamoeba histolytica* qui atteint le foie par la veine porte à partir des lésions du côlon. C'est l'apanage de l'amibiase contractée en pays tropical et pratiquement jamais de l'amibiase contractée en France.

Elle se manifeste par un gros foie douloureux et fébrile avec altération de l'état général. Les tests hépatiques sont peu perturbés; il existe une hyperleucocytose sans hyperéosinophilie et une accélération de la vitesse de sédimentation. L'échographie montre une ou plusieurs zones hypoéchogènes. Les réactions sérologiques confirment le diagnostic. En l'absence de traitement, la nécrose peut s'ouvrir dans les voies biliaires ou s'étendre à la plèvre, au poumon droit, au péricarde.

Le traitement consiste en la prise de Flagyl® (1,5 g par jour pendant 10 jours), en cas d'échec par la déhydroémétine, éventuellement associé à une ponction évacuatrice.

Les relations entre le foie et les médicaments comportent deux aspects : étude du rôle du foie dans l'épuration des médicaments et étude de la toxicité hépatique des médicaments.

Rôle du foie dans l'épuration des médicaments

Le foie est l'organe principal de la biotransformation des médicaments apportés pour deux tiers par la veine porte et pour un tiers par l'artère hépatique. Après administration orale et absorption intestinale, le médicament va traverser le foie et subir une première transformation appelée « effet de premier passage » dont l'intensité varie selon les médicaments. Certains d'entre eux sont entièrement extraits par le foie dès ce premier passage ; ils seront alors inefficaces s'ils sont administrés par voie orale. D'autres le seront dans une plus faible proportion. Il est important de connaître, pour un médicament, la quantité du médicament restant après la traversée hépatique. Dans le foie, les médicaments sont captés par la cellule hépatique, où ils sont transformés, sous l'influence d'enzymes, en composés le plus souvent inactifs, avant d'être éliminés par la bile ou dans les urines. Dans quelques cas, la biotransformation des médicaments conduit à des métabolites plus actifs que le médicament lui-même.

Certains médicaments sont capables d'augmenter l'activité enzymatique de biotransformation. Ces médicaments sont dits « inducteurs enzymatiques ». Les conséquences de cette induction enzymatique sont doubles en cas d'association médicamenteuse soit diminution de l'action du médicament pris simultanément car il sera plus vite métabolisé, soit augmentation de la toxicité si le métabolisme du médicament produit des substances toxiques.

En cas d'altération des fonctions hépatiques, le métabolisme des médicaments diminue, ce qui retarde leur élimination et risque d'augmenter leur effet.

Dans ce cas, la posologie du médicament doit être adaptée en fonction des effets du médicament obtenus ou en s'aidant, quand cela est possible, des dosages sanguins du médicament.

Toxicité hépatique des médicaments

Le mécanisme de la toxicité hépatique d'un médicament est double :

- soit toxicité directe : dans ce cas, l'atteinte hépatique est fréquente et fonction de la dose ou de la durée d'administration du médicament ;
- soit mécanisme immunoallergique : dans ce cas, la susceptibilité individuelle intervient ; la toxicité est imprévisible ; la fréquence des accidents est faible ; l'atteinte hépatique n'est pas dépendante de la dose et apparaît dans un délai habituellement court, de quelques semaines.

L'atteinte hépatique prend habituellement l'aspect d'une hépatite associant, à des degrés divers, un syndrome cytolytique et un syndrome cholestatique. Le diagnostic de certitude est souvent difficile et repose tout d'abord sur la négativité des enquêtes virales et surtout sur l'interrogatoire systématique des patients, en essayant de dresser la liste des médicaments qu'ils consomment, y compris ceux qui sont apparemment les plus anodins. De nombreux médicaments à l'origine d'hépatites ont été incriminés. L'évolution de l'hépatite se fait le plus souvent vers la guérison, si l'on arrête le médicament potentiellement responsable.

En l'absence de ce geste thérapeutique, l'évolution peut parfois se faire vers une insuffisance hépatocellulaire, une hépatite chronique, voire la cirrhose.

Généralités

La lithiase biliaire est une affection fréquente, touchant 10 % des individus, trois fois plus souvent la femme que l'homme, le pourcentage augmentant progressivement avec l'âge (20 % des femmes de plus de 60 ans).

Suivant la composition des calculs, on distingue :

- **la lithiase cholestérolique**, la plus fréquente, liée à la cristallisation du cholestérol, qui est normalement maintenu en solution dans la bile grâce à des micelles formées par association avec des sels biliaires et les lécithines, mais qui précipitent lorsque la bile devient sursaturée en cholestérol. La sursaturation de la bile en cholestérol est d'origine constitutionnelle, mais favorisée par la stase vésiculaire (d'ou l'intérêt de la cholécystectomie) et par d'autres facteurs : le jeûne prolongé, l'obésité, certains médicaments comme les œstrogènes (pilule), certains hypolipémiants, certaines affections réduisant le pool des sels biliaires normalement réabsorbés par l'iléon (maladie de Crohn, iléocolectomie droite) ;
- **la lithiase pigmentaire**, la moins fréquente (15 % de l'ensemble des lithiases) avec calculs souvent calcifiés donc radio-opaques, rencontrés essentiellement chez les sujets porteurs d'anémie hémolytique chronique ou d'affection des voies biliaires, en particulier d'origine parasitaire.

Suivant la taille des calculs, on distingue la macrolithiase classique et la microlithiase, dont les calculs ne sont pas repérables par définition à l'échographie, bien que souvent très symptomatiques.

Manifestations cliniques et complications

La lithiase vésiculaire peut rester longtemps, voire indéfiniment, asymptomatique (près de 80 % des cas), être découverte à l'occasion d'un examen radiologique ou échotomographique pratiqué pour une toute autre raison. Lorsqu'elle devient symptomatique, elle peut donner lieu à divers types de manifestations isolées ou associées : syndrome douloureux, syndrome infectieux, syndrome cholestatique, réaction pancréatique.

Syndrome douloureux

Dans sa forme typique, la douleur biliaire réalise la crise de colique hépatique. Il s'agit d'une douleur qui débute brutalement, augmentant rapidement d'intensité pour devenir souvent intolérable. Elle réalise une sensation d'étau, de broiement siégeant dans l'hypocondre droit ou dans le creux épigastrique, irradiant dans le dos et typiquement vers l'épaule. Elle est continue et aggravée par l'inspiration profonde. Elle peut durer plusieurs heures et s'accompagne souvent de vomissements. Contrairement au sujet présentant une crise de colique néphrétique, le malade reste immobile, évitant de bouger. La douleur est habituellement calmée par les antispasmodiques en intraveineux. Elle correspond à la mise en tension brutale des voies biliaires par migration et/ou blocage des calculs dans le canal cystique ou la voie biliaire principale.

La douleur récidive souvent, par crises plus ou moins espacées selon les migrations calculeuses. Lorsque le calcul s'enclave dans le col de la vésicule, la douleur persiste plus de

24 heures, la vésicule devient grosse et distendue, facilement palpable, traduisant un hydrocholécyste qui impose l'intervention chirurgicale.

Syndrome infectieux

Il est en rapport avec une infection des voies biliaires extravésiculaires (angiocholite) ou une infection de la vésicule (cholécystite aiguë).

Angiocholite

Elle peut survenir dès qu'il existe une stase dans les voies biliaires.
Elle se manifeste habituellement par des accès fébriles à 39-40 °C, avec frissons correspondant à la survenue de décharges bactériémiques, habituellement colibacilles, pouvant se compliquer de septicémie exposant au risque de choc septique et d'insuffisance rénale aiguë.
La crise d'angiocholite est habituellement suivie d'ictère dans les douze heures qui suivent l'apparition de la fièvre, réalisant la séquence caractéristique : douleurs, fièvre et ictère.

Cholécystite aiguë

Elle peut être la première manifestation de la lithiase vésiculaire, associant un syndrome infectieux, une douleur sourde de l'hypocondre droit avec défense à l'examen, traduisant une réaction péritonéale plus ou moins importante.
L'évolution peut être résolutive sous traitement antibiotique, ou se faire vers une perforation avec péritonite biliaire, abcès sous-phrénique, suppuration masquée par l'antibiothérapie. Il peut alors se constituer à bas bruit des fistules internes entre la vésicule et le duodénum, ou la vésicule et le côlon, permettant le passage des calculs qui peuvent provoquer une occlusion ou iléus biliaire, complication grave de la lithiase.

Syndrome cholestatique

L'obstruction de la voie biliaire principale par un calcul donne lieu à un syndrome de rétention biliaire d'intensité variable – avec, souvent, une infection ou une angiocholite –, entraîne un retentissement sur le foie, peut s'exprimer par une hépatomégalie, une cytolyse avec élévation des transaminases. Si la rétention est prolongée, en particulier si elle n'est pas très bruyante, on peut observer une souffrance hépatique avec augmentation des transaminases et progressivement une cirrhose biliaire secondaire.

Pancréatite aiguë

Le passage d'un calcul dans l'ampoule de Vater peut donner lieu à des poussées de pancréatite aiguë, parfois graves. Inversement, la survenue d'une pancréatite aiguë impose toujours la recherche d'une lithiase biliaire. La réaction pancréatique est d'intensité variable, se traduisant par une simple élévation de l'amylasémie ou un tableau gravissime de pancréatite aiguë (voir chap. « Pancréatite aiguë », p. 200).

Autres manifestations et complications

La responsabilité de la lithiase biliaire dans les syndromes dyspeptique et migraineux ne doit être acceptée qu'avec une extrême prudence ; la cholécystectomie n'entraîne d'ailleurs qu'exceptionnellement la disparition des troubles.
Le cancer de la vésicule est habituellement considéré comme une complication de la lithiase vésiculaire. Ce risque est évalué à environ 0,5 % des patients, et survient généralement chez les sujets âgés ayant une volumineuse lithiase.

Diagnostic de la lithiase biliaire

Cliché d'abdomen sans préparation

Les lithiases radio-opaques (environ 15 à 20 %) peuvent être reconnues sur l'abdomen sans préparation. Si la lithiase est radiotransparente, d'autres investigations sont nécessaires.

Echotomographie abdominale

L'échotomographie doit être réalisée chez le sujet à jeun. La lithiase biliaire donne une image unique ou multiple, mobile aux changements de position. La réflection totale du faisceau ultrasonore sur le calcul laisse derrière la lithiase une zone vide d'échos (cône d'ombre). L'échographie permet de reconnaître les lithiases de plus de 5 mm.
Elle permet d'apprécier une éventuelle dilatation de la vésicule et un épaississement de la paroi témoignant d'une cholécystite.
La lithiase de la voie biliaire principale est difficile à repérer en échotomographie, mais peut être suspectée devant une dilatation des voies biliaires intra- ou extrahépatiques. Elle permet d'évaluer l'état du pancréas.

Opacification des voies biliaires

Cholécystographie orale

L'opacification de la vésicule par cette technique n'est obtenue que s'il n'y a pas d'ictère et si la vésicule est fonctionnelle. Cette technique n'a donc pas d'intérêt en cas de cholécystite aiguë ou chronique ou de syndrome rétentionnel.

Cholangiographie intraveineuse

Elle permet l'opacification de la voie biliaire principale même si la vésicule biliaire est exclue, à condition qu'il n'y ait pas d'ictère ou que celui-ci soit très modéré.

Opacification rétrograde

L'opacification rétrograde de la voie biliaire est indiquée lorsqu'il existe un syndrome rétentionnel. Elle permet de réaliser dans le même temps un geste thérapeutique, la sphinctérotomie.

Echoendoscopie

C'est l'examen le plus sensible pour le diagnostic de lithiase cholédocienne.

Tubage biliaire avec recherche de microcristaux

En cas de suspicion de microlithiase (antécédents familiaux de lithiase biliaire), on peut réaliser un prélèvement de bile vésiculaire au cours des duodénoscopies, après vidange de la vésicule par injection intraveineuse de cholécystokinine. La recherche de microcristaux de cholestérol se fait au laboratoire d'anatomopathologie en lumière polarisée.

Traitement

Contrairement à la lithiase urinaire, il ne suffit pas d'enlever les calculs pour que le malade soit guéri. Il faut aussi supprimer l'organe où se forment les calculs, c'est-à-dire la vésicule. Le traitement est donc avant tout chirurgical. Il est indiqué chaque fois que la lithiase devient symptomatique. Il est considéré comme inutile dans le cas contraire.

Traitement chirurgical

La cholécystectomie est une intervention bénigne sauf chez les sujets âgés ou en cas de complications infectieuses. Elle ne laisse pratiquement aucune séquelle. Tout au plus peut-on observer parfois une tendance diarrhéique postprandiale et quelques douleurs de l'hypocondre droit, peu intenses, liées à la distension du moignon cystique. Elle est maintenant réalisée par chirurgie cœlioscopique.

L'ablation des calculs de la voie biliaire principale peut être soit chirurgicale, soit endoscopique.

Ablation chirurgicale des calculs

Chirurgicalement, on réalise une cholédocotomie (ouverture du cholédoque) et l'ablation des calculs à la pince. Le chirurgien vérifie toujours la liberté de la voie biliaire principale par une cholangiographie peropératoire, pour être sûr qu'il ne laisse aucun calcul. L'intervention se termine par la mise en place d'un drain de Kehr qui est retiré huit à dix jours après l'intervention. Ce drain permet le drainage de la bile et évite la survenue de fistule biliaire. En cas de remaniement et de sténose de la voie biliaire, le chirurgien peut être conduit à confectionner une anastomose bilio-digestive, en particulier entre le cholédoque et une anse grêle montée en Y (anastomose cholédoco-jéjunale).

Ablation endoscopique des calculs

Le traitement endoscopique consiste à réaliser une **sphinctérotomie** après opacification rétrograde du cholédoque sous contrôle duodénoscopique. Elle est effectuée à l'aide d'une anse en arc diathermique. Elle permet d'élargir l'abouchement du cholédoque et ainsi favoriser l'évacuation spontanée des calculs, que l'on peut également aller rechercher à l'aide d'une sonde à panier (sonde de Dormia). Lorsque l'extraction endoscopique n'est pas possible, on laisse en place un drainage biliaire en attendant la chirurgie, afin d'éviter les risques infectieux. Elle s'adresse essentiellement aux malades déjà cholécystectomisés présentant une lithiase oubliée ou récidivée de la voie biliaire principale. Elle concerne aussi les sujets très âgés qui comportent un haut risque chirurgical, chez lesquels on veut simplement libérer la voie biliaire principale en laissant la vésicule en place.

Traitement médical

Il consiste à administrer des sels biliaires qui vont modifier la composition de la bile et tendre à dissoudre progressivement les calculs. Les médicaments utilisés sont soit l'acide chénodésoxycholique (Chénodex®), soit l'acide ursodésoxycholique (Delursan®, Ursolvan®). Ce traitement est réservé aux patients qui présentent des calculs cholestéroliques radiotransparents dont la taille est inférieure à 15 mm, ayant une vésicule fonctionnelle (c'est-à-dire qui s'opacifie lors de la cholécystographie orale) et qui n'ont que peu ou pas de symptômes cliniques. L'efficacité du traitement est suivie par échographie ou cholécystographie répétée tous les six mois. Le traitement, poursuivi au moins un an, est interrompu si l'on ne constate aucune modification des calculs à deux examens consécutifs. La dissolution complète est observée une fois sur deux. La vésicule restant en place, le risque de récidive est pratiquement inéluctable à plus ou moins long terme, à moins d'un traitement à vie.

En dehors du traitement propre de la lithiase, le traitement peut comprendre un traitement antalgique en cas de crise douloureuse. Les antalgiques les plus efficaces sont les antispasmodiques par voie intraveineuse.

En cas de syndrome infectieux, un traitement antibiotique contre les bacilles Gram-négatif doit être administré à fortes doses. En cas de cholécystite, le traitement chirurgical ne doit pas être différé.

En cas d'angiocholite, seule la désobstruction de la voie biliaire principale, le plus souvent réalisée par sphinctérotomie endoscopique, permet le contrôle du syndrome infectieux.

En conclusion, le traitement de la lithiase biliaire est avant tout chirurgical. Celui-ci doit être envisagé suffisamment tôt dès que la lithiase devient symptomatique, avant que ne surviennent des complications parfois redoutables. Le régime n'a aucune place dans le traitement de la lithiase biliaire ou dans la prévention des complications.

10 Pancréatite aiguë

Généralités

La pancréatite aiguë correspond aux lésions aiguës du pancréas liées à l'autodigestion de la glande par la trypsine et la lipase pancréatiques, activées à l'intérieur de l'organe à la suite d'une agression mécanique (lithiase) ou toxique (alcool).
On distingue la pancréatite œdémateuse, d'évolution habituellement favorable, et la pancréatite nécrotico-hémorragique, toujours grave, qui peut s'infecter avec suppuration ou se résorber, la cavité laissée par la nécrose faisant place à un pseudokyste.

Causes

Elle sont diverses. Dans 40 % des cas environ, la pancréatite aiguë s'associe à une lithiase biliaire. Elle survient dans 5 % environ des lithiases vésiculaires par migration du calcul dans la voie biliaire principale et en particulier lors de son passage dans l'ampoule de Vater. L'alcoolisme aigu ou chronique est la deuxième cause des pancréatites aiguës. D'autres causes peuvent être retrouvées. La pancréatite peut survenir après une intervention sur l'étage mésocolique (pancréatite postopératoire généralement d'évolution redoutable), ou après une wirsungographie rétrograde. Elle peut enfin être liée à une hypertriglycéridémie, à la prise de médicaments ou à une cause infectieuse (oreillons, cytomégalovirus).

Manifestations cliniques

La douleur abdominale est présente dans plus de 95 % des cas. Le pancréas est un organe qui donne lieu à une douleur violente et typique dès qu'il est lésé : la douleur pancréatique est épigastrique, profonde, souvent transfixiante à l'iradiation dorsale mais aussi à gauche. En dehors des douleurs, la pancréatite aiguë s'accompagne souvent de nausées, de vomissements, d'un ralentissement du transit. La température est parfois élevée, le rythme respiratoire accéléré. On note une tachycardie et une diminution de la tension artérielle avec parfois un état de choc. L'examen clinique de l'abdomen ne comporte, le plus souvent, aucun élément d'orientation particulier. C'est le contraste entre l'intensité de la douleur abdominale et la pauvreté des signes abdominaux qui est souvent évocateur du diagnostic de pancréatite aiguë.

Diagnostic

Le diagnostic de pancréatite aiguë repose en pratique courante sur l'anamnèse, quelques examens biologiques, l'échographie et surtout le scanner.
La pancréatite aiguë est suspectée sur la survenue brutale d'une douleur d'emblée violente en « coup de poignard », angoissante, de siège épigastrique irradiant dans l'un ou les deux hypocondres et parfois dans le dos. Elle est plus ou moins calmée par la position « en chien de fusil » et s'accompagne de nausées et/ou de vomissements, parfois d'un arrêt des matières et des gaz, voire d'un état de choc.

Parfois, la douleur est moins violente, mais garde les autres caractères et est exacerbée par la prise d'aliments ou d'alcool. L'examen physique est pauvre, parfois il existe une sensibilité ou une défense de la région épigastrique.

Examens complémentaires

Examens biologiques

Toute suspicion de pancréatite aiguë doit faire effectuer en urgence un dosage des enzymes pancréatiques : amylasémie, amylasurie, lipasémie. Ces dosages doivent être répétés au moins trois jours de suite. La sensibilité et la spécificité de l'élévation de ces enzymes sont de l'ordre de 70 à 85 %. Le diagnostic de pancréatite aiguë nécessite la présence d'une douleur abdominale violente et l'existence d'une élévation de l'une de ces enzymes à plus de trois fois la valeur supérieure de la normale. L'hyperamylasémie apparaît dès les premières heures et disparaît en quelques jours. Son augmentation est cependant non spécifique d'une affection pancréatique ; le taux peut être normal en cas de pancréatite aiguë sévère. L'hyperlipasémie est spécifique et se normalise plus lentement.

Le dosage de la calcémie a un but pronostique et étiologique. Le dosage des triglycérides doit être fait dès le début de la poussée pour détecter une hypertriglycéridémie parfois responsable de la pancréatite aiguë.

Examens morphologiques

Les données de l'imagerie sont indispensables pour affirmer le diagnostic et pour apprécier le degré de gravité :

- la radiographie sans préparation de l'abdomen montre l'existence d'un iléus réflexe sous la forme d'une anse « sentinelle » ou l'existence d'une lithiase radio-opaque ;
- l'échographie abdominale est souvent gênée par la présence de gaz digestifs, le pancréas n'étant visualisé que dans 60 à 70 % des cas. La lésion minime est une diminution de l'échogénicité du pancréas. Elle permet surtout de rechercher l'existence d'une lithiase ;
- le scanner abdominal est l'examen le plus performant pour apprécier la gravité et l'extension des lésions pancréatiques et péri-pancréatiques. Il différencie les pancréatites œdémateuses, toujours bénignes, des pancréatites nécrotiques. Il permet de surveiller l'évolution des lésions de nécrose ;
- l'échoendoscopie permet de découvrir une microlithiase pas toujours visible en échographie abdominale.

Signes de gravité

La gravité des pancréatites est très variable. Plusieurs systèmes de cotation permettent de prévoir la gravité d'une pancréatite aiguë. Le système le plus utilisé repose sur les critères de Ranson, recueillis lors des 48 premières heures *(Tab. 1)*. La mortalité est de l'ordre de 1 % pour les malades ayant moins de 3 critères, elle est de l'ordre de 40 % pour ceux ayant 4 ou 5 critères.

Tab. 1 : Critères de Ranson.

A l'admission	A la 48e heure
Age > 55 ans Leucocytes > 16 000/mm^3 Glycémie > 2 g/l LDH > 350 UI/l ASAT > 250 UI/l	Hématocrite diminué de 10 % Urée augmentée de 0,50 g/l Calcémie < 80 mg/l Pa O_2< 60 mmHg/l Déficit en base > 4 mEq/l Troisième secteur > 6 l

Complications

Elles sont responsables de la mortalité précoce de la pancréatite aiguë nécrosante.

Précoces

Elles surviennent dans les 10 premiers jours :
- désordres hémodynamiques : hypovolémie et hémorragie ;
- insuffisance respiratoire qui se voit dans 70 % des pancréatites aiguës nécrosantes à la phase initiale ;
- complications métaboliques : insuffisance rénale et anomalies métaboliques diverses.

Secondaires

Elles surviennent dans le premier mois :
- surinfection de la nécrose dans 40 % des cas avec une mortalité dans 30 à 50 % des cas ;
- hémorragie : hémopéritoine (rare), hémorragie digestive haute ;
- perforation ou nécrose d'un organe creux.

Tardives

Elles surviennent après le premier mois :
- pseudokystes apparaissant au bout de 4 à 6 semaines, toujours susceptibles de s'infecter ou d'être compressifs ;
- fistule pancréatique.

Traitement

Il comporte généralement trois phases : la réanimation et le traitement de la nécrose éventuelle et/ou de la pancréatite biliaire.

Réanimation

Elle a pour objectifs :
- suppression de la douleur ;
- correction de l'hypovolémie ;
- mise au repos du pancréas par aspiration gastrique ;
- prévention de la surinfection par les antibiotiques ;
- prévention de la dénutrition par la nutrition parentérale ;
- traitement des complications respiratoires et rénales éventuelles.

Traitement de la nécrose

Le traitement chirurgical de la nécrose reste controversé : une intervention de principe se justifie pour certains, pour d'autres l'intervention n'est indiquée que lorsque l'évolution de la nécrose et/ou du pseudokyste se fait vers la constitution d'un abcès.

Traitement des pancréatites biliaires

Le traitement de la lithiase biliaire doit être séparé de celui de la nécrose. L'évacuation des calculs de la voie biliaire principale est proposée en première intention et réalisée dès que possible, dans les 48 premières heures par sphinctérotomie endoscopique. La cholécystectomie étant réalisée dans un second temps, quelques semaines plus tard. Quand la sphinctérotomie n'est pas possible, l'heure de la chirurgie biliaire est controversée :

- intervention en urgence dans le but d'éliminer les calculs enclavés dans l'ampoule de Vater ;
- intervention retardée au-delà de la 6e semaine ;
- intervention précoce après normalisation des données biologiques en général après la 1re semaine.

Suivi des patients après pancréatite aiguë

Si la pancréatite aiguë est secondaire à une lithiase biliaire qui a été traitée chirurgicalement, aucun contrôle clinique ou morphologique n'est nécessaire.

Si la pancréatite aiguë est due à un alcoolisme, elle est souvent le témoin d'une pancréatite chronique sous-jacente évidente ou à venir. Le suivi de ces patients doit être régulier : arrêt complet de la consommation d'alcool, régime large et équilibré excluant cependant les graisses cuites, contrôle de la glycémie tous les 6 à 12 mois. Le dosage de la stéatorrhée est inutile, sauf en présence de diarrhée. Un contrôle d'imagerie ne doit être fait que si le malade est symptomatique.

Si la pancréatite aiguë est d'étiologie indéterminée, il est raisonnable de demander au patient de s'abstenir de prendre de l'alcool. Aucun régime particulier ni contrôle biologique n'est utile si le malade est asymptomatique.

11 Pancréatite chronique

Généralités

La pancréatite chronique est une affection très différente de la pancréatite aiguë. Dans 90 % des cas, la pancréatite chronique est la conséquence de l'alcoolisme chronique et atteint préférentiellement l'homme. On admet généralement qu'il faut environ dix ans d'alcoolisme pour qu'apparaissent les premiers symptômes.

La pancréatite chronique associe des lésions très diverses :

- des lésions des cellules exocrines qui ont tendance à s'atrophier, aboutissant à la longue à une insuffisance pancréatique exocrine ; l'atteinte des cellules endocrines est beaucoup plus tardive ;
- des lésions des canaux pancréatiques ; dans ces canaux, on note la présence de bouchons protéiques (conséquence directe de l'intoxication) dans lesquels précipite le calcium, aboutissant à la formation de calculs et de calcifications, minicalculs bien visibles sur les radiographies ;
- des lésions de sclérose qui vont dissocier la structure normale du pancréas ;
- la sclérose qui entoure les canaux et les bouchons protéiques vont entraîner des lésions de sténose et de dilatation en amont des canaux, avec pancréatite d'amont. A ces lésions chroniques irréversibles peuvent s'associer des poussées de pancréatite aiguë, avec nécrose pancréatique qui peut être à l'origine de pseudokystes venant refouler les organes de voisinage.

Manifestations cliniques

Les premières manifestations débutent généralement vers l'âge de 35-40 ans, déclenchées par une intoxication alcoolique aiguë au cours d'un repas abondant.

La douleur est le premier symptôme ; dans 90 % des cas elle est épigastrique, irradiant dans le dos (transfixiante) ou dans les épaules, à type de crampes, violente, non calmée par l'ingestion d'anti-acides (ou d'aliments, contrairement à la maladie ulcéreuse), mais soulagée par la position en chien de fusil. Elle peut durer plusieurs heures, voire plusieurs jours, s'accompagner de nausées et de vomissements. Durant les crises douloureuses, le malade évite de s'alimenter et maigrit. L'importance de l'amaigrissement est fonction de la fréquence des crises.

Diagnostic

Le diagnostic de pancréatite chronique repose sur les examens complémentaires :

- **l'amylasémie et l'amylasurie** sont le plus souvent normales en dehors des poussées douloureuses ; l'augmentation est souvent inférieure à celle observée au cours des pancréatites aiguës ;
- l'existence d'une **hyperglycémie** souvent tardive est un bon argument pour évoquer le diagnostic d'affection pancréatique ;
- **les clichés de l'abdomen sans préparation** peuvent révéler des calcifications pancréatiques caractéristiques de la maladie, mais inconstantes au début de la maladie ;

• **l'échotomographie et le scanner** peuvent retrouver des calcifications pancréatiques, l'existence d'une augmentation du volume de la glande au moment des poussées douloureuses liée à l'œdème, déceler une dilatation du canal de Wirsung ou l'apparition d'un faux kyste du pancréas; l'échographie ne permet pas d'étudier le pancréas dans près de 20 % des cas, du fait des gaz intestinaux;
• **la wirsungographie rétrograde** par voie duodénoscopique permet de mettre en évidence les anomalies des canaux pancréatiques (sténose, dilatation, irrégularité); cet examen est surtout indiqué lorsqu'il existe une hésitation diagnostique et notamment lorsqu'il n'y a pas de calcification;
• l'échoendoscopie permet de détecter des lésions débutantes du canal de Wirsung.

Evolution et complications

Complications

Insuffisance pancréatique

Elle peut être endocrine avec l'apparition d'un diabète, le plus souvent insulino-dépendant, ou exocrine, liée à l'insuffisance de la sécrétion enzymatique et en particulier de la lipase qui entraîne une malabsorption des lipides. Cette insuffisance est à l'origine d'une stéatorrhée avec diarrhée graisseuse. Elle n'apparaît que lorsque la grande est détruite à plus de 80 %.

Faux kystes du pancréas

Ils peuvent être à l'origine de compression des organes de voisinage : cholédoque avec apparition d'une cholestase, compression de la veine splénique avec apparition de signes d'hypertension portale (varices, splénomégalie), compression de l'estomac ou du duodénum avec apparition d'une sténose digestive. Ils peuvent aussi s'infecter et être à l'origine d'un tableau de suppuration, ils peuvent aussi se rompre dans la plèvre ou dans le péritoine et donner lieu à des épanchements, riches en amylase.

Hémorragie digestive

Elle survient chez environ 9 % des malades porteurs de pancréatite chronique; la cause la plus fréquente est la rupture de varices œsophagiennes liées à l'hypertension portale. Parfois l'hémorragie est liée à la rupture d'un faux kyste dans le tube digestif.

Evolution

L'évolution des pancréatites chroniques alcooliques dépend essentiellement de la poursuite ou de l'arrêt de l'intoxication alcoolique. Lorsque apparaît une hépatopathie alcoolique associée, le taux de survie à 5 ans n'est que de 50 %, du fait des complications de l'alcoolisme, et du tabagisme souvent associé.

Traitement

Les lésions des pancréatites chroniques sont irréversibles, mais il est possible de stabiliser leur évolution par un sevrage alcoolique.

Traitement médical

Le traitement de la pancréatite chronique non compliquée est avant tout médical. Il comprend trois volets : le sevrage de l'alcool (essentiel), le traitement du diabète et celui de la malabsorption. La réussite de ce traitement dépend essentiellement de la discipline et des capacités d'adhésion du malade à sa thérapeutique.

Pour obtenir le sevrage alcoolique, il faut utiliser tous les supports dont on dispose actuellement, en particulier les centres d'hygiène alimentaire.

Le traitement du diabète associe un régime, celui-ci ne devant pas être trop restrictif en hydrates de carbone pour éviter une aggravation de l'amaigrissement. Très rapidement, le diabète devient insulinodépendant avec tous les problèmes posés par l'éducation de ces malades.

La malabsorption lipidique peut être corrigée, au moins en partie, par l'adjonction d'extraits pancréatiques, en particulier l'Eurobiol® en flacon, le Créon®, l'Alipase®. L'ingestion de ces extraits doit se faire au cours du repas, et non pas avant, car ils seraient détruits par l'acidité gastrique, ce qui peut justifier l'association d'un antisécrétoire gastrique type Azantac® ou Tagamet®.

Le traitement de la douleur fait appel aux antalgiques classiques. Ils sont cependant bien souvent insuffisants, exigeant de recourir à des opiacés. Le sevrage alcoolique permet une amélioration ou une disparition des douleurs dans plus de 50 % des cas.

Traitement chirurgical

Le traitement chirurgical ne guérit pas la maladie ; il a pour but essentiel d'éviter les crises douloureuses ou de traiter une complication. Les indications opératoires dépendent aussi de l'obtention ou non du sevrage alcoolique. Lorsque celui-ci ne peut être obtenu, les indications opératoires doivent être réduites au minimum ou réservées au traitement des complications. Lorsque le sevrage alcoolique peut être obtenu, le traitement chirurgical peut être proposé quand les douleurs persistent et rendent la vie du malade intolérable.

Deux types d'intervention peuvent être proposés :

- les interventions dites de dérivation, qui consistent à réaliser une anastomose entre le canal de Wirsung dilaté en amont d'une sténose (pancréatite d'amont) et une anse grêle (anastomose wirsungojéjunale), ou entre un faux kyste et une anse grêle (anastomose kystojéjunale) ;
- les interventions dites d'exérèse qui consistent à enlever la tête du pancréas (duodéno-pancréatectomie céphalique) ou la queue du pancréas qui obligent en même temps à enlever la rate (splénopancréatectomie caudale).

Le cancer du pancréas représente 20 % des cancers digestifs et 4 % des décès par cancer. Son taux de survie ne dépasse pas globalement 20 % à 1 an et 3 % à 5 ans.
L'incidence semble avoir augmenté ces dernières années ; il est plus fréquent chez l'homme. Le cancer se développe généralement aux dépens des cellules canalaires Il s'agit d'un adénocarcinome. Les tumeurs endocrines sont beaucoup plus rares.

Manifestations cliniques

Elles sont fonction de la localisation initiale du cancer et de son extension. Le cancer du pancréas reste souvent latent au début, et ne se manifeste qu'au stade d'envahissement des organes de voisinage.
L'ictère est le signe le plus fréquent lié à la compression du cholédoque dans sa traversée de la tête pancréatique, siège du cancer dans deux tiers des cas. Cette compression du cholédoque aboutit à une dilatation des voies biliaires, extra- et intrahépatiques. La douleur est également un symptôme fréquent ; Il s'agit d'une douleur de type pancréatique à irradiation postérieure. Elle témoigne de l'envahissement par le cancer des structures nerveuses de voisinage.
L'amaigrissement peut être aussi la première manifestation révélatrice ; il est souvent hors de proportion avec l'anorexie.
D'autres symptômes, tout aussi banals qu'une simple dyspepsie, que l'apparition d'un diabète, d'une dépression, d'une modification du transit intestinal, d'une fatigue, peuvent constituer les premières manifestations d'un cancer du pancréas.

Diagnostic

Il est difficile à un stade précoce.
En cas d'ictère, l'échotomographie révèle une dilatation des voies biliaires intrahépatiques et une anomalie de la tête du pancréas.
En cas de douleur ou d'amaigrissement isolé, l'échotomographie peut être complétée par une wirsungographie rétrograde et/ou par une ponction cytologique guidée permettant de confirmer la nature maligne des anomalies retrouvées.
L'échoendoscopie permet de détecter des tumeurs de plus petite taille et de faire un bilan d'extension locorégionale précis.
Les examens biologiques sanguins sont généralement de peu de secours pour le diagnostic, en dehors de l'antigène carcino-embryonnaire (ACE), qui est augmenté dans 25 à 60 % des cas, et le CA 19-9, mais son augmentation n'est pas spécifique.

Traitement

Il est chirurgical. Trop souvent, l'exérèse complète de la tumeur n'est pas possible, et l'intervention est purement palliative, visant à décomprimer les voies biliaires par une anastomose bilio-digestive et à dériver le duodénum par une gastro-entéro-anastomose. La mise en place d'une prothèse biliaire après cathétérisme de la papille sous contrôle endoscopique peut, dans ces cas, être proposée.
Lorsque l'exérèse est possible, on réalise soit une duodénopancréatectomie céphalique en cas de tumeur de la tête, soit une splénopancréatectomie caudale en cas de tumeur de la queue, mais les lésions sont souvent multifocales.

Les autres traitements (radiothérapie, chimiothérapie) n'ont pas encore démontré leur efficacité. En revanche, ils peuvent être utilisés dans certains cas pour lutter contre le syndrome douloureux. L'infiltration par l'alcool du plexus cœliaque entraîne une amélioration des douleurs dans plus de 75 % des cas.

Notes

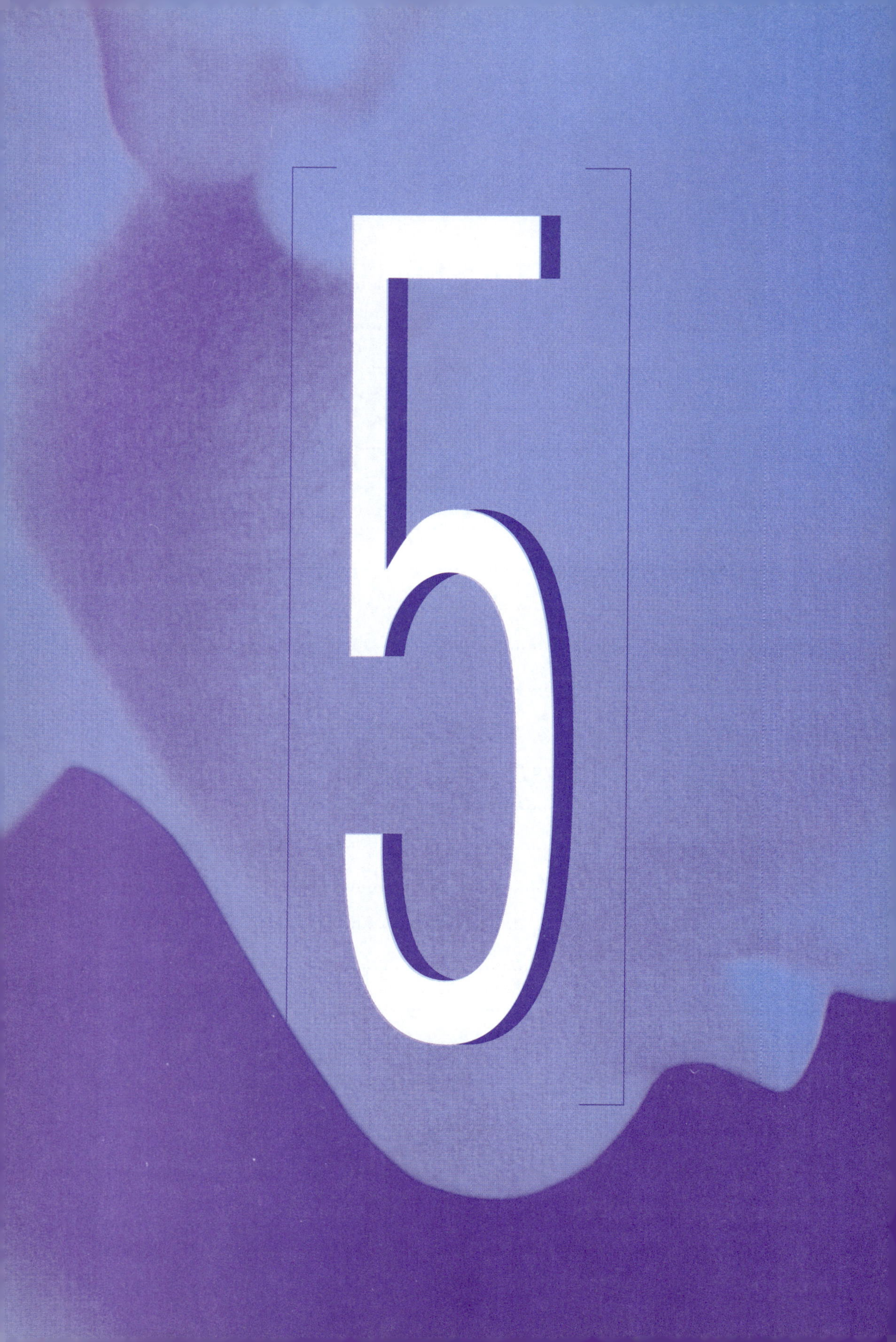

5

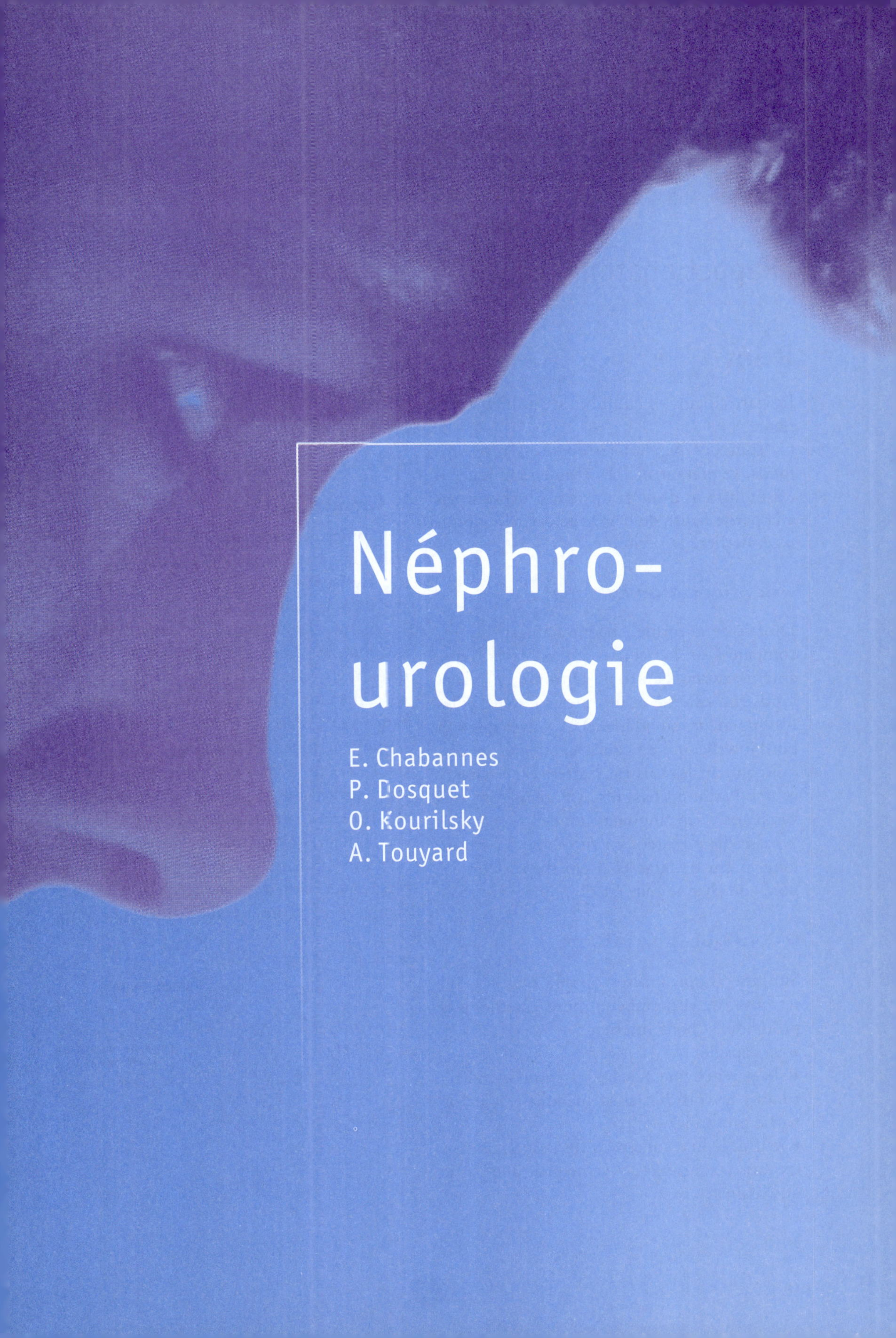

Néphro-urologie

E. Chabannes
P. Dosquet
O. Kourilsky
A. Touyard

Rappel anatomique

Reins

Ils participent à l'équilibre du milieu intérieur.
Ce sont des organes rétropéritonéaux, profonds, se prêtant mal à l'examen clinique. Il existe un rein droit et un rein gauche, situés à la partie haute de la grande cavité abdominale, derrière le péritoine.

Configuration externe

Du fait de sa forme, chaque rein est souvent comparé à un haricot, avec deux faces (l'une antéro-externe, l'autre postéro-interne), deux bords (un externe et un interne), deux pôles (un supérieur, un inférieur). Au niveau de son bord interne, qui est concave, est situé le **hile**, qui contient les vaisseaux artériels et veineux et une partie du bassinet. Les reins sont très vascularisés, un cinquième du débit cardiaque y passe. Ils mesurent en moyenne 12 cm de long, 6 cm de large et 3 cm d'épaisseur. Le poids de chaque rein est de 130 à 140 g.

Configuration interne

Sur une coupe macroscopique du rein, on retrouve, de la périphérie (bord externe) à la profondeur (bord interne) :
- la capsule;
- le parenchyme rénal, qui comporte deux zones : la corticale et la médullaire dans la partie profonde;
- enfin, le hile contenant du tissu graisseux, les vaisseaux artériels et veineux et une partie du bassinet.

Structure microscopique (histologie)

Néphron

L'**observation microscopique** permet d'individualiser l'unité fonctionnelle du rein qui est le **néphron** : chaque rein contient entre un million et un million et demi de néphrons. Le néphron comporte deux parties : le glomérule et le tubule.

Glomérule

Le **glomérule** *(Schémas 1 et 2)* est la structure où se fait la filtration du plasma aboutissant à la formation de l'urine primitive, qui apparaît dans la chambre urinaire du glomérule.
Le glomérule est formé de trois parties, le floculus; la capsule de Bowman; la chambre urinaire :
- le floculus est un peloton des capillaires situés entre deux artérioles, l'artériole afférente (par laquelle le sang parvient au glomérule) et l'artériole efférente (par laquelle le sang repart du glomérule). Le sang n'est séparé de la chambre urinaire que par la paroi des capillaires glomérulaires, à travers laquelle est formée l'urine primitive par filtration du plasma. La paroi des capillaires est constituée d'une membrane basale (dite membrane

Schéma 1 : Le glomérule.

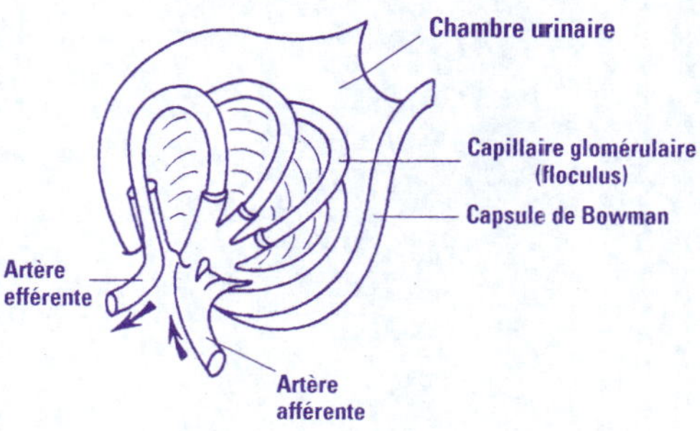

Schéma 2 : Glomérule et appareil juxtaglomérulaire.

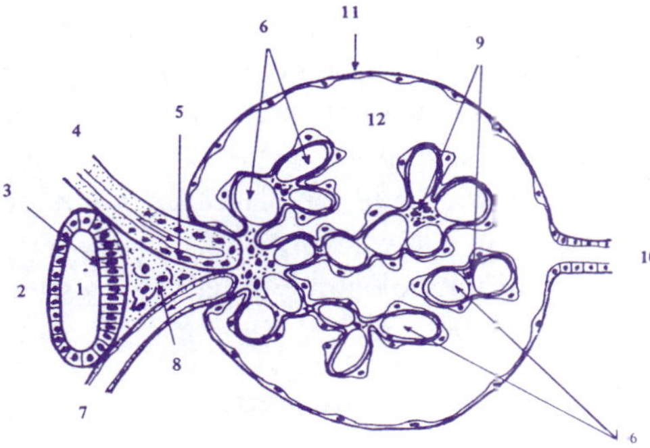

1. tube contourné distal (TD); 2. cellules épithéliales du TD; 3. macula densa; 4. artériole afférente large (AA); 5. zone où l'AA contient dans sa paroi des cellules épithélioïdes; 6. capillaires du floculus; 7. artériole efférente, étroite; 8. lacis de l'appareil juxtaglomérulaire; 9. mésangium; 10. tube contourné proximal; 11. capsule de Bowman; 12. espace urinaire.

baso-glomérulaire), sur laquelle reposent, d'une part, des cellules endothéliales du côté de la lumière capillaire, et, d'autre part, des cellules épithéliales, appelées podocytes, du côté de la chambre urinaire. Le cytoplasme des cellules endothéliales est très mince et percé de pores de 50 à 100 mm. Les podocytes s'appuient sur la membrane basale glomérulaire par de fins prolongements, appelés pédicelles, entre lesquelles apparaît l'urine primitive;

- la capsule de Bowman entoure le floculus. Son épithélium est en continuité, d'une part, avec l'épithélium formé par les podocytes, et, d'autre part, avec l'épithélium du tube contourné proximal;
- la chambre urinaire est l'espace situé entre le floculus et la capsule de Bowman. C'est le réceptacle de l'urine primitive. La lumière du tube contourné proximal lui fait suite.

➡ Tubule

C'est la partie du néphron où l'urine primitive va subir les modifications aboutissant à l'urine définitive. Il comprend plusieurs parties *(Schéma 3)* :

- le tube contourné proximal (TCP) faisant suite au glomérule qui se situe dans le cortex;
- l'anse de Henlé avec ses branches descendante et ascendante, située dans la médullaire;
- le tube contourné distal (TCD) situé dans le cortex; il se rapproche du glomérule du même néphron en s'insérant entre les artérioles afférentes et efférentes du glomérule *(Schéma 2)*, et, à ce niveau, se trouve une zone appelée macula densa;
- le tube collecteur qui fait suite au tube contourné distal; plusieurs tubes contournés se jettent dans un tube collecteur qui s'ouvre dans les calices au niveau des papilles.

Schéma 3 : Le tubule.

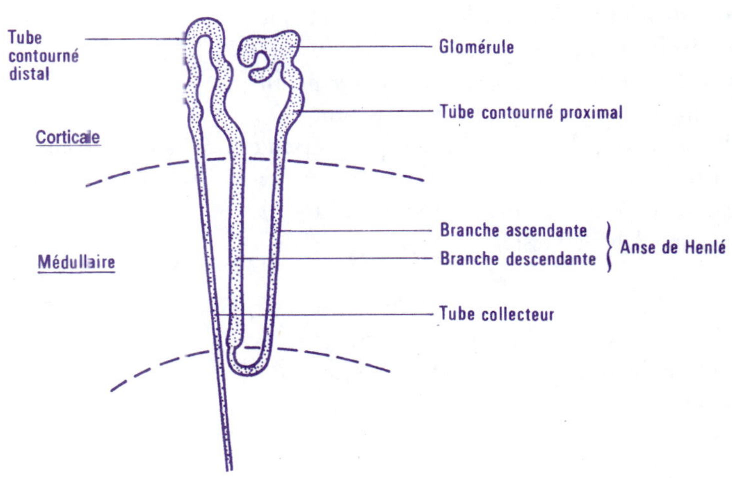

Voie excrétrice

Bassinet-Uretère

La voie excrétrice du rein commence au niveau des papilles, dans la partie profonde interne appelée sinus du rein. A ce niveau, la voie excrétrice est formée par les petits calices, qui se jettent ensuite dans les grands calices (supérieur, moyen, inférieur). Ceux-ci se réunissent pour former, en s'élargissant, le **bassinet**, situé au niveau du hile *(Schéma 4)*.

Schéma 4 : Voie excrétrice du rein.

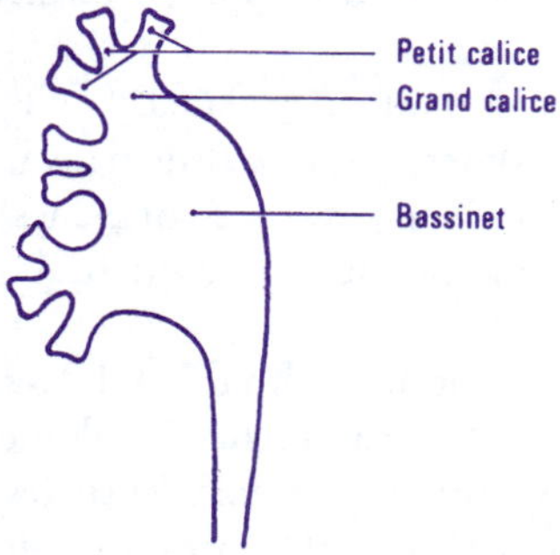

L'uretère est un long conduit de 25 cm qui fait suite au bassinet et s'étend jusqu'à la vessie.
Il comprend trois portions :
- lombaire, appliquée sur la paroi abdominale postérieure;
- puis iliaque, croisant les vaisseaux iliaques en décrivant des sinuosités;
- enfin pelvienne, où ses rapports sont différents chez l'homme et chez la femme.

Il se contracte de façon péristaltique et éjacule l'urine sous pression dans la vessie (la pression dans l'uretère est bien supérieure à celle régnant dans la vessie).

Vessie

C'est un réservoir dans lequel l'urine s'accumule et séjourne dans l'intervalle des mictions.

Configuration extérieure

La vessie vide est située dans la cavité pelvienne, mais pleine, elle fait saillie dans l'abdomen. Chez l'homme, elle est située au-dessus de la prostate et en avant et au-dessus du rectum *(Schéma 5)*.
Chez la femme, elle est placée en avant de l'utérus et du vagin *(Schéma 6)*.
La capacité physiologique de la vessie est en moyenne de 300 ml.

Configuration intérieure

Sur la surface interne de la vessie existent trois orifices : un antérieur médian, qui est le col de la vessie auquel fait suite l'urètre, et deux autres, latéraux, qui sont les orifices urétéraux. Les trois orifices occupent les trois angles d'un triangle appelé le **trigone**.

Schéma 5 : Coupe verticale antéro-postérieure du bassin chez l'homme.

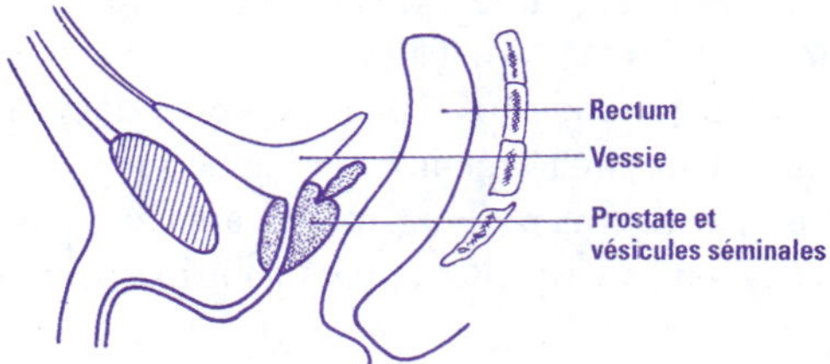

Schéma 6 : Coupe verticale antéro-postérieure du bassin chez la femme.

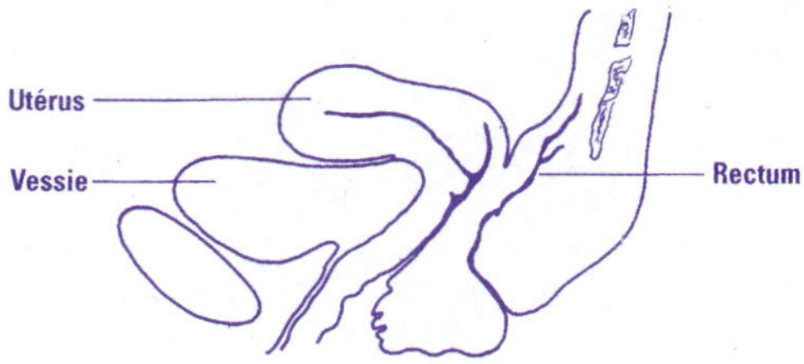

Urètre

C'est le canal excréteur de la vessie.

Chez l'homme

Il livre aussi passage au sperme à partir des orifices d'abouchement des canaux éjaculatoires. Il va du col de la vessie à l'extrémité de la verge et mesure environ 16 cm. Il traverse d'abord la prostate (urètre prostatique ou postérieur) puis pénètre dans le corps spongieux, qui l'entoure jusqu'à sa terminaison (urètre spongieux ou antérieur).

Chez la femme

Il s'étend du col de la vessie à la vulve et mesure environ 3 cm.

Rappel physiologique

Rein

Les reins sont les organes de la régulation de l'équilibre hydroélectrolytique et de l'élimination des déchets du métabolisme protéique. Ils assurent également une fonction endocrine.

Formation de l'urine

L'urine est produite par filtration du plasma au niveau des glomérules. Le débit de filtration glomérulaire est de 120 ml/min pour 1,73 m^2 de surface corporelle (environ 180 l/24 h).
Cette filtration est passive et résulte de pressions opposées de part et d'autre de la paroi des capillaires glomérulaires, principalement les pressions hydrostatiques intralobulaires et transcapillaires. Cette dernière dépendant notamment de la pression artérielle systémique (une chute prolongée de la pression artérielle inférieure à 70 mmHg peut entraîner une anurie).

L'urine ainsi formée est dite primitive, sa composition est proche de celle du plasma. Elle ne contient pas de protéines plasmatiques de haut poids moléculaire, en particulier d'albumine.
Le tubule rénal modifie l'urine primitive par sa double fonction de réabsorption et de sécrétion, pour donner l'urine définitive à la fin du tube collecteur.
La réabsorption est totale pour certaines molécules, incomplète pour d'autres. Elle s'exerce selon deux processus :
- passif (par exemple l'urée), dépendant uniquement de différences de concentration de chaque côté des cellules tubulaires (phénomène d'osmose) ;
- actif, impliquant un travail cellulaire ; dans ce cas, la réabsorption est limitée (il existe un taux limite au-delà duquel la réabsorption ne se fait plus).

La sécrétion est aussi un phénomène tantôt passif, tantôt actif (ions H^+, ammoniaque...).
Les cellules tubulaires ont aussi un rôle de sécrétion pour les substances exogènes contenues dans le sang (médicaments, toxiques...).

Grandes fonctions

Régulation de l'équilibre hydrosodé

La réabsorption de l'eau est à la fois obligatoire et facultative :
- obligatoire au niveau du tube contourné proximal : la pression osmotique à l'intérieur du tubule reste constante, l'eau est réabsorbée passivement avec le sodium, réabsorbé à ce niveau ;
- facultative au niveau du tube collecteur : c'est à ce niveau que s'effectuent les adaptations de la perte en eau aux entrées, sous la dépendance de l'hormone antidiurétique (ADH).

Electrolytes

L'excrétion du sodium (3 à 5 g/24 h ou 120 à 280 mmol) et du chlore (5 à 6 g/24 h ou 120 à 250 mmol) équilibre les apports ali-

mentaires. L'excrétion du sodium est principalement régulée par l'aldostérone.
Le potassium filtré est réabsorbé en totalité par le tube proximal, le potassium urinaire (3 à 4 g/24 h ou 35 à 100 mmol) est excrété au niveau du tube distal.

➜ Régulation de l'équilibre acidobasique

Le rein est chargé d'éliminer les ions H^+ apportés par l'alimentation (70 à 80 mmol/j) et également produits par le catabolisme cellulaire.
Le pH sanguin est extrêmement stable, autour de 7,40 ; pour réguler le bilan des ions H^+, le pH urinaire peut varier de 4,4 à 8.
L'élimination des ions H^+ par le rein fait intervenir trois mécanismes :

- l'excrétion d'acides faibles, essentiellement phosphates (mécanisme tampon) ;
- la formation d'ions ammonium (mécanisme tampon) ;
- l'excrétion d'ions H^+ non tamponnés, en très faible quantité, responsables de l'abaissement du pH urinaire.

Par ailleurs, les reins reconstituent le stock d'ions bicarbonates (HCO_3) qui sert à tamponner les ions H^+ dans le sang.

➜ Régulation du métabolisme phosphocalcique

Le rein participe au maintien du bilan phosphocalcique.

➜ Régulation tensionnelle

Le rein joue un grand rôle dans la régulation de la tension artérielle.
La macula densa, située près des glomérules, sécrète une hormone, la rénine, qui active l'angiotensinogène en angiotensine I ; celle-ci est activée par l'enzyme de conversion en angiotensine II, qui a une action vasopressive.
Par des mécanismes encore non définis, les reins pourraient participer à la genèse de l'hypertension artérielle essentielle.

➜ Fonction endocrinienne

Le rein sécrète donc une première hormone, la rénine, dont la sécrétion est fonction du bilan hydrosodé de l'organisme. Il sécrète une deuxième hormone, l'érythropoïétine, indispensable pour une production normale des globules rouges par la moelle osseuse.
Il sécrète la forme active de la vitamine D, le calcitriol ($I_1 25(OH)_2 D_3$).

Vessie

La vessie est un réservoir d'urine. La continence est assurée par le sphincter interne lisse et par le sphincter externe strié obéissant à la volonté.
Lorsque le volume d'urine atteint une certaine valeur, le besoin d'uriner est alors ressenti, la miction s'effectue de façon volontaire avec ouverture du col vésical. La vessie se vide complètement, sans résidu post-mictionnel. Il existe un système anatomique naturel antireflux, empêchant l'urine de remonter dans les uretères lors des mictions (long trajet des uretères dans la paroi vésicale avant leur abouchement intravésical).

Examens biochimiques

Dans le sang

Examens chimiques

Ce sont : l'urée, la créatinine, le ionogramme, le calcium, le phosphore.
Le dosage du taux d'**urée** et de **créatinine plasmatique** reflète la fonction rénale.
En effet, l'urée et la créatinine sont, avec l'acide urique, les principaux produits du catabolisme protidique, et ils sont éliminés uniquement par le rein.
Le dosage des protides et du **sodium plasmatique** reflète l'état d'hydratation de l'organisme, car c'est le rein qui maintient l'équilibre hydrosodé.
Le taux de potassium, des bicarbonates, du calcium et du phosphore est aussi influencé par le fonctionnement rénal.

Hémogramme

On sait que le rein intervient dans la production des globules rouges par la moelle osseuse : le nombre des globules rouges ainsi que le taux d'hémoglobine diminuent en cas d'insuffisance rénale.

Dans les urines

Dans les urines, on peut mesurer le pH urinaire, la natriurie, la kaliurie, la calciurie, la phosphaturie, la créatinurie, l'uraturie.
Dans tous les dosages, la mesure précise de la diurèse totale par 24 heures est indispensable, car on a besoin de connaître la concentration, mais surtout le débit des différentes substances par 24 heures.
Le débit urinaire d'une substance est égal à sa concentration dans les urines multiplié par la diurèse des 24 heures. On envoie au laboratoire un échantillon des urines recueillies en 24 heures en indiquant la diurèse totale des 24 heures.
On peut mesurer aussi la clairance de certaines substances et en particulier de la créatinine.
La clairance d'une substance est égale au débit urinaire de cette substance divisé par sa concentration plasmatique. Elle s'exprime en ml/min.
La créatinine est presque exclusivement éliminée par filtration glomérulaire (elle est aussi un peu sécrétée, mais on néglige habituellement cette notion). La mesure de sa clairance permet donc de mesurer facilement le débit de filtration glomérulaire. En cas d'insuffisance rénale, le débit de filtration glomérulaire diminue comme toutes les autres fonctions rénales. C'est cette diminution qui est utilisée pour apprécier la sévérité de l'insuffisance rénale.
La clairance de la créatinine est en moyenne normalement égale à 120 ml/min, pour 1,73 m^2 de surface corporelle.

Examens bactériologiques et cytologiques

Examen cytobactériologique des urines

C'est l'ECBU, avec antibiogramme éventuel.
Le prélèvement doit s'effectuer dans un flacon stérile.
Chez la femme, une toilette vulvaire soigneuse suffit. Chez l'homme, on nettoie au Dakin la verge et bien soigneusement le méat,

en demandant au malade de se décalotter. Le premier jet urinaire ne doit pas être conservé.
Le prélèvement doit être envoyé rapidement au laboratoire.
Des recherches spécifiques peuvent être demandées : BK avec culture sur milieux spéciaux (dans ce cas précis, cet examen est répété habituellement chaque jour pendant trois jours).
L'ECBU montre la présence éventuelle de germes, de globules blancs altérés en cas de pyurie, de globules rouges et de cellules isothéliales.
Résultats normaux :

- hématies < 5 000/ml ou 5/mm^3 ;
- leucocytes < 5 000/ml ou 5/mm^3 ;
- germe = 0.

En fait, on admet jusqu'à 10/mm^3 pour les hématies et les leucocytes.

Débitmétrie

C'est l'hématie-leucocyturie par minute ou HLM ou compte d'Addis.
C'est le comptage des hématies et des leucocytes émis par minute dans les urines.
Le malade est à jeun. A son réveil, on lui demande d'uriner et de ne pas conserver ses urines. Il reste ensuite au repos au lit pendant 3 heures, durant lesquelles il doit boire 1 ou 2 verres d'eau. Au bout des 3 heures, on recueille la totalité des urines qui sont envoyées immédiatement au laboratoire pour éviter la lyse des hématies éventuelles. On note sur la feuille d'examen le temps réel écoulé durant l'épreuve. On compte les cellules dans les urines. En divisant ce nombre par le temps écoulé, on mesure le débit de cellules émises dans les urines.
Résultats normaux :

- hématies : < 5 000/min ;
- leucocytes : < 5 000/min.

En fait, en dessous de 10 000/min, on considère que le résultat n'est pas pathologique.

Cytodiagnostic urinaire

C'est la recherche de cellules malignes.
Le prélèvement s'effectue avec le même protocole que l'ECBU, mais en prélevant les urines fraîches du matin.

Examens radiologiques

Urographie intraveineuse (UIV)

Les produits iodés, injectés par voie veineuse, sont filtrés et excrétés par les reins, et se retrouvent à de fortes concentrations dans les urines, qui sont alors opaques aux rayons X. Les cavités excrétrices sont donc visualisées *(Photo 1)*.

Photo 1 : Urographie intraveineuse.

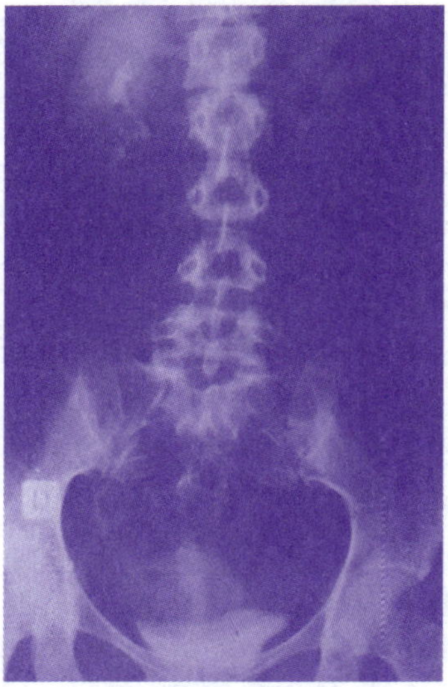

Il existe deux contre-indications théoriques : l'intolérance à l'iode et l'insuffisance rénale sévère.
En cas d'allergie, un traitement anti-allergique est habituellement prescrit dans les jours précédant l'examen.

On voit normalement les cavités rénales au bout de 2 minutes, et tout retard indique une fonction rénale déficiente.

L'aspect morphologique des cavités est visualisé : calices, bassinets, uretères et vessie.

On peut alors noter les aspects pathologiques : une dilatation, une déformation, un rétrécissement, un obstacle, une malformation du haut appareil, une vessie qui se vide mal, etc. On peut visualiser l'urètre lors de clichés permictionnels.

L'examen permet donc d'apprécier la fonction rénale au niveau du parenchyme et la morphologie de l'ensemble des voies urinaires.

Quand l'UIV ne permet pas de mettre en évidence en particulier le siège et la nature d'un obstacle, différents examens peuvent être réalisés.

Urétrocystographie rétrograde

Cet examen permet de visualiser l'urètre (rétrécissement) et la vessie (recherche d'une tumeur). Il peut aussi mettre en évidence un reflux vésico-urétéral uni- ou bilatéral. Sa réalisation se fait dans des conditions aseptiques, et si l'ECBU est stérile.

Urétéropyélographie rétrograde (UPR)

Cet examen consiste à introduire dans la vessie un cystoscope, à repérer un orifice urétéral et à y placer une sonde grâce à laquelle on injecte du produit de contraste dans l'uretère. Cet examen se fait au bloc opératoire, sous anesthésie, dans des conditions aseptiques.

Pyélographie descendante

Elle consiste à ponctionner le bassinet par voie percutanée et à injecter du produit de contraste, qui permet de visualiser les cavités rénales et urétérales lorsqu'un obstacle entraînant une dilatation pyélocalicielle n'est pas vu par les autres techniques.

Echographie

L'échographie rénale *(Photo 2)* permet de mesurer la taille des reins, de visualiser le parenchyme et les cavités rénales, de détecter une tumeur et de montrer une dilatation des cavités pyélocalicielles.

Photo 2 : Echographie rénale montrant un kyste rénal.

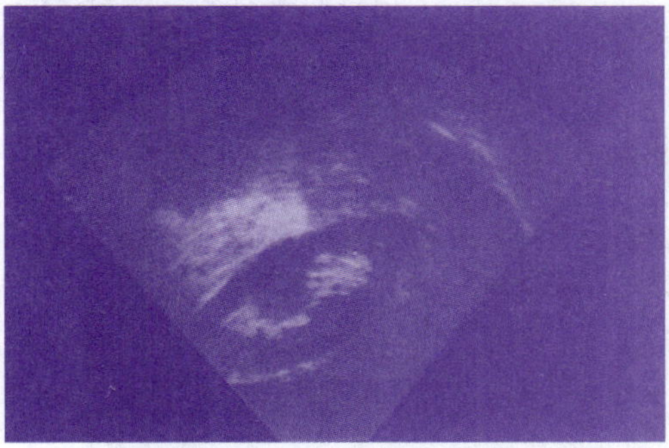

L'échographie vésico-prostatique se fait à vessie pleine afin de détecter des tumeurs vésicales, de mesurer les dimensions de la prostate et d'étudier sa structure.

Artériographie

L'artériographie *(Photo 3)* permet de voir la vascularisation artérielle du rein, le parenchyme et le retour veineux, et en particulier de repérer les cancers du rein par leur vascularisation anarchique.

Photo 3 : Artériographie rénale.

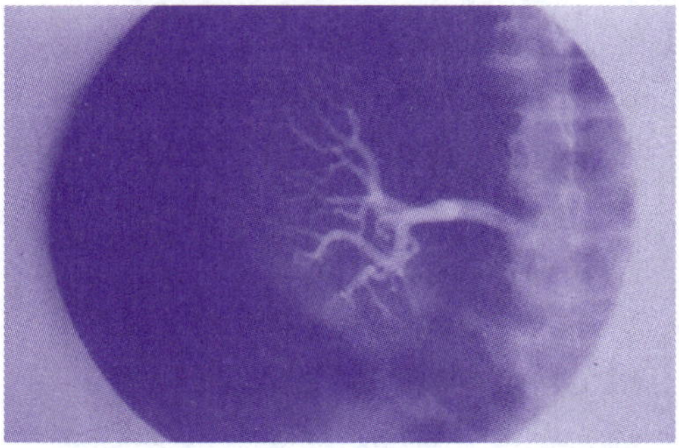

Scanner

Cet examen *(Photo 4)* se fait à jeun avec ou sans produit de contraste injecté par voie intraveineuse (les mêmes précautions que pour l'UIV doivent être prises). Il permet surtout d'étudier la pathologie tumorale : cancers du rein, cancers de la vessie, métastases ganglionnaires.

Photo 4 : Scanner montrant un kyste rénal.

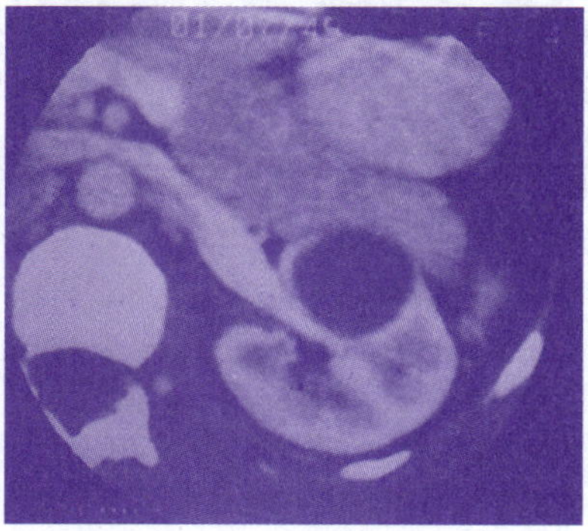

IRM

Elle permet de visualiser des tumeurs et des métastases ganglionnaires.

Endoscopies

Cystoscopie

On peut utiliser un cystoscope rigide ou un fibroscope souple.
Elle permet d'étudier la muqueuse vésicale et de rechercher des tumeurs. Elle peut se faire sans anesthésie en cas de fibroscopie. Une cystoscopie avec biopsie nécessite une anesthésie.
Elle permet de monter des sondes urétérales.

Urétrocystoscopie

Elle se fait avec la cystoscopie : elle explore l'urètre et recherche des tumeurs ou un rétrécissement.

Urétéroscopie

Elle consiste à explorer l'uretère : on introduit l'appareil dans la vessie, puis dans l'orifice urétéral. Cette technique permet aussi de retirer des calculs urétéraux.

Néphroscopie percutanée

On explore les cavités rénales grâce à un endoscope introduit dans les cavités pyéliques par voie percutanée et à travers le parenchyme rénal.
Cette technique permet d'aller retirer des calculs caliciels ou pyéliques.

Biopsie rénale

Elle est faite pour préciser le diagnostic d'une néphropathie. Elle est contre-indiquée en cas de traitement anticoagulant et anti-agrégant ou de rein unique, car elle peut être compliquée d'hémorragie pouvant nécessiter exceptionnellement une néphrectomie.

Le repérage du rein s'effectue souvent par échographie. Le bilan de coagulation, l'hémogramme, le groupe sanguin sont indispensables avant la ponction.
La préparation psychologique est essentielle, car le malade est en général très angoissé. On lui expliquera que l'examen est réalisé par voie percutanée sous anesthésie locale, en 5 à 10 minutes, que seule la position est inconfortable (décubitus ventral).
Le malade doit obligatoirement être hospitalisé pendant 24 à 48 heures. L'hémorragie est la complication majeure (hémorragie périrénale ou hématome), justifiant la surveillance rigoureuse. Le malade reste allongé sur le dos pendant 24 heures après la biopsie, sa tension artérielle est prise tous les quarts d'heure la 1re heure, toutes les demi-heures la 2e, puis toutes les heures pendant 4 à 6 heures. La diurèse et la couleur des urines sont notées régulièrement. L'apparition d'une tuméfaction au point de ponction et/ou l'apparition de douleurs abdominales et/ou d'une hématurie sont à signaler. Le malade doit boire 2 à 3 litres d'eau jusqu'au lendemain matin, surtout en cas d'hématurie macroscopique.

Douleur d'origine urologique

C'est un symptôme important, car souvent révélateur.

Lombalgies

Colique néphrétique

Elle traduit la mise sous tension brutale de la voie excrétrice urétéropyélique, le plus souvent par migration d'un calcul.
C'est une douleur brutale, intense, paroxystique. Elle est unilatérale, siégeant dans la fosse lombaire, caractéristique par ses irradiations antérieures, contournant le flanc vers la fosse iliaque, puis les organes génitaux externes ou la racine interne de la cuisse.
Elle s'accompagne parfois de troubles urinaires (pollakiurie, dysurie, hématurie), fréquemment de troubles digestifs (nausées, vomissements, météorisme).
Dans sa forme typique, elle est suffisamment caractéristique pour ne pas poser de problème diagnostique.
Dans les formes atypiques, il faudra s'aider de l'échographie, voire de l'UIV qui confirmera le diagnostic.

Lombalgies non paroxystiques

Elles sont typiquement unilatérales, siégeant dans la fosse lombaire, dans l'angle de la douzième côte et de la masse sacro-lombaire. Elles ne sont pas liées à l'effort ou déclenchées par certaines positions, ce qui les distingue des douleurs d'origine rachidienne, volontiers bilatérales et plus médianes.

Autres douleurs

Douleurs hypogastriques

Ce sont des douleurs d'origine vésicale survenant soit lors des cystites (cystalgies) soit lors des rétentions vésicales aiguës.

Douleurs périnéales

Chez l'homme, elles traduisent surtout une lésion prostatique (prostatite aiguë ou chronique).
Chez la femme, elles évoquent avant tout une lésion génitale, qu'il faut éliminer avant de rechercher une cause vésicale.

Troubles mictionnels

Pollakiurie

Elle se définit par une augmentation de la fréquence des mictions : normalement 5 à 6 mictions diurnes et aucune nocturne. Ces mictions peuvent être normales ou réduites en volume suivant les causes.
Les principales causes sont : l'irritation de la muqueuse vésicale (tumeur, calcul, infection), la diminution de la capacité vésicale (tuberculose, bilharziose, radiothérapie), la compression extrinsèque (tumeur ovarienne, fibrome), la polyurie (diurèse supérieure à 2 l/24 h), la rétention vésicale par obstacle urétro-prostatique et certaines vessies neurologiques.

Dysurie

Elle correspond à une gêne à l'évacuation vésicale par un obstacle organique (situé au niveau du col de la vessie ou de l'urètre) ou fonctionnel (acontractilité vésicale ou hyper-

tonie sphinctérienne dans certaines vessies neurologiques).
Elle est facilement identifiable dès l'interrogatoire : le patient doit attendre un peu avant de pouvoir uriner ; le jet est faible malgré la poussée abdominale nécessaire ; la miction s'effectue souvent en deux temps.
Lorsque l'interrogatoire reste imprécis, il faut alors regarder le patient uriner.
Les principales causes sont les sténoses urétrales, les hypertrophies prostatiques, les maladies du col vésical.

Incontinence urinaire

C'est la perte involontaire des urines par le méat urétral.
Chez la femme, **l'incontinence d'effort** est fréquente après la ménopause, surtout s'il y a eu des accouchements difficiles.
L'incontinence par miction impérieuse survient indépendamment de tout effort. Elle est due à une dysynergie vésicosphinctérienne avec vessie instable.
Chez l'homme, en cas d'adénome de la prostate, il peut survenir une **incontinence par regorgement** ou une **incontinence postopératoire** si le sphincter strié a été lésé.
On décrit aussi une incontinence par petite vessie ou vessie neurologique. **L'incontinence nocturne** s'appelle l'énurésie ; elle est fréquente chez l'enfant après l'âge de 5 ans traduisant une maturité neurologique retardée de la vessie ou un problème psychoaffectif.

Rétention vésicale

La rétention vésicale est la persistance d'une certaine quantité d'urines dans la vessie après la miction. Dans les conditions normales, la vessie se vide complètement au cours d'une miction.
Deux facteurs s'opposent à cette évacuation totale : un obstacle organique cervico-urétéral ; une déficience du muscle vésical (vessie neurologique, vessie hypo- ou acontractile).
La rétention est dite complète quand aucune urine ne peut être émise (rétention aiguë).
La rétention incomplète (rétention chronique) s'effectue dans un premier temps sans distension (résidu inférieur à 300 ml). C'est la phase de lutte vésicale, où la vessie se « muscle », s'épaissit pour pouvoir augmenter la pression d'évacuation. Dans un second temps, survient la distension (résidu supérieur à 300 ml), c'est la phase de décompensation de la musculature vésicale.

Rétention vésicale complète

Le tableau est caractéristique : besoin pressant d'uriner, mais impossible à satisfaire, douleurs hypogastriques, globe vésical (palpation d'une masse sus-pubienne).
Un drainage des urines s'impose en urgence. Il peut se faire soit par la mise en place d'une sonde vésicale, soit par un cathétérisme sus-pubien sous anesthésie locale.
Le drainage effectué, il faut rechercher la cause de la rétention et la traiter.

Rétention vésicale incomplète

Elle est suspectée sur une pollakiurie et une dysurie. Le diagnostic repose sur l'étude du cliché post-mictionnel de l'UIV qui montre la persistance d'un résidu avec des signes de lutte vésicale (vessie épaissie, diverticules vésicaux) et surtout sur une échographie vésicale post-mictionnelle.
A la phase de distension (résidu supérieur à 300 ml), le malade peut présenter des mictions par regorgement avec incontinence.
Le danger de cet état est l'infection urinaire et le retentissement sur le fonctionnement rénal, qui peut être en partie irréversible.
Les causes sont multiples : les obstacles mécaniques urétro-cervico-prostatiques ; les masses pelviennes par compression extrinsèque, certaines affections neurologiques, les rétentions postopératoires.

Modifications quantitatives de l'urine

La diurèse des 24 heures varie habituellement de 1 000 à 1 500 ml et dépend avant tout des apports hydriques.

Polyurie

La polyurie correspond à une diurèse supérieure à 3 litres.
En dehors des cas où elle est secondaire à un excès de boisson, elle témoigne d'un état pathologique : diabète sucré, diabète insipide (carence hormone antidiurétique), insuffisance rénale chronique, traitement diurétique.

Oligurie

L'oligurie est la diminution anormale de la quantité d'urine émise par 24 heures (< 500 ml). Il ne faut pas la confondre avec une rétention vésicale.
L'oligurie peut survenir au cours de chute de la pression artérielle, au cours de maladies cardiaques entraînant une diminution du débit sanguin, au cours de déshydratation, hypersudation, surtout au cours d'affections rénales aiguës.
Il faut instituer une surveillance de la diurèse des 24 heures, contrôler également les apports (boisson, perfusion) et les pertes hydriques (sudation, diarrhée).

Anurie

L'anurie est la cessation complète de formation de l'urine (diurèse des 24 heures inférieure à 200 ml). C'est un symptôme grave car il témoigne toujours d'une insuffisance rénale aiguë. Il n'y a plus d'élimination des produits du catabolisme qui s'accumulent dans l'organisme.

L'anurie répond à deux causes majeures :
- mécanique : l'excrétion des deux reins ne se fait plus en raison d'un obstacle (lithiase urétérale bilatérale, tumeur rétropéritonéale ou rénale bloquant les deux uretères) ;
- rénale : les deux reins ne sécrètent plus d'urine (au cours d'infections graves, d'intoxications, de transfusions avec erreur de groupe, etc.).

La conduite à tenir est :
- de rechercher un obstacle sur les voies urinaires (globe vésical, échographie en urgence) ;
- de surveiller très attentivement le patient : tension artérielle, température, recherche d'œdème, et surtout de prévenir très rapidement le médecin afin de procéder à des examens sanguins (urée, créatinine et ionogramme sanguin) ; enfin, il faudra tout mettre en œuvre rapidement pour que la recherche étiologique de l'anurie soit faite.

Modifications qualitatives de l'urine

Hématurie

Elle se définit par la présence de sang dans l'urine, soit de manière visible à l'œil nu (hématurie macroscopique), soit détectée seulement par le laboratoire (hématurie microscopique).
Il s'agit d'un symptôme majeur, qui doit faire entreprendre systématiquement des examens complémentaires.

Diagnostic

L'hématurie macroscopique se traduit par des urines colorées en rouge.
L'hématurie doit être distinguée d'une métrorragie, d'une coloration urinaire par l'alimentation (betteraves rouges) ou par des médicaments (comme la rifampicine), d'uri-

nes ictériques (présence d'hémoglobines libres lors d'une hémolyse).
L'urine peut être colorée du début à la fin de la miction (hématurie totale qui n'a pas de valeur topographique, car toute hématurie abondante est totale : une hématurie rénale est toujours totale), simplement au début de son émission (hématurie initiale d'origine urétro-prostatique), ou au contraire à la fin (hématurie terminale d'origine vésicale).
Ces renseignements seront confirmés par la classique épreuve des trois verres (le premier recueille les urines initiales, le deuxième verre, les urines intermédiaires, le troisième verre les urines terminales) *(Schéma 1)*.

Schéma 1 : Méthode des trois verres.

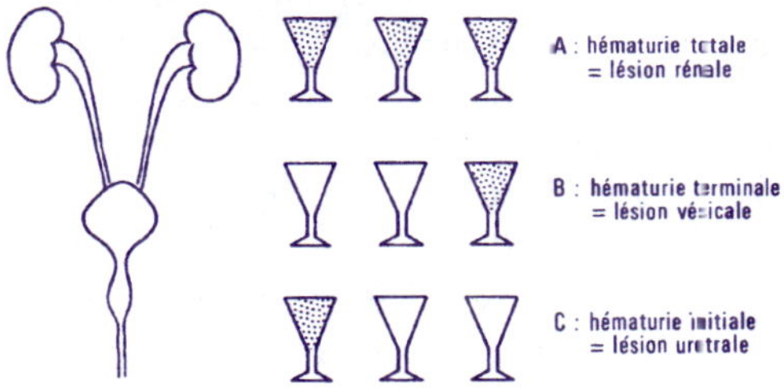

A : hématurie totale = lésion rénale ou toute cause d'hématurie abondante. B : hématurie terminale = lésion vésicale. C : hématurie initiale = lésion urétrale.

Une hématurie se traduit par la présence de globules rouges dans l'urine, supérieurs à 10 000/min au compte d'Addis. En dessous de ce chiffre, la présence de globules rouges n'a pas de signification pathologique certaine.
Après l'interrogatoire et l'examen clinique, deux examens s'imposent dans tous les cas : l'urographie intraveineuse (UIV) et l'échographie de l'appareil urinaire. Les autres explorations dépendent des données de cet examen.

Causes

Elles sont nombreuses : retenons la lithiase, les tumeurs bénignes et malignes, la tuberculose, la polykystose rénale, les traumatismes, les infections, la bilharziose (vésicale).
Les néphropathies peuvent entraîner des hématuries microscopiques ou macroscopiques. Les traitements anticoagulants peuvent être responsables de saignement; mais ils peuvent également révéler une lésion préexistante, rendant les explorations systématiques.
Enfin, aucune cause n'est retrouvée dans certains cas.

Traitement

Le traitement de l'hématurie dépend avant tout de sa cause.

Pyurie

La pyurie ou émission d'urines purulentes peut être suspectée devant des urines troubles, mais elle n'est affirmée que par **l'examen cytologique** : présence de nombreux leucocytes altérés.
La présence de filaments en suspension dans l'urine indique une infection urétrale ou prostatique.
Les causes de pyurie sont multiples; toute la pathologie infectieuse de l'arbre urinaire peut entraîner une pyurie.
Les affections les plus fréquemment en cause sont les cystites et les pyélonéphrites.

Protéinurie

La protéinurie est la présence anormale de protéines dans l'urine. Elle traduit le plus souvent une néphropathie. La protéinurie physiologique est inférieure à 120 mg/24 h.

Diagnostic

La protéinurie peut être recherchée de façon systématique (par la médecine du travail lors de vaccinations...) ou devant un état pathologique laissant suspecter une lésion rénale.
Elle est significative à partir de 0,2 g/24h.
Le dépistage se fait avec des bandelettes réactives que l'on imbibe d'urine (Labstix®).

La confirmation biologique demande un dosage sur les urines de 24 heures.

Il peut être intéressant de caractériser le type de protéinurie par une électrophorèse des protéines urinaires, voire par une immuno-électrophorèse.

Le diagnostic posé, il faudra en chercher la cause par un examen clinique complet (prise de la tension artérielle), un examen biologique (étude de la fonction rénale, culot urinaire à la recherche d'une hématurie microscopique, d'une infection urinaire).

Causes

Une protéinurie traduit le plus souvent une néphropathie dont il faut chercher la cause. Les maladies urologiques s'accompagnent rarement d'une protéinurie significative. Une protéinurie orthostatique est parfois observée chez des adolescents longilignes. Elle est alors isolée et n'apparaît qu'à l'orthostatisme.

Traitement

La protéinurie ne nécessite aucun traitement en soi. Son traitement est celui de l'affection causale lorsqu'il est possible.

Objectifs de soins

Soins à apporter aux personnes présentant des symptômes néphro-urologiques :

1) connaître le signe d'appel quel qu'il soit et demander une consultation médicale sans retard pour :
- hématurie;
- pyurie;
- protéinurie;

2) considérer comme urgents les symptômes suivants :
- rétention vésicale complète;
- hématurie franche;
- anurie;
- colique néphrétique;

3) recueillir et signaler au médecin les renseignements suivants :
- qualitatifs :
  – aspect, couleur, odeur des urines;
  – troubles mictionnels;
- quantitatifs : diurèse des 24 heures;

4) réaliser d'emblée une analyse d'urine à l'aide de bandelettes réactives multiples;

5) demander au patient de garder ses urines;

6) établir une feuille de surveillance si besoin :
- pression artérielle;
- température;
- diurèse;
- apports hydriques;

7) réaliser les examens complémentaires sanguins et urinaires sur prescription médicale;

8) en cas d'hématurie :
- si l'hématurie est macroscopique, rassurer le patient souvent inquiet;
- en cas de caillotage, mettre en place une sonde vésicale assez rigide et de gros calibre pour effectuer des lavages vésicaux sur prescription médicale;

9) en cas de pyurie :
- expliquer au patient les règles du recueil des urines pour l'examen bactériologique des urines (ECBU);
- être particulièrement attentif aux signes infectieux (fièvre, frissons...) et établir une courbe thermique;

10) en cas de protéinurie :
- vérifier la date de péremption de la bandelette réactive utilisée et recontrôler à l'aide d'autres bandelettes avant toute autre investigation;
- rechercher la présence d'œdème;
- bien expliquer la façon de procéder pour le recueil complet des urines des 24 heures (J1 : jeter les premières urines du matin puis conserver la totalité des urines, y compris les premières urines du matin du J2).

Insuffisance rénale

Elle se traduit par une diminution du débit de filtration glomérulaire.

Insuffisance rénale aiguë

C'est une urgence se manifestant le plus souvent par une anurie. Mais il existe des insuffisances rénales à diurèse conservée.
Les manifestations associées sont digestives (nausées, vomissements, parfois ulcère digestif), cardio-vasculaires (hypertension artérielle, troubles du rythme, œdème aigu du poumon), neurologiques (convulsions).
Sur le plan biologique, l'insuffisance rénale comporte une augmentation de l'urée sanguine et de la créatininémie, ainsi qu'une acidose métabolique et une hyperkaliémie.
Schématiquement, l'insuffisance rénale aiguë est secondaire soit à une néphropathie aiguë, en particulier tubulonéphrite aiguë toxique, ou due à une défaillance circulatoire (choc hypovolémique), ou à un obstacle mécanique (lithiase ou cancer).
En dehors du traitement de la cause, il convient de réduire les apports hydriques et sodés, de corriger l'hyperkaliémie au minimum par une résine échangeuse d'ions (Kayexalate®) pour éviter les troubles graves du rythme cardiaque; enfin, de contrôler l'acidose par une solution de bicarbonates.
Une dialyse peut être nécessaire pour passer un cap critique.

Insuffisance rénale chronique

Elle est liée à une maladie chronique définitive des deux reins.
Etant donné l'importance de la fonction d'élimination rénale, elle comporte à plus ou moins long terme une série de troubles divers, associés de manière variable :
- hyperazotémie, hypercréatininémie, traduisant la diminution de la filtration glomérulaire;
- **troubles hydroélectrolytiques** avec polyurie, rarement œdèmes, hyperkaliémie et acidose métabolique, hyperuricémie;
- **troubles phospho-calciques** avec hypocalcémie, hyperphosphorémie, hyperparathyroïdie secondaire, l'ensemble aboutissant à l'ostéodystrophie rénale;
- **troubles hématologiques** avec anémie non régénérative;
- **troubles digestifs** avec nausées, vomissements surtout à un stade avancé;
- **troubles cardio-vasculaires** avec hypertension artérielle, retentissement cardiaque et éventuellement péricardite au stade terminal;
- **troubles neurologiques** avec neuropathie périphérique (polynévrite).

La surveillance comporte un examen clinique complet régulier et des prélèvements sanguins.
Il importe de ne pas mettre en œuvre trop tardivement la dialyse.

Syndrome néphrotique

Il traduit une maladie glomérulaire.
C'est l'association de quatre symptômes :
- une protéinurie abondante et prolongée, supérieure à 3 g/24 h, composée majoritairement d'albumine;
- une hypoprotidémie (< 60 g/l) avec chute de l'albuminémie (< 30 g/l);
- des œdèmes variables et inconstants;
- une hyperlipidémie.

Une insuffisance rénale fonctionnelle par hypovolémie peut s'y associer, ou une insuffisance rénale organique. Une ponction-biopsie rénale est habituellement nécessaire pour préciser le type des lésions glomérulaires.
Le syndrome néphrotique peut être primitif ou secondaire à une affection générale (diabète, amylose, lupus, purpura rhumatoïde, etc.).

Infection urinaire

L'infection urinaire se définit par l'existence d'une pyurie et d'une bactériurie. Les germes les plus souvent rencontrés sont les bacilles à Gram négatif et en particulier le colibacille.
L'infection prédomine soit sur le haut appareil, créant une **pyélonéphrite** aiguë avec fièvre, frissons et douleur lombaire unilatérale, soit sur le bas appareil avec **cystite** et brûlures à la miction sans fièvre.

Néphropathies

La classification des néphropathies est complexe, essentiellement anatomopathologique. Selon la localisation de l'atteinte principale, on distingue les néphropathies glomérulaires, tubulaires, interstitielles et vasculaires.

Néphropathies glomérulaires ou glomérulonéphrites aiguë et chronique

Glomérulonéphrite aiguë

Elle est devenue très rare.

Elle est habituellement secondaire à une angine à streptocoque (β-**hémolytique**, groupe A, surtout de type 12), mais le germe lui-même est rarement identifié par prélèvement de gorge, car il existe un intervalle libre de dix jours environ entre l'infection et l'atteinte rénale. C'est dire l'intérêt du dosage des antistreptolysines O. D'autres infections peuvent être en cause.

L'atteinte rénale se manifeste par trois signes essentiels : des lombalgies, des œdèmes qui débutent au niveau du visage, une oligurie ; on note aussi un mouvement fébrile, une poussée tensionnelle, des céphalées.

L'examen des urines révèle trois anomalies : une protéinurie, une hématurie, une cylindrurie. Le bilan sanguin montre une insuffisance rénale transitoire avec élévation habituellement modérée de l'urée et de la créatinine plasmatiques. Le complément sérique est toujours abaissé.

Sous régime désodé, les signes disparaissent en quelques jours, avec parfois persistance pendant quelques mois d'une discrète protéinurie et d'une hématurie.

Glomérulonéphrite chronique

Elle est soit primitive, et l'on parle alors, selon les lésions histologiques observées à la biopsie rénale, de néphrose avec « lésions glomérulaires minimes » ou maladie à dépôts mésargiaux d'IgA ou de hyalinose segmentaire et focale, ou de glomérulonéphrite extramembraneuse, ou encore de glomérulonéphrite membrano-proliférative, soit secondaire à une maladie générale, telle que le lupus érythémateux disséminé, le purpura rhumatoïde, le diabète, l'amylose.

Les glomérulonéphrites primitives n'ont pas de cause connue ; on suspecte des mécanismes immunitaires.

Sur le plan **clinique**, le tableau associe une protéinurie avec ou sans syndrome néphrotique, une hématurie macroscopique ou microscopique, une insuffisance rénale et une hypertension artérielle.

Enfin, sur le plan chronique, ces glomérulonéphrites chroniques sont souvent très sévères car elles évoluent plus ou moins rapidement vers la destruction des reins et la mort par urémie chronique ou hypertension artérielle, en l'absence d'hémodialyse périodique ou de transplantation.

Néphropathies tubulaires

On distingue les néphropathies tubulaires aiguës et les néphropathies tubulaires chroniques qui n'ont, plus encore que les néphropathies glomérulaires aiguë et chronique, aucun lien entre elles.

Néphropathies tubulaires aiguës ou tubulonéphrites aiguës

On les appelle aussi néphropathies tubulo-interstitielles aiguës, mais nous éviterons cette appellation pour ne pas créer de confusion avec le groupe des néphropathies interstitielles, et ce, bien que l'atteinte des tubules et celle de l'interstitium rénal soient souvent associées.

La tubulonéphrite aiguë se traduit par un signe essentiel : l'anurie ou, au moins, une oligurie, sans hématurie, leucocyturie, cylindrurie ni protéinurie.

L'évolution dépend des circonstances de survenue de cette atteinte rénale, mais en lui-même le rein guérit habituellement en 3 semaines au maximum, avec reprise progressive de la diurèse. Le traitement associe une réduction des apports d'eau et de sodium (à modifier suivant la diurèse), le maintien d'apports caloriques, la correction de l'hyperkaliémie, éventuellement l'injection intraveineuse répétée de furosémide (Lasilix®) pour maintenir une diurèse, ou même une épuration extrarénale pour passer un cap.

Deux grandes causes résument l'étiologie de la tubulonéphrite aiguë :

- le **choc**, quelle qu'en soit l'origine, infectieuse ou pas, (septicémie à bacilles à Gram négatif surtout, traumatisme, transfusions incompatibles par erreur transfusionnelle, pancréatite aiguë) ;
- **l'intoxication** essentiellement médicamenteuse, en particulier par antibiotique néphrotoxique : certaines céphalosporines (Céfalexine®), colistine (Colimycine®), aminosides (Gentalline®, Nebcine®, Amiklin®, etc.), amphotéricine B (Fungizone® injectable) mais aussi les produits injectables de contraste radiologique.

Notons qu'une **intervention chirurgicale** est, dans les heures et jours qui la suivent, une circonstance suscitant de multiples causes de tubulonéphrite aiguë : choc, septicémie, erreur transfusionnelle, antibiothérapie, etc.

Il est clair qu'il y a des formes de passage entre une simple **insuffisance rénale fonctionnelle** par hypovolémie légère et une tubulonéphrite aiguë par choc ; la distinction n'est possible qu'en fonction de la rapidité de la régression. En cas de lésion massive avec « nécrose corticale rénale bilatérale totale », l'hémodialyse peut être définitive.

Néphropathies tubulaires chroniques ou tubulopathies chroniques

Elles sont essentiellement héréditaires, donc sans lien avec les tubulonéphrites aiguës. Ce sont **la cystinurie** (différente de la cystinose qui est une surcharge héréditaire en cystine) avec lithiase récidivante grave, le **diabète rénal** sans conséquence, les **acidoses tubulaires chroniques distales** ou **proximales**, s'intégrant dans le **syndrome de Fanconi** complexe, le **diabète insipide néphrogénique** avec polyurie résistant à l'hormone antidiurétique, le **syndrome de Bartter** ; toutes ces affections sont envisagées également en pédiatrie.

Néphropathies interstitielles ou pyélonéphrites aiguë et chronique

Nous ne ferons que signaler les rares néphropathies limitées à l'interstitium rénal telles que les **néphropathies interstitielles toxiques médicamenteuses**, soit aiguës, rares, par ampicilline, rifampicine, diurétiques thiazidiques, phénylbutazone, soit surtout chroniques dues à la phénacétine quand elle était utilisée pendant plusieurs années. Il existe de rares maladies interstitielles chroniques dans le cadre de maladies générales.

La plupart des néphropathies interstitielles sont des **pyélonéphrites**.

Pyélonéphrite aiguë

Le tableau est celui d'une fièvre à 39-40 °C avec frissons, de douleurs lombaires unilatérales, le plus souvent droites, d'une pyurie avec présence d'un germe à Gram négatif, retrouvé dans les hémocultures éventuelles réalisées lors des frissons.
Le risque est double : celui d'une tubulonéphrite aiguë par septicémie avec insuffisance rénale; celui d'un abcès du rein. C'est dire la nécessité d'une antibiothérapie adaptée et prolongée 3 semaines au maximum.
L'infection urinaire est habituellement ascendante, favorisée par un obstacle sur la voie excrétrice (lithiase, tumeur, syndrome de la jonction, maladie du col vésical, maladie prostatique, reflux vésico-urétéral chez l'enfant) à rechercher par urographie et/ou échographie.

Pyélonéphrite chronique

Elle correspond à une situation de fond comparable à la précédente, mais méconnue ou négligée.
Elle se distingue de la glomérulonéphrite chronique par plusieurs points :
- la protéinurie est habituellement absente, de même que l'hématurie;
- la leucocyturie est habituelle;
- l'insuffisance rénale est modérée et très progressive;
- on observe souvent une fuite de sels et de bicarbonate (avec acidose hypochlorémique);
- la pression artérielle reste longtemps normale;

La ponction-biopsie rénale est d'un intérêt limité.

Néphropathies vasculaires ou néphroangioscléroses bénigne et maligne

Elles sont toutes deux habituellement secondaires à une hypertension artérielle essentielle non traitée.

Néphroangiosclérose bénigne

Elle correspond à un vieillissement accéléré du rein. Elle entraîne une insuffisance rénale plus ou moins progressive, selon le contrôle de l'hypertension.

Néphroangiosclérose maligne

Elle accompagne une **hypertension artérielle maligne** avec pression artérielle diastolique supérieure ou égale à 130 mmHg et lésions au fond d'œil.
L'atteinte rénale, avec nécrose fibrinoïde des parois artérielles, se traduit par une protéinurie, une hématurie et une insuffisance rénale. Elle peut compliquer une hypertension artérielle négligée ou traduire une maladie générale (sclérodermie).

Néphropathie gravidique

La néphropathie gravidique ou toxémie gravidique survient au troisième trimestre d'une première grossesse. Elle associe trois signes :
- une **hypertension artérielle** supérieure ou égale à 140/90 mmHg;
- une **protéinurie** (témoignant d'une atteinte glomérulaire);
- une **prise de poids** et des **œdèmes**.

Le risque est double : fœtal, avec parfois nécessité d'un accouchement prématuré; maternel, avec possibilité d'**éclampsie**, c'est-à-dire de crises convulsives généralisées accompagnant une poussée hypertensive.
C'est dire l'intérêt d'une surveillance régulière de la tension artérielle chez la femme enceinte, avec repos, régime sans sel modéré, hypotenseurs tels que le Népressol®.

Traitements des néphropathies

Ils concernent trois domaines bien précis :
- les **conséquences** de l'atteinte rénale;

- la **suppléance** du fonctionnement rénal;
- les **causes** de cette atteinte.

Traitement des conséquences cliniques et biologiques

Il repose sur des mesures diététiques et sur la prise de médicaments dont l'observance régulière est une condition impérative.

Mesures diététiques

Régime de restriction protidique

La quantité d'apport protidique journalier est prescrite par le médecin, en moyenne 1 g/kg de poids corporel, un peu moins dans les insuffisances graves. En aucun cas elle ne doit être inférieure à 0,5 g/kg, car elle entraînerait une dénutrition avec fonte musculaire. Notons qu'il convient d'équilibrer les apports de protéines animales et végétales.

Régime de restriction sodée

Il est important dans les cas où le malade présente une hypertension artérielle, une insuffisance cardiaque, des œdèmes.
Il supprime tous les aliments riches en sodium : charcuterie, fruits de mer, fromages, pain et pâtisseries de pâtissiers, conserves... et l'apport de sel dans la préparation des repas.

Régime de restriction en potassium

Il faut vérifier que le malade n'absorbe pas d'aliments riches en potassium (chocolat, bananes...).

Ration hydrique

Elle doit être équivalente à la diurèse. Si celle-ci est inférieure à 1 l/24 h, la restriction devra être plus stricte.

Traitement médicamenteux

Il doit aider à corriger les désordres cliniques et biologiques :

- la **correction de l'hypertension artérielle** s'effectue à partir des traitements habituels de l'hypertension artérielle en tenant compte du mode d'élimination des médicaments associés au régime désodé. En cas d'insuffisance rénale, seul le furosémide (Lasilix®) peut être utilisé comme diurétique. Les épargneurs du potassium sont interdits;
- l'**hyperuricémie** accompagnant fréquemment une insuffisance rénale est traitée par des inhibiteurs de la synthèse de l'acide urique (Zyloric®) si elle est très importante ou s'il y a eu crise de goutte;
- le **déficit calcique** est compensé par l'absorption *per os* de carbonate de calcium souvent associé à la vitamine D afin de maintenir une calcémie entre 90 et 100 mg/l.
- l'**hyperphosphorémie** est combattue par l'administration de carbonate de calcium plutôt que des sels d'alumine.
- l'**anémie** peut être corrigée par apport d'érythropoïétine (Eprex®, Recormon®) ou de transfusions;
- l'**hyperkaliémie** : en dehors du régime, elle peut être corrigée en diminuant l'absorption intestinale du potassium à l'aide de produits tels que le Kayexalate® *per os* (ou en lavement en cas d'insuffisance rénale aiguë);
- les **affections associées** : il faut insister auprès des malades pour qu'ils évitent l'automédication, même pour des affections banales. Les médicaments prescrits doivent être adaptés à la fonction rénale.

Traitement de suppléance de l'insuffisance rénale

Il consiste à trouver un moyen de substitution du rein pour épurer le sang. Les échanges s'effectuent entre le sang et un liquide de dialyse par phénomène d'osmose à travers une membrane soit naturelle dans la dialyse péritonéale, soit artificielle dans l'hémodialyse.

Dialyse péritonéale

Description

Elle consiste en l'injection dans la cavité péritonéale de liquide qui reste en contact un certain temps avec la membrane péritonéale perméable, permettant l'échange avec le sang du réseau mésentérique. Elle ne peut s'effectuer que si le péritoine est fonctionnel (pas d'adhérences, pas de cloisonnement).

L'infection fréquente nécessite une **asepsie rigoureuse** pour l'utilisation du matériel.

L'épuration s'effectue par cycles; leur durée et la quantité de liquide injecté sont variables selon les cas.

Chaque cycle comprend trois temps :

- le remplissage qui s'effectue en 10 à 15 minutes;
- le contact (temps le plus important : 3 à 4 heures);
- la vidange : qui s'étale de 10 à 30 minutes.

Trois types de dialyse chez l'adulte :

- la dialyse péritonéale intermittente : l'épuration dure 30 à 40 heures par semaine en 2 à 3 séances;
- la dialyse péritonéale continue ambulatoire : 3 à 5 poches de 2 litres tous les jours;
- la dialyse péritonéale continue cyclique avec dialyse nocturne.

La deuxième méthode diminue la contrainte alimentaire et médicamenteuse, mais présente des risques infectieux plus importants du fait des nombreuses manipulations.

Surveillance d'un patient sous dialyse péritonéale

La **surveillance technique** s'effectue sur une feuille de bilan, sur laquelle il faut noter : le poids du malade avant et après le branchement, l'heure du branchement, le volume et le temps du remplissage, le temps de contact, le début et la fin de la vidange, la quantité vidangée, le bilan cumulatif des cycles.

Des douleurs peuvent apparaître si le remplissage est trop rapide ou la quantité de liquide trop importante.

La vidange peut être difficile : le cathéter peut être coudé et il faut alors changer la position du malade, ou obstrué et, sur prescription, il faut désobstruer.

La surveillance clinique demande la prise horaire du pouls, de la température et de la tension artérielle (une hypertension apparaît s'il y a surcharge, une hypotension si la filtration est trop rapide). Le malade est pesé tous les jours.

La surveillance biologique comporte régulièrement :

- le dosage sanguin de l'urée, de la créatinine, des électrolytes, du calcium, des protides, des glucides;
- le dosage des protides dans le liquide de sortie et l'examen cytobactériologique de ce liquide.

L'infection est suspectée devant l'existence de liquide trouble, de fièvre, de douleurs abdominales avec présence de pus ou de germe. Pour éviter l'infection, il faut respecter une hygiène et une asepsie rigoureuses : se laver les mains fréquemment, porter un masque, un bonnet et des gants stériles, désinfecter soigneusement la peau de l'abdomen, l'ombilic et le cathéter à la Bétadine®, faire un pansement hermétique et stérile, utiliser du matériel à usage unique. La présence du cathéter n'est pas une contre-indication à la douche quotidienne du malade. L'infection est traitée par injection dans la cavité abdominale d'antibiotique, sur prescription médicale, après prélèvement bactériologique.

Hémodialyse

C'est la mise en contact, en circulation extracorporelle, du sang du malade avec une solution de dialyse à travers une membrane semi-perméable.

Le malade subit deux à trois séances de dialyse par semaine d'une durée de 3 à 5 heures chacune.

La technique nécessite des accès faciles et permanents aux vaisseaux sanguins. Le débit sanguin dans le dialyseur doit être maintenu à 200 ml/min au minimum pendant la séance. Deux accès sont nécessaires : un accès artériel pour le départ (du malade vers le dialyseur), un autre veineux pour le retour (du dialyseur vers le malade).
Trois méthodes sont utilisées.

Shunt artérioveineux

Il réunit au bras l'artère radiale et la veine radiale superficielle ou plus rarement à la jambe, l'artère tibiale postérieure et la veine saphène interne *(Schéma 1)*. Cette méthode permet une connexion facile, évite les ponctions, ne nécessite pas d'immobilisation stricte du membre pendant la dialyse. Mais elle exige une surveillance stricte du matériel extériorisé en dehors des séances pour éviter au maximum l'infection.
Sa durée de fonctionnement est variable. Aujourd'hui, elle n'est plus utilisée qu'exceptionnellement, en cas d'insuffisance rénale aiguë.

Fistule artérioveineuse

C'est une anastomose d'une artère et d'une veine permettant à cette dernière de se dilater donc d'être facilement accessible.
C'est la méthode la plus utilisée, libérant le malade d'un pansement et d'un matériel extériorisé. L'accès des vaisseaux est très facile et permet au malade de se ponctionner lui-même *(Schéma 2)*. Il est aussi possible d'utiliser une prothèse vasculaire pour réaliser l'anastomose artérioveineuse.

Schéma 1 : Shunt artérioveineux.

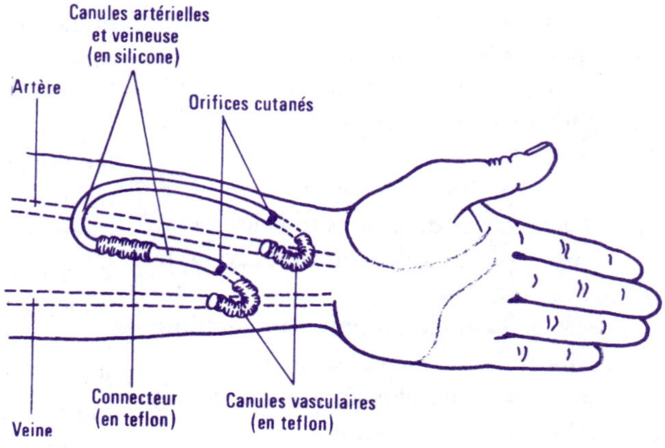

Schéma 2 : Fistule artérioveineuse.

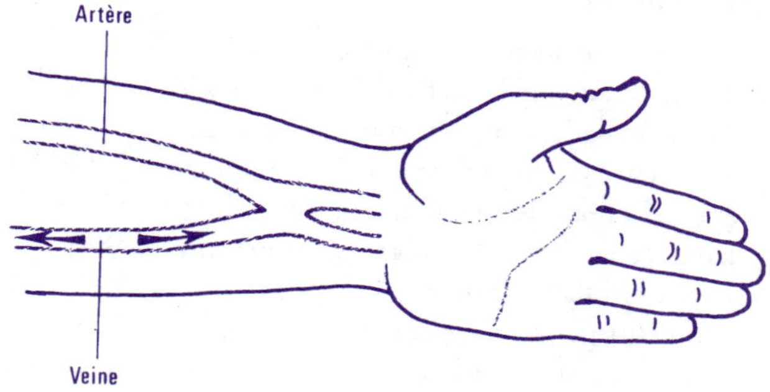

Cathéter double lumière

Placé en sous-clavier ou jugulaire interne, il est utilisé lors des séances et refermé après. On l'emploie quand il n'est pas possible de créer une fistule artérioveineuse.

Surveillance

La mise en place de ces méthodes se fait en milieu aseptique par un chirurgien, en prenant toutes les précautions pour éviter les infections.
La surveillance dans tous les cas est identique.
L'**hémorragie** est un risque majeur.
La **thrombose** se signale par la disparition du « thrill », en cas de fistule.
L'**infection** doit être prévenue par des mesures d'hygiène et d'asepsie rigoureuses (désinfection de la peau, utilisation de gants, de champs et de matériel stériles).
Devant une fièvre, une douleur, des signes d'inflammation, un traitement anti-infectieux est prescrit.
Dans tous les cas, il ne faut ni prendre la tension artérielle et le pouls à ce bras, ni faire de prise de sang ou d'injection intraveineuse dans la fistule. Le malade doit, quant à lui, éviter de porter des objets lourds, de faire des gestes violents, ou de serrer le shunt ou la fistule.

Transplantation rénale

C'est un traitement chirurgical curatif de l'insuffisance rénale chronique.
Le greffon rénal peut être prélevé sur un donneur vivant apparenté (frère ou sœur, souvent) ou plutôt sur un cadavre.
Dans tous les cas, des règles de compatibilité pour les groupes A, B, O et HLA doivent être respectées.
Le phénomène de rejet est fréquent, c'est pourquoi un traitement immunosuppresseur est mis en route pour diminuer les défenses immunitaires du receveur.

Traitement des causes des néphropathies

Il est à l'image de la variété des néphropathies et envisagé avec chaque étiologie.

Objectifs de soins

Soins à apporter aux personnes sous dialyse péritonéale et hémodialyse :

1) participer au diagnostic sur prescription médicale :

- effectuer les prélèvements sanguins en préservant le capital veineux en cas de fistule artérioveineuse ;
- recueillir les urines avec les précautions d'asepsie et le respect des temps horaires pour obtenir des résultats les plus fiables possibles ;
- préparer le patient aux différents examens radiologiques ou endoscopiques et l'informer du déroulement de chaque examen ;
- vérifier l'état d'hydratation avant examen avec produit de contraste ;
- vérifier que les médicaments contre-indiqués en cas d'examen avec produit de contraste ont bien été interrompus (ex. biguanides) ;

2) surveiller le patient :

- établir la courbe des constantes :
  - tension artérielle ;
  - diurèse ;
  - température ;
- établir la courbe du poids et mesurer le périmètre des membres inférieurs pour évaluer l'évolution des œdèmes (utiliser toujours les mêmes repères) ;
- vérifier l'aspect quantitatif et qualitatif des urines ;
- signaler au médecin toutes les douleurs et autres symptômes ou signes ressentis par le patient (type et localisation) ;

Objectifs de soins

- signaler, le plus rapidement possible, au médecin :

– toute manifestation de surcharge hydrosodée;

– tout résultat biologique anormal (surtout dyskaliémie) ;

3) s'assurer de la bonne observance du régime alimentaire :

- justifier l'intérêt du régime :

– en rapport avec l'altération de la fonction rénale;

– en rapport avec les nécessités liées aux traitements médicamenteux;

- énumérer les aliments autorisés et interdits;
- permettre l'utilisation des tables avec les équivalences en teneur (protides, sodium, potassium) ;
- modifier les habitudes culinaires en conséquence;
- s'assurer de l'adaptation des menus selon les habitudes de vie;
- s'assurer du respect de la ration hydrique journalière;
- identifier les résistances possibles et réajuster en conséquence;

4) s'assurer de la bonne observance des traitements médicamenteux :

- justifier l'intérêt du traitement;
- expliquer les modalités d'administration;
- s'assurer de la capacité du patient à identifier les effets indésirables et à réagir de façon adéquate;

5) aider le patient sur le plan psychologique en cas de dialyse :

- lui expliquer les conséquences et les modalités d'un tel traitement;
- lui permettre :

– de poser des questions;

– d'exprimer ses sentiments;

– de rencontrer d'autres dialysés;

– de participer au choix du traitement de suppléance : dialyse péritonéale à domicile, en centre, hémodialyse en centre, autodialyse, dialyse à domicile;

6) éduquer le patient face aux risques d'infection dus à l'immunodépression :

- hygiène corporelle;
- hygiène vestimentaire;
- hygiène de l'environnement;

7) informer le patient des précautions à prendre en cas de :

- fistule artérioveineuse, si hémodialyse;
- cathéter péritonéal, si dialyse péritonéale;

8) aider le patient à être autonome.

Affections rénales

Tumeurs rénales

Elles sont soit malignes et rares, soit bénignes et fréquentes (kystes).

Cancer du rein de l'adulte

C'est un adénocarcinome développé aux dépens des cellules du tube rénal, ou tumeur de Grawitz, relativement peu fréquent (1 à 2 % des cancers), qui atteint surtout l'homme à partir de 40 ans. Il reste longtemps latent, nodulaire, encapsulé, refoulant les cavités excrétrices. Il s'étend préférentiellement par le système veineux, entraînant alors des métastases pulmonaires, cérébrales, osseuses, hépatiques.

Les **signes cliniques**, quand ils sont présents, sont souvent dissociés : hématurie totale, isolée, indolore, souvent intermittente, douleurs lombaires, masse rénale palpable à l'examen, syndrome paranéoplasique : fièvre, polyglobulie, métastases.

Le **diagnostic** repose sur :

- l'urographie intraveineuse qui montre un syndrome tumoral au niveau d'un rein (refoulement, désorganisation des cavités pyélocalicielles qui peuvent être grignotées) ;
- l'échographie, qui montre une masse hyperéchogène à contenu hétérogène. L'extension loco-régionale et générale sera précisée par un scanner thoraco-abdomino-pelvien.

Le **traitement** est chirurgical (néphrectomie totale élargie), la chimiothérapie et la radiothérapie sont souvent inefficaces.

Cancer du rein de l'enfant

C'est une tumeur embryonnaire ou néphroblastome qui survient avant l'âge de 5 ans.

Le **diagnostic** se pose devant une volumineuse masse abdominale.

Le **traitement** repose sur l'association chirurgie-radiothérapie et surtout chimiothérapie, qui a très nettement amélioré le pronostic.

Tumeurs bénignes

Les kystes rénaux sont fréquents et banals, découverts le plus souvent pas échographie. Ils peuvent être exceptionnellement responsables de lombalgies et seront alors ponctionnés ou opérés (par exérèse chirurgicale ou par lomboscopie).

Ils ne justifient, dans la plupart des cas, qu'une surveillance échographique régulière.

Lithiases urinaires

Pathologie très fréquente, puisqu'elle semble toucher près de 5 % de la population, son traitement a subi une véritable révolution depuis l'apparition des ultrasons (lithotripsie extracorporelle par ondes de choc).

Physiopathologie

L'urine véhicule de nombreux minéraux qui, dans certaines circonstances, cristallisent pour former des calculs. En fonction de leur composition, on distingue quatre types principaux de calculs :

- oxaliques, formés d'oxalate de calcium ;
- phosphocalciques ;
- phospho-ammoniaco-magnésiens, qui très souvent sont volumineux et moulent les cavités (calculs coralliformes) ;
- uriques, qui sont caractérisés par leur radiotransparence.

Le devenir des calculs est très variable. Les petits calculs, les plus fréquents, seront spontanément éliminés par les voies naturelles. Les autres entraîneront des accidents de blocage, avec agression de la paroi excrétrice, rétention d'urine en amont du calcul avec risque d'infection.

Diagnostic

Les **douleurs** sont le signe principal et notamment les coliques néphrétiques, lors de la migration des calculs ; l'hématurie est plus rare. L'infection urinaire est souvent récidivante.

La certitude repose sur l'**examen radiologique** :

- l'abdomen sans préparation repère les calculs radio-opaques ; ce sont des opacités se projetant dans l'aire rénale ou sur le trajet de l'uretère ;
- l'urographie intraveineuse permet de découvrir les calculs radiotransparents et leur localisation, d'analyser leur taille, d'étudier leur retentissement et de rechercher enfin un facteur favorisant.

Un **bilan biologique** est nécessaire à la recherche d'une cause métabolique :

- bilan phosphocalcique (recherche d'une hyperparathyroïdie avec hypercalcémie, hypercalciurie) ;
- uricémie, uricurie ;
- étude du pH urinaire et examen cytobactériologique des urines.

Traitement

Il vise deux objectifs : supprimer le ou les calculs existants et prévenir les récidives.

Traitement médical

Il repose sur l'administration de **deux types de médications :**

- les anti-inflammatoires non stéroïdiens (Indocid®, Voltarène®) ont pour but de faire diminuer l'œdème de la muqueuse qui entoure le calcul, permettant ainsi plus facilement son évacuation ;
- les antispasmodiques agissent contre les douleurs paroxystiques. L'Avafortan® ou la Viscéralgine® sont en général assez actifs ; dans les cas plus douloureux, on peut utiliser la morphine et ses dérivés.

Dans le cas de douleurs chroniques, le repos allongé, les analgésiques du type aspirine, les bains chauds sont conseillés.

La diététique

C'est un élément essentiel du traitement des lithiases, mais d'efficacité variable selon leur nature. Elle est excellente dans les lithiases uriques, calciques et phosphatiques ; les résultats sont moins bons dans les lithiases oxaliques.

Dans tous les cas, le but du régime est de diluer les urines en faisant boire au malade au moins 2 litres par jour (en période non douloureuse), pour que la densité des urines soit inférieure à 1 010 ; de modifier leur pH en les acidifiant ou en les alcalinisant ; de contrôler l'apport de calcium alimentaire en diminuant les laitages et d'acide oxalique (suppression du chocolat, des épinards, betteraves, asperges...) ; d'obtenir un amaigrissement si nécessaire, avec un régime hypocalorique.

Le traitement chirurgical

Il est indispensable si le calcul est de diamètre important. Il est retiré :

- au niveau du rein et du haut uretère, soit par néphrostomie percutanée (ponction du rein à partir de la peau), soit par lithotripsie extracorporelle ;
- au niveau du bas uretère, en montant une sonde par voie vésicale sous cystoscopie, ou par urétéroscopie ;
- en cas d'échec, ou de contre-indication, le traitement chirurgical reste indiqué ;
- en cas de complications (anurie, infection, colique néphrétique hyperalgique), un geste de dérivation urinaire s'impose en urgence par une montée de sonde urétérale ou une néphrostomie percutanée.

Autres pathologies

Maladie polykystique

C'est une maladie héréditaire correspondant à l'envahissement du parenchyme rénal par des kystes.
C'est une néphropathie interstitielle qui évolue plus ou moins rapidement vers l'insuffisance rénale.
L'urographie intraveineuse et surtout l'échographie confirment l'existence de deux énormes reins avec des cavités excrétrices déformées par les kystes.
La complication la plus grave est l'infection des kystes avec possibilité de constitution d'un abcès, et l'hémorragie.

Maladie de Cacchi-Ricci

C'est aussi une maladie malformative des voies excrétrices qui peut entraîner la formation de petites lithiases calciques et parfois des calcifications des papilles.

Affections des voies excrétrices

Tumeurs des voies excrétrices

Dans la **tumeur des voies excrétrices hautes,** l'hématurie est le maître symptôme.
A l'urographie intraveineuse, il existe une lacune ou une sténose de la voie excrétrice correspondant à la tumeur.
Le traitement est l'uretérectomie totale et la néphrectomie.
Les tumeurs de la vessie *(Photo 1)* sont le plus souvent bénignes. Certains facteurs favoriseraient la survenue de telles tumeurs : substances chimiques (aniline, tabac), bilharziose vésicale.

Photo 1 : Polype de vessie, vu en endoscopie.

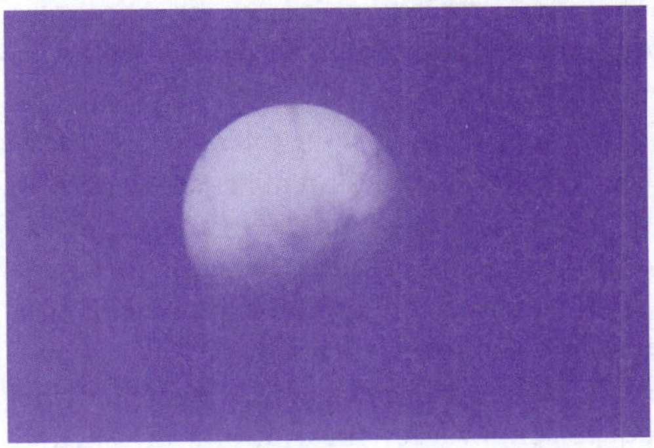

Les signes révélateurs sont :
- le plus souvent une hématurie, caractéristique quand elle est terminale;
- pollakiurie, cystite, insuffisance rénale à la phase terminale.

Le cytodiagnostic urinaire apporte des éléments cytologiques importants quant au grade de malignité de la tumeur.
L'urographie intraveineuse peut montrer une lacune ou un retentissement sur le haut appareil avec stase, en cas de tumeur maligne.
L'endoscopie avec résection de la tumeur permet le diagnostic de bénignité ou de malignité et d'apprécier le nombre, la taille et la localisation de la tumeur (col vésical, méat urétéral...).
Si la tumeur papillaire est limitée à l'épithélium, une simple surveillance est nécessaire avec éventuellement des instillations intravésicales mensuelles d'agents cytolytiques pour prévenir la récidive et la progression.
Si la lésion est infiltrante, il convient de réaliser une cystectomie partielle ou totale avec reconstruction du réservoir vésical (néovessie en intestin) si l'état général le permet et s'il n'y a pas de métastases à distance. Un autre traitement possible est une radiochimiothérapie, globalement peu efficace.

Syndrome jonctionnel pyélo-urétéral

C'est une malformation congénitale de la jonction urétéro-pyélique. Elle va entraîner une distension du bassinet et du calice, plus ou moins importante, et parfois bilatérale (hydronéphrose).

Cette malformation a une tolérance très variable : en effet, dans les premiers mois de la vie et plus fréquemment chez les garçons, le syndrome de jonction peut menacer le parenchyme rénal et conduire, très précocement, à une intervention réparatrice.

Mais on peut découvrir fortuitement, chez des personnes âgées, un syndrome de jonction qui, jusque-là, n'avait jamais fait parler de lui.

Les signes révélateurs sont le plus souvent des douleurs lombaires, à type de colique néphrétique, liées à la surpression dans les cavités rénales, compliquées parfois de pyélonéphrite avec pyurie et fièvre.

Le diagnostic est fait par l'urographie intraveineuse, qui montre un retard de sécrétion avec un ou deux bassinets globuleux et un uretère fin.

L'évolution d'un syndrome de jonction peut aboutir à la destruction du rein. Diagnostiquée à temps, cette malformation peut être opérée et corrigée par une plastie.

Reflux vésico-urétéral

Le reflux vésico-urétéral va entraîner une remontée des urines de la vessie vers le rein ; ce reflux peut survenir spontanément ou lors de la miction, entraînant une douleur lombaire.

Un reflux peut être congénital ou acquis :

- congénital : le trajet sous-muqueux de l'uretère dans la vessie est insuffisant. C'est la cause la plus fréquente et cette affection est rencontrée le plus souvent chez la petite fille. Le reflux est uni- ou bilatéral ;
- acquis : en cas de réimplantation urétéro-vésicale, en cas d'hyperpression vésicale (obstacle cervicoprostatique, vessie neurologique).

Il se manifeste par une pyélonéphrite à répétition chez un petit enfant, avec fièvre inexpliquée, douleurs lombaires, cystite, pyurie et bactériurie.

Le diagnostic est fait par l'urographie intraveineuse et surtout la cystographie rétrograde, qui montre un reflux d'urine dans le rein. Enfin, une cystoscopie peut permettre de mesurer le trajet sous-muqueux de l'uretère, qui est anormalement court, et peut montrer un méat urétéral ovalaire ou béant (siège du reflux).

L'évolution est parfois catastrophique avec destruction progressive des reins.

Chez l'enfant, il existe actuellement un traitement chirurgical efficace avec réimplantation de l'uretère et confection d'un trajet sous-muqueux (intervention de Cohen) ou un traitement endoscopique avec injection sous-méatique d'une substance inerte (Téflon par exemple).

Certains reflux modérés ou intermittents peuvent disparaître après traitement prolongé de l'infection urinaire.

Cystites et urétrites

Cystites

La cystite se traduit par l'association de brûlures mictionnelles, de pollakiurie et de pyurie. Elle peut parfois s'accompagner d'une hématurie et de pesanteur hypogastrique. Elle est plus fréquente chez la femme, en raison de la brièveté de l'urètre. Chez l'homme, elle est souvent significative d'une affection sous-jacente (adénome prostatique, prostatite, maladie du col...).

Une cystite impose un examen cytobactériologique des urines avec antibiogramme.

Lorsque la cystite récidive malgré le traitement, elle impose un bilan plus complet avec urographie intraveineuse.

Urétrites

L'urétrite aiguë n'existe que chez l'homme et se traduit par des brûlures mictionnelles très intenses, une dysurie, des urines troubles et des écoulements urétraux.

L'examen cytobactériologique du prélèvement urétral révèle, le plus souvent, du gonocoque, du *Trichomonas*, du *Candida albicans*, des *Chlamydias*, parfois des germes banals.

Une urétrite mal traitée ou non traitée peut évoluer vers l'urétrite chronique et se compliquer de rétrécissements.

Il faudra s'enquérir du partenaire sexuel du patient qui doit également être traité.

Vessie neurologique

La miction est un acte complexe dont l'incitation ou l'inhibition sont sous la dépendance de la volonté, mais dont le déroulement se poursuit de façon réflexe.

L'innervation de la vessie est assurée par des fibres motrices (destinées au sphincter strié), des fibres sensitives et des fibres végétatives (parasympathiques).

On peut observer des troubles sphinctériens au cours des lésions du système nerveux à tous les étages.

Dans les atteintes centrales (encéphale, moelle), on peut retrouver :

- soit des **rétentions** d'urine, surtout dans les lésions sévères et rapides (coma, section médullaire) ;
- soit des **mictions impérieuses** dans les processus lents (ischémie cérébrale, paraparésie) ; en effet, dès le premier besoin ressenti, la miction se déclenche, ce qui entraîne pratiquement une incontinence.

Dans les atteintes de la moelle ou des racines de l'étage sacré, le type le plus fréquent est l'atonie vésicale, caractérisée par la perte du besoin d'uriner avec **des mictions par regorgement**.

Les solutions thérapeutiques sont multiples (autosondages, traitements médicaux, rééducation, interventions chirurgicales ou endoscopiques).

Rétrécissement de l'urètre

C'est l'homme qui est le plus souvent sujet au rétrécissement de l'urètre.

Chez la femme, les rétrécissements sont généralement situés au niveau du méat vulvaire.

Clinique

Le rétrécissement se traduit d'abord par un jet fin : le patient est obligé de « pousser » pour uriner (dysurie). Il peut se mettre en rétention vésicale complète : le sondage est impossible; il faut alors placer un cathéter sus-pubien, dans la vessie, pour drainer les urines. Ce cathéter est posé chirurgicalement par ponction suspubienne sous anesthésie locale.

Etiologies

Généralement, elles sont postinfectieuses : une urétrite même très ancienne peut entraîner, des années plus tard, un rétrécissement. Elles peuvent être postchirurgicales, postendoscopiques, postsondage : une sonde, même posée pendant 24 heures, peut parfois entraîner un rétrécissement.

C'est le cliché mictionnel lors de l'UIV et l'urétrographie rétrograde qui vont objectiver le rétrécissement. Un examen cytobactériologique des urines est indispensable.

Traitement

Il peut se faire par voie endoscopique (urétrotomie interne éventuellement associée à la pose d'une prothèse urétrale temporaire), ou par voie périnéale ou pénienne selon que le rétrécissement est postérieur ou antérieur (urétroplastie).

Tuberculose urogénitale

Malgré le caractère obligatoire du BCG, de nombreux cas de tuberculose urogénitale sont encore diagnostiqués en France, surtout chez les immigrés.
Elle peut entraîner une destruction de l'arbre urinaire.

Signes révélateurs

Ils sont multiples et correspondent aussi bien à une crise de colique néphrétique ou à des douleurs lombaires en rapport avec un rétrécissement de l'uretère ou la destruction d'un rein (atteinte du parenchyme) qu'à une crise de cystite ou à une orchiépididymite.

Examens complémentaires

Le bacille de Koch est recherché dans les urines et dans les crachats. La fonction rénale est appréciée par les examens habituels. C'est l'urographie intraveineuse qui va faire le bilan des lésions.

Evolution et traitement

Le traitement comporte essentiellement une antibiothérapie antituberculeuse; ces médicaments, très actifs, doivent être pris régulièrement et pour une durée d'au moins 6 mois.
Malgré le traitement, les lésions peuvent évoluer sur le mode d'un rétrécissement avec nécessité d'interventions réparatrices.
Une des conséquences de l'épididymite tuberculeuse est la stérilité.

Bilharziose urogénitale

La bilharziose urogénitale est une affection fréquente atteignant plusieurs centaines de millions d'individus dans le monde. Elle est due à *Schistosoma hematobium*, alors que la *Schistosoma mansoni* est responsable de la bilharziose intestinale et hépatique.

Les lésions causées par les œufs de bilharzie sont surtout vésicales, granulomateuses et inflammatoires, et sont à l'origine d'hématurie, de brûlures mictionnelles, de pollakiurie. Elles peuvent évoluer vers une baisse de la capacité vésicale, des rétrécissements urétéraux et une souffrance rénale.
L'urographie intraveineuse montre des calcifications vésicales, étudie les uretères et les lésions rénales.

Signes révélateurs

On doit évoquer le diagnostic chez les sujets d'origine africaine en particulier, et en cas de séjour en pays d'endémie.
Les œufs de bilharzie sont recherchés dans les urines ou par biopsies vésicales.

Traitement

Le traitement médical (Ambilhar®, Biltricide®) est efficace, mais il faudra faire aussi le traitement urologique des lésions de l'appareil urinaire.

Affections de la prostate

Adénome prostatique

L'adénome de la prostate est l'affection prostatique la plus fréquente chez l'homme après 50 ans.
La pollakiurie surtout nocturne et la dysurie sont les symptômes les plus fréquents.
L'hématurie est plus rare. Elle peut être soit initiale (signant l'origine cervico-prostatique), soit totale et abondante (lors d'une rétention complète par caillots).
Trois complications peuvent être révélatrices :

- la rétention complète, qui peut soit faire suite à une pollakiurie et à une dysurie, soit inaugurer le tableau clinique;

• la distension vésicale accompagnant une insuffisance rénale qui évolue à bas bruit, avec des troubles métaboliques et une incontinence par regorgement ;

• enfin les accidents infectieux (cystite, orchiépididymite).

A l'examen clinique, il faut regarder ou entendre uriner le patient pour préciser la faiblesse du jet et constater l'aspect des urines.

Il faut rechercher un globe vésical : voussure hypogastrique mat à la percussion.

C'est le toucher rectal pratiqué par le médecin qui va permettre de palper l'hypertrophie prostatique (prostate augmentée de volume, souple, régulière, avec 2 lobes palpables).

Les **examens complémentaires** précisent le diagnostic d'adénome prostatique et apprécient son retentissement sur l'appareil urinaire.

L'échographie rénale et vésico-prostatique est actuellement le seul examen demandé en première intention. Elle précise exactement la taille de la prostate.

L'urographie intraveineuse et l'urétrocystographie ne sont plus demandées de façon systématique.

Effectuées avant, pendant et après la miction, elles montrent la saillie de l'adénome à l'intérieur de la vessie, l'existence d'un résidu post-mictionnel. Elles recherchent également des complications : vésicales (diverticules de vessie, lithiase vésicale), réno-urétérales (distensions urétéro-pyélocalicielles bilatérales).

Si un cliché mictionnel n'est pas possible à l'urographie intraveineuse pour visualiser l'urètre, une urétrocystographie rétrograde et mictionnelle est parfois demandée ; elle montre un urètre prostatique allongé et laminé par l'adénome.

Les examens de laboratoire recherchent :

• une insuffisance rénale (urée et créatininémie) ;

• une infection urinaire (ECBU).

Le bilan général permet de contrôler tous les éléments en vue d'une indication opératoire.

Le traitement de l'adénome est essentiellement chirurgical. Les troubles mictionnels peuvent être améliorés au début de l'hypertrophie. Certains médicaments récents semblent capables de freiner la croissance de l'adénome prostatique.

Actuellement, deux techniques opératoires principales dominent :

• l'adénomectomie transvésicale, réservée aux gros adénomes, qui consiste à retirer l'adénome en ouvrant la vessie ;

• la résection transurétrale pour les petits et moyens adénomes, qui consiste à « raboter » la prostate par l'intérieur de l'urètre.

Prostatite

Elle peut être chronique ou aiguë.

Prostatite aiguë

Elle survient plutôt chez un sujet jeune à la suite d'une urétrite, d'une manœuvre endo-urétrale, d'une diffusion hématogène lors d'une septicémie.

Le tableau est celui d'une cystite fébrile avec lobe prostatique très douloureux au toucher rectal qui fait le diagnostic.

L'évolution est le plus souvent favorable après un traitement antibiotique, le repos, des anti-inflammatoires. Elle peut parfois se compliquer d'abcès prostatique, d'épididymite ou de rechute.

Prostatite chronique

Les signes cliniques sont très variés avec des troubles génitaux (écoulements urétraux, douleurs périnéales et douleurs à l'éjaculation, hémospermie), des troubles mictionnels (dysurie et pollakiurie diurne), des accidents infectieux à répétition (cystite, épididymites, prostatite aiguë).

Le traitement est difficile car, malgré les cures d'antibiotiques prolongées, cette affection récidive et peut même conduire, du fait de ses conséquences, à une résection endoscopique de prostate.

Cancer de la prostate

C'est un épithélioma glandulaire très fréquent chez l'homme âgé et qui reste longtemps très limité et sans conséquence.
Il peut être révélé par une métastase osseuse avec douleurs, une complication d'insuffisance rénale avec anurie, mais le plus souvent par des troubles mictionnels (dysurie et pollakiurie).
C'est le toucher rectal qui fait le diagnostic en percevant une prostate dure, à consistance pierreuse. Une biopsie prostatique est indispensable avec examen anatomopathologique.
Les clichés de la colonne lombaire et du bassin et la scintigraphie osseuse recherchent les métastases osseuses (vertèbre ivoire).
L'urographie intraveineuse apprécie le retentissement de l'obstacle prostatique sur la vessie et le haut appareil.
Les examens de laboratoire montrent souvent une vitesse de sédimentation accélérée, une anémie, un antigène prostatique spécifique (PJA) élevé.
Sur le plan thérapeutique, les cancers prostatiques métastatiques doivent bénéficier d'un traitement hormonal antiandrogénique : on peut proposer une castration chimique ou chirurgicale, représentée par la pulpectomie (qui consiste à retirer tout l'intérieur de la glande des deux testicules et à supprimer ainsi leur sécrétion d'androgènes).
La chirurgie s'adresse aux cancers prostatiques localisés (on réalise alors une prostato-vésiculectomie totale avec curage ganglionnaire iléo-obturateur par voie suspubienne).
La radiothérapie externe est une autre forme de traitement pour les cancers localisés.

Autres pathologies

Tumeurs des bourses sans lésion épididymotesticulaire

L'**hydrocèle** se présente comme une grosse bourse lisse, transilluminable (épanchement liquidien autour du testicule et produit par la vaginale).
Le **varicocèle** est une dilatation variqueuse des veines spermatiques du cordon ; la gêne qu'il provoque peut justifier une intervention.

Lésions épididymotesticulaires

Elles comportent :

- l'**épididymite aiguë**, qui survient souvent dans un contexte d'infection urinaire, avec grosse bourse chaude, très douloureuse, et de la fièvre ;
- les **tumeurs testiculaires**, surtout chez le jeune homme, à considérer *a priori* comme un cancer ;
- la **torsion du cordon spermatique**, chez le jeune enfant ou le jeune homme, caractérisée par une brusque douleur du scrotum, à opérer en urgence.

Soins en urologie

Sondes vésicales

Choix de la sonde

Il en existe une grande variété. Elles diffèrent par leur matériau (rigide ou souple), la forme de leur extrémité.
Il faut opposer les sondes à ballonnet, autofixatrices, aux sondes sans ballonnet, nécessitant une fixation cutanée.

Leur choix est fonction du diamètre de l'urètre et de leur utilisation.
Pour le cathétérisme urétral, deux types de sondes sont plus fréquemment utilisés.

➡ Sondes souples type Foley

Autofixatrices à ballonnet et à bout cylindrique, elles permettent un drainage facile et de longue durée. Elles sont bien tolérées par le patient. Elles ne s'utilisent pas en cas d'obstacles sur l'urètre. (Un sondage sur une sténose urétrale risque d'entraîner une urétrorragie par fausse route et une infection aggravant considérablement la lésion initiale.)

➡ Sondes rigides

Elles permettent de franchir des obstacles (adénomes, cancer de la prostate...) et facilitent le drainage, l'évacuation d'éventuels caillots ou autres déchets.
Beaucoup moins bien tolérées par le patient, ce type de sonde s'utilise pendant une période restreinte.
Citons la sonde de Marion, béquillée, à bout olivaire sans ballonnet ni système de lavage, la sonde de Couvelaire biseautée, à bout coupé avec ballonnet et système d'irrigation par double courant, la sonde de Cheviet, à bout coupé avec ballonnet et système de lavage.

Pose de la sonde vésicale

Un infirmier peut être amené à poser une sonde vésicale dans un but :
- diagnostique :
– examen cytobactériologique des urines ;
– diagnostic différentiel entre anurie et rétention ;
– mesure de la diurèse horaire précise ;
- préventif :
– prévention d'escarres ;
– en cas d'incontinence, d'infection d'une plaie périnéale ;
- curatif :
– évacuation des urines ;
– lavage de vessie dans les infections, les hémorragies ;
– instillation médicamenteuse (tumeur de la vessie...).

Le cathétérisme est facilement réalisable chez la femme, plus difficile chez l'homme étant donné la courbure de l'urètre. Dans ce cas, le premier sondage doit être fait par le médecin. La plus grande asepsie est de rigueur afin d'éviter toute contamination. Après une toilette normale, on effectue une toilette antiseptique (Dakin®) de la région vulvaire ou de la verge décalottée.
Le matériel est posé sur une table recouverte d'un champ stérile (sonde vésicale lubrifiée, compresses stériles, seringue remplie d'eau distillée pour gonfler le ballonnet).
Après avoir mis des gants stériles et posé un champ troué stérile, l'infirmier écarte les petites lèvres ou tient la verge verticalement avec une compresse stérile et introduit la sonde sans forcer (chez l'homme, dans un deuxième temps, on place la verge obliquement pour pousser la sonde dans la vessie) *(Schémas 1 et 2)*. L'apparition d'urine annonce que la sonde est dans la vessie.

Schéma 1 : Cathétérisme vésical chez la femme.

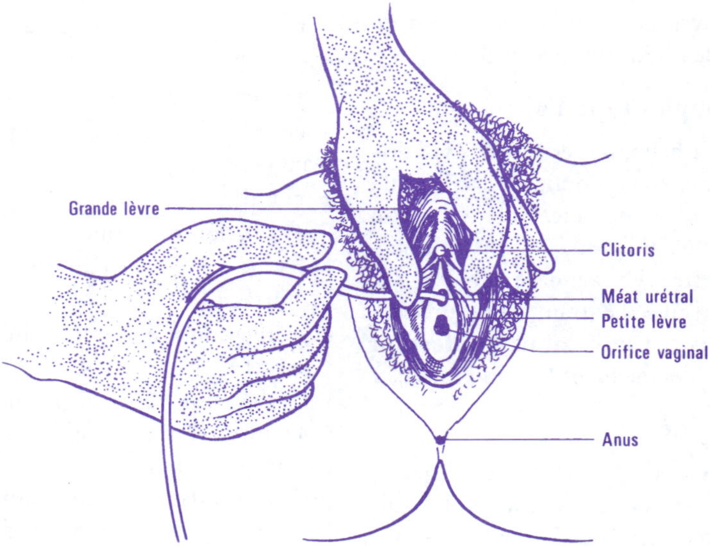

Schéma 2 : Cathétérisme vésical chez l'homme.

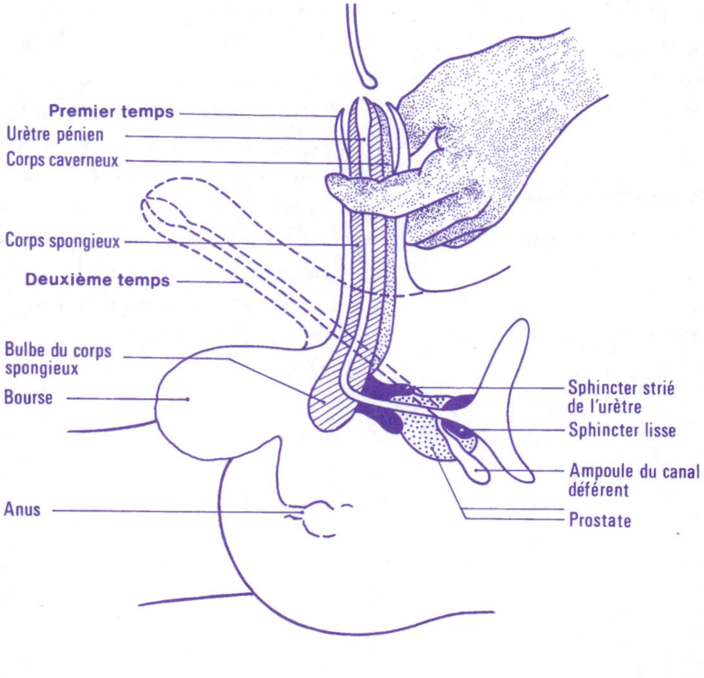

La sonde est raccordée au sac collecteur et fixée :

- pour la sonde à ballonnet : gonfler avec de l'eau distillée ;
- pour la sonde démunie de ballonnet : fixer en « bouchon de champagne », nouer des fils autour de la sonde à 2 ou 3 cm du méat, rabattre les extrémités le long de la verge, les fixer avec de l'adhésif sans faire de circulaire.

Surveillance d'un patient porteur de sonde

La toilette génitale simple, suivie d'une toilette antiseptique, doit être faite deux fois par jour (bien recalotter le gland).

L'extérieur de la sonde est nettoyé avec une compresse imbibée d'antiseptique.

Les tractions sur la sonde sont prescrites pour éviter de la déplacer

L'urine s'écoule en permanence dans le collecteur, justifiant sa perméabilité. Le sac reste en position déclive par rapport à la vessie ; il est changé tous les 2 ou 3 jours.

Un lavage de vessie peut être prescrit pour évacuer des dépôts lithiasiques, des caillots, des débris épithéliaux. Il s'effectue à l'aide d'une seringue de 60 ml à gros embout ou d'une seringue de Guyon avec du sérum physiologique ou de l'eau stérile. Une asepsie rigoureuse est indispensable. L'irrigation ne doit pas être traumatisante (injection douce du liquide qui doit revenir spontanément). Si le retour ne se fait pas, aspirer **très doucement.**

Sondes urétérales

Les sondes sont de calibre standard de très petits diamètres, elles mesurent 71 cm de longueur et sont graduées tous les centimètres.

On les utilise pour réaliser une exploration radiologique rétrograde de la voie sécrétrice supérieure (urétéro-pyélographie rétrograde ou UPR) ou pour assurer un drainage rénal en urgence.

Pour l'exploration, elles sont droites cylindriques ou droites olivaires.

Pour le drainage, elles sont droites biseautées.

Les sondes urétérales sont placées au cours d'une cystoscopie. Elles s'extériorisent par l'urètre ou par la paroi abdominale. Pour éviter leurs déplacements, elles sont maintenues par un fil à la paroi ou à la sonde vésicale.

On utilise maintenant le plus souvent des sondes dites « en double J », qui ont l'avantage de rester en place sans fixation (leur forme s'accroche en haut au bassinet, en bas à la vessie) et de permettre au patient de se déplacer normalement.

La surveillance porte surtout sur la perméabilité : une sonde urétérale doit couler en permanence.

La diurèse de chaque sonde est mesurée séparément. Pour les repérer, la sonde urétérale gauche a son extrémité coupée en biseau alors que la droite ne l'est pas.

Après ablation des sondes urétérales, un anti-inflammatoire corticoïde (Célestène®) est prescrit pour diminuer l'œdème causé par la sonde.

Sondes de néphrostomie

Après certains types d'intervention, des sondes de néphrostomie sont posées (type Pezzer ou Malecot) pour réaliser un drainage rénal par voie cutanée.

Depuis quelques années, les néphrostomies percutanées sont de plus en plus fréquentes ; elles permettent de réaliser un drainage sans intervention chirurgicale. Ce geste peut s'effectuer sous anesthésie locale après légère prémédication, chez un malade à jeun, sous contrôle radiographique et échographique.

Il est important de surveiller la perméabilité de la sonde, la couleur des urines (car des hémorragies sont fréquentes) et la température du malade.

En cas de douleur abdominale, il faut avertir le médecin car il y a un risque de perforation intestinale (colique essentiellement) lors de la ponction percutanée (accident rare).

Sondes de dérivation définitive

Deux types de dérivations existent.

Urétérostomie cutanée

Elle consiste à aboucher les deux uretères à la peau. Dans ce cas, les risques infectieux sont courants car il n'y a pas de système antireflux. Les stomies sont cathétérisées par des sondes sur une longueur de 21 à 26 cm pour éviter la sténose des orifices.

Urétérostomie transiléale (Bricker)

Les deux uretères sont abouchés à une portion d'intestin grêle isolé du circuit digestif et ouvert à la peau.
Grâce au péristaltisme intestinal, les urines ne refluent pas. Son avantage par rapport à l'urétérostomie cutanée est qu'il n'y a qu'un seul orifice abdominal et pas de sonde.
Dans les deux cas, la préparation psychologique du patient avant l'intervention est importante.
Le choix de l'emplacement de la stomie conditionne l'étanchéité de l'appareillage ultérieur.
Le patient doit avoir une hygiène de vie rigoureuse :

- le lavage de la peau doit être minutieux (à l'eau et au savon de Marseille, une protection cutanée effectuée en cas d'irritation) ;
- la diurèse doit être importante pour lutter contre l'infection (le malade doit boire plus de 2 litres par jour en dehors des repas) ;
- l'appareillage doit être le plus confortable possible, les systèmes combinés adhésifs sont actuellement les plus utilisés : une plaque de Karaya autocollante est posée sur la peau ; une poche s'adapte hermétiquement sur cette plaque.

Objectifs de soins

Soins à apporter aux personnes porteuses de sondes vésicales ou urétérales :

1) établir la courbe biquotidienne de la température, du pouls, de la tension artérielle, et quotidienne du poids ;
2) observer et noter l'aspect du malade ;
3) contrôler les urines :
- quantité par 24 heures (en cas d'irrigation vésicale, tenir compte du volume d'irrigation) ;
- aspect (sang, pus) ;
- odeur ;
- éventuellement tamiser les urines à travers une compresse en cas de suspicion de lithiase ;
- mesurer le pH urinaire ;

4) surveiller la perméabilité des sondes et des drains ;
5) reconnaître la présence d'un globe vésical ;
6) effectuer les soins pré- et postopératoires.

Notes

6

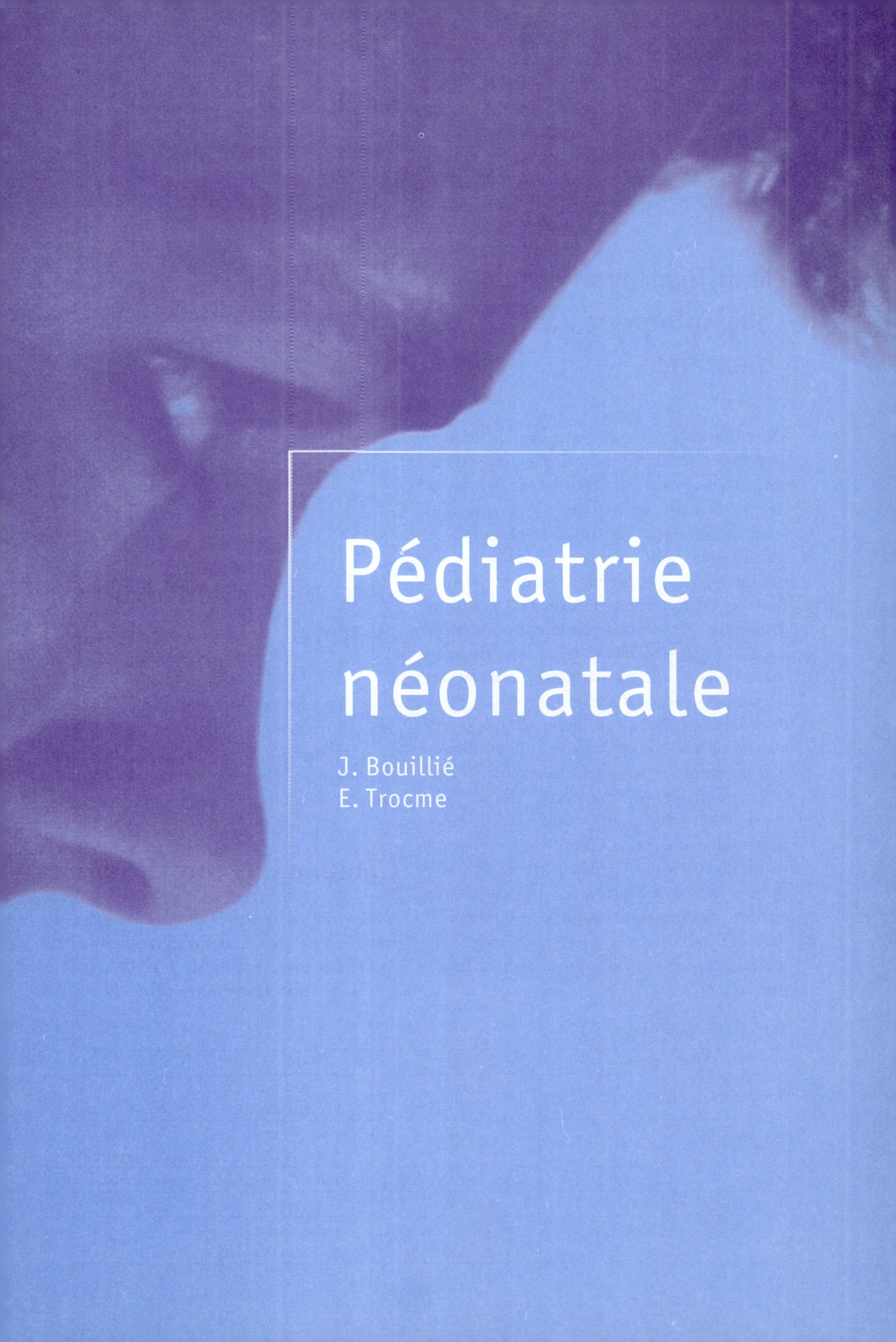

Pédiatrie néonatale

J. Bouillié
E. Trocme

Modifications physiologiques à la naissance

La naissance représente pour l'enfant le passage brutal de la vie intra-utérine, en milieu aqueux et en totale dépendance de la mère, à une vie aérienne autonome.

Chez le fœtus, les échanges respiratoires et nutritionnels sont assurés par le placenta. Le poumon n'est pas fonctionnel, et la circulation est marquée par l'existence de shunts droit-gauche : foramen ovale entre les oreillettes et canal artériel au niveau des gros vaisseaux de la base. A la naissance, le clampage du cordon réalise l'interruption brutale de la circulation placentaire. L'hypoxie ainsi créée, associée aux stimuli physiques ou mécaniques de l'expulsion, provoque le déclenchement de la première inspiration active. Le liquide alvéolaire est chassé du poumon, les alvéoles se remplissent d'air, et un rythme respiratoire régulier s'instaure. Parallèlement, le foramen ovale se ferme, le canal artériel se collabe, et la chute des pressions artérielles pulmonaires permet l'établissement d'une circulation pulmonaire fonctionnelle à gros débit et faible pression.

La situation est alors de type adulte avec séparation des grande et petite circulations, et les échanges gazeux se font dans les alvéoles pulmonaires.

Ces profonds bouleversements respiratoires et hémodynamiques doivent se produire de façon quasi instantanée au moment de la naissance.

Tout retard, toute anomalie dans leur réalisation peuvent être à l'origine de troubles graves.

Accueil du nouveau-né normal

Il vise à assurer les premiers soins indispensables et à réaliser quelques gestes systématiques de dépistage ou de prévention, en évitant avant tout le refroidissement ou la contamination bactérienne de l'enfant.

Cotation du score d'Apgar

Elle permet de préciser la mise en place des grandes fonctions vitales respiratoire et circulatoire par une cotation de 1 à 10, appréciée à 1, 3, 5, voire 10 minutes *(Tab. 1).*

Tab. 1 : Score d'Apgar.

Paramètre	0	1	2
Fréquence cardiaque	nulle	< 100/min (cœur lent)	> 100/min (cœur rapide)
Respiration	nulle	irrégulière (cri faible)	efficace (cri vigoureux)
Tonus	hypotonie globale	flexion des membres	mouvements actifs
Réactivité (à l'aspiration)	nulle	grimaces	vive
Couleur	pâleur ou cyanose diffuse	corps rose, extrémités cyanosées	rose

Désobstruction nasopharyngée

Elle assure la perméabilité des voies aériennes supérieures.

Autres examens

La vérification de la perméabilité des choanes, de l'œsophage et de l'anus se pratique par passage d'une sonde.

Gestes de prévention systématique

Administration de vitamine K1 en intramusculaire ou *per os* pour prévenir la maladie hémorragique du nouveau-né.
Désinfection oculaire par collyre antiseptique ou antibiotique.

Mensurations

Il s'agit des mesures du poids, de la taille, des périmètres crânien et thoracique.

Premier examen

Le premier examen :
- apprécie la morphologie générale ou constate une malformation évidente ;
- détermine le sexe ;
- vérifie par l'auscultation les fonctions cardiaque et pulmonaire et s'assure de l'absence de luxation de hanche ;
- étudie le comportement neurologique et précise le terme.

Toilette

Elle est effectuée rapidement pour débarrasser le nouveau-né du sang et du méconium sans qu'il se refroidisse. L'émission des premières urines et du premier méconium doit être notée.
On vérifie la température de l'enfant et la mise en place des bracelets d'identification.
Une glycémie capillaire est pratiquée en cas de risque d'hypoglycémie.

Réanimation en salle de travail

La nécessité d'une réanimation, en salle de travail, d'un nouveau-né en détresse vitale est quelquefois prévisible (souffrance fœtale, anesthésie générale maternelle, prématurité, climat infectieux...), mais bien souvent elle se présente de façon tout à fait inopinés.
Il importe donc d'être en mesure d'y faire face à l'occasion de chaque accouchement.
La possibilité de disposer immédiatement du matériel adéquat et la parfaite coordination des membres de l'équipe : pédiatre, sage-femme, infirmier(1)... sont les garants de l'efficacité des manœuvres. De la rapidité et de la qualité des gestes dépendent dans l'immédiat la vie de l'enfant et à long terme son avenir neurologique et intellectuel.

Rappel physiopathologique

Le mauvais état initial de l'enfant peut être lié :
- soit à une absence de respiration spontanée efficace ;
- soit à une situation dite de « mort apparente » dans laquelle le cœur ne bat pas ou bat à un rythme lent (inférieur à 100/min) n'assurant pas une hémodynamique efficace.

Il en résulte une absence d'oxygénation des tissus, donc une cyanose et une souffrance cellulaire. Celle-ci entraîne la libération d'aci-

---

1. Lire indifféremment infirmier/infirmière.

des organiques, type acides lactique et pyruvique, à l'origine d'une acidose métabolique. Cette composante organique s'ajoute à l'acidose gazeuse liée à l'accumulation de gaz carbonique pour faire baisser le pH sanguin de façon parfois très importante (inférieur à 7). Une telle situation peut être irréversible et entraîner la mort immédiate, ou risque de créer des lésions cérébrales irréversibles.
De toute façon, elle réalise un état qui ne peut pas s'améliorer de lui-même. En effet, l'acidose et l'anoxie paralysent la mise en route des grandes fonctions vitales et favorisent l'élévation des résistances pulmonaires, avec retour à une circulation de type fœtal.

Objectifs et techniques de la réanimation

Les grands impératifs de la réanimation sont donc de :
- réaliser une ventilation efficace;
- assurer une circulation et une hémodynamique correctes (massage cardiaque externe);
- corriger l'acidose.

Massage cardiaque externe

Il est facile à pratiquer chez le nouveau-né : les deux mains enserrant le thorax, on exerce avec les pouces des pressions sur le sternum, ce qui comprime le cœur contre le plan rachidien postérieur.
Son efficacité est contrôlée par la palpation des pouls fémoraux et son rythme doit être rapide : supérieur à 100 par minute.

Ventilation

Il importe dans tous les cas d'assurer en premier lieu la désobstruction des voies aériennes supérieures par l'aspiration nasopharyngée, éventuellement sous contrôle du laryngoscope.
Si la respiration spontanée ne s'établit pas, on commence une ventilation manuelle au masque.
Le masque, de taille adaptée, intéresse la bouche et le nez. La tête est bien défléchie pour favoriser le passage de l'air. Le respirateur, alimenté en oxygène, est d'un type particulier car muni d'une valve de sécurité de pression, évitant que des pressions d'insufflation trop élevées ne soient à l'origine d'un éclatement alvéolaire et d'un pneumothorax. Le rythme des insufflations est de l'ordre de 40 par minute, et l'efficacité de la manœuvre est vérifiée par l'auscultation des champs pulmonaires.
En cas d'échec, si l'enfant reste cyanosé ou si la respiration ne s'établit pas, on a recours à l'intubation trachéale.
Celle-ci est réalisée en introduisant, à l'aide d'un laryngoscope et d'une pince dite de Magill, une sonde de calibre adapté (2,5 ou 3 mm) dans le larynx puis la trachée.
L'intubation se fait par voie buccale ou de préférence nasale. La ventilation est immédiatement reprise en adaptant sur la sonde le respirateur manuel ou directement un appareil de ventilation artificielle. Dans tous les cas, il faut vérifier la bonne mise en place de la sonde par l'auscultation, qui doit permettre d'entendre une ventilation symétrique des deux côtés, et éventuellement par une radio. Il reste à fixer la sonde sur le nez ou la lèvre supérieure par une « moustache » et à pratiquer des aspirations trachéales grâce à une petite sonde d'aspiration introduite à travers la sonde d'intubation.
De même, en cas de bradycardie extrême, on peut instiller quelque gouttes d'adrénaline intratrachéales.

Lutte contre l'acidose

La composante gazeuse de l'acidose par accumulation de gaz carbonique est combattue par l'établissement d'une ventilation efficace.
C'est seulement lorsque l'enfant est bien ventilé qu'on est amené, si persiste une acidose métabolique, à injecter des substances tampons, le plus souvent bicarbonate de sodium semi-molaire. Cela suppose la mise en place

d'une voie d'abord vasculaire : cathéter périphérique (Cathlon®) ou exceptionnellement cathéter ombilical.

Dans tous les cas

La prévention de l'hypothermie (tables de réanimation chauffantes) et de l'infection par l'asepsie des manœuvres ne doit jamais être négligée.
Enfin, ces situations de détresse vitale sont toujours hautement consommatrices d'énergie, et l'administration de glucose en intraveineux direct puis en perfusion est de règle : elle peut se faire après pose d'une épicrânienne ou, en cas d'urgence, par mise en place rapide d'un cathéter veineux ombilical.

Devenir de l'enfant réanimé

Au terme d'une réanimation en salle de travail, trois éventualités schématiques peuvent se présenter.

Echec

Il n'y a pas de battements cardiaques efficaces et pas de ventilation spontanée. Il faut savoir interrompre les manœuvres au bout d'un temps variable en fonction de la qualité de la réanimation, pour ne pas courir le risque d'une éventuelle survie avec séquelles neurologiques graves.

Amélioration franche

C'est une situation rassurante, mais l'enfant doit faire l'objet d'une surveillance particulière, au moins les premiers jours.

Amélioration incomplète

C'est la persistance de troubles neurologiques, hémodynamiques ou respiratoires, nécessitant la poursuite de la ventilation artificielle et le transfert en réanimation après mise en condition, en particulier pose d'une perfusion de glucose à 10 % avec électrolytes.

Objectifs de soins

Soins à apporter aux nouveau-nés en service de néonatologie :

1) éviter à tout prix le refroidissement de l'enfant :

- le nouveau-né ne devra pas rester mouillé (augmentation importante des pertes de chaleur). Il devra être essuyé dès la naissance ;
- tous les soins, tant en salle de réanimation que par la suite, devront avoir lieu sur une table chauffante ;
- le nouveau-né sera ensuite placé dans un incubateur préalablement chauffé (33 à 35 °C) et rempli d'eau stérile (pour éviter la déshydratation). La température de l'incubateur sera par la suite réglée en fonction de la température de l'enfant ;

2) éviter tout risque de surinfection :

- l'infirmier doit travailler suivant des règles d'asepsie rigoureuses, même face à l'urgence, afin de préserver l'avenir de ce nouveau-né ;
- toute personne approchant un enfant doit revêtir une blouse réservée aux soins de ce seul nouveau-né ;
- le lavage des mains doit être fréquent et rigoureux ;
- l'incubateur est un bon moyen d'isolement mais il peut devenir, du fait de son atmosphère chaude et humide, un « nid » à microbes ;
- l'infirmier qui soigne l'enfant en incubateur devra désinfecter l'habitacle tous les jours ;
- il devra également renouveler totalement l'eau de l'humidificateur ;
- des conventions de service sont établies afin d'organiser un circuit pour le matériel nécessaire aux soins (hublots pour entrer le

Objectifs de soins

matériel propre; hublots différents pour sortir le matériel sale);

- chaque personne devra respecter ces conventions;
- l'infirmier est responsable du matériel utilisé pour les soins tant par lui que par le médecin. Ce matériel devra toujours être stérile et si possible à usage unique;

3) appliquer la prescription médicale et participer aux manœuvres de réanimation :

- l'infirmier est responsable de la préparation de la salle de réanimation et du matériel :

a. *Matériel nécessaire en salle de réanimation infantile :*

– table de réanimation avec rampe chauffante de type chauffage radiant;
– sources d'oxygène et d'air avec débitmètre. Source de vide avec manomètre;
– incubateur chauffé avec linges propres et chauds;
– chronomètre;
– matériel pour la réanimation ventilatoire :
- système d'aspiration d'intensité variable;
- sondes d'aspiration pharyngées et trachéales avec raccords;
- sondes gastriques;
- appareils de ventilation manuelle type AMBU avec masque circulaire. Raccords pour sonde d'intubation;
- boîtes d'intubation. Sondes d'intubation trachéale 2,5 et 3;
- Hood avec raccords. Réchauffeur. Humidificateur type Benett;
- stéthoscope;

– matériel pour la réanimation métabolique :
- boîte de cathétérisme ombilical. Cathéters ombilicaux n°s 3,5 et 5;
- champs, blouses et gants stériles;
- seringues 10 et 20 ml à usage unique;
- tubulures de perfusion et pompes à perfusion;
- aiguilles pour épicrâniennes;
- cathéters périphériques (Cathlon®);

– matériel de surveillance :
- tensiomètre;
- moniteur cardio-respiratoire;
- saturation;

– matériel de prélèvements :
- biologiques : calcémie, glycémie, gaz du sang;
- hématologiques : NFS, groupe, hémostase;
- bactériologiques : écouvillons, bouillons d'hémoculture, aspirateurs de mucosités (utilisation de tubes spécifiques pour micro- et macrométhode).

b. *Médicaments nécessaires en salle de réanimation infantile :*

– pour la réanimation métabolique :
- glucose 5 %, 10 % ampoules et flacons 250 ml;
- bicarbonate semi-molaire 42 ‰, ampoule 10 ml;
- ampoules d'électrolytes ou solutés type Lestradet;
- chlorure de calcium;

– pour la réanimation cardio-vasculaire :
- albumine, plasma ou équivalents plasmatiques;
- isoprénoline (Isuprel®);
- furosémide (Lasilix®);
- solutions macromoléculaires;
- adrénaline;

– pour le traitement des manifestations neurologiques :
- diazépam (Valium®) injectable;
- phénobarbital injectable;

– pour compenser l'effet des drogues administrées à la mère lors de l'accouchement :
- Narcan®;
- Glucagon®;

– pour prévenir ou traiter une éventuelle infection :
- collyres antiseptiques;

Objectifs de soins

- antibiotiques : bêta-lactamines, aminosides, céphalosporines;

• il peut aider aux manœuvres de réanimation : massage cardiaque, ventilation manuelle...

• il assiste le médecin lors de la pose d'un cathéter ombilical;

• il surveille l'installation de l'enfant et les prescriptions médicales :

– l'incubateur : branchement, température, humidification;

– l'oxygénothérapie :

- installation, intégrité du circuit, branchement et niveau d'eau de l'humidificateur, réchauffeur d'O_2;
- contrôle à l'aide d'un oxymètre de la FiO_2 (concentration en oxygène inhalé) selon la prescription du médecin;

– la perfusion :

- calculs de dilution médicamenteuse précis, conformes à la prescription;
- branchement et bon fonctionnement du système de pompe utilisé, calcul exact du débit demandé;
- pose si nécessaire et surveillance de l'intégrité de la voie d'abord veineuse ou surveillance d'un cathéter ombilical veineux ou artériel;

– l'aspiration : contrôle d'un bon fonctionnement du matériel;

– le moniteur cardio-respiratoire : pose des électrodes choisies en fonction de la taille du nouveau-né et mise en route;

– la photothérapie : mise en route et surveillance : protection des yeux de l'enfant, surveillance de sa température, du temps d'exposition (hydrater si nécessaire, donner à boire);

• l'infirmier réalise les prélèvements sanguins prescrits par le médecin, tant en macro- qu'en microméthode;

4) surveiller cliniquement le nouveau-né : afin de déceler toute modification de l'état de l'enfant, l'infirmier doit surveiller :

• le rythme respiratoire : apnée, tirage, score de Silverman;

• la coloration : cyanose, pâleur, érythrose, ictère;

• les manifestations digestives : diarrhée, vomissements ou régurgitations;

• le comportement : motilité spontanée, tonus, trémulations, mouvements anormaux (convulsions), cri;

• la diurèse : pose d'un collecteur d'urines à usage unique;

• la température;

• le poids : pesée quotidienne;

5) assurer des transmissions précises :

• l'infirmier est chargé d'établir le dossier de soins;

• le médecin notera ses prescriptions, l'infirmier y inscrira toutes les actions de soins et toutes ses observations avec précision, sans omettre la date et l'heure;

• si un transfert est décidé par le médecin, l'infirmier participera à la mise en condition du nouveau-né et préparera le transfert;

• il établira, avec le pédiatre ou la sage-femme, un dossier comportant les renseignements essentiels sur la mère, la grossesse et les conditions de l'accouchement;

• il établira une fiche de transmission de soins : heure de départ de la perfusion, mode d'alimentation, heure de pose du sac à urines, ordonnance médicale, bilan déjà réalisé, gestes et médications avec leur horaire précis;

• cette fiche doit permettre la prise en charge rapide de ce nouveau-né par le service d'accueil;

6) assurer un accueil chaleureux auprès des parents :

• lorsqu'un nouveau-né présente des manifestations pathologiques, les conséquences psychologiques pour la mère et pour le père sont toujours importantes;

Objectifs de soins

- son transfert dans un service de néonatologie provoque une angoisse importante et une rupture du lien mère-enfant alors que le choc de l'accouchement n'est pas terminé ;
- l'infirmier devra s'efforcer de maintenir ou de rétablir le lien entre l'enfant et ses parents, en les informant sur les possibilités de visites, en les mettant en relation avec le médecin responsable de l'enfant. Il est important d'écouter ces parents, de répondre à leurs questions et de les faire participer dès que possible aux soins d'hygiène en les entourant d'une ambiance compréhensive et chaleureuse.

C'est l'une des pathologies les plus courantes de la période néonatale. Elle est à l'origine de la majorité des transferts en réanimation.

Symptomatologie

Elle comporte le plus souvent l'association :

- d'une cyanose oxygénodépendante, généralisée ou prédominant aux extrémités ;
- d'une polypnée parfois supérieure à 100/min, régulière ou irrégulière ;
- de signes de « lutte » tels qu'ils sont définis par le score de Silverman *(Tab. 1)*.

La mise en place d'une saturation cutanée permet de confirmer l'existence d'une hypoxie.

Deux examens complémentaires viennent préciser l'importance de la détresse respiratoire et parfois orienter l'étiologie :

- la radiographie du thorax ;
- l'étude des gaz du sang par ponction artérielle ou prélèvement capillaire qui apprécie :

– la PaO_2 (pression artérielle en oxygène) normale entre 80 et 100 torr ;
– la $PaCO_2$ (pression artérielle en gaz carbonique) normale autour de 35 torr ;
– le pH normal entre 7,35 et 7,40.

Principales étiologies des détresses respiratoires

Détresses respiratoires d'origine pulmonaire

L'immaturité pulmonaire chez le prématuré, l'inhalation de liquide amniotique, les troubles de résorption du liquide alvéolaire, l'infection et le pneumothorax se partagent la responsabilité de la très grande majorité des détresses.

Tab. 1 : Score de Silverman.

	0	1	2
Balancement thoraco-abdominal à l'inspiration	Absent ↓ Respiration synchrone	Thorax immobile abdomen se soulève ↓ Décalage	Thorax se creuse abdomen se soulève ↓ Balancement
Tirage intercostal	Absent	Discret	Intense + sus-et sous-costal
Entonnoir xiphoïdien	Absent	Ebauché	Marqué
Battement des ailes du nez	Absent	Modéré	Intense
Geignement expiratoire	Absent	Perçu au stéthoscope	Audible à distance

Maladie des membranes hyalines (MMH)

Elle survient presque toujours avant la 34e ou la 35e semaine de terme.

Elle est liée à l'insuffisance de surfactant, substance tensioactive qui tapisse les alvéoles pulmonaires. Le surfactant empêche le collapsus de celles-ci à chaque expiration. En son absence, les alvéoles ne se laissent pas distendre, et il se forme à l'intérieur de celles-ci un dépôt fibrineux qui comble leur lumière, d'où le nom de maladie des membranes hyalines donné à cette affection.

Le surfactant est sécrété par les cellules de type II du revêtement alvéolaire à partir de la 28e semaine, mais de façon 10 fois plus importante au-delà de la 34e semaine.

La détresse respiratoire apparaît de façon rapide mais progressive dans les heures qui suivent la naissance.

Les signes de lutte sont importants avec cyanose, s'aggravant lors des manipulations.

La radio a un aspect homogène typique, fait d'opacités alvéolaires diffuses sur lesquelles tranche un bronchogramme aérien.

L'évolution spontanée se fait vers une aggravation progressive pendant les 3 premiers jours. Passé ce délai, une synthèse de surfactant apparaît, et l'amélioration (le « virage ») peut survenir dans les formes moins sévères.

Ce schéma classique est tout à fait modifié par la prise en charge thérapeutique actuelle et notamment par l'utilisation des surfactants artificiels et les nouvelles techniques de ventilation (en particulier oscillations à haute fréquence).

Sa prévention est directement liée à celle de la prématurité et à la maturation pulmonaire fœtale par les corticoïdes administrés à la mère en cas de risque d'accouchement prématuré. Les conditions de naissance, notamment l'absence de souffrance fœtale, d'anoxie, d'hypothermie, sont aussi des éléments essentiels.

Inhalation de liquide amniotique

L'inhalation de liquide amniotique survient lorsque l'enfant fait des efforts inspiratoires au cours du travail ou de l'expulsion alors qu'il est encore plongé dans le liquide amniotique.

Ces mouvements respiratoires trop précoces sont en général la traduction d'une souffrance fœtale et le témoin d'une lutte du nouveau-né contre l'asphyxie.

La détresse respiratoire est immédiate, mais de gravité variable selon qu'il s'agit de l'inhalation de liquide clair ou de liquide méconial.

Les particules de méconium introduites dans les voies respiratoires comblent les alvéoles, adhèrent à leurs parois et peuvent entraîner une destruction du surfactant.

La radio montre des images alvéolaires diffuses sous forme d'opacités en mottes irrégulières.

La détresse respiratoire est sévère, va souvent en s'aggravant et peut entraîner une hypoxie réfractaire à l'oxygénation.

La gravité de l'inhalation méconiale impose le dogme de la bronchoaspiration sous laryngoscope de tout enfant né dans un liquide méconial. Celle-ci, quel que soit l'état initial du nouveau-né, doit être faite avant toute ventilation au masque, laquelle, en « poussant » le méconium dans le fond des alvéoles, aggrave considérablement les lésions. Si nécessaire est pratiquée une intubation trachéale avec injection de quelques centimètres cubes de sérum physiologique et aspiration intratrachéale.

L'inhalation constituée nécessite toujours une kinésithérapie active, une antibiothérapie pour éviter la surinfection et parfois une ventilation artificielle.

Retard de résorption du liquide alvéolaire

La gêne respiratoire est liée à la persistance dans les alvéoles du liquide qu'elles contiennent avant la naissance. Normalement,

celui-ci est éliminé au cours de l'expulsion et surtout au cours des premières expirations. Dans certaines circonstances, telles que la naissance par césarienne, le liquide alvéolaire reste partiellement dans les alvéoles, ce qui réalise le « poumon humide ».
La détresse respiratoire est d'intensité variable, fréquemment dominée par une polypnée. La radio montre des opacités alvéolo-interstitielles avec images de scissurite, traduction d'un petit épanchement au niveau des scissures interlobaires.
La résorption se fait par voie lymphatique, avec souvent une amélioration rapide, d'où le nom de détresse respiratoire transitoire parfois donné à cette pathologie dont le pronostic est en règle favorable.

Infection

La détresse respiratoire peut être au premier plan ou s'intégrer dans le cadre d'un grand tableau septicémique.
Elle existe parfois dès la naissance, mais, fréquemment, apparaît progressivement dans les heures qui suivent.
Le contexte clinique, l'aspect radiologique fait d'opacités alvéolaires irrégulières permettent d'évoquer le diagnostic.
Le pronostic est fonction de la gravité de l'infection ainsi que de la précocité et de l'efficacité de l'antibiothérapie.

Pneumothorax

Il survient spontanément ou plus fréquemment après ventilation au masque, en particulier lorsqu'il y a obstacle sur les voies aériennes, dans l'inhalation méconiale par exemple.
Sa symptomatologie va d'une simple polypnée pouvant passer inaperçue à un accident anoxique brutal, éventuellement mortel.
Cliniquement, il est évoqué sur le bombement et le silence auscultatoire d'un hémithorax, la déviation du médiastin, et la radio confirme le décollement de la plèvre.
Hormis dans les formes localisées ou très bien tolérées, seule l'évacuation en urgence par ponction à l'aiguille ou par mise en place d'un drain permet d'améliorer les conditions ventilatoires.

Détresses respiratoires d'origine obstructive

Elles sont beaucoup plus rares.

Atrésie des choanes

Elle est recherchée systématiquement par le passage d'une sonde nasale qui, en cas d'atrésie, bute à 3 cm environ.
La détresse respiratoire diminue aux cris et disparaît après mise en place d'une canule de Guedel ou de Mayo.
Le traitement est chirurgical en milieu spécialisé.

Syndrome de Pierre-Robin

Il associe une fente palatine, un microrétrognatisme et une chute de la langue en arrière avec risque d'obstruction du larynx.
La mise en décubitus ventral et la pose d'une canule de Mayo précèdent là aussi le transfert en milieu spécialisé.

Obstacles laryngés

Ils donnent une dyspnée de type inspiratoire et parfois un stridor. Il peut s'agir d'un traumatisme laryngé, d'une paralysie des adducteurs, d'une sténose congénitale ou d'un angiome.

Obstacles trachéaux

Ils sont très souvent de révélation un peu retardée, qu'il s'agisse d'une trachéomalacie ou d'un arc vasculaire anormal.

Détresses respiratoires liées à une malformation digestive

Hernie diaphragmatique congénitale

Issue des viscères abdominaux dans le thorax par une brèche diaphragmatique, elle siège à gauche dans 90 % des cas.

La détresse est sévère dès la naissance et encore accrue par les essais de ventilation au masque. Le diagnostic a été le plus souvent envisagé à l'échographie obstétricale. A la naissance, il est évoqué sur la distension thoracique contrastant avec l'aspect plat de l'abdomen, l'absence de murmure vésiculaire, parfois remplacé par des bruits hydroaériques, et la déviation du cœur. Il est facilement confirmé par la radio, qui montre des clartés digestives intrathoraciques.

L'intubation trachéale et le transfert immédiat en chirurgie s'imposent.

Le pronostic très sévère dans ces formes à révélation immédiate est en effet fonction de l'importance des lésions, du terme de l'enfant, mais aussi de la précocité de l'intervention.

L'existence d'une hypoplasie pulmonaire associée rend parfois impossible la survie malgré la bonne réussite technique de l'intervention et les méthodes modernes de réanimation (circulation extracorporelle).

Atrésie de l'œsophage

C'est une interruption de la continuité œsophagienne presque toujours associée à une fistule œsotrachéale.

Elle est dépistée systématiquement à la naissance par le passage d'une sonde œsophagienne.

Méconnue, elle se manifeste par une hypersialorrhée, puis une détresse respiratoire progressive par inondation pulmonaire.

Celle-ci doit être prévenue par l'intubation trachéale, la mise en proclive et l'aspiration pharyngée continue.

L'intervention la plus précoce réalise soit le rétablissement de la continuité en un temps, soit seulement la ligature de la fistule pour protéger le poumon.

Méthodes thérapeutiques

En dehors des détresses respiratoires d'origine malformative nécessitant un geste spécifique, parfois chirurgical, l'oxygénothérapie et la ventilation artificielle constituent les éléments essentiels du traitement.

Principes de l'oxygénothérapie

Elle est réalisée en urgence par la ventilation au masque, puis en continu par le respirateur si l'enfant est intubé, sous Hood s'il respire spontanément. Cette enceinte plastique transparente dans laquelle est placée la tête de l'enfant permet de maintenir une concentration constante quelles que soient les manipulations.

De toute façon, toute oxygénothérapie impose une surveillance rigoureuse. Elle doit être suffisante, c'est-à-dire permettre de combattre la cyanose, mais non toxique. Cette toxicité peut se manifester de deux manières :

- d'une part, par action corrosive directe de l'oxygène sur la muqueuse respiratoire, surtout s'il est insuffisamment réchauffé et humidifié ;
- d'autre part, par l'effet vasoconstricteur d'une PaO_2 élevée, supérieure à 100 mmHg au niveau des vaisseaux cérébraux et surtout rétiniens. Ce risque est particulièrement important pour le prématuré, et on connaît

chez celui-ci le danger majeur de cécité par fibroplasie rétrolentale.
Il est donc capital de baisser le plus rapidement possible les concentrations élevées d'oxygène et surtout de contrôler très régulièrement la PaO_2 par la saturation cutanée, par l'étude des gaz du sang, ou par une électrode cutanée à PaO_2. La PaO_2 doit être maintenue entre 70 et 80 mmHg et ne jamais dépasser 100 mmHg.

Ventilation artificielle

Elle est réalisée par différents types d'appareils dont les diverses constantes : pression d'insufflation, volume insufflé, fréquence... sont adaptées à la nature et à la gravité de la pathologie.
La ventilation se fait en pression positive intermittente mais, dans certains cas, on peut y adjoindre le maintien d'une pression positive lors du temps expiratoire. Ainsi est réalisée une pression positive continue (PPC ou PEEP en anglais) qui évite le collapsus expiratoire de l'alvéole et constitue un atout majeur du traitement des pathologies alvéolaires, et en particulier de la maladie des membranes hyalines.
Enfin, le respirateur est alimenté avec un mélange air-oxygène en fonction des besoins définis par la PaO_2 (de 100 % en oxygène pur à 21 % en air).
Actuellement, des techniques nouvelles permettent une meilleure prise en charge des détresses respiratoires sévères :

- oscillations à haute fréquence dans les membranes hyalines ;
- utilisation d'un gaz, le monoxyde d'azote (NO), dans les hypoxies sévères en rapport avec une hypertension artérielle pulmonaire.

Objectifs de soins

Soins à apporter aux nouveau-nés atteints de détresse respiratoire :

1) assurer une surveillance clinique précise du nouveau-né à la recherche :

- d'une hypoxie possible : rechercher la cyanose des extrémités, de la région péribuccale, des mamelons ;
- d'une hyperoxie possible :
  - rechercher une érythrose ;
  - repérer l'apparition d'une agitation ;

2) surveiller l'administration du traitement oxygénothérapique en contrôlant :

- l'administration d'oxygène (mélange air + oxygène conforme à la prescription) ;
- l'intégrité du circuit : installation, raccords, humidificateur. L'infirmier doit être conscient que toute hyperoxie prolongée ou toute variation brusque du taux d'oxygène dans le sang du nouveau-né peut provoquer des complications graves à type de dysplasie pulmonaire ou fibroplasie rétrolentale ;

3) assurer un environnement sécuritaire au nouveau-né :

- enfant réchauffé ;
- soins avec de nombreuses précautions d'asepsie ;
- accueil chaleureux des parents.

Préoccupation constante de l'obstétricien et du pédiatre, c'est un des chapitres essentiels de la pathologie néonatale en raison de :
- sa fréquence ;
- sa gravité liée à l'imperfection des défenses immunitaires du nouveau-né ;
- ses possibilités de prévention.

Voies de l'infection néonatale

Infection transmise par la mère

Elle est en général précoce, d'allure septicémique ou respiratoire. Trois modes de contamination sont classiques :
- voie hématogène transplacentaire, en cas de bactériémie maternelle ou par l'intermédiaire d'une placentite ;
- voie ascendante, après rupture prématurée des membranes, ou voie transmembranaire en cas d'endométrite primitive ;
- infection au passage de la filière génitale.

Infection acquise

Liée à une contamination postnatale par le personnel ou la mère, elle est souvent localisée et retardée.

Signes cliniques

Tableau typique septicémique

Il associe à des degrés divers :
- une mauvaise hémodynamique : collapsus, teint gris ;
- des troubles de la thermorégulation : hypothermie plutôt qu'hyperthermie ;
- des signes respiratoires : polypnée, signes de lutte ;
- une hépatosplénomégalie et parfois un ictère précoce ;
- une éruption ou un purpura ;
- des anomalies neurologiques : hypotonie, troubles de la conscience.

Tableau fruste

C'est le tableau le plus souvent rencontré.
Il est recherché systématiquement chez un nouveau-né à haut risque infectieux :
- mère fébrile ou porteuse d'une infection génitale ou urinaire ;
- ouverture de l'œuf supérieure à 12 heures ;
- prématurité inexpliquée ;
- tachycardie fœtale pendant le travail.

Il est évoqué devant de petits signes cliniques, tels que :
- une poussée fébrile ;
- un refus de boire ;
- un ictère précoce ;
- une modification de l'état neurologique ;
- une hypoglycémie.

Signes biologiques et données bactériologiques

Ils viennent appuyer le diagnostic et confirment le caractère bactérien de l'infection.

Numération - formule sanguine

Elle apprécie :
- une hyperleucocytose ou une leucopénie avec myélémie ;
- une thrombopénie.

Biologie

Les critères les plus évocateurs sont :
- l'élévation de la fibrine (supérieure à 3 g le premier jour), de l'orosomucoïde, ou de la protéine C-réactive (CRP) ;
- l'atteinte des facteurs de l'hémostase.

Bactériologie

La contamination bactérienne peut être rapidement dépistée par l'examen direct du frottis placentaire, du liquide amniotique d'expulsion ou de l'aspiration gastrique du nouveau-né.
Le bilan est complété par des prélèvements périphériques orificiels, des prélèvements centraux (hémoculture, ECBU, ponction lombaire) et éventuellement la recherche d'antigènes solubles dans le sang, les urines et le liquide céphalorachidien.
Ainsi, dans certains cas, se trouve-t-on en présence d'une infection certaine, mais souvent la symptomatologie est incomplète ou dissociée. On parle alors d'infection probable qu'on est cependant amené à traiter pour ne pas prendre de risques chez un nouveau-né aux défenses immunitaires faibles et chez lequel le tableau clinique peut brusquement s'aggraver.

Formes cliniques particulières

Méningite néonatale

Elle peut être en apparence isolée ou survenir dans un tableau septicémique.
Les signes neurologiques : hypotonie, troubles de la conscience, plafonnement du regard, convulsions, peuvent attirer plus particulièrement l'attention, de même que le classique bombement de la fontanelle.
En fait, tous ces signes sont inconstants et peu spécifiques et au moindre doute, voire systématiquement dans un contexte infectieux, il faut faire une ponction lombaire.
Celle-ci affirme la méningite (hypercytose, hyperalbuminorachie supérieure à 0,90 g chez le nouveau-né, effondrement de la glycorachie), et permet d'identifier le germe à l'examen direct, à la culture ou par la recherche des antigènes solubles.
De la nature du germe, de sa sensibilité aux antibiotiques, du taux de passage de ceux-ci dans le liquide céphalorachidien dépend le pronostic, qui reste réservé.

Infections localisées

Il peut s'agir d'infections pulmonaires isolées (voir chap. « Détresse respiratoire », p. 259), d'ostéoarthrites, d'infections urinaires ou plus communément de conjonctivites, pyodermites ou omphalites.

Formes selon le germe en cause

Streptocoques

Ce sont les germes les plus souvent rencontrés et, au premier rang de ceux-ci, le streptocoque B, qui donne des infections d'allure et de gravité variables, de la forme septicémique foudroyante à des manifestations retardées, méningées ou respiratoires.

Entérobactéries

Il s'agit des colibacilles, Proteus, klebsielles, enterobacters...
Parfois sélectionnées par un traitement antibiotique maternel, elles sont à l'origine d'infections sévères et fréquemment de méningites.

Listériose

Elle représente le prototype de l'infection septicémique transplacentaire se révélant dès la naissance après accouchement prématuré d'une mère fébrile.

Autres germes

Plus rarement en cause sont des germes tels que anaérobies, staphylocoques, *Clamidiæ, Hemophilus influenzae...*

Principes du traitement

Il comporte deux volets :
- d'une part, le traitement symptomatique d'un collapsus, de troubles de l'hémostase, d'une détresse respiratoire, de convulsions... ;
- d'autre part, bien évidemment, l'antibiothérapie. Celle-ci doit être :
  – d'indication large sans être systématique ;
  – précoce ;
  – le plus possible adaptée au germe en cause.

En l'absence de données bactériologiques, et en première intention, on utilise habituellement une association à large spectre type ampicilline + aminoside, voire une trithérapie avec une céphalosporine.
La crainte d'une infection secondaire à point de départ digestif fait préférer des antibiotiques visant davantage les germes à Gram négatif type céphalosporines de troisième génération associées ou non aux aminosides.
La connaissance exacte du germe permet d'adapter plus précisément l'antibiothérapie en fonction de l'antibiogramme.
Selon la nature et la gravité de la maladie, le traitement est maintenu de six à quinze jours, et interrompu seulement après guérison des signes cliniques et normalisation des désordres biologiques.

Objectifs de soins

Soins à apporter aux nouveau-nés atteints d'infections néonatales : dans les cas d'infection grave, le nouveau-né est hospitalisé en réanimation infantile. L'infirmier travaille alors en collaboration avec l'équipe médicale du service. Dans les cas les plus fréquents où l'infection néonatale a été diagnostiquée avant l'apparition des signes cliniques, l'infirmier aura pour objectifs, afin de détecter toute complication, de :

1) surveiller cliniquement le nouveau-né :
- température ;
- état des selles ;
- capacité à s'alimenter ;
- respiration ;
- comportement ;

2) appliquer le traitement prescrit par le médecin :
- mise en place et surveillance de la voie d'abord intraveineuse ;
- calculs des doses afin d'injecter la dose exacte prescrite ;
- surveillance si besoin du pousse-seringue utilisé pour l'administration du traitement ;

3) réaliser les examens prescrits par le médecin visant à surveiller l'efficacité du traitement :
- prise de sang pour numération-formule sanguine, dosage de la fibrine et de la protéine C réactive ;
- pose d'un collecteur d'urines pour étude cytobactériologique des urines ;

4) accueillir les parents en favorisant le maintien du lien affectif mère-enfant.

C'est un phénomène d'une extrême fréquence puisque presque un nouveau-né sur deux présente un ictère dans les premiers jours de vie.

Physiopathologie de l'ictère

L'ictère résulte d'une élévation du taux sanguin de la bilirubine.
La bilirubine provient de la dégradation de l'hémoglobine. Elle subit normalement, au niveau du foie, sous l'effet de la glycuronyltransférase, une glycuroconjugaison, et devient ainsi de la bilirubine glycuroconjuguée ou bilirubine directe, qui peut être évacuée par la bile dans le tube digestif. Elle est alors en partie excrétée dans les selles, sous forme de stercobiline, en partie réabsorbée dans le sang pour être éliminée dans les urines sous forme d'urobiline.
Chez le nouveau-né, particulièrement s'il est prématuré, divers facteurs concourent à l'apparition d'un ictère :

- production accrue de bilirubine du fait d'une polyglobulie ou d'un processus hémolytique ;
- immaturité de la glycuronyltransférase entraînant un déficit transitoire de la glycuroconjugaison.

Il s'ensuit une accumulation sanguine de bilirubine non conjuguée dite indirecte, qui va en partie se lier à l'albumine puis, lorsque celle-ci est saturée, rester à l'état libre dans le plasma. C'est cette dernière fraction qui, dans certaines conditions physiopathologiques et à un taux élevé, est susceptible de se fixer sur divers organes, et en particulier sur les noyaux gris centraux du cerveau. Il peut en résulter une maladie neurologique grave laissant de lourdes séquelles : l'ictère nucléaire.

Etiologies des ictères néonatals

Schématiquement, on peut distinguer deux types d'ictères :

- les ictères à bilirubine libre, les plus fréquents, par hyperhémolyse ou défaut de glycuroconjugaison ;
- les ictères à bilirubine conjuguée, plus rares, par atteinte hépatique ou obstacle à l'évacuation de la bile.

Ictères hémolytiques

Incompatibilités sanguines fœtomaternelles

L'ictère résulte d'une destruction des globules rouges fœtaux par des anticorps maternels dirigés contre un antigène porté par l'hématie fœtale.

➡ Incompatibilité Rhésus

Bien qu'en régression du fait de sa prévention systématique, elle reste le prototype de l'incompatibilité sanguine fœtomaternelle. Elle survient lorsqu'une femme Rhésus négatif est porteuse d'un enfant Rhésus positif, donc possédant l'antigène D.
L'immunisation résulte du passage d'hématies fœtales dans la circulation de la mère. Celle-ci produit alors des anticorps anti-D de type IgG, qui passent la barrière placentaire et vont se fixer sur les hématies fœtales qui sont détruites.
La femme peut s'être déjà immunisée lors d'une grossesse antérieure, d'une fausse-couche, voire à l'occasion d'une erreur de transfusion, et c'est dans ce cas que sont observées les atteintes fœtales les plus sévères : mort *in utero*, anasarque fœtoplacentaire ou

tableau de grande anémie avec ictère et hépatosplénomégalie à la naissance. Parfois, le tableau est moins dramatique et se limite à un ictère d'intensité variable avec anémie progressive.

Chez un enfant Rhésus positif né de mère Rhésus négatif, le diagnostic repose sur la positivité du test de Coombs, qui traduit l'existence dans son sang d'agglutinines dirigées contre ses propres hématies.

Tous les efforts sont centrés sur la prévention de cette immunisation par la surveillance de toute femme enceinte Rhésus négatif.

Il importe d'éviter toute manœuvre (cerclage du col, ponction amniotique, par exemple) susceptible d'entraîner une transfusion fœto-maternelle sans la faire suivre systématiquement de l'injection préventive de gammaglobulines anti-D. Celle-ci a pour but de détruire passivement les globules rouges fœtaux avant qu'ils aient pu donner lieu à une immunisation.

Si la femme est déjà immunisée, le taux des agglutinines est contrôlé très régulièrement, et son élévation peut amener à prendre des mesures de protection du fœtus : extraction par césarienne ou déclenchement si le terme est convenable, ponctions amniotiques pour surveiller « l'indice optique » témoin de l'importance de la bilirubinimie, et décision éventuelle de transfusion *in utero* si la vitalité du fœtus paraît compromise à un stade de trop grande immaturité.

De toute façon, en l'absence d'immunisation en cours de grossesse, toute mère Rhésus négatif d'un enfant Rhésus positif reçoit systématiquement une injection de gammaglobulines anti-D après la naissance en raison du risque de transfusion fœto-maternelle lors de l'accouchement. Les modalités de l'injection et la dose à administrer sont déterminées par le test de Kleihauer, méthode permettant de différencier les hématies maternelles et fœtales, donc de juger de l'importance du passage d'hématies fœtales dans la circulation maternelle. De même, une injection de gammaglobulines anti-D est faite systématiquement chez une femme Rhésus négatif à l'occasion de toute fausse couche ou IVG.

➡ Incompatibilité ABO

Elle survient lorsqu'un enfant de groupe A ou B naît d'une mère de groupe O.

Elle est liée à l'existence chez celle-ci d'agglutinines anti-A ou anti-B, en général préexistantes à la grossesse, acquises lors d'infections ou de vaccinations. Il s'agit d'agglutinines immunes, dites irrégulières, différentes des agglutinines anti-A et anti-B naturelles qui, elles, ne passent pas dans la circulation fœtale et n'entraînent jamais d'hémolyse chez l'enfant.

La maturité tardive des antigènes A et B fait qu'il n'y a pas, en règle, de manifestations anténatales. C'est seulement après la naissance que survient un ictère, parfois précoce et intense, ailleurs discret mais avec anémie progressive.

Le test de Coombs est faiblement positif ou souvent négatif, mais le diagnostic peut être confirmé par la découverte d'agglutinines irrégulières dans le sang maternel et la recherche d'agglutinines spécifiques anti-A et anti-B par élution dans le sang de l'enfant.

L'importance de l'hémolyse est variable et ne s'aggrave jamais au fur et à mesure des grossesses.

➡ Incompatibilités rares

Elles sont soupçonnées, soit par la recherche systématique d'agglutinines pendant la grossesse, soit devant un tableau d'ictère hémolytique avec parfois Coombs positif sans incompatibilité évidente dans les systèmes ABO ou Rhésus D.

Parmi les plus fréquentes, citons les incompatibilités dans les sous-groupes Rhésus anti-c, anti-C, anti-e, anti-E et dans le groupe Kell.

Fragilité constitutionnelle des globules rouges

Les hémoglobinopathies (drépanocytose ou thalassémie) sont exceptionnellement à l'origine d'une anémie ou d'un ictère néonatal. Un peu moins rare est la responsabilité d'une anomalie morphologique du globule rouge, type maladie de Minkowski-Chauffard ou d'un déficit enzymatique érythrocytaire : G6PD ou PK en particulier (glucose 6-phosphodéshydrogénase ou phosphokinase).

Ictères par résorption sanguine

A rapprocher des ictères hémolytiques, ils résultent de la lyse d'une collection sanguine qui s'est constituée au moment de la naissance : céphalhématome, ecchymoses diverses ou hémorragies internes type hématome sous-capsulaire du foie, hémorragie méningée...
L'ictère est d'intensité variable, rarement très intense en l'absence de causes associées, mais souvent prolongé.

Ictères par déficit ou inhibition de la glycuroconjugaison

Ictère dit physiologique

C'est le plus fréquent des ictères néonatals; il est considéré classiquement comme en rapport avec l'immaturité transitoire de la glycuroconjugaison.
Sa survenue est favorisée par la prématurité, la souffrance fœtale, l'absence d'alimentation précoce.
Il débute au 2e ou 3e jour et reste isolé chez un enfant par ailleurs en bon état général, à l'examen clinique normal.
D'intensité variable, mais le plus souvent modéré, il peut s'accroître jusqu'au 4e ou 5e jour, mais disparaît totalement en quelques jours.

Ictère dit « au lait de mère »

Il est lié à la présence dans le lait de la mère d'inhibiteurs de la glycuroconjugaison, dont le passage dans le sang de l'enfant entraîne l'apparition d'un ictère retardé et persistant.
On évoque le diagnostic devant un ictère isolé chez un enfant bien portant avec une courbe de poids ascendante. Il peut être confirmé par la recherche de l'inhibiteur dans le lait ou l'épreuve qui consiste à voir disparaître l'ictère après interruption temporaire de l'allaitement ou chauffage du lait à 60 °C.
De toute façon, le taux de bilirubine atteint rarement des chiffres élevés, et la persistance de l'ictère est sans conséquences et n'interdit pas la poursuite de l'allaitement.

Déficits constitutionnels de la glycuroconjugaison

Exceptionnels, ils entrent dans le cadre de maladies génétiques familiales type Gilbert et Crigler-Najjar.

Ictères par atteinte hépatique

Ils sont le plus souvent à bilirubine mixte ou à prédominance conjuguée, et s'accompagnent de signes de cytolyse, d'insuffisance hépatique ou de cholestase.
Il s'agit avant tout des ictères par hépatite dans le cadre d'une septicémie bactérienne ou d'une fœtopathie, ou plus fréquemment d'une infection urinaire néonatale.
Beaucoup plus rarement, on a affaire à une hypothyroïdie ou à une maladie métabolique telle une galactosémie, une tyrosinose, une intolérance au fructose. Exceptionnellement, c'est un trouble constitutionnel de la sécrétion cellulaire de la bilirubine : maladie de Dubin-Johnson.

Ictères malformatifs

Ce sont des ictères obstructifs de type rétentionnel avec décoloration des selles et urines foncées.
Le diagnostic est souvent difficile avec une hépatite à forme cholestatique. Il peut être évoqué à l'échographie, mais ne peut être affirmé qu'à la biopsie hépatique ou à la laparotomie exploratrice. Il s'agit soit d'une atrésie des voies biliaires intrahépatiques, soit d'une atrésie des voies biliaires extrahépatiques, ou plus exceptionnellement d'un pseudokyste du cholédoque.

Attitude pratique devant un ictère néonatal

Reconnaître l'ictère sur la coloration jaune des téguments, des muqueuses, de la conjonctive de l'œil en tenant compte des erreurs possibles induites en particulier par la pigmentation ethnique. Une aide précieuse peut être apportée par l'utilisation d'un bilirubinomètre transcutané.
Préciser l'aspect des urines : claires en l'absence de glycuroconjugaison et devenant foncées par excrétion d'urobiline lorsque celle-ci apparaît.
De même, le caractère décoloré des selles est à noter en faveur d'une rétention.
Apprécier le caractère isolé ou non de l'ictère par l'examen clinique à la recherche :
- d'une hépatosplénomégalie ;
- d'une pâleur ;
- de signes évocateurs d'infection.

Pratiquer systématiquement certains examens complémentaires d'orientation :
- groupe de la mère et de l'enfant ;
- recherche d'agglutinines irrégulières chez la mère ;
- test de Coombs ;
- dosage de la bilirubine totale et de ses diverses fractions.

Compléter éventuellement **le bilan étiologique** par diverses investigations, fonction de l'orientation initiale.
Surveiller l'évolution de l'ictère par des dosages quotidiens ou biquotidiens de la bilirubine tant que celle-ci reste élevée.

Méthodes de prévention des complications de l'ictère

Ces méthodes visent à faire baisser le taux de bilirubine, en particulier de la bilirubine indirecte, non liée à l'albumine, pour prévenir le risque de survenue un ictère nucléaire.
Elles doivent bien sûr être associées à un éventuel traitement spécifique d'une étiologie particulière.

Photothérapie

Elle est utilisée devant un ictère franc ou parfois à titre préventif lorsque les circonstances permettent de prévoir un ictère important : prématurité, résorption d'hématomes, incompatibilité…
Elle consiste en une exposition de l'enfant à une lumière bleue ou blanche dont le rayonnement favorise, à travers la peau, la dégradation de la bilirubine en photodérivés non toxiques.
Elle est considérée comme sans danger, mais il importe de protéger les yeux de l'enfant et de surveiller régulièrement sa température.
Il existe différents types de photothérapie :
- « classique », avec éclairement de l'enfant au-dessus de son lit ou de son incubateur ;

- avec miroir placé sous l'enfant qui réfléchit la lumière et permet une meilleure exposition ;
- intensive : dans une sorte de tunnel réalisant une exposition à la lumière de 360 degrés.

Elle peut être faite en continu ou par tranches de 3, 6 ou 12 heures.

Administration de clofibrate (Lipavlon®)

Elle repose sur les propriétés de stimulateur enzymatique hépatique de la glycuroconjugaison : elle est essentiellement préventive.

Certains utilisent aussi le phénobarbital, qui a les mêmes propriétés, mais peut-être plus d'effets secondaires.

Perfusion d'albumine

Elle vise à augmenter la quantité d'albumine circulante, donc les possibilités de fixation de la bilirubine libre « dangereuse ».

Son indication est surtout posée chez le prématuré et lorsque le taux de bilirubine non liée (BNL) est élevé. Les doses d'albumine administrées sont de l'ordre de 1 à 2 grammes par kilo de poids.

Exsanguinotransfusion

C'est le dernier recours lorsque les méthodes précédentes ont été insuffisantes pour empêcher le taux de bilirubine d'atteindre des chiffres trop élevés avec menace d'ictère nucléaire. Ce risque est d'autant plus grand que l'enfant est plus jeune ou présente des troubles métaboliques tels qu'une acidose favorisant la fixation de la bilirubine sur les noyaux gris centraux.

Son utilisation est devenue très rare depuis l'utilisation des photothérapies intensives, sauf quand l'ictère s'associe à une anémie sévère et immédiate à la naissance, dans l'incompatibilité Rhésus par exemple.

Classiquement, on admettait que le danger d'ictère nucléaire devenait important pour un taux de bilirubine supérieur ou égal à 180 mg ou 300 µmol. Actuellement, on peut déterminer le taux de bilirubine « dangereuse », non liée à l'albumine, par diverses méthodes telles que la chromatographie sur colonne ou le dosage de la bilirubine intraérythrocytaire (BIE) normalement inférieure à 10 µmol.

L'indication de l'exsanguinotransfusion peut être portée plus précocement si la nature de l'ictère laisse envisager une augmentation très rapide, dans une incompatibilité Rhésus sévère notamment.

Objectifs de soins

Soins à apporter aux nouveau-nés atteints d'ictère :

1) réaliser les prélèvements prescrits par le médecin, en particulier la bilirubinémie ;

2) appliquer le traitement de photothérapie lorsqu'il est prescrit. Dans ce cas, le nouveau-né doit être placé nu dans l'incubateur, ses yeux protégés par un bandeau. Il sera placé alternativement sur le dos puis sur le ventre. Au cours de ce traitement, l'infirmier doit surveiller toutes les 4 heures :

- la température de l'incubateur (les lampes de l'appareil font monter la température de l'incubateur) ;
- la température de l'enfant ;

3) expliquer aux parents les soins et répondre à leurs questions ;

4) servir le médecin et surveiller l'enfant en cas de traitement par exsanguinotransfusion.

Définition

Est considéré comme prématuré tout enfant né avant la 37e semaine d'âge gestationnel, celui-ci étant calculé à partir de la date du premier jour des dernières règles.
La fréquence de la prématurité est en constante diminution depuis une vingtaine d'années : elle représente actuellement 5 à 6 % des naissances.
Si une meilleure prise en charge pédiatrique permet d'espérer de plus en plus une survie de qualité aux enfants nés prématurément, ceux-ci restent encore exposés à des risques importants, surtout lorsque le terme est inférieur à 30 semaines :
- risque immédiat de mort périnatale par infection, détresse respiratoire, accident neurologique ;
- risque ultérieur de séquelles neurologiques type paraplégie spasmodique, retard psychomoteur ou plus souvent simples troubles du comportement spontanément résolutifs.

Etiologie

L'interruption prématurée de la grossesse peut être liée à des nombreuses causes, qu'il est possible de regrouper schématiquement.

Causes proprement obstétricales

Elles sont les suivantes :
- malformations utérines ou béance du col ;
- endométrite ou infection cervico-vaginale ;
- anomalies du placenta, en particulier placenta praevia ;
- grossesse gémellaire ;
- hydramnios.

Causes générales maternelles

Elles interviennent soit directement en provoquant l'accouchement, soit en entraînant la nécessité d'une extraction prématurée du fœtus en danger de mort *in utero* :
- syndromes vasculo-rénaux et toxémie gravidique ;
- infections bactériennes, virales ou parasitaires ;
- diabète ;
- incompatibilités sanguines fœtomaternelles.

Causes fœtales

Ce sont des malformations fœtales ou des anomalies chromosomiques entraînant une expulsion prématurée.

Causes favorisantes personnelles ou socioéconomiques

Il s'agit :
- de l'âge maternel : inférieur à 20 ans ou supérieur à 35 ans ;
- de l'activité professionnelle intense ou fatigue pendant la grossesse ;
- du tabagisme ;
- d'une malnutrition ;
- d'une mauvaise surveillance de la grossesse ne donnant pas à la femme toutes les chances de bénéficier des possibilités de prévention et de dépistage du risque d'accouchement prématuré.

Physiologie

La prématurité est caractérisée par une série de défauts portant sur la maturité des grandes fonctions de l'organisme :
- immaturité pulmonaire ;
- immaturité de la thermorégulation ;
- immaturité nutritionnelle ;
- immaturité hépatique ;
- immaturité vasculaire ;
- immaturité immunitaire ;
- immaturité rénale ;
- immaturité neurologique.

Immaturité respiratoire

Etiologie

Cette immaturité est en fait double :
- immaturité de structure ;
- immaturité biochimique.

Immaturité de la structure du poumon

Initialement, le poumon fœtal n'est pas formé d'alvéoles à parois minces à travers lesquelles peuvent se faire les échanges gazeux, mais d'éléments tubulaires bordés de grosses cellules se trouvant à distance des vaisseaux. Ceux-ci ont eux-mêmes une paroi épaisse et une lumière étroite.
Il y a donc à la fois une hypoventilation et une hypovascularisation du poumon.
Entre le 5e et le 9e mois, le poumon subit des modifications anatomiques qui vont le rendre capable de fonctionner en milieu atmosphérique.

Immaturité biochimique

C'est l'insuffisance de sécrétion de surfactant qui n'est produit en quantité suffisante qu'à partir de la 34e semaine (voir chap. « Détresse respiratoire », p. 259).

Facteurs associés

Ils sont mécaniques : malléabilité de la cage thoracique et faiblesse des muscles intercostaux et centraux par mauvaise adaptation du centre respiratoire bulbaire.

Conséquences

Caractères de la respiration du prématuré

Elle est :
- rapide : 40 à 60 mouvements par minute ;
- irrégulière avec parfois des pauses ;
- de type abdominal : gonflement inspiratoire de l'abdomen par abaissement du diaphragme.

Détresse respiratoire

Chez le prématuré, le risque de détresse respiratoire est important, et notamment celui de survenue de la maladie des membranes hyalines.

Conduite à tenir

Elle comporte les éléments suivants :
- **surveillance de la respiration du prématuré :**
  - rythme ;
  - caractère régulier ou non ;
  - existence de pauses respiratoires nécessitant la mise sous monitoring avec système de détecteur d'apnées, et si possible saturation cutanée ;
  - apparition de signes de lutte ;
- **stimulation manuelle** et possibilité de ventilation au masque en cas de pause prolongée ;
- **oxygénation** avec mesure des gaz du sang en n'oubliant pas que les dangers d'une oxygénothérapie mal contrôlée sont maximaux chez le grand prématuré.

Immaturité de la thermorégulation

Etiologie

La mauvaise régulation thermique résulte de :
• la faiblesse de la production de chaleur par absence de réserves caloriques : glycogène, graisse ;
• l'importance de la déperdition thermique ;
• l'absence de mécanismes de régulation : sueur, frissons, activité musculaire.
Il s'ensuit un risque constant d'hypothermie. Celle-ci peut être très vite profonde (inférieure à 35 °C) entraînant alors une consommation accrue d'oxygène et de glucose avec risque d'hypoglycémie, d'acidose et de séquelles neurologiques.

Conduite à tenir

Il faut :
• **éviter à tout prix le refroidissement de l'enfant** à la naissance, en particulier en cas de réanimation, en faisant les soins le plus rapidement possible et sur table chauffante ;
• **maintenir l'enfant au chaud** dans un incubateur dont on ne le sort qu'en cas de nécessité ;
• **surveiller régulièrement la température,** ne serait-ce que pour adapter la température de l'incubateur réglé le plus souvent autour de 32 °C.

Immaturité nutritionnelle

C'est essentiellement pendant les deux derniers mois de gestation que le fœtus constitue des réserves énergétiques et minérales qui permettront au nouveau-né d'avoir une certaine autonomie nutritionnelle.

Hypoglycémie

Signes cliniques

Définie par une glycémie inférieure à 2 mmol/l ou 0,2 g/l, elle est quasi constante en l'absence d'alimentation précoce du prématuré.
Elle peut être latente ou se traduire par des trémulations, des apnées, des convulsions, une hypothermie...
Son dépistage, facile par bandelette type Dextrostix® ou Hemoglukotest®, doit être systématique car elle peut laisser des séquelles cérébrales définitives même si elle est initialement, en apparence, asymptomatique.

Conduite à tenir

Les gestes suivants seront mis en œuvre :
• glycémie sur bandelette entre 30 et 60 minutes de vie (auparavant le chiffre constaté est le reflet de la glycémie maternelle) ;
• contrôle éventuel par dosage de la glycémie ;
• injection ou perfusion de sérum glucosé à 10 % en cas d'hypoglycémie franche ;
• dans tous les cas, alimentation précoce, immédiate ou dès la 3e heure sous forme de lait éventuellement resucré à 2 ou 3 % de glucose ou de maltose ;
• repas rapprochés (toutes les trois heures) ou, mieux, gavage gastrique à la pompe ;
• contrôle régulier par Dextrostix®.

Hypocalcémie

Signes cliniques

Elle est définie par une calcémie inférieure à 2 mmol/l et survient souvent après un délai de 24 à 48 heures après la naissance.
Elle se manifeste habituellement par une hyperexcitabilité, des trémulations, mais elle peut être latente ou se révéler brutalement par des convulsions ou des troubles du rythme cardiaque.
Elle ne peut être affirmée que par le dosage de la calcémie.

Conduite à tenir

Elle consiste en :
• un dépistage systématique ;

- une prévention assurée par l'alimentation précoce et l'administration de lait de mère dont le calcium est le mieux absorbé par l'enfant ;
- en cas d'hypocalcémie confirmée, en fonction de sa gravité, soit une simple supplémentation calcique associée à un apport de vitamine D, soit une perfusion intraveineuse de calcium.

Dénutrition

Etiologie et traitement

Liée aux difficultés d'alimentation du grand prématuré inhérentes à la faible capacité de son estomac, à la stase gastrique, à la mauvaise absorption digestive des graisses, elle devient insoluble en cas de complications de type entérocolite.

La mise sous gavage gastrique ou même duodénal continu, l'utilisation du lait de mère, éventuellement « enrichi » en divers éléments d'absorption facile, permettent le plus souvent de démarrer l'alimentation dans de bonnes conditions. De même, l'utilisation de laits « pré », spécialement étudiés pour les prématurés, facilite la mise en route de l'alimentation.

Si nécessaire, il est possible d'adjoindre un apport parentéral en perfusion. Celui-ci peut être exclusif sous forme d'alimentation parentérale totale après mise en place d'un cathéter central si le très petit poids de l'enfant ou son état digestif l'imposent.

Conduite à tenir

Il faut :

- surveiller la courbe de poids ;
- apprécier l'état des selles, les rejets éventuels et surtout l'importance des résidus gastriques avant gavage ;
- noter précisément les quantités ingérées et la façon dont est bu le biberon ou supporté le gavage.

Défaut de réserves minérales ou vitaminiques

Le prématuré possède à la naissance de faibles réserves de fer. Aussi, passé le stade de l'hémolyse physiologique des premières semaines, une anémie hypochrome survient-elle presque toujours.

Celle-ci est prévenue par l'administration systématique de fer à partir du premier ou du deuxième mois.

De même, il est essentiel d'assurer à l'enfant prématuré, dès les premiers jours, un apport vitaminique, en particulier de vitamines C, D et E.

Immaturité hépatique

Etiologie

L'immaturité des enzymes hépatiques peut concerner de nombreux métabolismes, mais c'est l'immaturité de la glycuroconjugaison génératrice d'ictère qui est le plus souvent invoquée (voir chap. « Ictère du nouveau-né », p. 268).

Le risque de survenue d'un ictère important, voire d'un ictère nucléaire, est maximal chez le grand prématuré, qui cumule plusieurs facteurs :

- insuffisance de la glycuroconjugaison ;
- hypoalbuminémie qui ne permet pas à l'albumine de fixer beaucoup de bilirubine libre ;
- sensibilité particulière des noyaux gris centraux à la bilirubine ;
- augmentation du risque de fixation cérébrale dès que s'associent des troubles métaboliques ou hémodynamiques.

Conduite à tenir

Elle consiste en :

- la surveillance quotidienne ou pluriquotidienne de la coloration de l'enfant et dosage « facile » de la bilirubinémie ;
- un nursing particulièrement soigneux pour éviter toute cause favorisant l'ictère nucléaire (hypothermie, infection...) ;
- la prévention systématique, parfois par photothérapie ;
- le regroupement des éléments : bilirubine totale et intraérythrocytaire, terme, âge, permettant d'apprécier la gravité de l'ictère et de poser les indications thérapeutiques.

Immaturité vasculaire

Le risque hémorragique est lié à une fragilité vasculaire associée au déficit de certains facteurs de coagulation synthétisés par le foie.

Les manifestations hémorragiques les plus particulières du prématuré sont :

- les hémorragies intracrâniennes : cérébro-méningées ou intraventriculaires se traduisant par une dégradation neurologique brutale accompagnée de pâleur ;
- les hémorragies pulmonaires isolées ou intervenant chez un enfant ventilé pour détresse respiratoire.

Immaturité immunitaire

Etiologie

Le fœtus est capable de synthétiser des anticorps en cas de stimulation antigénique, mais cette capacité s'accroît à mesure qu'on approche du terme. En fait, tout nouveau-né possède essentiellement des anticorps d'origine maternelle transmis par voie transplacentaire dans les derniers mois de la grossesse.

L'enfant né prématurément sera donc particulièrement démuni de défenses immunitaires et, encore plus qu'un nouveau-né à terme, exposé à l'infection. Celle-ci peut être soit transmise par la mère avant ou au moment de l'accouchement, soit acquise après la naissance.

Conduite à tenir

Elle comporte :

- le dépistage de l'infection maternelle et les prélèvements bactériologiques ;
- l'asepsie maximale des manœuvres dès la naissance et tout au long de la maturation ;
- la surveillance clinique et biologique à la recherche de tout symptôme évocateur d'infection.

Immaturité rénale

L'immaturité du rein se traduit essentiellement par un trouble de l'élimination de l'eau et des électrolytes, en particulier du sodium, pendant les premiers jours de vie.

Il convient donc d'éviter les apports trop importants d'eau (60 à 80 ml/kg le premier jour) au risque de voir apparaître des œdèmes ou de brutales variations de poids.

Immaturité neurologique

Le système nerveux subit une maturation progressive qui se poursuit bien après la naissance. Lorsque celle-ci survient prématurément, le comportement neurologique du prématuré est fonction du stade de maturation et donc directement lié au terme.

Cette caractéristique permet l'appréciation d'un terme neurologique s'ajoutant aux autres critères de détermination du terme :

- terme chronologique : d'après la date des dernières règles et les données de l'échographie précoce ;
- terme anthropométrique : en fonction des mensurations de l'enfant par rapport à des abaques ;
- terme morphologique : établi selon certains critères morphologiques tels que l'aspect des oreilles, des cheveux, des organes génitaux...

Objectifs de soins

Soins à apporter aux nouveau-nés prématurés :

1) assurer un bon développement physique de l'enfant :

- alimentation adaptée en quantité et qualité, donnée par gavage quand le nourrisson est trop petit et trop faible pour téter, puis par biberon ;
- surveillance de son développement : poids, taille, périmètre crânien ;
- surveillance de ses capacités vitales à l'aide d'un monitoring si besoin : respiration, fréquence cardiaque ;
- prévention des déformations de la tête : installation dans l'incubateur avec changements de position ;
- prévention des risques cutanés : soins de peau, prévention des escarres de la tête, de la narine quand l'enfant est porteur d'une sonde nasogastrique ;

2) favoriser un bon développement psychologique et affectif de l'enfant :

- accueil des parents ;
- participation active des parents aux soins ;
- mise en œuvre de tout ce qui peut favoriser l'attachement parents-enfant : caresses, chansons, peau à peau, massages relaxants etc. ;

3) préparer la sortie de l'enfant en évaluant l'aptitude des parents à prendre soin de lui, et en les mettant en relation avec le service de protection maternelle et infantile suceptible de les aider en cas de besoin.

Malformations

Leur fréquence est élevée, de l'ordre de 1,5 à 2 % des naissances, mais leur gravité est variable.

Etiologie

Les malformations peuvent être :
• **d'origine génétique**, en rapport avec des gènes pathologiques héréditaires ou accidentels : aberrations chromosomiques et accidents mécaniques de la division cellulaire ;
• **acquises** par agression intra-utérine pendant l'embryogenèse :
– infectieuse, par exemple la rubéole ;
– parasitaire, comme la toxoplasmose ;
– toxique, par médicaments tératogènes ;
– par agents physiques, telles les radiations ionisantes ;
– mécanique, par malpositions ou brides amniotiques ;
• en fait, souvent **d'origine indéterminée**, totalement méconnue ou **multifactorielle**.

Répartition des malformations

On peut, par ordre de fréquence décroissante, les classer de la façon suivante :
• malformation des membres : environ 5 ‰ naissances ;
• malformations cardio-vasculaires : environ 4 ‰ naissances ;
• malformations génito-urinaires : environ 3 ‰ naissances ;
• malformations digestives : environ 2 ‰ naissances ;
• malformations du système nerveux : environ 2 ‰ naissances ;
• malformations faciales : environ 1,5 ‰ naissances.

Il est fréquent que plusieurs malformations soient associées, réalisant des syndromes divers et, au maximum, le tableau de grands polymalformés.

Principales malformations

Certaines, affectant la morphologie fœtale, **sont évidentes dès la naissance :**
• anomalies de fermeture de la paroi abdominale : omphalocèle, laparoschisis, extrophie vésicale ;
• défauts de fermeture du tube neural : spina bifida ;
• ambiguïtés sexuelles ;
• nanisme, amputations totales ou partielles des membres, polydactilies, pieds bots...
• anomalies de la face : fentes labio-palatines, syndrome de Pierre-Robin ;
• tumeurs embryonnaires type tératome sacrococcygien ou kystes congénitaux.

D'autres se révèlent rapidement ou font l'objet d'une recherche systématique :
• atrésie des choanes ;
• atrésie de l'œsophage ;
• imperforation anale ;
• hernie diaphragmatique congénitale ;
• occlusion néonatale par volvulus ou atrésie du grêle.

Beaucoup enfin **ne sont dépistées qu'à l'examen approfondi** de l'enfant, telles les cardiopathies ou la luxation congénitale de hanche.

Conduite à tenir

Il faut savoir :
• reconnaître la malformation ;
• préciser l'indication d'un traitement ou d'une intervention d'urgence ;

• mettre en route des investigations à visée diagnostique ou pronostique, ou même simplement dans un but de conseil génétique pour une grossesse ultérieure.

Maladies chromosomiques

Le capital génétique humain est constitué de 46 chromosomes groupés en :
• 22 paires de chromosomes communs aux deux sexes ou autosomes ;
• 2 chromosomes dits sexuels déterminant le phénotype masculin ou féminin : XX pour la femme, XY pour l'homme.
La carte chromosomique d'un individu peut être établie par culture cellulaire, photographie des mitoses et marquage des chromosomes : c'est le caryotype.
Les anomalies chromosomiques les plus fréquentes concernent les autosomes et portent soit sur le nombre des chromosomes (existence d'un chromosome supplémentaire ou trisomie, absence d'un chromosome ou monosomie), soit sur la structure d'un chromosome, en particulier délétion d'un fragment.
D'autres anomalies intéressent les chromosomes sexuels (gonosomes), réalisant essentiellement deux syndromes : le syndrome de Klinefelter ou le syndrome de Turner.
De nombreuses aberrations chromosomiques ne permettent pas le développement de l'embryon : elles sont dites létales et aboutissent à une fausse-couche précoce. D'autres n'empêchent pas la grossesse d'évoluer et donnent naissance à des enfants atteints de maladies chromosomiques.
Le dépistage *in utero* peut être fait par caryotype réalisé sur les cellules fœtales recueillies par amniocentèse, par biopsie du trophoblaste plus précoce, ou même par prélèvement de sang fœtal au niveau de la veine ombilicale, sous contrôle échographique.

Trisomie 21 ou mongolisme

C'est la plus fréquente des maladies chromosomiques : 1 sur 500 à 600 naissances.
En fait, le risque de survenue varie selon l'âge de la mère. A peu près constant jusqu'à 35 ans, il augmente nettement à partir de 37 ou 38 ans. C'est pourquoi une amniocentèse est alors systématiquement proposée dans l'optique d'une éventuelle interruption médicale de grossesse.
Il existe deux types de trisomie 21 : le plus souvent elle est dite libre, simple accident de la division cellulaire sans anomalie préexistante chez les parents. Plus rarement, il s'agit d'une translocation lorsqu'un des parents est porteur d'une anomalie dite équilibrée, sans manifestation clinique.
Le caryotype permet de différencier ces deux formes, élément important pour l'appréciation du risque de récidive.
Cliniquement, la trisomie 21 est reconnue sur un ensemble d'anomalies portant essentiellement :
• sur le faciès :
– hypertélorisme (écartement exagéré des yeux) et épicanthus ;
– obliquité en haut et en dehors des fentes palpébrales ;
– micrognatisme avec protrusion de la langue ;
• sur les extrémités :
– brièveté des membres ;
– pli palmaire transverse unique...
Il existe toujours une importante hypotonie axiale. Des malformations viscérales sont fréquemment associées, en particulier digestives (sténose duodénale) et cardiaques (canal atrio-ventriculaire), et ce sont elles qui déterminent le pronostic vital immédiat.
Le devenir ultérieur est dominé par l'arriération psychomotrice constante, mais de profondeur variable, et se traduisant surtout par

un ralentissement ou un arrêt des acquisitions au-delà des premières années.

Autres anomalies autosomiques

Les trisomies 13 et sont beaucoup plus rares et comportent des malformations viscérales graves qui les rendent très rapidement mortelles.
Quant aux délétions chromosomiques type maladie du cri du chat, elles sont encore plus exceptionnelles.

Anomalies gonosomiques

Syndrome de Turner

Il se définit par l'absence d'un chromosome sexuel avec un caryotype 45 XO.
Cliniquement, le morphotype est féminin, mais comporte des anomalies morphologiques, en particulier un gros repli cutané au niveau du cou ou *pteryglum colli* et une petite taille constante.
Plus tard se manifestent des troubles pubertaires avec absence de règles et stérilité.

Syndrome de Klinefelter

Il comporte un chromosome X supplémentaire, donc un caryotype 47 XXY.
Le morphotype est masculin, sans dysmorphie majeure. Le retard mental est modéré et inconstant.
L'insuffisance gonadique se révèle à la puberté et s'accompagne toujours de stérilité.

Maladies héréditaires

Ce sont des maladies transmissibles de parents à enfants et liées à la présence d'un gène anormal dans le patrimoine génétique d'un ou des deux parents.

Certaines maladies sont en rapport avec plusieurs gènes : elles sont dites polygéniques. La plupart dépendent de l'action d'un seul couple de gènes.
Quand les deux gènes portés par les chromosomes d'une même paire sont identiques, le sujet est dit homozygote pour le caractère correspondant. Si les deux gènes sont différents l'un de l'autre, le sujet est dit hétérozygote et les gènes sont appelés allèles.
On parle de caractère dominant lorsque le gène exerce le même effet à l'état homozygote et hétérozygote.
On parle de caractère récessif lorsque le gène ne s'exprime qu'à l'état homozygote.

Transmission autosomique récessive

C'est le mode de transmission de la majorité des maladies métaboliques, qu'elles portent sur les glucides type galactosémie ou les acides aminés type phénylcétonurie *(Schéma 1)*.
Ce sont des maladies de l'état homozygote, c'est-à-dire qu'elles n'ont d'expression clinique que si les deux parents sont porteurs de la tare. Le sujet qui ne possède qu'un des gènes est hétérozygote, porteur de la tare mais non atteint.

Transmission autosomique dominante

Elle concerne les maladies de l'état hétérozygote qui se manifestent même si un seul des parents est porteur du gène pathologique *(Schéma 2)*.

Schéma 1 : Transmission autosomique récessive.

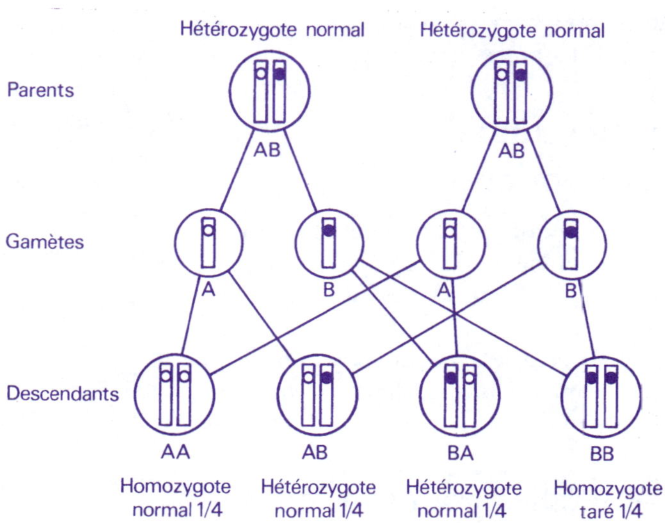

Schéma 2 : Transmission autosomique dominante.

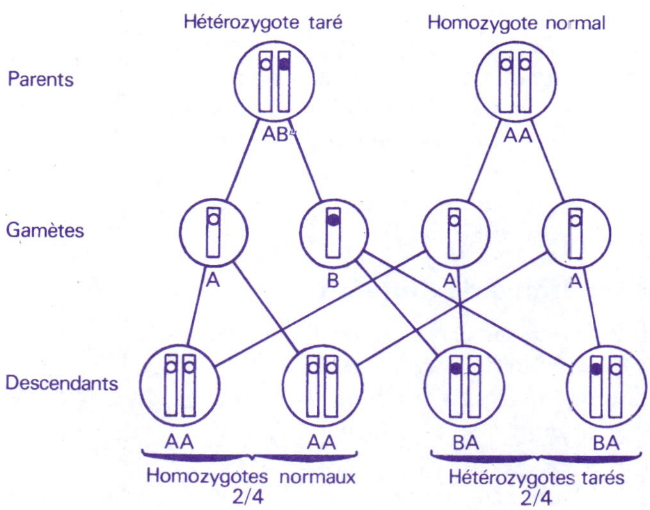

Transmission liée au sexe

Les gènes anormaux sont portés par l'hétérochromosome sexuel X.
La maladie est transmise par les femmes, mais ne touche que les hommes.
Le type en est l'hémophilie *(Schéma 3)*.

Schéma 3 : Transmission liée au sexe.

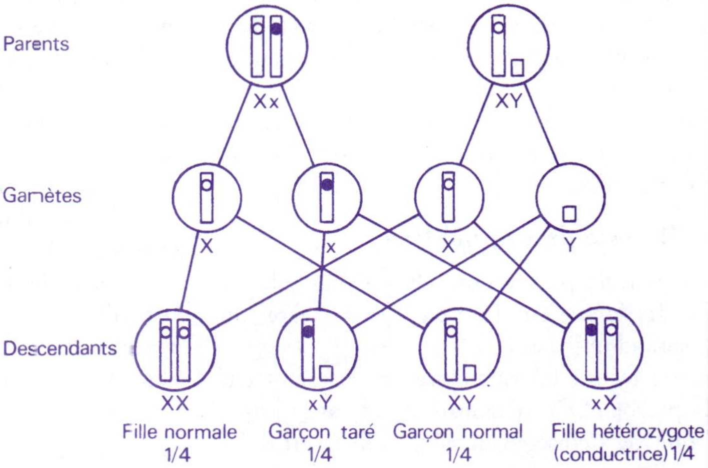

Diagnostic anténatal

Depuis quelques années se sont développées une série de techniques permettant d'étudier le fœtus *in utero* (diagnostic des anomalies chromosomiques) et de très nombreuses malformations fœtales ou maladies graves.

Méthodes

Elles se classent en deux catégories : celles qui permettent de voir directement ou indirectement le fœtus et celles qui consistent à effectuer des prélèvements de liquide amniotique, de tissu placentaire ou fœtal.

Visualisation du fœtus

Elle est le plus souvent indirecte par **échographie**. Celle-ci, utilisant les ultrasons, permet d'apprécier les mensurations et la morphologie fœtale, et de dépister précocement de très nombreuses malformations. Elle est sans danger et pratiquée en routine dans la surveillance de toute grossesse.
La vision directe ou **fœtoscopie** consiste à introduire par voie abdominale un système optique qui permet de voir parfaitement le fœtus. Cette technique, non dépourvue de risques, a des indications très limitées en complément de l'échographie.

Prélèvements

Prélèvement de liquide amniotique

Il est réalisé par amniocentèse dès la quatorzième semaine de grossesse.
A partir des cellules fœtales en suspension dans le liquide amniotique, il est possible d'établir le caryotype, donc de dépister une anomalie chromosomique. On peut également pratiquer divers dosages biologiques, enzymatiques ou hormonaux, pour individualiser certaines malformations ou maladies héréditaires.

Prélèvement fœtaux

Il s'agit essentiellement de prélèvement de sang fœtal, celui-ci étant obtenu soit directement sous contrôle de la vue par fœtoscopie, soit par ponction de la veine ombilicale sous échographie.
L'étude directe du sang de l'enfant permet le diagnostic précis de nombreuses affections hématologiques, immunologiques ou la réalisation de sérologies avec recherche d'IgM en cas de suspicion de fœtopathie.

Le prélèvement de peau par biopsie cutanée fœtale sous fœtoscopie cherche à individualiser les affections dermatologiques congénitales graves.
Quant aux prélèvements d'autres tissus fœtaux (muscles, foie...), ils sont encore exceptionnels.

Biopsie de trophoblaste

De pratique plus récente, elle est réalisable dès la dixième semaine par voie basse ou transabdominale.
Cette technique paraît prometteuse tant par la précocité des diagnostics que par la possibilité de dépistage qu'elle semble offrir, les cellules trophoblastiques ayant tous les caractères chromosomiques et biochimiques des cellules fœtales. Néanmoins, le risque de provoquer une fausse-couche est très légèrement supérieur à celui de l'amniocentèse.

Circonstances du diagnostic anténatal

Il peut s'agir des situations suivantes :
- **découverte systématique** d'une anomalie au cours de la surveillance systématique : échographie;
- **recherche d'une anomalie chromosomique** dans une grossesse à risque :
  – femme de 39 ans ou plus;
  – anomalie de la structure chromosomique (translocation, inversion...) chez l'un des parents;
  – avortements précoces à répétition;
- **recherche d'une maladie génétiquement transmissible** ou d'une malformation à récurrence possible déjà connue dans la fratrie ou la famille;
- **circonstances obstétricales ou d'environnement**, affections maternelles faisant redouter une possible atteinte fœtale.

Objectifs de soins

Soins à apporter aux nouveau-nés atteints de malformations : lors de la naissance d'un bébé malformé ou porteur d'une maladie génétique, l'infirmier aura pour but d'assurer un accueil chaleureux et bienveillant des parents. En effet, cet enfant aura besoin de soins pendant de longues années et la qualité de la relation qui s'établit entre les parents et l'équipe de soins est déterminante pour assurer la prise en charge ultérieure de cette famille.

Notes

7

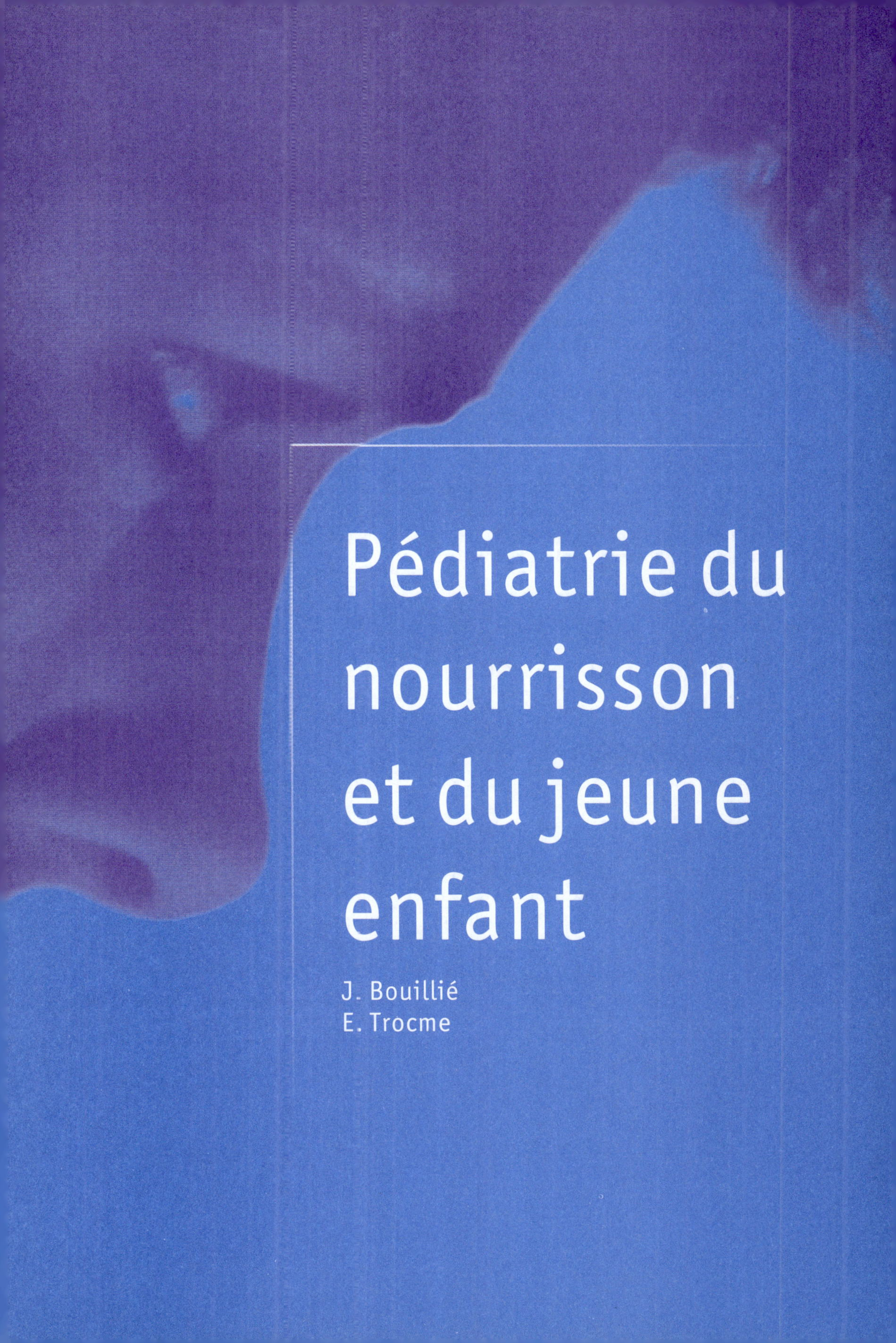

Pédiatrie du nourrisson et du jeune enfant

J. Bouillié
E. Trocme

1 Croissance somatique – Courbes de croissance – Age osseux – Age dentaire

La croissance somatique est l'ensemble des modifications somatiques caractérisant le passage de l'âge fœtal à l'âge adulte.
Le poids, la taille et le périmètre crânien (PC) sont les paramètres les plus habituellement suivis, régulièrement mesurés et notés sur le carnet de santé avec établissement de courbes.
Sont également considérées l'évolution de la dentition et, dans certaines circonstances, la maturation osseuse.
La vitesse de croissance staturopondérale est inégale au cours de l'enfance, avec deux périodes d'évolution rapide : de la naissance à 2 ans et en période pubertaire entre 11 et 14 ans *(Schémas 1 et 2)*.

Principaux repères de croissance staturopondérale

Poids

La courbe de poids est établie chez le nourrisson par des pesées quotidiennes les premiers jours, puis hebdomadaires et mensuelles *(Tab. 1)*.

Tab. 1 : Correspondance âge-poids.

Age	Poids
Naissance	3 kg à 3,5 kg
5 mois	(poids de naissance) × 2
8 mois	8 kg
1 an	(poids de naissance) × 3
2 ans	12 kg
10 ans	30 kg

Le gain pondéral varie de 700 à 800 g/mois au cours du premier trimestre à environ 300 g/mois pendant le quatrième trimestre, puis se ralentit jusqu'à la poussée pubertaire où, en quelques années, le poids va jusqu'à doubler.

Taille

Elle suit la même évolution : 3 à 4 cm/mois au cours du premier trimestre, 1 cm/mois entre 1 et 2 ans, puis ralentissement et reprise d'une croissance rapide à la puberté *(Tab. 2)*.

Tab. 2 : Correspondance âge-taille.

Age	Taille
Naissance	50 cm
5 mois	65 cm
1 an	75 cm
2 ans	85 cm
10 ans	135 cm

Périmètre crânien (PC)

Il est important de suivre son évolution, car celle-ci traduit le développement du cerveau sous-jacent.
La croissance du périmètre crânien est très rapide pendant les premiers mois : 1,5 à 2 cm/mois, et devient très lente à partir de 2 ans : à peine 1 cm par an *(Tab. 3)*.

Tab. 3 : Correspondance âge-périmètre crânien.

Age	Périmètre crânien
Naissance	35 cm
5 mois	42 cm
1 an	46 cm
2 ans	49 cm
10 ans	54 cm

Schéma 1 : Croissance somatique des filles, de la naissance à 19 ans.

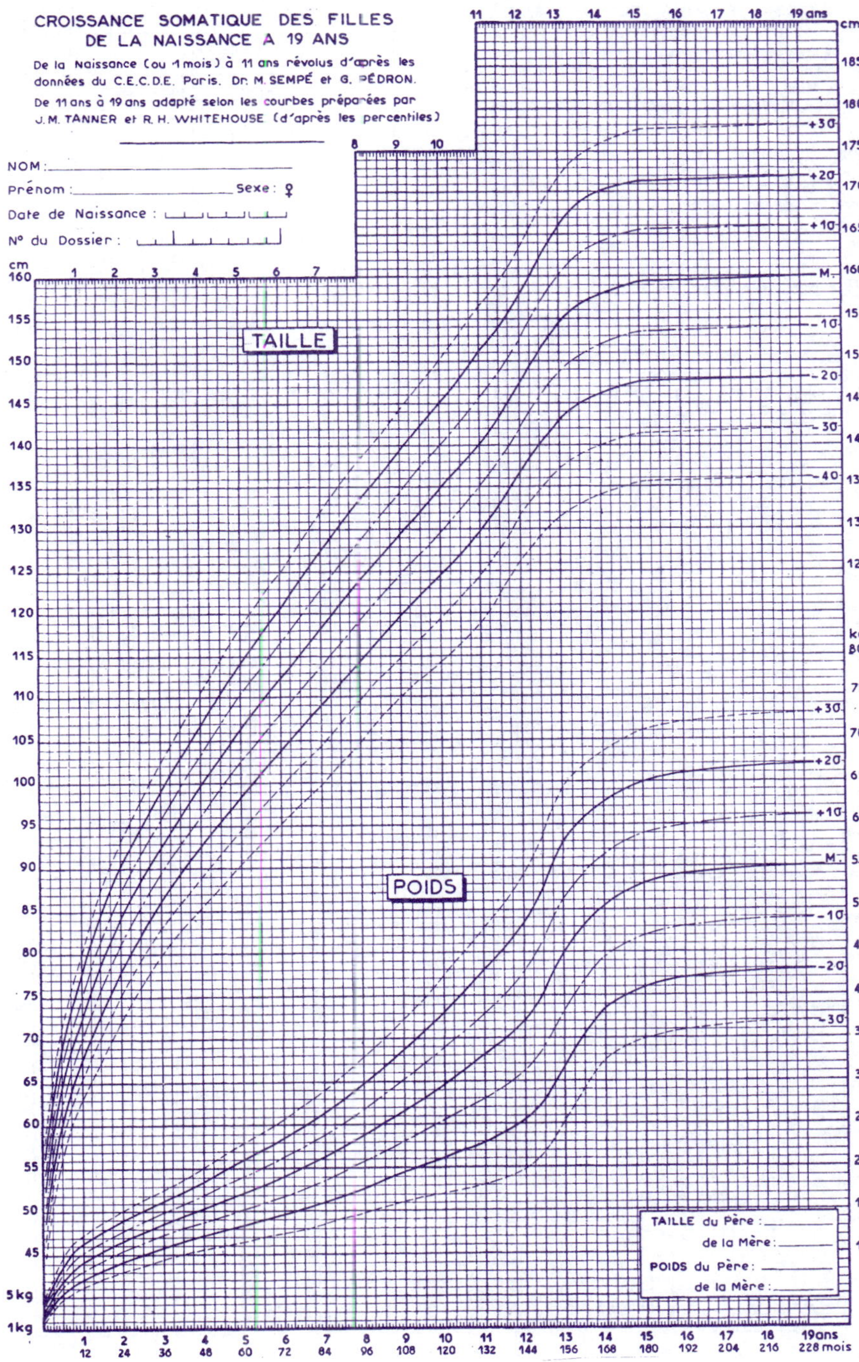

Schéma 2 : Croissance somatique des garçons, de la naissance à 19 ans.

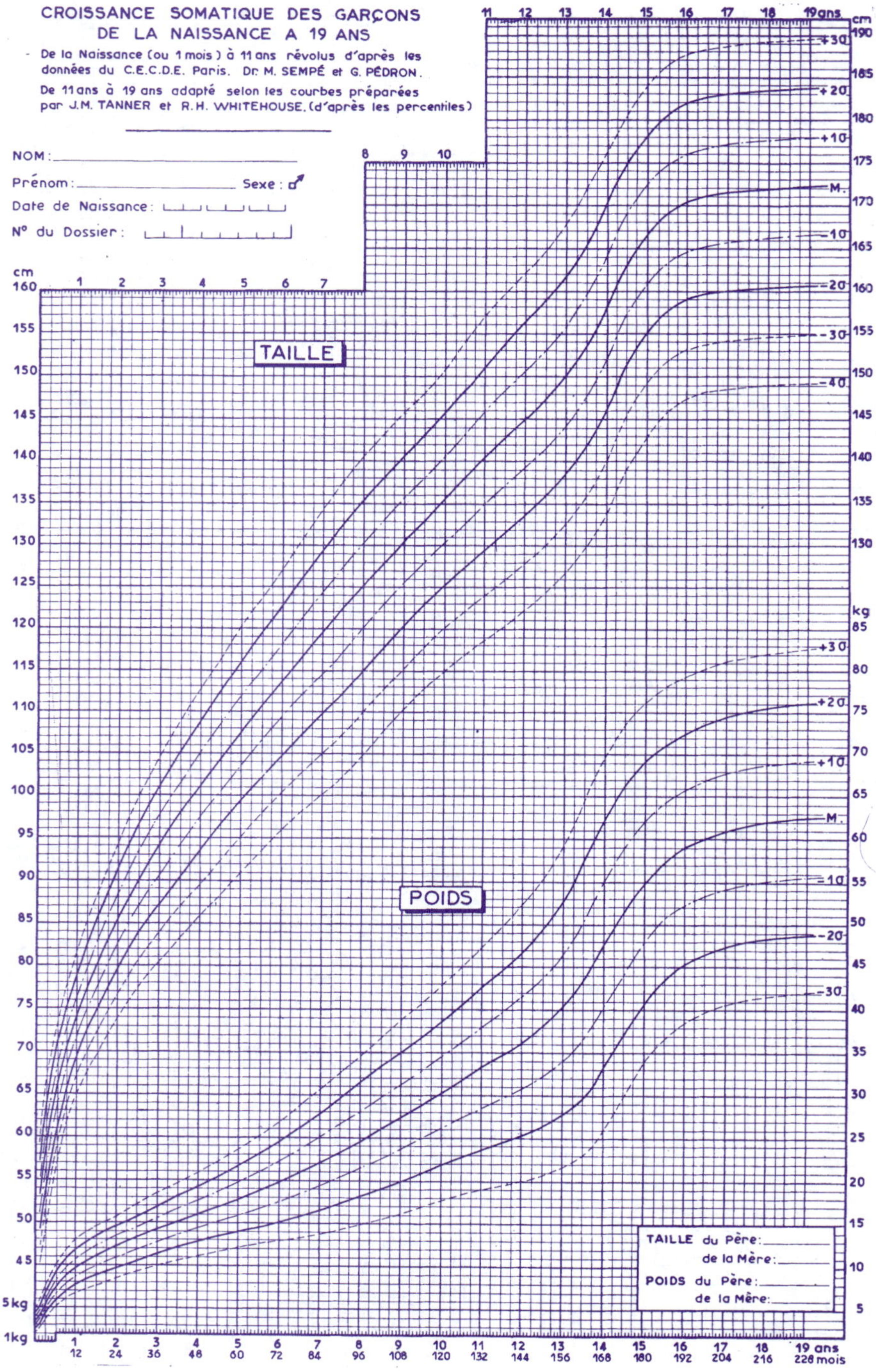

Rapport (SI/SS)

Il exprime le rapport entre le segment inférieur du corps (SI), mesuré de la symphyse pubienne au sol, et le segment supérieur (SS) : taille moins segment inférieur.

Son intérêt tient au caractère inégal du développement des différentes parties du corps : la morphologie du nourrisson est remarquable par l'importance de la tête et du tronc par rapport aux membres, puis le segment inférieur augmente plus rapidement pour tendre vers l'aspect adulte *(Tab. 4)*.

Tab. 4 : Correspondance âge-rapport SI/SS.

Age	Rapport SI/SS
Naissance	0,60
2 ans	0,75
10 ans	1

Courbes de croissance

Pour chaque individu, la croissance est un phénomène dynamique dont l'évolution peut être inscrite sur une courbe.

Il existe de très importantes variations individuelles avec des moyennes et des zones de variation physiologique valables pour une population donnée.

Pour chaque sexe à un âge donné, la distribution des différents paramètres (poids, taille, périmètre crânien,...) s'inscrit sur une courbe de Gauss *(Schéma 3)*.

On définit de part et d'autre de la moyenne des « couloirs » correspondant à des déviations standards (DS) :

- entre – 1 DS et + 1 DS : 68 % des sujets;
- entre – 2 DS et + 2 DS : 95 % des sujets;
- entre – 3 DS et + 3 DS : 99,7 % des sujets.

En reportant sur une même courbe les différents points correspondant à la moyenne et aux déviations standard pour chaque âge, on obtient des courbes de croissance type : courbes de Sempé et Pedron *(Schémas 1 et 2)*.

Schéma 3 : Paramètre considéré pour un âge donné.

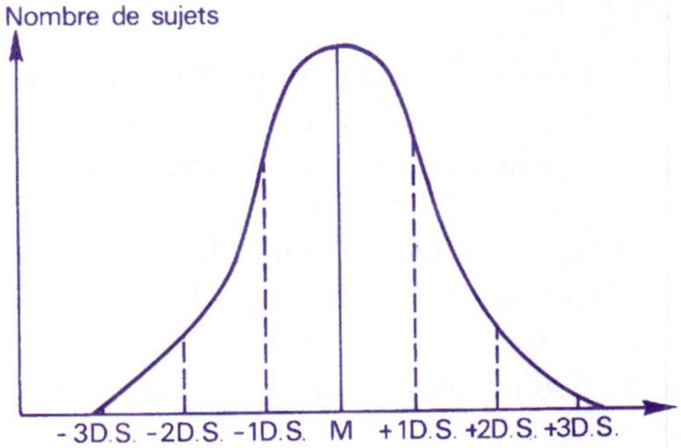

M = moyenne pour un sexe à un âge donné,
DS = dérivation standard.

On peut, sur une telle courbe, situer un individu par rapport à la moyenne. On considère qu'il est « normal » lorsque ses mensurations se situent entre +2 DS et –2 DS.

Il est encore plus important de suivre l'évolution de sa croissance au cours des mois ou des années par établissement de sa propre courbe. Habituellement, celle-ci suit les courbes de référence régulièrement et reste dans le « même couloir ». Si, dans certaines conditions physiologiques ou pathologiques, survient une variation de la vitesse de croissance, elle apparaît très clairement sur le graphique par une modification de la pente et parfois un changement de couloir.

Croissance et maturation osseuse

Le squelette fœtal, initialement cartilagineux, s'ossifie par l'apparition de points d'ossification primaires puis secondaires.

Ainsi se produit une maturation progressive du squelette, permettant de définir un âge osseux. C'est l'un des repères fondamentaux pour l'étude des troubles de la croissance.

Détermination de l'âge osseux

Elle se fait par l'étude des portions de squelette en voie de croissance :

• à la naissance existent 3 points d'ossification :

– fémoral inférieur ou point de Béclard ;
– tibial supérieur ou point de Todd ;
– cuboïde ;

• le point fémoral supérieur apparaît vers 3 mois ;

• de 0 à 2 ou 3 ans : on compte le nombre de points d'ossification sur un hémi-squelette et on se reporte à des tables ;

• de 2 à 6 ou 7 ans : on fait une radiographie du poignet, dont on compare l'aspect avec les images d'un atlas photographique : atlas de Greulich et Pyle ;

• de 8 à 11 ou 12 ans : c'est le même principe avec une étude du coude ;

• au-delà de 12 ans : on s'intéresse à la morphologie des points déjà apparus et aux ossifications secondaires (crête iliaque).

Principe d'utilisation

C'est la comparaison entre les mensurations de l'enfant, son âge chronologique réel et l'âge osseux.

Par exemple, si l'on est en présence d'un enfant de 6 ans ayant la taille d'un enfant de 4 ans : deux situations sont possibles :

• l'âge osseux correspond à 4 ans : il s'agit d'un retard dont il importe de préciser l'étiologie (endocrinienne, métabolique, nutritionnelle, infectieuse...) ;

• l'âge osseux est en accord avec l'âge chronologique : ce peut être une petite taille constitutionnelle, voire un nanisme vrai.

Une avance de l'âge osseux évoque souvent un trouble endocrinien : tumeur hypophysaire, puberté précoce.

Evolution de la dentition

La date d'apparition des dents est extrêmement variable selon les individus, mais l'ordre chronologique d'apparition pour la première et la deuxième dentition est assez fixe.

Grossièrement, de la ligne médiane vers l'arrière :

• **première dentition (dents de lait)** :

– incisives : 6 mois à 1 an ;
– premières molaires : 1 an à 18 mois ;
– canines : 1 an à 2 ans ;
– deuxièmes molaires : 2 ans à 2 ans et demi (dents de 2 ans) ;

• **chute de la première dentition** : entre 6 ans (incisives) et 12 ans (deuxième molaire):

• **deuxième dentition** :

– 6 ans : première molaire définitive (dent de 6 ans) ;
– entre 6 et 12 ans : incisives, canines et prémolaires ;
– 12 à13 ans : deuxième molaire définitive (dent de 12 ans) ;
– entre 17 et 22 ans : troisième molaire (dent de sagesse).

Vomissements du nourrisson

C'est un symptôme le plus souvent d'une très grande banalité chez le nourrisson, mais parfois il peut être le signe d'une pathologie réelle : il importe donc d'en préciser l'étiologie et d'en évaluer le retentissement.

Diagnostic positif

C'est un rejet alimentaire par la bouche ou le nez, et l'interrogatoire et l'examen clinique de l'enfant doivent préciser :
- la date de début;
- la fréquence, le caractère répété ou non à chaque repas;
- le retentissement sur la courbe de poids;
- les signes cliniques associés : digestifs, infectieux...

Le mode d'alimentation de l'enfant, son régime exact sont également des éléments essentiels à connaître.

Diagnostic différentiel

Il faut éliminer :
- les simples régurgitations postprandiales au moment de l'éructation;
- le mérycisme, sorte de rumination observée dans un contexte psychologique particulier, le sujet faisant remonter volontairement de l'estomac à la bouche des aliments incomplètement digérés.

Diagnostic étiologique

Vomissements importants d'apparition récente

Ils imposent d'éliminer une urgence (les différentes urgences ne seront que citées).

Urgences chirurgicales

Chez le nouveau-né, il peut s'agir d'une sténose duodénale ou d'une atrésie du grêle.
Chez le nourrisson, on doit rechercher une invagination intestinale aiguë, un étranglement herniaire ou encore une appendicite.

Urgence médicales

Il faut éliminer :
- méningite;
- traumatisme crânien.

Vomissements d'allure mécanique

En faveur d'un obstacle mécanique plaident :
- l'importance des vomissements;
- l'association à une constipation;
- le retentissement pondéral.

Sténose hypertrophique du pylore

Elle se manifeste, avec une certaine prédilection pour les garçons, par des vomissements en jets survenant vers trois à cinq semaines de vie.

A l'examen, l'enfant paraît vigoureux mais amaigri, et il semble affamé.

Après ingestion d'un biberon, des ondulations péristaltiques visibles sous la peau dans la région épigastrique traduisent la lutte de l'estomac contre un obstacle.

La palpation du pylore hypertrophié est parfois possible sous forme d'une olive pylorique, au niveau de l'hypocondre droit.
Le diagnostic est affirmé par l'échographie abdominale, qui visualise l'olive pylorique évitant ainsi la pratique du transit baryté qui mettrait en évidence les signes classiques : stase gastrique, étroitesse et caractère excentré du défilé pylorique.
Le traitement est presque toujours chirurgical : c'est la pylorotomie extramuqueuse ou section des fibres du sphincter hypertrophié sans ouverture du tube digestif. La réalisation en est généralement aisée et les suites simples.

➡ Reflux gastro-œsophagien et malpositions cardiotubérositaires

Les vomissements sont le plus souvent précoces après les repas, mais parfois à distance, quelquefois sanglants mais sans grand retentissement sur l'état général, tout au plus une petite stagnation pondérale.
L'examen clinique est normal, sauf lorsque existent des signes d'œsophagite se traduisant par des douleurs lors de la prise des biberons, des malaises, des accès de cyanose ou de pâleur.
Le diagnostic, le plus souvent, est évoqué sur la seule clinique.
Il peut être précisé par :

- la fibroscopie, qui permet, en outre, de rechercher des signes d'œsophagite ;
- la pH-métrie œsophagienne, qui confirme l'existence du reflux acide dans l'œsophage ;
- voire le transit œso-gastro-duodénal (TOGD), qui objective le reflux gastro-œsophagien et détermine la nature de la malposition : de la simple ouverture de l'angle de Hiss, avec béance du cardia, à la hernie vraie de l'œsophage à travers le hiatus œsophagien.

Le traitement, presque toujours médical, associe :

- des mesures antireflux : épaississement des biberons et mise en orthostatisme de l'enfant couché sur le dos ;
- des pansements œsophagiens : Gaviscon®, Polysilane®... ;
- des modificateurs du transit œsogastrique pour favoriser la vidange pylorique et l'évacuation de l'estomac : Prépulsid®, Motilium®... ;
- voire des anti-acides type ranitidine.

➡ Plicature gastrique

Liée au refoulement du bas-fond gastrique par un côlon distendu, elle se traduit par des douleurs postprandiales suivies de vomissements qui semblent les soulager.
La radio montre une image caractéristique d'estomac à double poche.
De petits moyens tels que la mise en décubitus ventral suffisent en général à calmer l'enfant, et l'évolution se fait spontanément vers l'amélioration.

Vomissements survenant dans un contexte clinique évocateur

➡ Vomissements associés à une diarrhée

Il peut s'agir :

- d'une infection entérale, type gastro-entérite, ou parentérale : otite, infection urinaire ;
- d'une intolérance digestive, notamment aux protéines du lait de vache, au gluten.

➡ Vomissements accompagnés d'une hépatomégalie

Il peut s'agir d'une hépatite ou d'une maladie métabolique type galactosémie, intolérance au fructose.

Vomissements en apparence isolés

Il faut d'abord éliminer une banale erreur de régime (hyperalimentation ou apports mal adaptés).
Dans un contexte particulier, on évoque parfois une origine psychogène, telle qu'un conflit affectif ou un trouble relationnel avec la mère.

Diarrhée aiguë du nourrisson

C'est la plus fréquente des pathologies du nourrisson : elle est en général bénigne, mais fait toujours courir le risque de survenue d'une déshydratation dans les formes graves ou négligées.

Diagnostic positif

La diarrhée aiguë se définit comme une augmentation de la fréquence des selles avec modification de leur consistance, qui devient molle ou franchement liquide.
Il importe de préciser :
- le nombre, le volume et l'aspect exact des selles ;
- les signes associés ;
- le retentissement général et notamment l'existence ou non de signes de déshydratation.

Diagnostic étiologique

L'examen clinique et l'interrogatoire permettent le plus souvent d'orienter le diagnostic et de limiter les investigations paracliniques.

Petites diarrhées par dyspepsie

Liées à des erreurs diététiques, elles sont en général bénignes. On peut en rapprocher les selles naturellement molles du nouveau-né nourri au sein.

Diarrhées infectieuses

Il peut s'agir d'une infection entérale vraie ou, plus souvent, du retentissement digestif d'une infection parentérale.

→ Infections entérales

Elles réalisent un déséquilibre de la flore intestinale au profit d'une souche pathogène. Elles surviennent par cas isolés ou dans le cadre d'épidémies de crèches ou de collectivités.
La coproculture, rarement pratiquée, n'est positive que dans un faible pourcentage de cas. Elle peut mettre en évidence :
- un colibacille entéropathogène ;
- une salmonelle animale type *Salmonella typhimurium*, *Salmonella panama*, *Salmonella wien*, parfois soupçonnée sur le caractère fébrile et sanglant de la diarrhée ;
- rarement un staphylocoque pathogène, un campylobacter ou une autre bactérie.

Dans la majorité des cas, il s'agit de virus, avec bien sûr une coproculture négative, mais qu'on peut isoler ou identifier facilement comme le rotavirus.

→ Diarrhées liées à une infection parentérale

D'importance et de gravité variables, elles accompagnent le plus souvent une infection de la sphère ORL, en particulier une otite.

Intolérances digestives

C'est un cadre tout à fait différent dans lequel les troubles digestifs sont en rapport avec un déficit enzymatique ou une allergie à l'un des constituants du lait.
Il en résulte essentiellement des diarrhées chroniques susceptibles de poussées aiguës, qu'il s'agisse d'une intolérance aux sucres, type intolérance au saccharose, ou d'une intolérance aux protéines du lait de vache par sensibilisation de l'enfant à des protéines d'origine animale.

Traitement

Son but est de ralentir le transit, de diminuer le nombre et la fréquence des selles, tout en évitant la survenue d'une déshydratation ou d'une dénutrition.
En premier lieu, le traitement est toujours diététique :
- arrêt de l'alimentation lactée ;

• institution d'un régime antidiarrhéique dont le type et la sévérité dépendent de l'âge de l'enfant et de la gravité des troubles :
– solution glucosée et électrolytique type Adiaryl®, GES 45®, Gallialyte® ;
– classique soupe de carotte ou extraits de caroube voire eau de riz (jamais avant l'âge de 3 mois) ;
– Coca-Cola et aliments ralentisseurs du transit : riz, banane, coing, pomme chez le plus grand.

Dans tous les cas, la reprise d'un régime normal et notamment la réintroduction du lait doivent se faire très progressivement.

Ces simples mesures diététiques suffisent à guérir la diarrhée dans la très grande majorité des cas.

La prescription d'un antidiarrhéique symptomatique de type lopéramide (Imodium®) peut s'imposer dans les formes particulièrement graves chez le grand enfant.

L'usage des antiseptiques ou antibiotiques intestinaux est réservé à de rares indications : lorsqu'on a pu affirmer l'origine bactérienne des troubles, dans un contexte épidémique notamment, et tout spécialement lorsqu'il s'agit de salmonelles.

Cependant, chez le nourrisson, la plupart des infections entérales guérissent spontanément avec le seul traitement symptomatique.

Le traitement d'une infection parentérale, et en particulier d'une otite, est en revanche tout à fait essentiel.

Enfin, la réhydratation parentérale s'impose dès qu'apparaissent des signes de déshydratation sévère ou une intolérance digestive avec refus de boire ou vomissements.

Déshydratation aiguë du nourrisson

Urgence type de la pédiatrie, elle se définit comme une perte brutale d'eau et d'électrolytes dont la traduction est une chute de poids.

Chez le nourrisson, sa fréquence et sa gravité sont liées à l'importance du secteur extracellulaire qui représente environ 40 % du poids de son corps (20 % chez l'adulte).

En fonction de l'importance de la perte de poids, on parle habituellement de :
• déshydratation modérée en cas de perte de poids inférieure à 10 % ;
• déshydratation grave en cas de perte de poids comprise entre 10 et 15 % ;
• déshydratation très sévère en cas de perte de poids supérieure à 15 % .

Ces déshydratations aiguës sont le plus souvent d'origine digestive, en rapport avec une diarrhée aiguë, surtout si elle s'accompagne de vomissements.

Plus rarement, il s'agit d'un « coup de chaleur » avec hyperthermie et hypersudation, ou de pertes urinaires en rapport avec une tubulopathie rénale ou une insuffisance des surrénales.

Examen de l'enfant

Outre l'importance de la perte de poids, il permet d'apprécier la gravité des signes de déshydratation.

Déshydratation extracellulaire

Elle est caractérisée par :
• la persistance du pli cutané;
• l'hypotonie des globes oculaires, traduite par les cernes sous-oculaires;
• la dépression de la fontanelle;
• une baisse de la pression artérielle;
• une oligurie.

Déshydratation intracellulaire

Elle est caractérisée par :
• la soif;
• la sécheresse de la langue et des muqueuses;
• des troubles de la conscience;
• une hyperthermie.

Examens complémentaires

Ionogramme sanguin et NFS

Ils indiquent le retentissement sur le milieu intérieur de la perte d'eau et d'électrolytes :
- hémoconcentration avec élévation de l'hématocrite et de la protidémie;
- natrémie variable, le plus souvent très augmentée, la perte d'eau étant supérieure à la perte de sel, plus rarement normale ou même basse;
- acidose métabolique avec baisse de la réserve alcaline et du pH par accumulation d'acides organiques (lactique et pyruvique), entraînée par la souffrance cellulaire;
- hyperazotémie et parfois hyperkaliémie surtout tant que persiste l'oligo-anurie.

Dès l'obtention des premières urines, le ionogramme sanguin doit être complété par les données du ionogramme urinaire : cela permet de juger de la réponse rénale à la perte hydro-électrolytique, facteur important de pronostic.

Autres investigations

Elles sont plus à visée étiologique et fonction de l'orientation diagnostique :
- examen des selles : coproculture;
- examen cytobactériologique des urines;
- hémoculture;
- ponction lombaire parfois après mise en route de la réhydratation.

Evolution

Elle est suivie par :
- l'aspect clinique de l'enfant;
- la surveillance de la pression artérielle, de la diurèse, de la température et du poids;
- les bilans ioniques répétés.

Dans les formes modérées

Elle est en général rapidement favorable dès qu'est entreprise la réhydratation *per os* ou par voie intraveineuse.

Dans les formes sévères ou vues trop tardivement

Elle peut se faire vers la mort par collapsus irréversible ou entraîner des complications graves : convulsions, anurie par nécrose corticale rénale ou thrombose des veines rénales, séquelles neurologiques.

Traitement

Réhydratation d'urgence

Elle se fait par voie intraveineuse, en utilisant éventuellement des voies d'abord d'exception ou la pose d'un cathéter central transcutané.
En cas de collapsus, elle vise d'abord à rétablir une hémodynamique correcte par perfusion de plasma ou de solutés macromoléculaires.
La réhydratation est ensuite poursuivie par des solutions glucosées contenant des électrolytes, dont la quantité est calculée de façon à corriger le déficit, compenser les pertes persistantes et assurer les besoins normaux de l'organisme : en moyenne entre 100 et 200 ml/kg/24 h.
Une partie de la perfusion est passée rapidement, puis maintenue à débit plus lent, en adaptant toujours les apports en fonction de l'évolution clinique et biologique.

Traitement symptomatique

Il faut l'associer à la réhydratation devant une fièvre, des convulsions, une infection causale.

Efficacité du traitement

Elle est jugée sur la reprise pondérale, la réapparition de la diurèse et la régression des signes cliniques de déshydratation.
La reprise de l'alimentation se fait de façon progressive et prudente.

Diarrhées chroniques

Définition

Les diarrhées chroniques sont caractérisées par l'émission de selles trop nombreuses et trop liquides pendant une période plus ou moins prolongée. Il faut y ajouter la notion de malabsorption d'un ou de plusieurs des éléments nutritionnels traversant le grêle. Il en résulte des carences diverses ou plus généralement une dénutrition globale.

Diagnostic positif et bilan étiologique

Le diagnostic est fait **dans deux circonstances.**
Parfois à l'occasion d'un **épisode aigu** avec dénutrition sévère et déshydratation : c'est l'interrogatoire qui permet de réaliser le caractère ancien des troubles.
Plus souvent devant un **tableau de malnutrition** : l'enfant est pâle, amaigri, triste, avec un abdomen ballonné contrastant avec des membres grêles.
Il présente des symptômes de dénutrition chronique : absence de pannicule adipeux, faiblesse des masses musculaires, et des signes évocateurs d'une malabsorption : œdèmes liés à l'hypoprotidémie, absence de teint carotinémique chez un enfant ayant ingéré beaucoup de carotte.
On apprend que les troubles digestifs durent depuis plusieurs semaines ou plusieurs mois, faits essentiellement d'une diarrhée traînante parfois associée à une anorexie ou à des vomissements.
Les selles sont franchement pâteuses ou même très liquides, glaireuses ou purulentes.
L'interrogatoire s'attache à préciser :

- la date et le mode de début;
- les caractéristiques précises des selles : nombre, couleur, consistance... ;
- le régime exact et ses éventuelles modifications récentes;
- l'évolution de la courbe du poids et de la taille;
- les manifestations pathologiques associées.

L'examen clinique est complété par un bilan biologique cherchant à apprécier l'importance de la dénutrition et de la malabsorption :

- hémogramme, fer sérique;
- ionogramme sanguin, protidémie;
- dosage des vitamines liposolubles;
- recherche d'une stéatorrhée;
- test au D-xylose;
- index osseux corticodiaphysaire.

D'autres investigations sont plus à visée étiologique : pH, pus dans les selles, coproculture et examen parasitologique des selles, ainsi que diverses explorations guidées par l'orientation étiologique.

Principales étiologies

Maladie cœliaque ou intolérance au gluten

Elle est l'origine du tiers environ des diarrhées chroniques du nourrisson, sa fréquence dans l'enfance étant de l'ordre de 1/2 500.
La caractéristique majeure de la symptomatologie est l'apparition de la diarrhée de 15 jours à 3 mois après l'introduction dans l'alimentation de farines contenant du gluten (protéine contenue dans certaines céréales). Parallèlement, se dessine une cassure nette de la courbe de poids normalement ascendante, jusque-là.
Il en résulte une constante hypotrophie avec une apathie et une tristesse assez évocatrices.
Le bilan biologique confirme l'importance de la malabsorption, mais le diagnostic ne peut être affirmé que par la biopsie intestinale qui montre l'atrophie totale ou subtotale des villosités du grêle.

L'exclusion totale du gluten de l'alimentation entraîne une rapide amélioration des troubles digestifs et de l'état général, suivie de la reprise pondérale.
Il est d'usage de confirmer l'efficacité du régime par un contrôle biopsique du grêle, mais le régime doit de toute façon être poursuivi pendant de nombreuses années.

Intolérance aux protéines du lait de vache

Elle résulte d'une sensibilisation à des protéines étrangères se constituant en général dans les premières semaines de vie, lorsque la muqueuse digestive est particulièrement apte à absorber des molécules protéiques se comportant comme des allergènes.
Les troubles apparaissent soit rapidement dès l'introduction du lait de vache, soit secondairement au sevrage de l'allaitement maternel, si l'enfant a été sensibilisé à la naissance par quelques biberons de lait maternisé.
Le mode de révélation peut être :

- un choc anaphylactique avec collapsus et éruption cutanée ;
- une diarrhée brutale, liquide, voire sanglante ;
- plus souvent une diarrhée traînante avec vomissements et perte de poids cédant à l'exclusion du lait et reprenant à toute tentative de réintroduction de lait de vache.

Le diagnostic est fortement soupçonné sur ces données cliniques, mais difficile à affirmer, aucune des investigations complémentaires (dosage des anticorps antilait ou des IgE, test de transformation lymphoblastique...) n'étant formelle.
La disparition des troubles et la reprise pondérale à l'arrêt du lait de vache sont en fait l'élément fondamental de confirmation du diagnostic.
L'alimentation est assurée soit par le lait de la mère, soit par des laits de synthèse ne contenant pas de protéines allergéniques : Alfaré®, Prégestimil®, Galliagène®...
Les essais de réintroduction du lait de vache ne se feront que vers l'âge de 1 an, de façon très prudente, en milieu hospitalier.
On insiste actuellement sur la prévention de ces intolérances en évitant de donner des biberons de lait maternisé au nouveau-né au sein et en mettant systématiquement à un lait de synthèse les frères et sœurs d'un premier enfant atteint d'intolérance.

Fibrose kystique du pancréas ou mucoviscidose

(Voir chap. « Pathologie respiratoire », p. 305)
Les troubles digestifs résultent de l'insuffisance pancréatique externe, qui entraîne une importante stéatorrhée et une absence d'activité trypsique dans les selles.
Le diagnostic est évoqué sur les signes respiratoires associés et la positivité du test de la sueur. Quant aux autres causes d'insuffisance pancréatique externe telles que le syndrome de Schwachman avec neutropénie, elles sont tout à fait exceptionnelles.

Intolérances aux sucres

Elles consistent en un déficit enzymatique héréditaire définitif ou transitoire qui entraîne la non-digestion de certains sucres et leur élimination dans les selles.
La plus fréquente est l'intolérance au saccharose par déficit en saccharase-isomaltase. Elle ne se manifeste qu'à l'introduction du saccharose dans le régime et entraîne une diarrhée liquide avec selles acides sans signes francs de malabsorption.
Les troubles cessent à l'exclusion des sucres et réapparaissent dès leur réintroduction.
L'intolérance au lactose est également fréquente, se manifestant dès la période néonatale.

Diarrhées graves rebelles

Ce sont des diarrhées sévères survenant habituellement dans la période néonatale ou chez le petit nourrisson, et dont il est souvent dif-

ficile de préciser le point de départ exact : infection entérale, intolérance digestive, otite... Il en résulte une entérocolite non spécifique avec dénutrition majeure et parfois déshydratation grave.
La réalimentation est difficile en raison d'une habituelle poly-intolérance, et le recours à la nutrition parentérale totale par cathétérisme central est souvent nécessaire. La reprise de l'alimentation entérale se fait très progressivement et en commençant par une nutrition entérale à débit constant (NEDC) : on réintroduit d'abord des solutions glucosées avec électrolytes, puis on y adjoint successivement d'autres sucres, des acides aminés et des lipides avant de redonner du lait de femme, puis un régime normal.

Constipation du nourrisson

La constipation est un symptôme fréquent chez le petit nourrisson. Elle est presque toujours banale et liée à de petits problèmes diététiques : c'est le type de la constipation du nourrisson au lait maternisé qui cède par l'adjonction à son régime de jus de fruits ou de bouillon de légumes.
Exceptionnellement, elle est d'origine organique et répond à deux étiologies essentielles : l'une rare mais grave est le mégacôlon congénital, l'autre plus commune et plus bénigne est le mégacôlon fonctionnel.

Mégacôlon congénital ou maladie de Hirschprung

Il s'agit d'un défaut de fonctionnement du côlon caractérisé par une impossibilité de distension de celui-ci sur une partie plus ou moins étendue de son trajet en raison de l'absence congénitale de plexus nerveux. Il en résulte un rétrécissement fonctionnel avec stase et dilatation sus-jacente.
Le début en est souvent précoce, marqué par un retard d'élimination du méconium, puis s'installent des troubles allant d'une constipation modérée à de véritables syndromes occlusifs.
Le diagnostic se fait sur la radio, objectivant la disparité de calibre entre la portion pathologique du côlon et la zone sus-jacente distendue, et par la manométrie ano-rectale qui montre l'absence de réflexe anal recto-inhibiteur. Celle-ci est due à l'absence de ganglions nerveux qui sera affirmée histologiquement par la biopsie rectale.
Le traitement est chirurgical et le pronostic fonction de l'étendue.

Mégacôlon fonctionnel

C'est un dolichocôlon, parfois familial, s'accompagnant d'une constipation précoce très influencée par les facteurs alimentaires mais avec souvent une grosse composante psychologique.
L'évolution est en général favorable.

Invagination intestinale aiguë du nourrisson

Type même de l'urgence chirurgicale du nourrisson, elle est à nette prédominance masculine : deux fois plus de garçons que les filles. Elle survient avec un maximum de fréquence entre 3 et 9 mois, mais peut être plus précoce ou se manifester au-delà de 1 an.

Mécanisme et conséquences

Définition

C'est le télescopage du tube intestinal en lui-même, réalisant une hernie de l'intestin dans l'intestin. Dans le cas le plus habituel, on a donc un cylindre externe qui constitue la gaine de l'invagination et un double cylindre interne : le boudin.

Formes anatomiques

On distingue :
- la **forme iléo-iléale**, qui est la plus simple. En suivant le péristaltisme, la tête du boudin se rapproche de la valvule de Bohin : elle peut la franchir ou l'entraîner ce qui donne une invagination iléocolique ;
- la **forme iléocolique** *(Schéma 1)*, la plus fréquente ;
- la **forme colocolique**, exceptionnelle

Physiopathologie

La compression du collet d'invagination entraîne une stase, des œdèmes, des suffusions hémorragiques expliquant les rectorragies. Puis surviennent des thromboses veineuses et artérielles à l'origine de la nécrose intestinale.

Schéma 1 : Invagination iléocæcale.

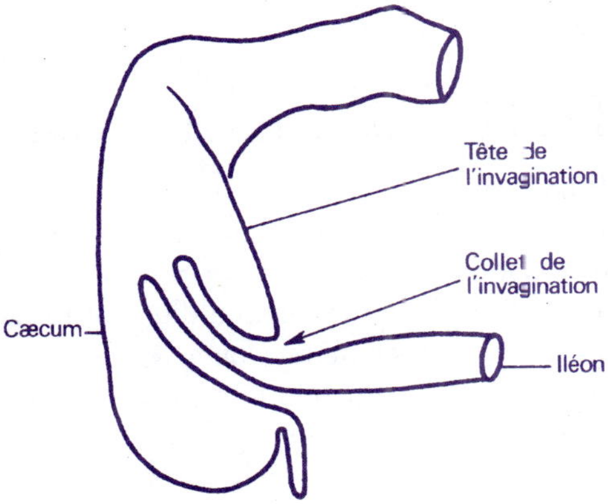

Forme typique : invagination intestinale aiguë idiopathique du nourrisson

Diagnostic

Il est évoqué sur une triade clinique : douleurs abdominales, vomissements, émissions sanglantes par l'anus.

Douleurs abdominales

Elles se manifestent brutalement par des cris, une agitation, un accès de pâleur. Elles sont caractéristiques par leur aspect paroxystique durant quelques minutes, puis cèdent complètement pour récidiver après un intervalle libre.

Vomissements

Ils sont fréquents, précédés d'un refus total d'alimentation et souvent d'un arrêt du transit.

Rectorragies

Ce sont des émissions de sang rouge, spontanées ou accompagnant des selles, parfois provoquées par le toucher rectal. Classiquement signe tardif de formes évoluées, elles peuvent être précoces sous forme de stries sanglantes, de rectorragies franches, voire de méléna.

Palpation de l'abdomen

Effectuée en dehors des crises, elle permet de :
- constater parfois la vacuité de la fosse iliaque droite déshabitée du cæcum ;
- situer le boudin d'invagination dans l'hypocondre ou la région périombilicale sous forme d'une tuméfaction oblongue ferme et douloureuse.

En l'absence de traitement, l'évolution se fait vers un tableau d'occlusion intestinale franche, puis de péritonite par nécrose du grêle.

Diagnostic

Il est souvent affirmé à la radio.
L'abdomen sans préparation peut être strictement normal, mais aussi montrer l'opacité du boudin d'invagination, avec vacuité de la fosse iliaque droite, ou des niveaux liquides, traduisant l'occlusion du grêle terminal.
L'échographie peut également objectiver le boudin.
Le lavement opaque, si l'état de l'enfant le permet, est pratiqué en milieu chirurgical et avec beaucoup de précautions (faibles pressions d'injections). Il confirme le diagnostic et vise à réduire l'invagination. Il montre *(Schéma 2)* la classique image en trident ou en pince de homard si le boudin est vu de profil, en cocarde s'il est vu de face. La réduction de l'invagination, si elle est obtenue, est suivie sur l'écran et contrôlée par des clichés en fin de lavement.

Schéma 2 : Aspect radiologique en pince de homard.

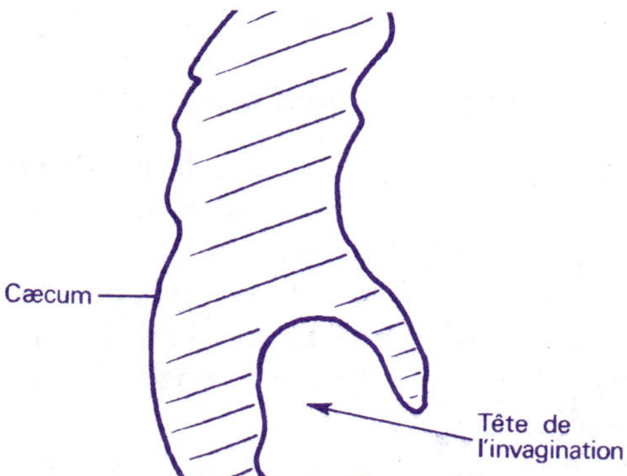

Formes cliniques : invaginations intestinales aiguës secondaires

Rares chez le nourrisson, elles sont essentiellement l'apanage du grand enfant et surviennent parfois sous forme de crises spontanément résolutives. Elles sont en rapport :
- soit avec un obstacle local au péristaltisme – surtout diverticule de Meckel ou pancréas ectopique –, mais aussi des lésions acquises – tumeurs bénignes ou malignes, hypertrophie des plaques de Peyer ;
- soit avec un terrain particulier – purpura rhumatoïde, chimiothérapie, suites opératoires.

Traitement

Il est **rarement chirurgical d'emblée**, après bilan et réanimation préopératoires en cas de doute diagnostique ou de mauvais état de l'enfant.
L'intervention a pour but essentiel de réduire l'invagination, mais permet également d'en préciser le type anatomique et de vérifier l'état de l'intestin. Elle se termine toujours par une appendicectomie.
Habituellement, le lavement opaque constitue le premier temps du traitement. En cas d'échec, l'indication opératoire est évidente. En revanche, lorsque la désinvagination est obtenue, l'indication opératoire est exceptionnelle.

Points importants à retenir

Il faut garder à l'esprit :
- la valeur des douleurs abdominales paroxystiques avec tableau d'occlusion ;
- la valeur de la constatation d'une rectorragie pour évoquer précocement le diagnostic et obtenir une réduction rapide, élément primordial pour éviter les complications graves : occlusion intestinale ou nécrose du grêle.

Objectifs de soins

Le nourrisson présentant une symptomatologie digestive à type de vomissements ou de diarrhées n'est pas, dans la plupart des cas, atteint d'une pathologie grave. Néanmoins, par ses observations, l'infirmier participe au diagnostic. Par ses actions, en accord avec le médecin, il doit permettre d'éviter la complication majeure qu'est la déshydratation.

Soins à apporter aux nourrissons et aux jeunes enfants atteints de pathologie digestive :

1) **évaluer**, à l'arrivée de l'enfant, **le degré d'urgence et adapter la conduite à tenir :**

- état de déshydratation : sécheresse de la peau ou des muqueuses, dépression de la fontanelle ;
- présence de troubles associés, en particulier : troubles du comportement, de la conscience ;
- en cas de signes de gravité, il appellera le médecin en urgence, pèsera l'enfant et mettra en place une voie d'abord intraveineuse ;

2) **recueillir un maximum d'informations auprès des parents :**

- faire préciser les symptômes d'alarme qui ont amené la mère ou le père à consulter le médecin traitant ou à faire hospitaliser l'enfant (signes digestifs, température, pleurs, signes neurologiques...) ;
- demander le carnet de santé de l'enfant et le consulter avec les parents afin de faire préciser certains éléments qui pourraient ne pas paraître :

– recherche du dernier poids connu ;
– détails de l'alimentation de l'enfant depuis sa naissance : laits utilisés et date des changements éventuels ; utilisation ou non de farines (quantités ?) ; diversification (depuis quand ? Comment ? A quel stade en est-on aujourd'hui ?) ;
– à chaque modification de l'alimentation, recherche des variations du comportement (acceptation ou refus), de l'élimination (aspect des selles) ;

3) **préparer l'examen du médecin :**

- installer l'enfant en salle d'examen avec sa mère et relever les constantes cliniques de base : poids, taille, température ;
- préparer le matériel nécessaire à l'examen médical :

– examen ORL : otoscope, abaisse-langue, lampe de poche ;
– examen cardio-pulmonaire : stéthoscope ;
– examen neurologique : marteau à réflexe, mètre-ruban ;

4) **préparer le dossier de soins :** l'infirmier y inscrira tous les éléments recueillis et le tiendra à la disposition du médecin ;

5) **réaliser les examens prescrits :**

- dosages sanguins en microméthode ;
- pose aseptique d'une poche à urines ;
- prélèvements bactériologiques divers, en particulier coproculture ;

6) **appliquer les thérapeutiques prescrites :**

- poser une épicrânienne, calculer précisément les dilutions médicamenteuses, utiliser les pompes à perfusion ;
- connaître les produits diététiques utilisés et leur préparation :

– épaississants pour les vomissements ;
– solutés d'électrolytes, produits de remplacement du lait (laits sans disaccharides ; hydrolysats de protéines), produits absorbants ;

- être capable de conduire une réalimentation progressive et d'en expliquer l'importance et la préparation aux parents ;
- installer en posture si nécessaire et mettre en position de sécurité ;

7) **assurer une surveillance clinique :** une surveillance précise et intensive permet de transmettre les éléments recueillis sur le

Objectifs de soins

dossier de soins et de réajuster les actions si nécessaire :
- surveillance des selles : nombre, aspect, odeur;
- surveillance des vomissements : heure par rapport aux repas, quantité, aspect;
- surveillance de la diurèse : poche adhésive sans « fuite », état de la peau;
- surveillance de la coloration de l'enfant : gris, ou pâle ou cyanosé; la chaleur des extrémités; la sécheresse ou non de la peau et des muqueuses;
- surveillance de la température : toutes les trois heures si nécessaire;
- surveillance du comportement : agitation avec pleurs ou, au contraire, apathie, tristesse, somnolence;
- si l'état s'aggrave :
  – poser un cardioscope;
  – surveiller la tension artérielle;
  – transmettre au médecin;

8) **mener une éducation adaptée de la mère :**
- l'éducation portera sur le régime de sortie de l'enfant, le séjour à l'hôpital pouvant être parfois écourté si la mère est apte à continuer la réalimentation progressive lorsque tous les symptômes cliniques ont disparu;
- lorsque le diagnostic d'intolérance aura été posé, l'infirmier devra évaluer si la mère a bien compris le problème de son enfant, et devra l'aider à établir des menus équilibrés tenant compte de l'intolérance, afin d'éviter toute rechute;
- si la maladie de l'enfant était due à des erreurs diététiques, l'infirmier s'informera des habitudes alimentaires de la famille afin d'adapter le régime de l'enfant en fonction des possibilités familiales.

Asthme de l'enfant

L'asthme est caractérisé par des crises récidivantes de dyspnée à prédominance expiratoire avec distension thoracique accompagnée de sifflements.
Le terme de syndrome asthmatique exprime mieux le caractère multifactoriel de l'asthme : asthme par hypersensibilité spécifique, asthme d'effort, asthme associé à des infections bronchiques et pulmonaires.

Signes cliniques – Evolution

Dans la forme typique, la première crise d'asthme survient vers l'âge de trois ans. Elle est souvent précédée de prodromes : troubles digestifs, douleurs abdominales, écoulement nasal, toux.
Le début de la crise est progressif, caractérisé par une dyspnée expiratoire : l'enfant est assis dans son lit, le thorax distendu en inspiration forcée avec tirage sus- et sous-sternal et intercostal. La percussion trouve une hypersonorité diffuse et l'auscultation perçoit des sibilants. Des quintes de toux sèches, pénibles, sans expectoration, accompagnent la dyspnée. Après quelques heures, la gêne s'atténue progressivement et la crise s'arrête. Cependant, le thorax reste distendu, les sibilants persistent et, en l'absence de traitement, il est habituel de voir les crises récidiver.
L'asthme est dit commun quand les crises se répètent à un à trois mois de distance ; il est grave quand elles surviennent toutes les semaines, voire tous les jours.
Elles retentissent alors sur la croissance staturo-pondérale et perturbent profondément la vie de l'enfant : absentéisme scolaire, problèmes psychoaffectifs ou familiaux.

La complication redoutable est la survenue d'un état de mal asthmatique, dont la gravité justifie l'hospitalisation de tout enfant dont la crise dure et semble rebelle aux thérapeutiques habituelles.
L'évolution à long terme est difficile à prévoir : la fréquence et l'intensité des crises, la réponse au traitement, la qualité des épreuves fonctionnelles respiratoires entre les crises sont parmi les éléments d'appréciation du pronostic.
On sait que, dans environ la moitié des cas, la guérison survient entre 7 et 9 ans, que dans un tiers des cas persiste une maladie peu sévère avec des crises occasionnelles. Seulement 5 à 10 % des enfants gardent un asthme sévère qui se poursuit à l'adolescence puis à l'âge adulte.

Diagnostic

Une série d'investigations vise à affirmer le diagnostic d'asthme et à rechercher une origine allergique.

Interrogatoire

Il précise :
- **l'âge et les circonstances de survenue :** on retrouve parfois dans les premiers mois de vie la notion de bronchiolites ou de bronchites asthmatiformes. Cette pathologie du petit nourrisson est en principe d'origine virale et différente de l'asthme, mais certains enfants ayant eu plusieurs crises de dyspnée asthmatiforme peuvent devenir plus tard des asthmatiques ;
- **les antécédents familiaux :**
  – asthme de sujets jeunes ;
  – autres manifestations allergiques : rhume des foins, pollinose, eczéma... ;
- **les circonstances de déclenchement de la crise.**

Radiologie

Cliché de thorax

Il montre l'aspect typique de thorax distendu avec côtes horizontales et coupoles diaphragmatiques aplaties.

Radio des sinus

Elle recherche la sinusite en cas d'origine allergique souvent associée.

Tests cutanés

Les tests cutanés par scarification ou par voie intradermique étudient la réactivité de la peau aux divers allergènes. Les plus utilisés chez l'enfant, en dehors des pollens et des poils d'animaux dont le rôle a pu être soupçonné à l'interrogatoire, sont la poussière de maison et de céréales, les acariens, les plumes et les moisissures.

Dosage des IgE spécifiques

L'élévation des pneumallergènes (phadiatop) est un élément en faveur de l'allergie.

Epreuves fonctionnelles respiratoires

Elles jugent de l'état fonctionnel des bronches et permettent de suivre l'évolution de la maladie et l'efficacité du traitement.

Etude psychologique

Elle est importante en raison des interactions complexes entre asthme et problèmes psychologiques. En effet, on connaît, d'une part, le rôle des facteurs psychiques dans le déclenchement et la gravité des crises et, d'autre part, l'habituel retentissement de la maladie sur le comportement de l'enfant.

Au terme de ce bilan

Les renseignements fournis par l'interrogatoire et les diverses investigations permettent le plus souvent de classer l'asthme en :
- asthme extrinsèque ou allergique ;
- asthme intrinsèque où les infections jouent un rôle essentiel ;
- asthme mixte où les deux facteurs sont associés.

Traitement

Traitement des crises peu sévères ou d'intensité moyenne

Il vise à lever le spasme et à réduire l'œdème bronchique :
- le salbutamol en aérosols (4 à 6 par 24 heures) est le médicament de base ;
- les corticoïdes *per os* sont souvent associés.

Traitement des formes sévères

Il comprend :
- aérosols de salbutamol ;
- corticothérapie injectable ;
- oxygénothérapie ;
- éventuellement, aminophylline par voie veineuse ;
- l'utilisation du salbutamol en IV est réservée aux crises très graves ou aux états de mal sous surveillance stricte.

Traitement de fond

Il consiste en :
- l'éviction du ou des allergènes.
- salbutamol en spray avec ou sans chambre d'inhalation (Baby Haler®) ;
- corticoïdes en spray (Bécotide®) ;
- théophylline retard avec surveillance des taux sériques ;
- antiallergiques : (Zaditen®, Lomudal®) ;
- éventuellement, désensibilisation.

Bronchoalvéolites virales

C'est la plus fréquente des pneumopathies aiguës dyspnéisantes du petit nourrisson. Elles surviennent souvent par épidémies au cours de la première année, avec un maximum de fréquence dans les six premiers mois.

Clinique

Le début est souvent d'allure très banale, avec de la fièvre et des signes rhinopharyngés rapidement accompagnés de toux.

A la phase d'état, le tableau clinique, outre la toux fréquente, parfois quinteuse, associe à des degrés divers une polypnée, une cyanose et des signes de lutte cotés par le score de Silverman (voir « Symptomatologie », p. 259).

L'auscultation montre à la fois des symptômes de bronchiolite sous forme de râles bronchiques, parfois sibilants, asthmatiformes, et des signes d'alvéolite avec râles sous-crépitants disséminés.

Il existe une distension thoracique avec refoulement du diaphragme, ce qui permet de palper anormalement bien le foie et la rate.

La fièvre peut être élevée ou modérée, voire absente, et l'état général est le plus souvent relativement conservé.

Examens complémentaires

Radio thoracique

Elle montre un thorax distendu avec des zones d'hyperclartés contrastant avec des foyers d'alvéolites souvent périhilaires et des zones atélectasiées.

Gaz du sang

Ils permettent de juger de l'importance de l'hypoxie et surtout de l'hypercapnie ; ils constituent un des éléments essentiels de surveillance et de décision éventuelle de ventilation artificielle.

Numération-formule sanguine

En l'absence de surinfection bactérienne, elle est normale ou révèle une leuconeutropénie.

Bilan étiologique

C'est essentiellement la recherche d'un virus dans les sécrétions rhinopharyngées par immunofluorescence, examen au microscope électronique ou obtention d'un effet cytopathogène sur culture cellulaire.

De nombreux virus peuvent être en cause, mais on trouve avec un maximum de fréquence le virus respiratoire syncitial (RS virus), les adénovirus ou le virus grippal.

Evolution

Dans les formes habituelles, la détresse respiratoire persiste plusieurs jours, puis régresse progressivement avec persistance de toux et d'encombrement respiratoire. La guérison est ainsi obtenue en une dizaine de jours.

Il est des formes beaucoup plus sévères.

Chez le très petit nourrisson, la gravité est liée à la survenue d'apnées parfois graves, prolongées avec bradycardie, nécessitant une réanimation d'urgence et la mise sous ventilation artificielle.

Ailleurs, c'est en raison du terrain – poumons fragilisés par une ventilation prolongée à la naissance, par exemple, ou de la virulence particulière du germe – que l'évolution prend une tournure inquiétante.

Les signes respiratoires s'aggravent avec une polypnée qui peut atteindre 90-100 et un tirage intense. Il s'y associe des signes évocateurs d'hypercapnie : hypertension artérielle, sueurs, troubles de la conscience.

Les gaz du sang confirment la gravité : hypoxie persistante malgré l'oxygénothérapie et surtout augmentation de la capnie avec abaissement du pH par acidose respiratoire.

L'intubation et la mise sous respirateur s'imposent pour éviter un épuisement progressif aboutissant à un arrêt cardiaque irréversible.

A long terme, l'évolution est presque toujours favorable.

On connaît cependant la possibilité de formes traînantes et surtout de formes récidivantes, souvent de caractère asthmatiforme, posant le problème d'un éventuel terrain asthmatique (Voir « Asthme de l'enfant », p. 305).

Traitement

Il s'agit d'une pathologie virale sans thérapeutique spécifique, dont le traitement est essentiellement symptomatique :

- humidification ;
- oxygénothérapie en aérosols, sous Hood ou par sonde nasale ;
- position semi-assise pour favoriser le jeu diaphragmatique ;
- kinésithérapie (essentielle) fréquemment répétée pour lutter contre l'encombrement, facteur important d'aggravation ;
- mise sous perfusion intraveineuse ou gavage pour éviter la fatigue liée à l'alimentation ;
- restriction hydrique modérée (60 ml/kg) pour minorer l'hypersécrétion des alvéoles pulmonaires ;
- parfois, utilisation de bronchodilatateurs, sous forme d'aérosols de salbutamol ;
- l'antibiothérapie est rarement indiquée, sauf si on craint une surinfection bactérienne.

En fait, le problème essentiel est celui de la décision de passage en réanimation pour ventilation artificielle en fonction des données cliniques, radiologiques et surtout gazométriques.

Staphylococcie pleuropulmonaire

La staphylococcie pleuropulmonaire, autrefois fréquente dans les collectivités d'enfants, est devenue exceptionnelle, mais reste une maladie très sévère frappant essentiellement le jeune nourrisson.

Signes cliniques

Dans la forme typique, la staphylococcie pleuropulmonaire fait suite à une infection rhinopharyngée ou pulmonaire qui brutalement s'aggrave. Le tableau associe alors des signes généraux, respiratoires et digestifs.

Signes généraux graves

L'enfant est pâle, geint, refuse de boire. La fièvre est souvent élevée.

Signes respiratoires

Il existe une polypnée superficielle avec signes de lutte d'importance variable (tirage, battement des ailes du nez), une toux s'exagérant à la mobilisation et parfois une cyanose. L'auscultation est pauvre, et la percussion peut mettre en évidence une matité.

Signes digestifs

Le météorisme abdominal est quasi constant, pouvant égarer le diagnostic, d'autant qu'il s'accompagne souvent de diarrhée et de vomissements.

Examens complémentaires

Radiographie pulmonaire

Cet examen oriente le diagnostic en montrant plusieurs types d'images :

- opacités alvéolaires mal limitées, parfois d'aspect segmentaire ou lobaire ;
- images de bulles intraparenchymateuses très évocatrices ;
- épanchement pleural sous forme d'une ligne bordante ou d'un comblement du cul-de-sac.

Numération-formule sanguine

Elle montre habituellement une hyperleucocytose avec polynucléose, et souvent la présence de formes jeunes. Dans les formes graves, il peut y avoir d'emblée une leucopénie. Enfin, une anémie est fréquemment associée.

Ponction pleurale

Elle affirme le diagnostic en ramenant un liquide franchement purulent ou quelques gouttes de sérosité dans lesquelles on peut mettre en évidence le staphylocoque. Celui-ci est parfois retrouvé aussi à l'hémoculture.

Evolution

Lorsqu'une antibiothérapie efficace est instituée précocement, l'évolution se fait le plus souvent vers la guérison sans complications avec normalisation de l'image radiologique.
Mais des complications peuvent survenir, au premier rang desquelles l'apparition de bulles intraparenchymateuses, réalisant l'aspect de pneumopathie bulleuse tout à fait caractéristique : la bulle se présente comme une zone claire à contours nets et fins, ou sous la forme d'une cavité abcédée avec un niveau liquide. L'atteinte est uni- ou bilatérale, et l'évolution est suivie par des clichés successifs.
L'extension d'une bulle peut devenir menaçante soit que son volume risque de collaber tout un lobe, soit qu'elle se rompe dans la plèvre entraînant l'apparition brutale d'un pneumothorax ou d'un pyopneumothorax.

Traitement

Antibiothérapie

Elle est débutée dès que les prélèvements bactériologiques ont été faits, en général par voie veineuse, en associant une bêtalactamine, le plus souvent oxacilline ou céphalosporine, et un aminoside type amikacine.
Après identification du germe et antibiogramme, et dès que l'état de l'enfant le permet, le relais peut être pris par un antistaphylococcique oral type virginiamycine.
L'antibiothérapie est maintenue largement au-delà de la guérison des signes cliniques : 15 à 30 jours.

Oxygénothérapie

Elle est administrée, en fonction de la sévérité de l'hypoxie et de l'âge de l'enfant, en aérosol, par sonde nasale ou sous Hood.
Dans les formes très graves, l'intubation et la ventilation assistée peuvent être nécessaires.

Traitement des complications

C'est essentiellement le drainage en urgence d'un pneumothorax ou d'un pyopneumothorax par mise en place d'un drain pleural.

Conclusion

La staphylococcie pleuropulmonaire reste une maladie grave, mais dont le pronostic a été amélioré par l'antibiothérapie et les possibilités de ventilation artificielle.
Les formes mortelles sont devenues exceptionnelles et la guérison est en général obtenue sans séquelles.

Mucoviscidose

C'est une affection grave et fréquente : 1 cas sur 2 000 à 2 500 naissances. Elle est de transmission génétique autosomique récessive : seuls les homozygotes sont atteints, mais environ 1 sujet sur 50 dans la race blanche est hétérozygote porteur de la tare.

Physiopathologie

Le désordre métabolique principal est la sécrétion d'un mucus à viscosité exagérée contenant une protéine anormale. Il en résulte un épaississement ou une concentration anormale des sécrétions des glandes exocrines muqueuses et sudoripares.
Les principales manifestations sont respiratoires – encombrement, pneumopathies à répétition – et digestives par insuffisance pancréa-

tique externe – blocage et distension des canaux, sclérose du pancréas.

Clinique

Forme habituelle du nourrisson

Signes digestifs

C'est une diarrhée d'apparition précoce, faire de selles fréquentes, fétides, souvent graisseuses.
L'insuffisance pancréatique externe est mise en évidence par le test de Schwachman, ou digestion trypsique des selles, et la constatation d'une importante stéatorrhée.

Signes respiratoires

Ils se manifestent parfois dès les premiers mois par une toux persistante, souvent quinteuse et coqueluchoïde, dont le caractère insolite chez un jeune nourrisson fait à lui seul évoquer le diagnostic.
La radio, à ce stade, peut déjà montrer des images d'emphysème pulmonaire associées à des opacités pulmonaires ou à des foyers d'atélectasie.
Par la suite, surviennent des épisodes répétés de bronchite et d'infection pulmonaire avec dyspnée, cyanose et déformation thoracique.

Hypotrophie staturopondérale

Elle est constante, souvent manifeste dès les premiers mois, avec absence de masses musculaires et de panicule adipeux.

Evolution

Le pronostic est dominé par l'atteinte respiratoire. Les poussées itératives de surinfection entraînent une aggravation progressive de l'emphysème et l'apparition de bronchectasies et de zones atélectasiées. Ainsi se constitue une insuffisance respiratoire sévère avec hypoxie permanente et retentissement sur le cœur droit.

Les possibilités thérapeutiques actuelles (antibiotiques, kinésithérapie) permettent parfois la survie jusqu'à l'adolescence, voire l'âge adulte, mais la mort survient encore le plus souvent dans la première ou la deuxième enfance.

Formes cliniques

Formes du nouveau-né : iléus méconial

Mode de révélation très précoce de la mucoviscidose (dans 10 à 20% des cas), l'iléus méconial se traduit par un tableau d'occlusion aiguë néonatale, lié à l'accumulation en amont de la valvule iléocæcale d'un méconium anormalement dur. La guérison peut être obtenue chirurgicalement ou par lavement hyperosmolaire, mais le pronostic ultérieur est lié là aussi à la sévérité de l'atteinte pulmonaire.

Formes de révélation tardive

Elles sont caractérisées par la discrétion de l'atteinte respiratoire. Elles ne sont diagnostiquées que tard dans l'enfance ou à l'âge adulte, devant un tableau de bronchopneumopathie chronique, une cirrhose, un diabète ou une stérilité masculine.

Formes à prédominance digestive

Elles sont d'un meilleur pronostic, mais peuvent se compliquer d'occlusion, d'invagination intestinale aiguë ou de prolapsus rectaux.

Diagnostic

Le diagnostic est en général évoqué sur l'association de signes digestifs et respiratoires. Néanmoins, on peut être amené à discuter l'origine d'une insuffisance respiratoire, d'une diarrhée chronique, d'une hypoprotidémie.
La notion de cas familiaux, l'anamnèse (retard d'évacuation du méconium, antécédents respiratoires) sont des éléments d'orientation.

En fait, le diagnostic est affirmé par le test dit « de la sueur » : il consiste en un dosage des électrolytes de la sueur, en particulier du chlore et du sodium, dont les taux sont significativement plus élevés en cas de mucoviscidose :

- chez un sujet normal, le chlore et le sodium sont toujours inférieurs à 50 mEq/litre;
- chez un patient atteint de mucoviscidose, le chlore et le sodium varient de 70 à 150 mEq/litre.

Ce test est fiable dans la quasi-totalité des cas, à condition d'être répété plusieurs fois sur des quantités suffisantes de sueurs.

A la naissance, le diagnostic peut être fait par le dosage de la trypsine immunoréactive, dont le taux est significativement élevé dans le sang en cas de mucoviscidose.

Le **diagnostic anténatal** est possible dans les familles ayant déjà eu un enfant atteint de mucoviscidose, donc avec un risque de récurrence de 1 sur 4. Il repose sur :

- la constatation d'un défaut d'excrétion des enzymes digestives dans le liquide amniotique, en particulier de certaines isoenzymes de la phosphatase alcaline. L'amniocentèse faite à la dix-huitième semaine semble donner un résultat rapide et fiable;
- l'étude de l'ADN fœtal à partir des cellules du trophoblaste ou du liquide amniotique lorsque la mutation génétique responsable de la maladie est connue dans la famille.

Traitement

Traitement des manifestations respiratoires

Il est essentiellement symptomatique, associant :

- avant tout la kinésithérapie respiratoire (clapping, vibrations) avec fluidification des sécrétions par les mucolytiques en aérosol pour favoriser le drainage bronchique;
- l'antibiothérapie continue ou à la demande pour prévenir ou traiter les surinfections;
- les vaccinations contre les maladies respiratoires type rougeole, grippe, etc.

Traitement des formes à composante digestive

Il faut adjoindre au traitement symptomatique :

- une diététique appropriée;
- le traitement substitutif par les extraits pancréatiques;
- une supplémentation en sel pendant les périodes de chaleur ou en cas de fièvre.

Objectifs de soins

Soins à apporter aux nourrissons et aux jeunes enfants atteints de pathologie respiratoire :

A. **au cours des épisodes aigus respiratoires :**

1) assurer une surveillance clinique intensive :

- mettre en place un moniteur cardio-respiratoire :

– surveiller :

- le rythme respiratoire;
- le rythme cardiaque;
- la tension artérielle;

– faire les courbes de ces constantes;

- observer les signes d'accompagnement :

– respiratoires : tirage, sifflements, toux (incessante, sèche, grasse), mobilité thoracique;

– digestifs : ballonnement qui aggrave les signes respiratoires;

– coloration : cyanose, érythrose;

– température : hyperthermie plus ou moins importante.

2) apprécier l'aggravation de ces signes cliniques justifiant la mise en route de théra-

Objectifs de soins

peutiques de réanimation. Le matériel nécessaire à une intubation est tenu prêt :

- installer l'enfant pour améliorer sa respiration :

– position demi-assise ou à 30° chez le nourrisson ;

– appliquer les thérapeutiques prescrites : oxygénation, humidification et aérosols ;

– pouvoir juger si l'encombrement nécessite une aspiration ;

- réaliser la surveillance biologique prescrite par le médecin :

– gaz du sang sur tubes capillaires ;

– préparer le matériel pour ponction artérielle radiale ;

3) participer à la kinésithérapie en réalisant les aérosols, en prenant connaissance des techniques de clapping, en aspirant l'enfant après le drainage postural ;

4) adapter l'alimentation de l'enfant à son état respiratoire : alimentation légère, semi-liquide, fractionnée ;

B. **dans les maladies respiratoires chroniques :**

1) donner des informations éducatives portant sur l'hygiène générale de l'environnement :

- lutte contre les nids à poussière ;
- aération des pièces ;

2) donner des conseils par rapport à l'hygiène alimentaire : alimentation équilibrée mais adaptée à l'état respiratoire de l'enfant ;

3) éduquer les parents vis-à-vis de l'application et la surveillance des thérapeutiques :

- importance des aérosols ;
- importance de la kinésithérapie respiratoire régulière ;
- surveillance de l'apparition des signes cliniques de surdosage des médicaments et conduite à tenir appropriée ;

4) établir une relation privilégiée avec les parents de ces enfants à risque d'hospitalisations fréquentes.

Ce sont des crises paroxystiques de contractures musculaires d'origine cérébrale s'accompagnant habituellement de perte de connaissance.
Elles sont fréquentes chez l'enfant avant 5 ans et surviennent alors souvent en climat fébrile.

Aspects cliniques

Forme typique tonicoclonique

Son déroulement est assez proche de celui des crises convulsives généralisées de l'adulte.
Elle comporte d'abord **une phase tonique**, avec raidissement du tronc et des membres et révulsion oculaire. Puis surviennent des **clonies**, débutant le plus souvent au niveau des extrémités, puis se généralisant et pouvant intéresser les quatre membres, le diaphragme et la face, avec clonies oculaires.
La crise s'accompagne d'encombrement respiratoire, de cyanose et parfois de perte des urines.
Enfin, survient la **phase résolutive** avec **hypotonie** et retour progressif de la conscience après une phase **de coma postcritique** plus ou moins profond et durable.

Forme à début unilatéral ou prédominant d'un côté

Le phénomène est fréquent chez le nourrisson et ne revêt pas de caractère de localisation lésionnelle.
La constatation d'une hémiplégie transitoire spontanément résolutive du côté qui vient de convulser n'est pas exceptionnelle : classique hémiplégie postcritique.

Formes symptomatiques

Il existe des formes :
- toniques ou cloniques pures ;
- hypotoniques.

Apanage du jeune nourrisson, la crise se traduit par un accès brutal d'hypotonie avec révulsion oculaire et perte de connaissance.

Etat de mal

Défini comme une crise convulsive durant plus de trente secondes, il est de signification et de pronostic sévères.

Maladie des spasmes en flexion ou syndrome de West

C'est une forme particulière d'épilepsie de l'enfant débutant habituellement vers l'âge de 5 ou 6 mois.
Elle se manifeste par des grandes secousses en flexion de la tête, du tronc et des membres, brèves mais se répétant par salves. Le tracé électroencéphalographique complètement désorganisé est caractéristique : c'est l'hypsarythmie.
La maladie survient souvent sur un terrain d'encéphalopathie antérieure malformative ou acquise mais peut être, en apparence, idiopathique.
De même, si l'évolution est habituellement sévère vers une dégradation neurologique progressive, certains enfants paraissent guérir sans séquelles ou avec des séquelles minimes (environ un quart des cas dans les formes idiopathiques).

Diagnostic

Le diagnostic de convulsion est le plus souvent évident sur la seule observation clinique. Cependant, lorsqu'on n'a pas assisté à la crise, ou dans certaines formes localisées ou atypiques, le caractère comitial des troubles n'est pas toujours aisé à affirmer.
On peut hésiter avec :
- un spasme du sanglot ;
- un malaise d'origine vagale ou cardiaque ;
- un trouble du comportement hystériforme.

L'EEG peut parfois aider au diagnostic en révélant des signes postcritiques évocateurs.

Etiologie

C'est le problème majeur en présence d'une convulsion de l'enfant.
Le diagnostic est certes orienté par l'âge de survenue, mais se révèle de difficulté variable selon qu'il s'agit d'une première crise ou de manifestations répétitives, ou selon que la convulsion survient ou non dans un contexte particulier.
Aussi, le bilan étiologique est-il décidé en fonction de ces données :
- étude des antécédents ;
- surveillance de la température ;
- examens biologiques type glycémie, calcémie, ionogramme sanguin ;
- ponction lombaire ;
- fond d'œil, radio du crâne, électroencéphalogramme, voire scanner ou IRM.

Chez le nouveau-né

Après avoir éliminé une pathologie méningée (méningite ou hémorragie) par une ponction lombaire systématique, on évoque avant tout :
- une souffrance cérébrale secondaire à une anoxie périnatale ;
- un trouble métabolique : hypoglycémie, hypocalcémie ;
- plus exceptionnellement, une maladie métabolique type amino-acidopathie ;
- parfois, après négativité du bilan étiologique, une convulsion apparemment idiopathique dite convulsion du cinquième jour ;
- ou d'exceptionnelles convulsions familiales bénignes.

Chez le nourrisson

La discussion tourne autour du caractère fébrile ou non de la convulsion.

En climat fébrile

Il faut certes éliminer une méningite purulente ou une méningo-encéphalite reconnues à la ponction lombaire et à l'électroencéphalogramme.
Mais le diagnostic le plus fréquent est celui de « convulsion hyperpyrétique » (environ trois-quarts des cas).
Il s'agit de crises convulsives survenant lors d'une ascension thermique rapide à 39 ou 40 °C.
Tous les aspects sont représentés, de la crise fugace à l'état de mal convulsif.
Elles s'observent avec un maximum de fréquence entre 6 mois et 3 ans, mais peuvent se voir jusqu'à 5 ans.
L'enquête étiologique, en dehors de la constatation de la fièvre, se révèle négative.
L'évolution est en règle favorable avec le seul traitement symptomatique de l'hyperthermie.
Cependant, le risque d'une récidive qui peut revêtir un caractère plus grave à l'occasion d'un nouvel épisode fébrile fait discuter la mise en œuvre d'une prophylaxie continue par les anticonvulsivants jusqu'à l'âge de 5 ans environ.

En l'absence de fièvre

On évoque :

- un trouble métabolique, en particulier hypoglycémie après jeûne prolongé ou hypocalcémie chez un rachitique ;
- une intoxication accidentelle (théophylline...) ;
- un hématome sous-dural s'il existe une notion de traumatisme, d'hémorragie au fond d'œil et surtout de sang à la ponction sous-durale ;
- des séquelles cérébrales d'une anoxie périnatale, en particulier lorsque s'associent des signes neurologiques permanents.

Chez l'enfant plus grand

En dehors des convulsions hyperpyrétiques, toutes les causes précédemment décrites peuvent être retenues.

Néanmoins, notamment en cas de crises récidivantes, il peut s'agir :

- d'une encéphalopathie dégénérative convulsivante ;
- des premières manifestations d'une épilepsie de type adulte ;
- d'une hypertension intracrânienne liée à un œdème cérébral, une hydrocéphalie, voire une tumeur expansive.

Traitement

Traitement symptomatique

Il fait appel :

- à l'utilisation de drogues anticonvulsivantes :
  - diazépam (Valium®) (0,5 à 1 mg par kilo de poids) par voie rectale, intraveineuse ou intramusculaire, d'action rapide, mais brève ;
  - phénobarbital (Gardénal®) d'action lente par voie intramusculaire ou *per os* mais immédiatement actif si administré avec prudence par voie intraveineuse lente ;
  - les hydantoïnes injectables (Dilantin®), le thiopenthal utilisés dans les états de mal en milieu de réanimation avec possibilité de ventilation artificielle ;
- à des mesures de prévention :
  - des fausses routes : position de sécurité, aspiration ;
  - d'une morsure de la langue : canule ;
  - d'une anoxie : oxygénothérapie, voire exceptionnellement intubation et ventilation.

Traitement étiologique

Il est entrepris dès que possible, avec, en particulier, la lutte contre l'hyperthermie :

- refroidissement en découvrant et baignant l'enfant ;
- administration d'acide acétylsalicylique (aspirine) ou de paracétamol.

Pronostic

Le pronostic immédiat de la crise convulsive est presque toujours bon, même en cas de coma postcritique avec déficit moteur transitoire.

La survenue d'un état de mal convulsif comportant, quant à lui, un risque important de séquelles graves, est néanmoins toujours à craindre.

En fait, le pronostic à long terme est essentiellement fonction de l'étiologie et de l'existence ou non d'une maladie neurologique sous-jacente.

Objectifs de soins

Soins à apporter aux nourrissons et aux jeunes enfants atteints de convulsions :

1) **différencier la crise convulsive**, même dans ses formes frustes ou atypiques, des manifestations d'une autre nature telles que les trémulations, l'hyperexcitabilité (fréquentes chez le tout petit nourrisson mais d'étiologie et de prise en charge différentes) ;

2) **participer à la mise en œuvre du traitement d'urgence :**

- mise en position de sécurité ;
- prévention des traumatismes ;
- aspiration buccopharyngée en cas d'encombrement ;
- administration du traitement spécifique par voie rectale (diazépam) ;
- mise en place d'une perfusion dans les états convulsifs rebelles au traitement ;
- préparation du matériel et aide lors de la ponction lombaire ;
- maintien en état de fonctionnement du matériel d'intubation et de ventilation dans les cas graves ;

3) **participer à la mise en œuvre du traitement étiologique :**

- conduite à tenir devant toute hyperthermie quand il s'agit de convulsions hyperthermiques ;
- informations sur l'importance d'un traitement régulier, sur l'administration des médicaments antiépileptiques prescrits ;
- connaissance des signes de surdosage de ces médicaments et conduite à tenir dans ce cas.

Phimosis

Définition

C'est un rétrécissement anormal du prépuce qui empêche de décalotter la verge, donc de découvrir le gland.

Physiologie

Chez le nouveau-né, l'étroitesse du prépuce est habituelle, l'orifice prénuptial ne laissant apparaître le plus souvent que le méat urétral. Ultérieurement, à partir du quatrième ou du cinquième mois, un décalottage progressif est possible.
Il nécessite la libération d'adhérences qui sont décollées doucement, parfois au prix d'un minime saignement. On atteint, ainsi, en une ou plusieurs tentatives, la base du gland en découvrant des sécrétions blanchâtres accumulées dans le sillon balanopréputial : le smegma.
Il importe de recalotter immédiatement le gland de l'enfant faute de quoi il risque de survenir un œdème préputial réalisant un étranglement de la base du gland qui devient violacé et douloureux : c'est le paraphimosis dont la réduction en urgence, en s'aidant au besoin de calmants, est impérative.
Les jours suivants, on s'abstient de nouvelle tentative puis on demande à la famille de recommencer le décalottage habituellement au cours du bain et la manœuvre doit dès alors être répétée quotidiennement. Par la suite, l'enfant apprend à le faire lui-même.

Evolution et traitement

Le phimosis vrai est rare. Il associe, en général, une étroitesse et une longueur anormales du prépuce avec quelquefois un anneau scléreux de l'extrémité distale interdisant tout essai de décalottage.
Ces formes seules justifient le recours à la chirurgie en proposant :
- soit une posthectomie totale réalisant une véritable circoncision ;
- soit une posthectomie partielle laissant le prépuce en place.

L'intervention est justifiée par le risque de survenue :
- d'infections locales balano-préputiales et même exceptionnellement d'infections urinaires ;
- de gêne lors des rapports sexuels, voire de troubles de la fertilité à l'âge adulte.

Cryptorchidie

La cryptorchidie se définit par l'absence de testicule dans la bourse.
Le testicule peut être totalement impossible à percevoir ou être palpable en situation haute dans le canal inguinal.
On parle souvent par abus de langage d'ectopie testiculaire, cette expression s'appliquant en fait aux testicules en situation aberrante (périnéale ou préanale), phénomène tout à fait exceptionnel.
La cryptorchidie peut être uni- ou bilatérale dans environ un tiers des cas.
Sa fréquence et de l'ordre de 0,8 % chez l'enfant.

Technique d'examen

Quel que soit l'âge de l'enfant, il est essentiel d'essayer de le calmer pour l'examiner en dehors des cris, de l'agitation, en décubitus dorsal, jambes légèrement fléchies.
Tandis qu'une main palpe la bourse, l'autre parcourt le trajet du canal inguinal, cherchant à percevoir une petite tuméfaction ferme, arrondie, roulant sous le doigt qu'on peut éventuellement abaisser à l'anneau inguinal.
L'examen doit être patient, doux et intéresser successivement les deux côtés.
Dans tous les cas, en particulier dans les formes bilatérales, il importe de préciser l'aspect de l'ensemble des organes génitaux pour rechercher des anomalies associées : hypospadias, micropénis...

Conduite à tenir

A la naissance

La cryptorchidie totale bilatérale doit systématiquement faire craindre une possible ambiguïté sexuelle et en particulier une hyperplasie surrénale congénitale : il peut en effet s'agir d'une fille atteinte d'une virilisation majeure qui risque de présenter rapidement un syndrome de perte de sel.
Cela justifie un dosage rapide de la 17-OH-progestérone, et éventuellement une confirmation du sexe par caryotype, une reconnaissance du chromosome Y par hybridation moléculaire, voire un test de Barr.
En revanche, le bilan endocrinien de la fonction testiculaire n'est pas couramment pratiqué à ce stade.

Surveillance ultérieure

Des examens répétés cherchent à repérer la descente du ou des testicules dans les bourses. Celle-ci survient souvent au cours des premiers mois surtout dans les formes unilatérales ou lorsque la gonade est palpable dans le canal inguinal.
Les chances de migration spontanée deviennent quasiment nulles passé l'âge de 1 an.
Certains auteurs conseillent une exploration endocrinienne rapide à la recherche d'un déficit de sécrétion hypophysaire de stimuline LH.
Cela a pour but la mise en route d'un traitement hormonal précoce lorsque le déficit est prouvé, ce qui compromettrait la spermatogenèse ultérieure.

Traitement

L'accord de la majorité des équipes semble acquis sur les indications du traitement médical, la discussion portant sur l'âge à partir duquel doit être proposé le traitement chirurgical.

Traitement médical

Il consiste en injection de gonadotrophines chorioniques hCG dès l'âge de 1 an, ce traitement donnant l'espoir d'une amélioration de la fertilité et d'un développement normal du testicule si la migration est obtenue (20 à 40 % des cas).
Si l'enfant est vu plus tardivement, le traitement médical est de même entrepris systématiquement, dans un premier temps si le testicule est palpable, discuté en cas de cryptorchidie.

Traitement chirurgical

Il peut être indiqué d'emblée lorsqu'il existe une hernie associée ou si un testicule mal descendu devient douloureux avec crainte d'une torsion.
Hormis ces cas, relèvent du traitement chirurgical tous les échecs du traitement médical.
La tendance générale est de proposer une intervention précoce, mais en soulignant les difficultés de sa réalisation technique et les risques de lésions du pédicule vasculaire spermatique à cet âge.
Pour ces raisons, d'autres auteurs préconisent une intervention plus tardive, vers 5 ou 6 ans.

De toute façon, elle consiste en une orchidopexie, c'est-à-dire en l'abaissement du testicule en un ou plusieurs temps et la fixation de celui-ci au scrotum.
Lorsque l'atteinte est bilatérale, il est habituel de traiter successivement chacun des deux côtés.

Pronostic

Le pronostic endocrinien est toujours excellent avec puberté normale et virilité ultérieure non compromise, même en cas de traitement tardif, sauf en cas de lésions opératoires iatrogènes du pédicule vasculaire.
En revanche, le risque de stérilité chez les anciens cryptorchides est élevé : 50 à 80 % dans les formes bilatérales, 20 à 30 % dans les formes unilatérales.
Le traitement précoce vise à réduire ce risque, mais son efficacité n'est pas totalement prouvée.
Enfin, le risque de dégénérescence maligne du testicule cryptorchide est considérablement augmenté par rapport à la population générale (plus de trente fois). La fréquence ne paraît pas sensiblement modifiée par l'âge auquel est faite l'orchidopexie.

Objectifs de soins

Soins à apporter aux nourrissons et aux jeunes enfants atteints de phimosis ou de cryptorchidie :

1) **distinguer un vrai phimosis** des adhérences physiologiques du nouveau-né ;

2) **rechercher la présence ou non des testicules dans les bourses ;**

3) **pratiquer les soins de verge** pour progressivement faire céder les adhérences sans traumatiser et ainsi éviter la constitution à plus ou moins long terme d'un vrai phimosis ;

4) **éduquer la mère** pour qu'elle puisse effectuer elle-même ces soins d'hygiène et pour l'orienter suffisamment précocement vers un spécialiste en cas de phimosis vrai ou de cryptorchidie.

6 Pathologie osseuse : le rachitisme carentiel

Trouble de minéralisation des os lié à une carence en vitamine D, le rachitisme carentiel commun reste une pathologie fréquente.
Il frappe le nourrisson en période de croissance rapide entre 6 mois et 2 ans.

Physiopathologie

La carence en vitamine D entraîne une diminution de l'absorption du calcium et du phosphore, à l'origine d'une déminéralisation osseuse.
La parathyroïde réagit en libérant le calcium de l'os pour rétablir la calcémie, ce qui aggrave encore les lésions osseuses : c'est le rachitisme normocalcique, hypophosphatémique.
Parfois, la réponse parathyroïdienne est insuffisante, et il apparaît une hypocalcémie progressive : c'est le rachitisme hypocalcémique, hypophosphatémique.
La carence en vitamine D peut être un manque d'apport exogène ou un défaut de production endogène à partir des stérols cutanés sous l'effet des ultraviolets, d'où le risque accru de rachitisme chez les anciens prématurés, les jumeaux, les enfants de race noire, les nourrissons privés d'exposition au soleil.

Clinique

Le rachitisme carentiel atteint presque toujours des enfants en pleine croissance et en apparence florides.
L'attention peut être attirée par une apathie, une hypotonie, mais c'est le plus souvent la recherche systématique des signes osseux qui permet le diagnostic.

Signes osseux

Ils prédominent dans les zones de croissance rapide.

Crâne

Le signe le plus précoce est le craniotabès. C'est une zone où la boîte cranienne est molle, se laissant déprimer comme une balle de celluloïd. Cette constatation peut être physiologique avant 4 mois.
Le retard de fermeture des fontanelles et des sutures est également à interpréter en fonction des grandes variations individuelles.

Thorax

Le chapelet costal est une hypertrophie des cartilages de la jonction chondrocostale, palpable sous forme de renflements de part et d'autre du sternum.
Les déformations thoraciques liées à la mollesse des arcs costaux et à l'hypotonie musculaire sont le fait des formes plus avancées : striction sous-mamelonnaire avec évasement de la base, thorax en carène ou dépression sternale.

Membres

Le classique bourrelet épiphysaire est un renflement de l'épiphyse des os longs par prolifération de tissu ostéoïde non calcifié particulièrement visible sur les poignets et les chevilles.
Des déformations surviennent dans les rachitismes très évolués et conduisent à des malformations des hanches type *coxa vara* ou des membres inférieurs : *genu varum* ou arcature tibiale.

Signes cliniques associés

On observe :
- une hyponie musculaire presque constante, entraînant un retard moteur et une flacidité de l'abdomen avec diastasis des droits et hernies ;
- un retard d'apparition des dents ;
- des infections respiratoires fréquentes, en partie liées aux perturbations de la mécanique ventilatoire ;
- une anémie hypochrome.

Signes radiologiques

Ils sont constatés sur l'ensemble du squelette, mais intéressent essentiellement les épiphyses fertiles :
- les membres :
– déformation en cupule des métaphyses avec aspect flou, frangé de la ligne d'ossification ;
– retard de maturation des points d'ossification ;
– hyperclarté, dédoublement périosté ou incurvation anormale des diaphyses ;
- le thorax :
– classiques « bouchons de champagne » correspondant aux tuméfactions du chapelet costal ;
– image de poumon rachitique faite d'une grisaille des deux champs avec opacités périhilaires et emphysème des sommets.

Signes biologiques

Ils sont en fait variables en fonction de la réponse parathyroïdienne :
- calcémie : normale ou diminuée ; rarement hypocalcémie sévère pouvant être à l'origine de convulsions ;
- phosphorémie : également normale ou basse ;
- phosphatases alcalines : constamment augmentées ;
- calciurie : toujours très basse avec phosphaturie variable.

Evolution

Spontanée

Les signes régressent lorsque la croissance se ralentit. Mais, si on peut parler de guérison vers l'âge de 2 ou 3 ans, il persiste des séquelles qui sont essentiellement des déformations du rachis ou des membres.
Des complications peuvent survenir soit à type d'accidents infectieux, soit en rapport avec l'hypocalcémie (tétanie, convulsions, insuffisance cardiaque, laryngospasme, voire mort subite...).

Traitée

La reminéralisation osseuse est relativement lente, et les signes cliniques ne régressent que très progressivement.
L'évolution est suivie sur la radiographie :
- apparition et augmentation de volume des points d'ossification ;
- densification métaphysaire avec classique aspect de « liseré de deuil » de la ligne d'ossification ;
- épaississement de la corticale et image de double contour, l'os ancien étant englobé dans un manchon d'os neuf.

Traitement

Traitement préventif

C'est l'administration systématique de vitamine D à tous les nourrissons dès les premières semaines de vie, et ce jusqu'à l'âge de 18 mois ou 2 ans.
L'idéal est la prise quotidienne de 1 000 à 1 200 unités *per os* mais il est également possible de donner des doses de charge à raison de 200 000 unités (5 mg) tous les 4 à 5 mois.

Le risque d'hypervitaminose D est faible sauf en cas d'hypersensibilité à la vitamine D : anorexie, vomissements, polyurie amènent à découvrir l'hypercalcémie, et les troubles cèdent à l'arrêt de la vitamine D.

Traitement du rachitisme constitué

Il consiste essentiellement en l'administration de vitamine D :

- soit une prise *per os* ou intramusculaire de 600 000 unités, renouvelée éventuellement quelques mois plus tard ;
- soit un apport quotidien de 2 000 à 5 000 unités pendant une période prolongée de plusieurs mois.

Le risque d'hypocalcémie initiale par fixation calcique sur l'os sous l'effet de la vitamine D doit être prévenu par un régime riche en calcium ou une supplémentation médicamenteuse.

Lorsque l'hypocalcémie existe d'emblée, le traitement est commencé sous couvert d'une perfusion calcique apportant 1 000 mg par mètre carré de surface corporelle de calcium ionisé, par 24 heures.

1 g de gluconate de calcium = 90 mg de Ca^{++}.

Objectifs de soins

Soins à apporter aux nourrissons et aux jeunes enfants dans un objectif de prévention du rachitisme :

1) **participer à la prévention du rachitisme par :**

- la connaissance du rôle et des sources de la vitamine D ainsi que les conséquences d'une carence ;
- la connaissance des principales règles d'hygiène de vie de la prévention de cette maladie ;
- l'éducation des parents portant sur un apport alimentaire suffisamment riche en calcium (lait et ses dérivés) ; sur l'administration préventive régulière de vitamine D, selon la prescription médicale ; sur la nécessité de sorties ou d'exposition fréquentes au soleil ;

2) **orienter vers un diagnostic de rachitisme :**

- apprécier le développement staturo-pondéral du nourrisson : tenue des courbes de croissance ;
- rechercher les signes cliniques évocateurs permettant d'orienter l'enfant vers le pédiatre.

Rougeole

Epidémiologie

Agent

Il s'agit du virus morbilleux du groupe des paramyxovirus.

Contagion

La contagiosité est très grande, interhumaine.

Age

Elle survient en moyenne entre 2 et 5 ans, exceptionnellement avant 6 mois si la mère est immunisée.

Immunité

Elle est acquise par la maladie; elle est solide et durable.

Clinique

Forme commune

Incubation

Silencieuse, elle dure 10 jours.

Invasion

D'une durée de 2 à 4 jours, elle est marquée par :
- un syndrome infectieux : fièvre à 39-40 °C;
- un catarrhe oculo-nasal donnant le classique faciès rougeoleux accompagné de toux;
- un énanthème fait essentiellement de petits éléments blanc nacré de la face interne des joues : c'est le signe de Köplick inconstant mais très évocateur.

Phase d'état

Elle est marquée par l'apparition de l'exanthème 14 jours après le contage :
- débutant à la racine des cheveux derrière les oreilles, puis s'étendant en 2 ou 3 jours au visage, puis au tronc et enfin aux membres;
- fait de macules ou de maculo-papules disséminées mais laissant entre elles des intervalles de peau saine;
- intensément érythémateux les 24 et 48 premières heures, puis passant par une teinte cuivrée avant de disparaître sans cicatrice.

A ce stade persiste le syndrome infectieux et le catarrhe respiratoire.

Evolution

L'éruption évolue en une seule poussée et s'efface dans son ordre d'apparition, parfois suivie d'une fine desquamation.
La fièvre reste élevée tant que l'éruption s'étend puis baisse par degrés.
Le coryza et la toux s'atténuent progressivement en une huitaine de jours.

Complications

Elles peuvent être de deux types :
- respiratoires :
  – les laryngites sont les complications les plus fréquentes avant trois ans :
    - soit précoces à la phase d'invasion virale, en général bénignes;
    - soit tardives par surinfection, souvent plus graves;
  – les pneumopathies, de même, peuvent être d'origine virale, simple exagération du catarrhe respiratoire ou des bronchopneumopathies de surinfection bactérienne;
  – les otites sont plus rares;
- neurologiques :
  – l'encéphalomyélite aiguë morbilleuse : elle frappe surtout l'enfant entre 4 et 10 ans et survient précocement quelques jours après l'apparition de l'exanthème. Elle se traduit par

une reprise de la fièvre associée à des troubles de la conscience, parfois un coma, et souvent des convulsions. Le diagnostic de méningo-encéphalite est confirmé par l'hypercytose du LCR et les ondes lentes caractéristiques à l'EEG. L'évolution peut se faire vers la mort rapide ou vers la guérison, mais avec risque de séquelles tardives essentiellement sensorielles (cécité, surdité) ou comitiales

– la leucoencéphalite sclérosante de Van Bogaert : de survenue très retardée, parfois 10 à 15 ans après la maladie initiale, elle réalise une encéphalopathie progressive aboutissant à un état grabataire avec régression mentale et à la mort en quelques années.

Formes cliniques

Citons les formes dites malignes, avec éruption cutanée pâle ou hémorragique associée à des complications respiratoires.

Elles sont le fait des immunodéprimés et de certains groupes ethniques (Africains en particulier).

Diagnostic

En général aisé lors de l'éruption, il est évoqué à la phase d'invasion sur :

- l'absence de vaccination ;
- la notion d'épidémie ou de contage ;
- la constatation d'un signe de Köplick associé à un catarrhe oculo-nasal.

Il peut être confirmé par l'isolement du virus dans le pharynx et secondairement par la sérologie virale.

Traitement

Curatif

Dans les formes communes, il se réduit au traitement symptomatique de la fièvre, de la toux, et des signes rhinopharyngés.

L'antibiothérapie n'est justifiée qu'en cas de surinfection bactérienne ou de terrain particulièrement fragile (immunodéprimé, insuffisance respiratoire persistante...).

Préventif

C'est essentiellement la vaccination, non obligatoire mais de plus en plus pratiquée entre 12 et 18 mois, souvent en association avec la vaccination contre la rubéole et les oreillons. Il s'agit d'un vaccin vivant atténué ne nécessitant qu'une seule injection et donnant en général peu de réactions. Injecté au moment du contage, il peut « prendre de vitesse » le virus sauvage, permettre une synthèse rapide d'anticorps et éviter l'apparition de la maladie.

L'administration de gammaglobulines polyvalentes riches en anticorps antirougeole n'a de valeur préventive que si elle est faite dans les 2 ou 3 jours qui suivent la contamination. Elle peut être indiquée chez le jeune nourrisson exposé à la maladie et dont la mère n'a pas eu la rougeole.

Rubéole

Epidémiologie

Agent

Il s'agit du virus rubéoleux du groupe des myxovirus.

Contagion

Elle est interhumaine par les gouttelettes salivaires du sujet atteint, le virus pénétrant par voie rhinopharyngée ou conjonctivale.

Age

Elle est exceptionnelle avant 6 mois chez les enfants dont la mère est immunisée. La rubéole, avant la vaccination, frappait surtout le nourrisson ou le jeune enfant, mais pouvant se voir chez l'adulte jeune, notamment la femme enceinte.

Immunité

Acquise par la maladie, elle est solide et durable.

Clinique

Forme commune

Incubation

Silencieuse, elle dure de 10 à 15 jours.

Invasion

Brève, de 24 à 48 heures, elle passe généralement inaperçue ou se résume à une petite élévation thermique.

Phase d'état

Elle est marquée par l'apparition de l'exanthème :
- débutant le plus souvent au visage, il s'étend en 24 heures au tronc et aux membres mais son extension est variable;
- il est fait de fines macules discrètement érythémateuses parfois confluentes mais toujours séparées par des intervalles de peau saine.

Il s'y associe :
- des signes généraux modérés : fièvre qui baisse rapidement, céphalée, arthralgies;
- des adénopathies quasi constantes assez caractéristiques lorsqu'elles sont de localisation occipitale ou cervicale postérieure;
- parfois une splénomégalie.

Evolution

L'exanthème évolue en une seule poussée et s'efface en quelques jours sans cicatrice.
Les adénopathies disparaissent en deux ou trois semaines sans évolution vers la suppuration.

Complications

Peuvent être observées :
- *atteintes articulaires* (rhumatisme rubéolique) : rares chez l'enfant, elles sont plus courantes chez l'adulte. Elles touchent de façon bilatérale et symétrique les petites articulations de la main et du poignet, plus rarement les grosses articulations ou les membres inférieurs. Elles réalisent divers aspects allant de petites arthralgies à de véritables arthrites suppurées, mais le pronostic est en général toujours favorable en deux ou trois semaines;
- *encéphalites aiguës :* de simples troubles de la conscience au coma profond avec troubles moteurs et neurovégétatifs, elles peuvent entraîner la mort rapidement, mais le plus souvent la guérison survient sans séquelles;
- *thrombopénie :* si une baisse modérée des plaquettes est fréquente au cours de la rubéole, la survenue d'une thrombopénie profonde entraînant un syndrome hémorragique est exceptionnel. Le début est en règle retardé de quelques jours par rapport à l'éruption et la régression est rapide en quelques semaines.

Formes cliniques

Formes congénitales

Lorsque la mère présente la rubéole dans les deux premiers mois de la grossesse, il existe un risque de malformations multiples et graves.

Formes frustes

Fréquentes chez l'enfant, elles se réduisent à un exanthème peu intense et peu extensif. Elles passent parfois totalement inaperçues.

Formes graves

Essentiellement observées chez l'adulte, elles se caractérisent par l'intensité des signes cliniques : fièvre élevée, pharyngite, conjonctivite, adénopathies généralisées. Leur évolution est cependant presque toujours favorable.

Diagnostic

La discrétion et le caractère peu spécifique de la symptomatologie commune avec de multiples autres viroses font qu'il est souvent difficile d'affirmer le diagnostic de rubéole.
Or, il peut être essentiel de le préciser, en particulier chez la femme enceinte ou lorsqu'il y a risque de contamination de celle-ci.
Il est orienté par :
- l'absence de vaccination ;
- la notion de contage ou d'épidémie ;
- l'existence d'adénopathies occipitales ;
- parfois la découverte d'une plasmocytose à la NFS.

En fait, le diagnostic ne peut être affirmé que par les examens virologiques.
La recherche du virus dans un prélèvement rhinopharyngé est difficile et rarement pratiquée.
En revanche, la sérologie par inhibition de l'hémagglutination est un examen de routine.
Elle permet de montrer l'élévation franche du taux des anticorps à deux prélèvements à dix jours d'intervalle ou la présence dès le premier examen d'IgM spécifiques traduisant le caractère récent de l'affection.

Traitement

Curatif

Il ne se pose qu'en cas de complications justifiant des mesures symptomatiques.

Préventif

C'est avant tout la vaccination maintenant presque systématique bien que non obligatoire chez les jeunes enfants entre 1 et 2 ans, souvent en association avec la vaccination contre la rougeole et les oreillons.
En l'absence de celle-ci, le problème ne se pose que pour les femmes enceintes non immunisées, en raison des risques graves encourus par le fœtus en cas de rubéole congénitale.
La prévention consiste d'abord à essayer de les isoler de tout sujet susceptible d'être contaminant.
S'il y a suspicion de contage, l'injection immédiate de gammaglobulines reste classique, bien que d'efficacité très controversée.
La surveillance clinique minutieuse et les examens sérologiques permettent de préciser s'il y a ou non survenue de la maladie et de prendre éventuellement une décision en ce qui concerne la poursuite de la grossesse.
De toute façon, toute femme non immunisée au moment de son accouchement est habituellement vaccinée dans les suites de couches : à cette période, elle ne risque pas d'être enceinte et on prévient les risques pour une grossesse ultérieure.
En dehors de ces circonstances, la vaccination des femmes en âge de procréer se fait toujours sous contraception efficace.

Varicelle

Epidémiologie

Agent

Il s'agit du virus varicelleux de la famille des *Herpès virus.*

Contagion

Elle est interhumaine par le virus contenu dans les éléments cutanés et le rhinopharynx.
La maladie évolue par petites épidémies de collectivité frappant presque tous les sujets réceptifs car la contagiosité est grande.

Age de survenue

Le maximum de fréquence se situe dans la petite enfance, mais il existe une possibilité de formes très précoces, voire anté-, ou néonatales si la mère est atteinte en fin de grossesse ou au moment de l'accouchement.

Immunité conférée

Elle est en principe absolue, mais il existe une possibilité de survenue ultérieure d'un zona. On connaît l'identité du virus de la varicelle avec celui du zona : la primo-invasion est septicémique et se traduit par la varicelle, puis le virus persiste à l'état latent dans les ganglions rachidiens et peut « ressortir » ultérieurement sous forme de zona.

Clinique

Forme typique

Incubation

Silencieuse, elle est de 14 jours.

Invasion

Rapide, fébricule, elle dure quelques heures.

Phase d'état

Elle associe :
- *un exanthème* : ses éléments suivent une évolution caractéristique. D'abord macule érythémateuse, l'élément se surélève en papule qui bientôt se couvre d'une vésicule à liquide clair cernée d'un liseré rouge : c'est la classique goutte de rosée sur une peau saine. Puis en 24 heures environ, la vésicule se trouble, sèche en son centre et fait place à une croûte qui tombe au bout de cinq ou six jours. L'éruption peut être généralisée, intéressant le tronc, les membres, la face et le cuir chevelu et ne respectant que la paume des mains et la plante des pieds, ou ne comporter que quelques éléments. Chaque élément est remarquable par son caractère très prurigineux ;
- *un énanthème* : il est le plus souvent discret, voire absent, réduit à quelques vésicules vite rompues en petites érosions superficielles des muqueuses buccales ou exceptionnellement génitales ;
- *des signes généraux* : la fièvre est d'intensité variable et vite régressive. Il peut s'y associer une polymicroadénopathie.

Evolution

Surviennent deux ou trois poussées successives d'éléments cutanés qui suivent le même cycle évolutif, d'où la coexistence d'éléments d'âge différent.
Puis les croûtes tombent, laissant une petite cicatrice dépigmentée qui disparaît très lentement.
La durée de la maladie est donc en moyenne de dix à quinze jours.

Complications

Elles peuvent être locales ou générales :
- *locales :* c'est essentiellement l'apparition de cicatrices indélébiles, déprimées en rapport avec une surinfection ou plus fréquemment le grattage des éléments cutanés ;
- *générales* :
  – atteinte encéphalitique sous forme d'une ataxie cérébelleuse aiguë avec démarche ébrieuse, troubles de l'équilibre, mais évolution favorable sans séquelles en quelques semaines ;
  – atteinte pulmonaire ou glomérulonéphrite : exceptionnelles.

Formes cliniques

Formes bénignes

Réduites à quelques éléments sans aucune manifestation générale, elles peuvent presque passer inaperçues.

Varicelles graves

Elles sont souvent le fait des immunodéprimés, en particulier des sujets sous corticothérapie.
Elles se caractérisent par la grande dissémination des vésicules qui prennent un aspect hémorragique et nécrotique et l'importance des signes généraux : fièvre, asthénie, collapsus.

Diagnostic positif

Il repose avant tout sur la clinique :
- absence d'antécédent;
- notion de contage;
- aspect, topographie, évolution des éléments.

Les signes biologiques sont :
- NFS : leuconeutropénie;
- virologie :
  - recherche du virus dans les éléments;
  - sérologie.

Traitement

Dans les formes communes

Il est purement symptomatique :
- prévention de la surinfection des éléments cutanés par l'application de produits désinfectants : antiseptiques ou colorants;
- lutte contre le prurit par les soins locaux et éventuellement la prescription d'antihistaminiques.

Dans les formes graves

L'utilisation d'un médicament antiviral actif contre les *Herpès virus*, l'aciclovir (Zovirax®), paraît maintenant d'une bonne efficacité. Il est administré par voie intraveineuse ou *per os*.

Prévention

Elle repose essentiellement sur l'isolement des sujets atteints jusqu'à disparition complète des croûtes.
La maladie n'est pas à déclaration obligatoire. Chez les sujets à risque (nouveau-nés, immunodéprimés), l'administration de gammaglobulines polyvalentes peut être efficace si elle suit immédiatement le contage.

Oreillons

Epidémiologie

Agent

Il s'agit du virus *Parotidis* du groupe des myxovirus.

Contagion

Elle est directe par la salive. La maladie survient par cas sporadiques ou par petites épidémies.

Age

Exceptionnels chez le nouveau-né protégé par les anticorps maternels, les oreillons s'observent le plus souvent à l'âge scolaire entre 3 et 10 ans.

Immunité

Conférée par la maladie, elle est solide et définitive.

Clinique

Forme habituelle

Incubation

Silencieuse, elle est de 18 à 21 jours.

Invasion

Brève, elle dure de 12 à 24 heures; elle passe inaperçue ou se manifeste par de la fièvre et parfois une impression d'otalgie.

Période d'état

La parotidite ourlienne est la localisation la plus habituelle :
- le plus souvent bilatérale d'emblée ou avec atteinte successive des deux côtés;
- d'importance variable : d'un simple comblement du sillon rétromaxillaire à une grosse tuméfaction refoulant le lobe de

l'oreille et donnant le classique faciès piriforme;
- toujours douloureuse à la mastication et à la palpation;
- s'accompagnant parfois d'une rougeur ou d'une tuméfaction de l'orifice du canal de Sténon à la face interne de la joue.

L'atteinte simultanée ou retardée des glandes sous-maxillaires est fréquente, celle des sublinguales plus rare.
La fièvre est habituelle mais d'intensité variable.

➜ Evolution

Douleur et fièvre cèdent en quelques jours. La parotidite persiste quelques jours de plus puis décroît et guérit sans suppuration ni séquelle.

Autres localisations

Elles surviennent le plus souvent simultanément ou au décours d'une parotidite, mais peuvent apparaître isolées comme seules manifestations de l'atteinte ourlienne.

➜ Orchite ou ovarite

L'orchite, exceptionnelle dans l'enfance, frappe surtout le sujet pubère. Elle se traduit par une fièvre élevée et des douleurs abdominales et scrotales. La bourse est inflammatoire avec gros testicule très douloureux. L'atteinte est en règle unilatérale, mais peut être bilatérale. La guérison survient en une semaine habituellement sans séquelle, mais avec un risque d'atrophie testiculaire de fréquence discutée.
L'atteinte de l'ovaire est beaucoup plus rare et généralement sans conséquence.

➜ Pancréatite

Fréquente chez l'adulte, elle survient souvent au décours de la parotidite, marquée par une reprise de la fièvre et par des douleurs abdominales.
La survenue secondaire d'un diabète est exceptionnelle.

➜ Méningite ourlienne

C'est la complication la plus fréquente des oreillons pouvant, elle aussi, être isolée ou faire suite à une atteinte parotidienne.
Elle réalise un tableau caractéristique de méningite lymphocytaire avec un syndrome méningé franc et une importante hypercytose à lymphocytes dans le LCR.
Elle guérit spontanément en 8 à 10 jours sans séquelle.
La survenue d'une encéphalite ou d'une atteinte des nerfs crâniens est exceptionnelle.

Diagnostic

Il est cliniquement aisé dans la forme typique, le seul problème étant, en cas de localisation en apparence unilatérale, de distinguer l'atteinte parotidienne d'une grosse adénopathie sous-angulomaxillaire.
Il peut être beaucoup plus difficile lorsque manque la parotidite et qu'on se trouve en présence d'une méningite, d'une orchite, d'un syndrome douloureux abdominal.
Il repose alors sur :
- la notion de contage;
- l'élévation de l'amylasémie traduisant l'atteinte salivaire ou pancréatique;
- l'étude virologique :
  - isolement du virus par immunofluorescence dans la salive ou le LCR;
  - sérologie par inhibition de l'hémagglutination.

Traitement

Curatif

Il se réduit à la prescription d'antalgiques et à l'immobilisation au lit en cas d'atteinte testiculaire ou méningée.

Préventif

Il consiste en :
- isolement jusqu'à guérison clinique;

• injection de gammaglobulines spécifiques oreillons qui doit être faite dès la contagion;
• vaccin : Imovax® réalisé par une seule injection, presque toujours associé au vaccin antirougeole et antirubéole : ROR.

Scarlatine

Epidémiologie

Agent

Il s'agit du streptocoque hémolytique A.

Contagion

Elle est directe par les gouttelettes de salive des sujets malades ou même porteurs sains. La maladie évolue par cas isolés ou petites épidémies.

Age

La scarlatine est rare avant 2 ans et frappe surtout les enfants de 5 à 10 ans.

Immunité

Conférée par la maladie, elle est en principe définitive.

Clinique

Forme commune

Incubation

Elle est de 2 à 5 jours.

Invasion

Elle dure 12 à 24 heures, marquée par :
• une fièvre d'apparition brutale à 39 ou 40 °C avec parfois des vomissements;
• une angine intensément érythémateuse;
• une langue saburrale.

Période d'état

Elle associe :
• *un exanthème* caractéristique par :
– son mode d'apparition qui débute au niveau des plis de flexion des membres et s'étend en une seule poussée au thorax et à l'abdomen, et plus inconstamment au visage où il respecte le nez, le menton et la région péribuccale;
– son aspect : c'est un érythème fait d'un fin piqueté donnant à la palpation une sensation de granité et de chaleur. Il recouvre l'ensemble du corps sans intervalle de peau saine, mais reste maximum au niveau des plis de flexion où apparaissent des traînées ecchymotiques : les vibices;
– son évolution : maximal au 3e jour, il commence à décroître vers la fin de la première semaine. Il est suivi d'une desquamation tardive;
• *un énanthème* :
– il persiste dans le pharynx, réalisant une angine très dysphagique avec des adénopathies satellites douloureuses;
– il intéresse également la langue qui suit un cycle caractéristique : d'abord entièrement saburrale sauf sur les bords et sur la pointe. La langue se dépapille progressivement de la périphérie vers le centre prenant un aspect framboisé. Ainsi se dessine un V rouge circonscrivant un V blanc. Elle cicatrise à partir du 10e ou du 12e jour, mais reste lisse et vernissée avant de reprendre progressivement un aspect normal;
• *des signes généraux* : en l'absence d'antibiothérapie, la fièvre persistait environ une semaine, très élevée, s'accompagnant de malaise général plus ou moins intense et souvent de troubles digestifs.
La constatation d'une protéinurie était aussi fréquente.

Evolution

La maladie évoluait spontanément en une quinzaine de jours.
Sous antibiotiques, l'angine guérit en 48 heures, et la fièvre cède rapidement. Les caractères de l'exanthème sont eux-mêmes atténués, en

particulier la desquamation. Celle-ci débute classiquement entre le dixième et le quinzième jour et dure 1 à 2 semaines, se faisant en fines lamelles sur le tronc, en grands lambeaux sur les doigts. Elle constitue souvent un élément important du diagnostic rétrospectif.

Complications

Elles sont essentiellement rénales et articulaires :

- *glomérulonéphrite* aiguë streptococcique dont la survenue est annoncée par une protéinurie : sa recherche fait partie de la surveillance de routine du sujet scarlatineux;
- *atteinte articulaire* qui se manifeste par des polyarthralgies, mais on distingue la forme précoce ou rhumatisme scarlatin purement articulaire, et la forme tardive dont l'évolution et les risques d'atteinte cardiaque sont ceux du rhumatisme articulaire aigu.

Formes cliniques

Formes particulières

Elles se distinguent par l'aspect de l'éruption type scarlatine *varietaga.*

Formes malignes

D'emblée ou secondairement, elles associent des signes buccopharyngés impressionnants, un exanthème hémorragique et une atteinte gravissime de l'état général; elles sont exceptionnelles mais très souvent mortelles.

Formes frustes ou atténuées

Elles tendent à devenir de plus en plus fréquentes et sont remarquables par la discrétion et la brièveté des symptômes éruptifs et généraux. L'aspect de la langue et la survenue secondaire d'une desquamation peuvent étayer le diagnostic.

Diagnostic

Il repose essentiellement sur des arguments cliniques :

- notion de contage ou d'épidémie;
- association d'une angine érythémateuse avec une langue caractéristique et un exanthème diffus.

L'hémobiologie est de peu d'aide en dehors de la numération-formule sanguine qui peut montrer une hyperleucocytose à polynucléaires.

Le prélèvement de gorge avant antibiothérapie peut permettre d'isoler le streptocoque A responsable.

L'élévation des antistreptolysines sériques n'est que l'indice d'une infection streptococcique récente. Elle est inconstante et n'a de valeur diagnostique que si elle est manifeste.

Traitement

Curatif

C'est l'antibiothérapie antistreptococcique sous forme de pénicilline le plus souvent par voie orale (1 à 2 millions d'unités). Elle stérilise la gorge en 48 heures, entraîne rapidement la régression de l'angine et de la fièvre, et prévient la survenue des complications rénales et rhumatismales.

Préventif

Il vise à éviter la dissémination de la maladie.

La scarlatine reste une affection à déclaration obligatoire.

L'éviction scolaire, classiquement de 40 jours, est réduite sur présentation d'un certificat médical prouvant que le sujet a été traité par antibiotiques ou qu'il n'a plus de streptocoque hémolytique A dans la gorge.

Les enfants vivant dans l'entourage du malade sont également soumis à une prophylaxie par pénicilline orale.

Rhumatisme articulaire aigu (RAA)

Epidémiologie

Agent

C'est le streptocoque hémolytique du groupe A. Celui-ci détermine une infection localisée, en général une angine, précédant de 15 à 20 jours l'apparition des symptômes. Ceux-ci sont d'origine immunologique en rapport avec un phénomène d'hypersensibilité au streptocoque, qui possède un antigène capsulaire capable de provoquer la formation d'anticorps antimyocarde. Il en résulte des manifestations articulaires par dépôt d'immuns complexes, mais surtout un risque d'atteinte cardiaque : c'est ce qui fait toute la gravité de l'affection, le rhumatisme articulaire aigu restant la cause la plus fréquente des cardiopathies acquises de l'enfant.

Age de survenue

Il frappe surtout l'enfant entre 5 et 15 ans, parfois l'adulte jeune.

Fréquence

Sa fréquence est en constante diminution depuis quelques années, probablement du fait du traitement antibiotique systématique des angines à streptocoque de l'enfant.

Clinique

Forme habituelle polyarticulaire : la polyarthrite

Au décours d'une angine à streptocoque non traitée, survient dans les 10 à 15 jours qui suivent une polyarthrite caractéristique par :

- l'atteinte successive de plusieurs articulations, chacune d'elle étant fugace et mobile;
- la localisation préférentielle aux grosses articulations : genou, poignet, coude;
- les signes inflammatoires périarticulaires : l'articulation est chaude, douloureuse, augmentée de volume avec diminution de la mobilité mais sans épanchement intra-articulaire;
- le climat fébrile habituel;
- l'évolution, en l'absence de complications, vers une régression spontanée, mais avec risque de rechute lors d'une nouvelle infection à streptocoque.

L'existence d'une atteinte cardiaque est systématiquement recherchée :

- par l'auscultation biquotidienne du cœur;
- par la pratique d'un ECG à la recherche d'un allongement de l'espace PR, signe électrique d'une altération de la conduction auriculo-ventriculaire traduisant une atteinte du myocarde.

Les manifestations cutanées à type d'érythème marginé ou de nodules sous-cutanés sont beaucoup plus exceptionnelles.

Localisations cardiaques

L'atteinte cardiaque peut intéresser les trois tuniques du cœur :

- le péricarde : inflammation aiguë à l'origine d'une péricardite d'expression immédiate;
- le myocarde : symptomatologie allant d'un simple allongement de l'espace PR à l'ECG, à une myocardite d'expression clinique sévère;
- l'endocarde surtout : dépôt de végétations sur les valves essentiellement mitrales et aortiques, l'évolution se faisant vers leur épaississement avec raccourcissement des cordages tendineux.

Il en résulte dans l'immédiat une absence de coalescence des valves avec insuffisance valvulaire : insuffisance mitrale ou aortique.

A distance peut se constituer une sténose plus ou moins serrée : c'est notamment le rétrécissement mitral qui ne se manifeste que plusieurs mois ou années plus tard.

Formes cliniques

Formes frustes

Il s'agit des formes abarticulaires.

Formes cardiaques primitives

La polyarthrite manque ou passe inaperçue et le diagnostic est envisagé devant une atteinte cardiaque en apparence isolée :

- tableau d'insuffisance cardiaque aiguë par défaillance myocardique;
- péricardite;
- découverte d'un souffle ou d'un roulement diastolique de rétrécissement mitral lors d'une auscultation systématique.

Diagnostic

Aisé dans les formes typiques, il peut parfois poser le problème des autres atteintes articulaires aiguës ou subaiguës type polyarthrite rhumatoïde.

Il repose sur :

- la notion d'une angine récente ou d'antécédents de RAA;
- la recherche du streptocoque hémolytique A dans la gorge;
- le dosage des antistreptolysines dont le taux très élevé ou l'élévation par rapport à un taux précédent traduisent une infection streptococcique récente;
- les tests biologiques d'inflammation très fortement positifs :
  - vitesse de sédimentation très accélérée : supérieure à 80 mm à la première heure,
  - élévation de la fibrine, de l'orosomucoïde, de la protéine C réactive,
  - perturbation du protéinogramme avec hyperalpha-2-globulinémie;
- la notion d'une atteinte myocardique mineure sous forme d'un allongement de PR à l'ECG.

Traitement

Curatif

L'antibiothérapie antistreptococcique sous forme de pénicilline à raison de 1 à 2 millions par jour pendant 10 à 15 jours, puis passage à des doses prophylactiques.

Le traitement **anti-inflammatoire** vise à faire régresser les signes inflammatoires immédiats de la maladie et à éviter l'apparition d'une insuffisance cardiaque aiguë. Il fait appel :

- soit aux corticoïdes : sous forme de prednisone à la dose de 2 à 3 mg/kg pendant une période de 4 à 6 semaines avec arrêt progressif et relais par des anti-inflammatoires non stéroïdiens. En cas d'atteinte cardiaque, ils sont systématiquement prescrits et poursuivis plus longtemps;
- soit aux anti-inflammatoires non stéroïdiens et tout particulièrement à l'acide acétylsalicylique. Celui-ci peut être utilisé d'emblée à des doses de l'ordre de 10 cg/kg adaptées en fonction de la salicylémie et maintenues 2 ou 3 mois.

Souvent ils sont prescrits à l'arrêt des corticoïdes pour éviter un effet « rebond » avec réapparition des symptômes.

Le repos au lit n'est indiqué qu'en cas d'atteinte cardiaque sévère.

Préventif

Prophylaxie générale

C'est le traitement systématique des angines streptococciques dans la population en général et tout particulièrement chez l'enfant de plus de 5 ans. Cette attitude a fait considérablement diminuer la fréquence du RAA dans tous les pays de niveau sanitaire élevé.

Prophylaxie des rechutes

Chez un sujet ayant déjà fait une attaque de RAA, elle consiste à prévenir les réinfections streptococciques par l'administration continue de pénicilline pendant de nombreuses années, voire toute la vie. La pénicilline peut être administrée en prises orales quotidiennes (400 000 à 500 000 unités) ou injections mensuelles ou bimensuelles de pénicilline retard. En cas d'allergie à la pénicilline, on fait appel à l'érythromycine ou éventuellement aux sulfamides. Le traitement est repris aux doses thérapeutiques usuelles à l'occasion de toute agression susceptible de favoriser une infection streptococcique tels que soins dentaires ou intervention ORL.

Diphtérie

Epidémiologie

Agent

Il s'agit du *corynebacterium diphteriae* ou bacille de Klebs-Löffler.
Il est générateur d'une toxi-infection associant des signes locaux liés à la pullulation du germe et des signes à distance en rapport avec la sécrétion d'une endotoxine.

Contagion

Elle est directe par la salive des sujets atteints d'angine diphtérique.

Immunité

Elle est acquise, de nos jours exceptionnellement par la maladie, en règle par la vaccination obligatoire.

Clinique

Forme typique : angine diphtérique commune

Incubation

Silencieuse, elle est de quelques jours.

Invasion

Insidieuse, elle est marquée par une angine avec pâleur et malaise général.

Phase d'état

L'élément fondamental est l'angine à fausses membranes. Ces fausses membranes se présentent comme des enduits blanchâtres, adhérents, à limites nettes sur un fond érythémateux.
Elles siègent sur les deux amygdales, débordant en avant sur le voile du palais et s'étendant progressivement.
Elles s'accompagnent d'adénopathies satellites cervicales bilatérales.
La fièvre est modérée à 38-39 °C, mais l'atteinte de l'état général est importante.

Evolution

Spontanément, elle se faisait vers l'extension des fausses membranes et la survenue de complications générales par diffusion de la toxine.
Grâce à la sérothérapie précoce, les fausses membranes cessent rapidement de s'étendre et elles disparaissent en quelques jours. Le risque de paralysies tardives n'est cependant pas exclu.

Complications

Elles sont de deux types :
- *le croup* : c'est l'atteinte du larynx qui, le plus souvent, succède à une angine diphtérique méconnue. Elle se traduit par une dysphonie, une toux aboyante et une dyspnée laryngée croissante aboutissant, en l'absence de traitement, à une asphyxie aiguë ;
- *les paralysies* : provoquées par la fixation sur le système nerveux central de la toxine circulante, elles peuvent être précoces avant le 20e jour, ou tardives entre le 30e et le 45e jour, de moins mauvaise signification pronostique. On distingue :

– les paralysies vélopalatines : ce sont les plus fréquentes, soupçonnées devant l'existence d'un nasonnement et d'un reflux alimentaire par le nez. Elles guérissent sans séquelles en 2 à 3 semaines;
– les paralysies oculaires : précoces parfois mais le plus souvent tardives, elles réalisent une paralysie bilatérale de l'accommodation qui régresse complètement en quelques semaines;
– les paralysies des membres inférieurs : toujours d'installation progressive, ce sont des paralysies flasques avec abolition des réflexes ostéotendineux : elles sont de régression lente mais sans séquelles.

Formes cliniques

Diphtérie maligne

Elle se caractérise par :
- son début brutal : fièvre élevée et altération massive de l'état général;
- l'importance des signes locaux : œdème pharyngé avec fausses membranes extensives et hémorragiques, coryza sanglant et volumineuses adénopathies cervicales : « classique cou proconsulaire »;
- les signes de toxi-infection grave : collapsus, oligurie, asthénie extrême;
- l'évolution fatale en quelques heures ou jours.

Angine diphtérique grave

C'est une diphtérie initialement sévère mais sans signe de malignité qui, en l'absence de traitement évolue :
- soit vers le syndrome malin secondaire de Marfan avec aggravation des signes toxiques et possibilité de survenue d'une myocardite mortelle;
- soit vers le syndrome malin tardif de Grenet de Mézard au 35e ou 45e jour.

Diagnostic

Clinique

Il repose sur :
- la notion d'épidémie ou de contage possible;
- l'absence de vaccination;
- les fausses membranes caractéristiques.

Bactériologique

Il repose sur :
- l'isolement du bacille dans le pharynx par mise en culture sur des milieux spécifiques (sérum de bœuf coagulé ou milieu au tellurite de potassium);
- l'étude sérologique par élévation du taux des anticorps, mais donnant des renseignements trop tardifs.

Traitement

Curatif

Avant tout, on pratique une sérothérapie spécifique sous forme de sérum ou de gammaglobulines.
Elle vise à neutraliser l'action de la toxine circulante, mais est sans effet sur la toxine fixée sur le système nerveux central ou le myocarde, d'où le caractère essentiel de son injection précoce.
L'antibiothérapie sous forme de pénicilline G ou d'érythromycine agit en freinant la pullulation microbienne.
On effectue un traitement symptomatique des signes d'intoxication grave ou d'asphyxie aiguë.

Préventif

Il associe :
- la déclaration obligatoire de la maladie;
- l'isolement des malades et des sujets contact;
- la vaccination obligatoire par trois injections d'anatoxine diphtérique à 1 mois d'intervalle au cours des premiers mois de la vie, avec rappel au bout de 1 an, puis tous les 5 ans.

Méningites purulentes de l'enfant

Nous traiterons dans ce chapitre les méningites bactériennes du nourrisson et de l'enfant, celles du nouveau-né étant décrites avec l'infection néonatale.
Il s'agit d'une infection bactérienne des méninges et du liquide céphalo-rachidien.
Trois germes principaux sont responsables des méningites de l'enfant : le méningocoque, le pneumocoque et l'*Haemophilus influenzae.*

Forme habituelle de l'enfant

Le début est brutal, marqué par une fièvre élevée à 39-40 °C, associée à des céphalées, une photophobie, des vomissements (classique « trépied méningitique »).
A l'examen clinique, on constate une raideur de la nuque et un signe de Kernig, c'est-à-dire une impossibilité douloureuse de fléchir les membres inférieurs sur le tronc.
Vingt-quatre à 48 heures plus tard, la fièvre est inchangée, les signes encore plus intenses, et s'y ajoutent des troubles de la conscience et parfois des crises convulsives.
La présence d'un purpura pétéchial évoque une infection méningococcique.
De toute façon, l'association fièvre et signes méningés impose la ponction lombaire.

Forme du nourrisson

Les signes méningés francs peuvent manquer chez le nourrisson qui est fébrile, geignard, algique, avec très vite des troubles de la conscience et une hypotonie.
La méningite peut se révéler brusquement par une crise convulsive fébrile.
Evocateurs mais inconstants sont la tension ou le bombement de la fontanelle.
Aussi, la ponction lombaire est-elle un examen simple, bien toléré, qu'il ne faut pas hésiter à faire chez tout nourrisson fébrile qui paraît souffrir sans cause évidente.

Etude du liquide céphalorachidien

Elle affirme le diagnostic de méningite.
Le liquide est louche, trouble ou franchement purulent.
Il est recueilli dans trois tubes :
- un pour étude biochimique qui montre :
  – une hyperprotéinorachie (normale : inférieure à 0,50 g/l) ;
  – une hypoglycorachie (normale : supérieure à 0,50 g/l) ;
- un pour examen cytobactériologique après étalement sur lame et coloration de Gram :
  – on met en évidence une réaction cellulaire avec présence de globules blancs (dit « éléments »), en majeure partie des polynucléaires plus ou moins altérés ;
  – on peut constater à l'examen direct la présence d'un germe à Gram positif ou négatif, dont les caractères morphologiques permettent parfois une orientation étiologique ;
  – la culture seule assure l'identification et la pratique d'un antibiogramme ;
- le troisième tube sert éventuellement à la recherche des antigènes solubles, traduction de la présence du germe particulièrement précieuse lorsque, du fait d'un traitement antibiotique débuté avant la ponction lombaire, la bactérie n'est pas vue au direct et ne pousse pas en culture : on identifie des antigènes pour le méningocoque et l'*Haemophilus.*

Ainsi peut-on reconnaître, après l'âge de 3 mois, essentiellement trois germes.

Méningocoque

Neisseria meningitidis est un cocci à Gram négatif. Il donne le tableau le plus classique de méningite de l'enfant et de l'adulte jeune.

Le sérotype B le plus souvent rencontré en France est sensible à la pénicilline et à l'ampicilline.

Pneumocoque

Diplocoque encapsulé à Gram positif, il est à l'origine de méningites du nourrisson. Il est souvent sensible à la pénicilline et à l'ampicilline, mais le plus souvent résistant, justifiant l'emploi de céphalosporines de troisième génération.

Haemophilus influenzae ou bacille de Pfeiffer

C'est un petit bacille à Gram négatif. Il frappe presque toujours l'enfant de moins de 5 ans. Il est souvent sensible à l'ampicilline lorsqu'il ne possède pas une enzyme de résistance : la bêtalactamase, toujours sensible aux céphalosporines de troisième génération type céfotaxime (Claforan®) ou lamoxactam (Moxalactam®).
La généralisation de la vaccination (en association avec diphtérie, tétanos, coqueluche et polio) tend à faire disparaître cette méningite grave du nourrisson.

Pronostic et évolution

Pronostic

Il dépend :
- de l'âge : il est d'autant plus réservé que l'enfant est plus jeune;
- du germe en cause : la méningite à méningocoque, exception faite de ses formes fulminantes, qui sont en fait plus des septicémies aiguës à méningocoques que des méningites, est habituellement moins grave que les atteintes à pneumocoques ou *Haemophilus*;
- de la précocité du traitement, d'où la « facilité » avec laquelle on pratique la ponction lombaire chez le petit enfant.

Evolution

Elle est suivie sur l'état clinique et les contrôles du LCR.
Elle se fait le plus souvent vers la guérison sans rechute ni séquelles.
A l'inverse existent des formes rapidement mortelles.
Des complications peuvent survenir :
- atteinte encéphalitique avec troubles de la conscience, pauses respiratoires, convulsions ou déficit moteur;
- constitution d'un épanchement sous-dural, beaucoup plus exceptionnellement d'un abcès du cerveau;
- apparition d'une hydrocéphalie par blocage de la circulation du LCR;
- persistance d'une atteinte sensorielle : labyrinthite, surdité, cécité. C'est ainsi qu'une étude de l'audition doit être faite au décours de toute méningite purulente.

Traitement

Au seul vu d'un liquide céphalo-rachidien trouble, le traitement antibiotique est immédiatement commencé après avoir complété le bilan infectieux, en particulier par une hémoculture, une NFS, une radio de thorax ou un examen ORL éventuellement.
On emploie en première intention un antibiotique diffusant largement dans le LCR et actif sur les germes habituels, c'est-à-dire une céphalosporine type Claforan® : 200 à 300 mg par kilo en 3 ou 4 injections.
L'antibiothérapie est ensuite adaptée en fonction du germe en cause, avec souvent utilisation d'ampicilline à la dose de 300 mg/kg. Elle est maintenue 5 à 15 jours.
On y associe :
- le traitement symptomatique de la fièvre et éventuellement des convulsions;
- la nutrition parentérale en perfusion tant que persistent des vomissements ou des troubles de la conscience importants;

• une restriction hydrique en raison du risque habituel d'hypersécrétion d'hormone antidiurétique (syndrome de Schwartz-Barter) qui se traduirait par une prise de poids accrue et des signes d'hémodilution au ionogramme sanguin.

Prévention des « sujets contacts »

Elle est réalisée en cas d'infection à méningocoque ou à *Haemophilus* :

• chez l'enfant : rifampicine, 10 mg/kg 2 fois par jour pendant 2 jours;

• chez l'adulte : rifampicine, 600 mg 2 fois par jour pendant 2 jours.

Dans le cas particulier d'une méningite à méningocoque C, on peut proposer la vaccination.

Ostéomyélite aiguë

C'est une infection de l'os dont le pronostic autrefois très grave a été transformé par l'antibiothérapie. L'agent pathogène est le plus souvent un staphylocoque doré venu par voie hématogène ou plus rarement à partir d'une infection de voisinage.

D'autres germes, surtout chez le nourrisson, peuvent être en cause : streptocoques, *Haemophilus*, salmonelles...

Ostéomyélite du grand enfant

Elle frappe avec prédilection l'enfant entre 8 et 12 ans, et paraît parfois faire suite à un traumatisme local, mais le rôle de celui-ci demeure très incertain.

Clinique

L'affection siège dans la région juxtaépiphysaire, au voisinage immédiat de l'articulation, d'où le risque majeur de survenue d'une arthrite.

Elle intéresse le plus souvent l'extrémité inférieure du fémur, les métaphyses tibiales ou humérales supérieures, mais tous les os longs peuvent être atteints et même exceptionnellement les os courts.

Le début est brutal, marqué par un syndrome infectieux aigu et une violente douleur osseuse.

Examen

A l'examen, la douleur provoquée est intense, sus-articulaire, mais il n'y a pas de signe inflammatoire local, et la mobilisation passive de l'articulation est possible.

On recherche une adénopathie satellite et, surtout, une éventuelle porte d'entrée locorégionale (panaris, furoncle) ou à distance (angine, otite...).

La radio, à ce stade, est en règle normale, les lésions osseuses n'apparaissant que 8 à 10 jours plus tard.

La numération-formule sanguine montre habituellement une franche hyperleucocytose avec polynucléose.

L'hémoculture est parfois positive, permettant d'identifier le germe et de guider l'antibiothérapie.

Evolution

L'évolution traitée est presque toujours favorable avec disparition des signes cliniques en moins d'une semaine.

Les clichés radiologiques restent normaux ou montrent secondairement des lésions très discrètes telles qu'un liseré périosté traduisant le décollement du fourreau périosté puis sa recalcification.

Il est maintenant exceptionnel de voir l'infection tourner à la chronicité avec abcès fistulisant à la peau, élimination de séquestres

osseux ou contamination de l'articulation voisine.
Ce sont ces formes qui risquaient en outre d'entraîner des troubles de croissance par atteinte diaphysaire et destruction du cartilage de conjugaison.

Ostéoarthrite aiguë du nourrisson

Clinique

Elle intéresse avec une très grande fréquence l'extrémité supérieure du fémur et la hanche.
Le début est souvent méconnu chez un nourrisson fébrile présentant des signes digestifs ou rhinopharyngés d'allure banale.
C'est l'impotence du membre ou la douleur à sa mobilisation qui attirent l'attention

Examen

La radio, à ce stade, est normale ou montre un élargissement de l'interligne articulaire, témoin de l'existence d'une arthrite.
Le diagnostic et la précision du germe en cause peuvent être apportés par la ponction de l'articulation qui est également le premier geste thérapeutique.

Evolution

L'**évolution**, immédiate dans les formes correctement traitées, est habituellement favorable, mais le pronostic ultérieur est dominé par le risque de nécrose de la tête fémorale entraînant une luxation pathologique de hanche ainsi qu'une atrophie et un raccourcissement du membre.

Traitement

Il repose sur :
- **l'immobilisation** du membre dans une gouttière plâtrée précédée d'une évacuation de l'articulation par ponction ou arthrotomie en cas d'arthrite ;
- **l'antibiothérapie** qui doit être instituée le plus rapidement possible après avoir fait tous les prélèvements nécessaires : hémocultures, prélèvements locaux, ponction osseuse ou articulaire pour identifier le germe.

Le choix de l'antibiotique est bien sûr dicté par la nature du germe et les données de l'antibiogramme.
Le traitement est débuté à fortes doses par voie intraveineuse.
Il est poursuivi plusieurs semaines en prenant si possible le relais par voie orale.
Il n'est interrompu qu'après totale disparition des signes cliniques et normalisation de la vitesse de sédimentation.

Objectifs de soins

Soins à apporter aux nourrissons et aux jeunes enfants atteints de maladies infectieuses :

1) **mettre en œuvre des mesures d'isolement** (dont la rigueur sera adaptée à la maladie en cause) :

- par rapport à l'enfant :
  - – installation dans une chambre individuelle ;
  - – linge et matériel utilisés pour les soins désinfectés sur place avant de rejoindre le circuit habituel ;
  - – tout ce qui est dans la pièce devra être désinfecté (jouets, pot, baby relax, etc.) ;
- par rapport au personnel :
  - – lavage des mains avant et après tout soin ;
  - – port d'une blouse d'isolement et, dans les cas à risque important de contagion, port d'un calot et d'un masque ;
- éducation des parents :
  - – visites à l'enfant limitées en nombre de personnes ;
  - – même précautions pour les mains et l'habillage que pour le personnel ;

2) **lutter efficacement contre la fièvre et ses conséquences :**

- découvrir l'enfant et le faire boire de l'eau ou des solutés d'électrolytes (Adiaryl®, Galliolyte®...) à volonté ;
- appliquer les moyens physiques favorisant la chute de la température :
  - – bain antithermique progressif et prolongé (jusqu'à 2 ans) sur prescription médicale ;
  - – vessies de glace ;
- appliquer les prescriptions médicales : donner à l'enfant alternativement de l'acide acétylsalicylique et du paracétamol, en contrôlant que les doses journalières restent dans des normes non toxiques ;
- contrôler l'efficacité de ces moyens en surveillant la température au moins toutes les trois heures ;

3) **réaliser les examens biologiques et bactériologiques prescrits par le médecin** :

- prélèvements de sang par microméthode ;
- pose aseptique d'une poche à urines ;
- prélèvements bactériologiques divers ;

4) **appliquer les thérapeutiques prescrites par le médecin :**

- pose d'une voie d'abord lors d'un traitement intraveineux et calculs précis des doses des antibiotiques ;
- dilution correcte des poudres médicamenteuses pour que les cuillères-mesures correspondent au dosage prescrit ;

5) **éduquer les parents** :

- par rapport aux prescriptions médicales :
  - – en raison du risque de rechutes ou de complications, expliquer la nécessité de poursuivre le traitement tant au niveau des doses prescrites que de la durée ;
  - – dans le cas du RAA, expliquer l'importance du traitement à long terme pour éviter les complications graves ainsi que les contrôles biologiques répétés ;
- par rapport au suivi de l'enfant : insister sur l'utilisation du carnet de santé et la nécessité de le remplir avec précision ;
- par rapport à la prévention : informer avec précision sur les vaccinations possibles, surtout pour la rubéole et les oreillons, qu'il faut faire avant la puberté.

Liste des figures

partie 1

Chapitre 1

Chapitre 2

Chapitre 3

Chapitre 4

Chapitre 5

partie 2

Chapitre 2

Chapitre 3

partie 3

Chapitre 1

Chapitre 2

Chapitre 4

Chapitre 6

Chapitre 7

partie 4

Chapitre 1

Chapitre 4

partie 5

Chapitre 1

Index

A

D

E

F

G

H

I

m

N

O

P

Q

R

S

U

ÉTUDIANTS IFSI

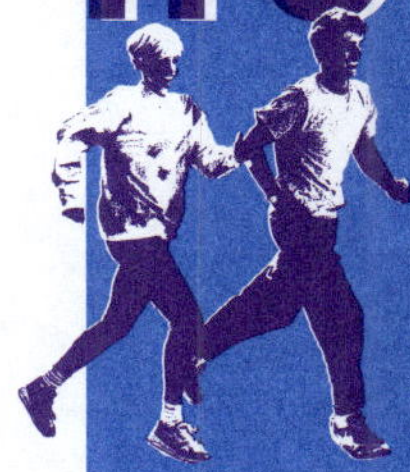

Pathologie médicale et pratique infirmière

Molinier

sous la direction de
Jacques Massol
Jeannine Druot
Michel Gerson

Tome 1

ORL
stomatologie
chirurgie maxillo-faciale
dermatologie
ophtalmologie
orthopédie-rhumatologie
psychiatrie

les fondamentaux

Éditions Lamarre
1, avenue Edouard-Belin
92500 Rueil-Malmaison

ÉTUDIANTS
IFSI

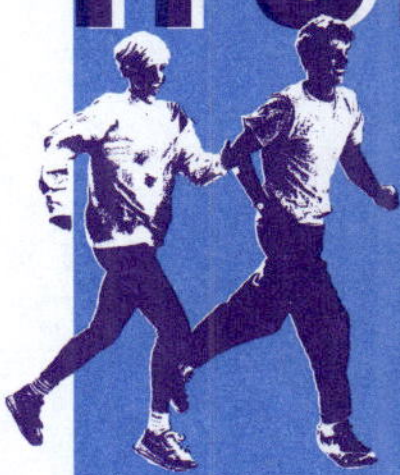

Pathologie médicale et pratique infirmière

Molinier

sous la direction de
Jacques Massol
Jeannine Druot
Michel Gerson

Tome 3

gynécologie
obstétrique
pneumologie
cardiologie
hématologie
cancérologie
infectiologie et parasitologie
neurologie

Éditions Lamarre
1, avenue Edouard-Belin
92500 Rueil-Malmaison

les fondamentaux

Achevé d'imprimer en Juin 2000
Dépôt légal : Juin 2000
N° d'impression : 00052294
Édition n° 2

MAME